専門医のための
眼科診療クオリファイ

シリーズ総編集
大鹿哲郎
筑波大学
大橋裕一
愛媛大学

眼の発生と解剖・機能

編集
大鹿哲郎
筑波大学

中山書店

シリーズ刊行にあたって

　21世紀はquality of life（生活の質）の時代といわれるが，生活の質を維持するためには，感覚器を健康に保つことが非常に重要である．なかでも，人間は外界の情報の80％を視覚から得ているとされるし，ゲーテは「視覚は最も高尚な感覚である」（ゲーテ格言集）との言葉を残している．視覚を通じての情報収集の重要性は，現代文明社会・情報社会においてますます大きくなっている．

　眼科学は最も早くに専門分化した医学領域の一つであるが，近年，そのなかでも専門領域がさらに細分化し，新しいサブスペシャリティを加えてより多様化している．一方で，この数年間でもメディカル・エンジニアリング（医用工学）や眼光学・眼生理学・眼生化学研究の発展に伴って，新しい診断・測定器機や手術装置が次々に開発されたり，種々のレーザー治療，再生医療，分子標的療法など最新の技術を生かした治療法が導入されたりしている．まさにさまざまな叡智が結集してこそ，いまの眼科診療が成り立つといえる．

　こういった背景を踏まえて，眼科診療を担うこれからの医師のために，新シリーズ『専門医のための眼科診療クオリファイ』を企画した．増え続ける眼科学の知識を効率よく整理し，実際の日常診療に役立ててもらうことを目的としている．眼科専門医が知っておくべき知識をベースとして解説し，さらに関連した日本眼科学会専門医認定試験の過去問題を"カコモン読解"で解説している．専門医を目指す諸君には学習ツールとして，専門医や指導医には知識の確認とブラッシュアップのために，活用いただきたい．

　　　　　　　　　　　　　　　　　　　　　大鹿　哲郎
　　　　　　　　　　　　　　　　　　　　　大橋　裕一

序

　組織の発生と解剖を知ることは，医学を学ぶ者にとって基礎中の基礎である．組織の成り立ちと構成を知ってはじめて，その機能と病態を理解することができる．また，発生学・解剖学の知識は，正しい診断と治療方針の立案に欠かすことができない．安全に，かつ効率よく手術を行ううえでも，局所解剖の正確な理解は必要不可欠である．

　本巻では，眼の発生に関する基礎的な解説から始め，それぞれの眼組織における局所解剖学と機能について記述した．純粋な解剖学・機能生理学だけではなく，臨床に配慮した記述を行っていただくよう，執筆者には依頼した．

　医学の入門分野としての解剖学・機能生理学は，いかにも味気ない知識の羅列に過ぎず，記憶力がものをいう学問のように思われるかもしれない．しかし，いったん臨床を経験してから学ぶ振り返りとしての解剖学・機能生理学は，日々の臨床に新たな視点を与えてくれる実際的な学問である．病変の位置と広がりの意味を，発生学の知識に照らし合わせて理解することができる．薬物療法や手術療法の合理的な意味合いを，解剖学・機能生理学の理論に求めて納得できる場面も少なくない．本巻の執筆者はいずれも第一線の臨床家である．発生学・解剖学・機能生理学がもつ臨床的意義を知り尽くした執筆陣による，実際的な記述となっている．

　日本眼科学会専門医認定試験において，発生・解剖・機能分野の出題頻度はかなり高い．テーマが異なるため既刊でとりあげる機会のなかった過去問題も本巻に収載され，そのため"カコモン読解"収載数は本シリーズで最多となった．非常に重要な基礎知識を問うている設問が多いので，この部分だけを選んで読み進めていただくのも，有用な本書の活用法のひとつであろう．

　本シリーズは本巻をもって刊行を終えるが，"眼の発生と解剖・機能"というベーシックで骨太のテーマで締めることができ，シリーズ総編集のひとりとしては満足している．既刊同様，本巻も読者の眼科診療のブラッシュアップに少しでも役立つことを願っている．

2016年3月

筑波大学医学医療系眼科／教授
大鹿　哲郎

専門医のための眼科診療クオリファイ
30 ■ 眼の発生と解剖・機能
目次

1 発生

眼の発生
　　カコモン読解　18 一般 1　18 臨床 1　20 一般 1　20 一般 2　21 一般 5　21 一般 8　21 一般 53
　　　　　　　　23 一般 2　23 臨床 2　24 一般 10　25 一般 2　25 臨床 1　26 一般 2 ･･････････････ 仁科幸子　2

2 眼窩，眼瞼

眼窩　カコモン読解　19 一般 13　20 一般 23　20 臨床 50　21 一般 4　22 一般 2　23 一般 25　23 臨床 1
　　　　　　　　　24 一般 3　24 一般 9　25 一般 9　25 一般 11　26 一般 3　26 一般 6 ･･････････････ 高比良雅之　22

眼瞼　カコモン読解　18 一般 12　20 一般 10　20 臨床 2　21 一般 8　23 一般 27　26 一般 10 ･･･････････ 野間一列　33

眼瞼の腺組織
　　カコモン読解　19 一般 26　21 一般 26　22 臨床 9 ･･････････････････････････ 有田玲子，白川理香　43

瞬目（生理，反射）
　　カコモン読解　20 一般 77　20 一般 90　24 一般 23　25 一般 28 ･･･････････････ 山口昌彦，池川和加子　49

3 外眼筋

外眼筋　カコモン読解　18 一般 7　19 一般 14　19 一般 62　19 一般 64　19 臨床 4　20 一般 8　22 一般 7　23 一般 11
　　　　　　　　　　23 一般 12　24 一般 5　24 一般 8　24 一般 60　24 一般 95　24 臨床 1　25 一般 1 ･･････････ 木村亜紀子　58

眼球運動の神経支配
　　カコモン読解　20 一般 69　21 臨床 36　23 一般 75　26 一般 73　26 一般 75　26 一般 76 ･････････････ 根岸貴志　71

眼球運動の種類
　　カコモン読解　18 臨床 37　24 臨床 32　25 一般 74 ･･････････････････････････････････ 森　隆史　77

4 眼表面，強角膜

涙腺と涙液分泌
　　カコモン読解　19 一般 1　23 一般 8 ･･･ 小川葉子　84

カコモン読解　過去の日本眼科学会専門医認定試験から，項目に関連した問題を抽出し解説する"カコモン読解"がついています．（凡例：21 臨床 30 → 第 21 回臨床実地問題 30 問，19 一般 73 → 第 19 回一般問題 73 問）
試験問題は，日本眼科学会の許諾を得て引用転載しています．本書に掲載された模範解答は，実際の認定試験において正解とされたものとは異なる場合があります．ご了承ください．

角膜前涙液層
　　カコモン読解　24一般1 ………………………………………………………………… 堀　裕一　92
涙道　カコモン読解　22一般3　24一般51　26一般86 …………………………………… 永原　幸　98
角膜上皮
　　カコモン読解　18一般81　20一般87　25一般3　25一般13　25臨床2 ………… 細谷友雅　107
角膜実質
　　カコモン読解　18一般11　19一般3　19一般31　21一般9　21一般11　25一般8 … 森重直行　116
角膜内皮細胞
　　カコモン読解　21一般12　23臨床36　24一般2　24一般32 …………………… 森　洋斉　125
結膜　カコモン読解　19一般27　19一般84　20一般9　21一般31　24一般6 ……… 白石　敦　134
角結膜の創傷治癒 ……………………………………………………… 出口香穂里，近間泰一郎　144
強膜　カコモン読解　25一般12 …………………………………………………………… 小幡博人　153

5　虹彩，毛様体，房水

虹彩　カコモン読解　19臨床2　25一般5　25一般61　26一般74 ………… 馬詰朗比古，毛塚剛司　160
瞳孔運動・反応
　　カコモン読解　18一般55　18一般56　18一般58　19一般8　19一般71　20一般74
　　　　　　　　20一般75　20一般76　21一般74　23一般13　23一般73　24一般66
　　　　　　　　24一般67　24一般68　25一般71　26一般7　26一般69 ………… 中馬秀樹　165
毛様体　カコモン読解　18一般96　19一般7　20一般96　25一般7　25一般78　26一般11　26一般99 ………… 岡本芳史　186
隅角　カコモン読解　18臨床34　18臨床35　21臨床6　23臨床38　24一般4　24一般74　25一般76
　　　　　　　　25一般81　25臨床39　26一般1 ………………………………… 久保田敏昭　195
CQ　OCTによる隅角構造の測定について教えてください ………………………… 酒井　寛　205
房水　カコモン読解　18一般6　18一般63　19一般6　19一般78　20一般3　20一般81　20一般86
　　　　　　　　21一般3　24一般71　25一般75　25一般79　26一般5 ……………… 後沢　誠　209

6　水晶体，硝子体

水晶体　カコモン読解　18一般10　19一般4　19一般5　20一般13　21一般37　21一般38　22一般4
　　　　　　　　22一般36　23一般15　23一般38　23一般39　23一般57　24一般33　24一般34
　　　　　　　　25一般4　25一般37 ……………………………………………… 久保江理　220
Zinn小帯
　　カコモン読解　20一般92 …………………………………………………………… 坂部功生　241
硝子体　カコモン読解　18一般2　20一般6　20一般14　20一般42　21一般10　23一般7 ……… 板倉宏高　250

CQ　"クリニカル・クエスチョン"は，診断や治療を進めていくうえでの疑問や悩みについて，解決や決断に至るまでの考えかた，アドバイスを解説する項目です．

7 網膜，脈絡膜

網膜 カコモン読解 18 一般 8 19 一般 9 19 一般 10 19 一般 11 19 臨床 1 20 一般 11 20 一般 37 20 臨床 1
21 一般 2 21 一般 82 22 一般 10 22 一般 85 23 一般 10 26 一般 9 ……………… 久冨智朗　262

OCT 画像と網膜組織の対応
カコモン読解 22 臨床 3 22 臨床 22 23 臨床 7 23 臨床 21 23 臨床 26 23 臨床 35 24 臨床 4 ……… 大音壮太郎　275

CQ 眼底自発蛍光の意義について教えてください
カコモン読解 20 一般 40 …………………………………………………………… 加藤亜紀，吉田宗徳　289

CQ 網膜神経線維層厚の定量について教えてください ………………………………… 庄司拓平　297

網膜と電気生理
カコモン読解 18 一般 16 19 一般 43 21 臨床 22 21 臨床 24 22 一般 9 22 一般 37
22 臨床 19 23 一般 14 23 臨床 23 24 一般 11 24 臨床 27 26 一般 13 ……………… 上野真治　302

網膜の血管と血流
カコモン読解 20 一般 12 23 一般 1 ………………………………………………………… 長岡泰司　319

血液網膜関門 ………………………………………………………………… 戸田良太郎，河津剛一　328

網膜色素上皮
カコモン読解 18 一般 9 21 臨床 1 23 一般 6 ……………………………… 中武俊二，池田康博　333

脈絡膜 カコモン読解 18 一般 36 19 一般 12 …………………………………………… 加治優一　342

CQ 生体眼で脈絡膜はどこまで観察できますか？
カコモン読解 23 一般 9 …………………………………………………………………… 丸子一朗　346

8 視神経，視路，視中枢

視神経 カコモン読解 19 一般 2 20 一般 7 22 一般 8 25 一般 10 26 一般 72 ……… 敷島敬悟　352

CQ 視神経乳頭の形状解析について教えてください
カコモン読解 19 一般 75 26 一般 81 …………………………………………………… 齋藤　瞳　361

視路 カコモン読解 19 一般 69 20 一般 66 23 一般 76 26 一般 8 ……… 渡邊恵美子，溝田　淳　368

中枢神経（III〜VIII）
カコモン読解 18 一般 57 19 一般 72 20 一般 4 20 一般 73 21 一般 1 22 一般 1 23 一般 74 23 一般 93
……………………………………………………………………………………………… 中村　誠　373

CQ 眼・心臓反射について教えてください ……………………………………………… 石川　弘　393

眼窩，頭蓋の画像所見
カコモン読解 19 臨床 7 19 臨床 28 20 一般 16 20 臨床 6 20 臨床 7 20 臨床 26 21 臨床 28 24 臨床 31
25 一般 16 25 臨床 8 25 臨床 9 26 臨床 28 26 臨床 36 26 臨床 37 26 臨床 43 ………… 橋本雅人　396

文献*　415

索引　429

---

*"文献"は，各項目でとりあげられる引用文献，参考文献の一覧です．

編集者と執筆者の紹介

シリーズ総編集	大鹿　哲郎	筑波大学医学医療系眼科
	大橋　裕一	愛媛大学
編集	大鹿　哲郎	筑波大学医学医療系眼科
執筆者 (執筆順)	仁科　幸子	国立成育医療研究センター眼科
	高比良雅之	金沢大学大学院医薬保健学域医学類視覚科学
	野間　一列	のま眼科
	有田　玲子	伊藤医院
	白川　理香	東京大学大学院医学系研究科眼科学
	山口　昌彦	愛媛県立中央病院眼科
	池川和加子	愛媛県立中央病院眼科
	木村亜紀子	兵庫医科大学眼科学教室
	根岸　貴志	順天堂大学医学部眼科学教室
	森　　隆史	福島県立医科大学医学部眼科学講座
	小川　葉子	慶應義塾大学医学部眼科学教室
	堀　　裕一	東邦大学医療センター大森病院眼科
	永原　　幸	東海大学医学部付属八王子病院眼科
	細谷　友雅	兵庫医科大学眼科学教室
	森重　直行	山口大学大学院医学系研究科眼科学
	森　　洋斉	宮田眼科病院
	白石　　敦	愛媛大学大学院医学系研究科眼科学講座
	出口香穂里	広島大学大学院医歯薬保健学研究院視覚病態学教室（眼科学）
	近間泰一郎	広島大学大学院医歯薬保健学研究院視覚病態学教室（眼科学）
	小幡　博人	自治医科大学眼科学講座
	馬詰朗比古	東京医科大学臨床医学系眼科学分野
	毛塚　剛司	東京医科大学臨床医学系眼科学分野
	中馬　秀樹	宮崎大学医学部感覚運動医学講座眼科学分野
	岡本　芳史	筑波大学医学医療系眼科
	久保田敏昭	大分大学医学部眼科学講座
	酒井　　寛	琉球大学医学部眼科
	後沢　　誠	福井大学医学部眼科学教室
	久保　江理	金沢医科大学眼科学講座
	坂部　功生	坂部眼科クリニック
	板倉　宏高	前橋赤十字病院眼科
	久冨　智朗	九州大学大学院医学研究院眼科学
	大音壮太郎	京都大学大学院医学研究科眼科
	加藤　亜紀	名古屋市立大学大学院医学研究科視覚科学
	吉田　宗徳	名古屋市立大学大学院医学研究科視覚科学
	庄司　拓平	埼玉医科大学眼科
	上野　真治	名古屋大学大学院医学系研究科感覚器障害制御学教室
	長岡　泰司	旭川医科大学眼科学教室
	戸田良太郎	広島大学大学院医歯薬保健学研究院総合健康科学部門視覚病態学
	河津　剛一	参天製薬株式会社奈良研究開発センター安全動態部門
	中武　俊二	九州大学大学院医学研究院眼科学

池田　康博	九州大学大学院医学研究院眼科学
加治　優一	筑波大学医学医療系眼科
丸子　一朗	東京女子医科大学眼科学教室
敷島　敬悟	東京慈恵会医科大学眼科学講座
齋藤　瞳	公立学校共済組合関東中央病院眼科
渡邊恵美子	帝京大学医学部眼科学講座
溝田　淳	帝京大学医学部眼科学講座
中村　誠	神戸大学医学部眼科学教室
石川　弘	日本大学医学部視覚科学系眼科学分野
橋本　雅人	中村記念病院眼科

1. 発生

眼の発生

眼の発生の概要[1,2]

文献は p.415 参照.

視覚器は光の受容器である眼球と付属器（眼瞼，涙器，外眼筋，眼窩組織）から構成されている．眼球は神経組織（網膜，視神経），透光組織（角膜，水晶体，硝子体），ぶどう膜（虹彩，毛様体，脈絡膜），外壁（角膜，強膜）からなる複雑な臓器である．これらの組織は，形態形成遺伝子の制御によって異なった原基から形成され，相互に影響を及ぼしながら眼球全体が完成する．

眼の形態は，誘導の連鎖によって形成されていく．胎生3週に，原腸形成から初期神経胚，尾芽胚が形成され，外胚葉（背側層），内胚葉（内側層）の間に中胚葉が形成される．外胚葉は体軸に沿って原始線条となり，内陥して管状の脊索を形成する．脊索となる細胞は外胚葉から神経板を誘導し，次に神経溝，神経管となって前脳が誘導される．神経溝から形成された眼溝から眼胞が形成されると，眼胞・眼杯が表層外胚葉に働きかけて水晶体が誘導され，水晶体は表層外胚葉から角膜を誘導する．

初期眼球の発生[2-4]

初期眼球が発生し器官形成が始まる胎生3～8週は，子宮内感染，薬物，アルコールなどの影響によって先天異常を生じやすい．また初期発生に関与する遺伝子の異常によって無眼球，小眼球をはじめ，全眼球に及ぶ高度の先天異常を生じる．時間・空間的にプログラムされた各細胞の増殖・分化・アポトーシスおよび組織の相互作用によって複雑な眼組織が形成されるため，初期の異常によって連鎖的に形態形成が障害されやすい．

眼原基の発生：胎生3週，中枢神経の原基である神経溝の両側に溝が出現し，眼溝になることから始まる．神経溝が深まるとともに，眼原基は両外側に向かって陥凹し，眼小窩が形成される（図1）．胎生4週初めに神経溝は閉鎖して神経管となり前脳を形成するが，眼小窩は外方に突出して第1次眼胞となる（図2）．眼胞は膨大して

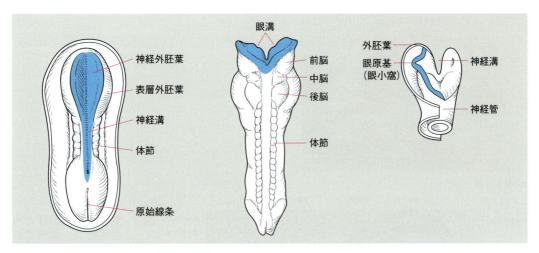

図1 眼原基（眼溝，眼小窩）の発生

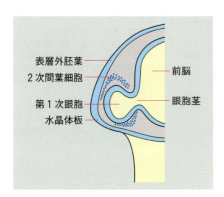

図2 第1次眼胞と水晶体板

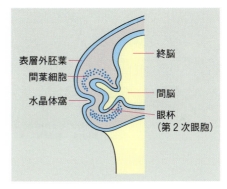

図3 第2次眼胞（眼杯）と水晶体窩

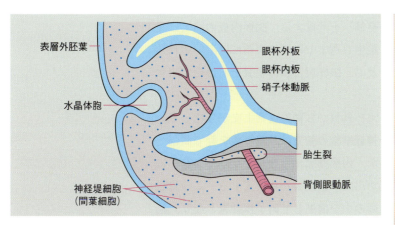

図4 眼杯，水晶体胞，胎生裂の形成

表層外胚葉と接するようになる．眼胞と前脳の間はくびれて視茎（眼胞茎）となる．

眼杯，水晶体胞，胎生裂の形成：胎生4週の終わりに第1次眼胞の

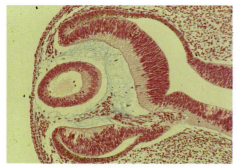

a. 胎生5週

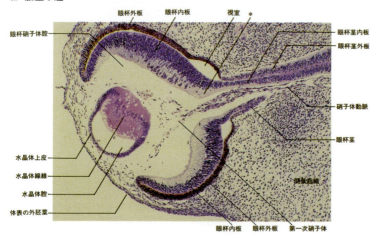

b. 胎生6週

図5 胎生5週の眼杯と水晶体胞（a），胎生5週終わり頃にみられる胎生裂閉鎖（b）

＊：眼杯内板が眼杯茎内板に移行するところ．
（a／東　範行：視覚器の発生と先天異常．木下　茂ら編．標準眼科学　第12版．東京：医学書院；2013. p.221. 図13-6b. 資料提供：国立成育医療研究センター病院眼科　東　範行先生．
b／溝口史郎：視覚器の発生．大庭紀雄ら編．眼科学大系 10A 眼の発生と遺伝．東京：中山書店；1998. p.3-28.）

外側が中枢側に向かって陥凹し，眼杯（第2次眼胞）となる（**図3**）．眼杯が形成されると眼胞の壁は接して二重となり，眼杯内板（表層外胚葉側）と眼杯外板（中枢側）を形成する．眼杯内板の陥入は腹側寄りから中枢へ向かい，胎生5週までに眼杯腹側には深い切れ込みが形成されて眼杯茎まで及ぶ．眼杯裂と眼杯茎裂をあわせて胎生裂という（**図4**）．

眼杯内板から神経網膜，眼杯外板から網膜色素上皮が分化していくが，眼杯内板に発生した神経細胞の軸索は，眼杯茎を経て間脳へ達する道が確保される．また，内頸動脈から分枝して眼杯の基部に達した眼動脈から1本の枝が出て，胎生裂から侵入する．この動脈が，間葉細胞を伴って胎生裂の中を前進して硝子体動脈となり，胎生血管系組織を形成する．

表層外胚葉では，第1次眼胞と接する胎生4週に水晶体原基である水晶体板を形成する．眼杯の形成とともに水晶体板は陥入して水晶体窩となり，続いて水晶体胞を形成する（**図5**）．

神経堤細胞の侵入，胎生裂閉鎖：神経堤細胞は，神経溝の細胞が外

側に向かって分離することによって発生する．表層外胚葉との境で神経溝に沿って移動増殖し，眼胞を覆って中胚葉の性格を帯びてくる*1．眼杯が形成されると，神経堤細胞（2次間葉細胞）は眼杯裂や眼杯前縁から眼杯内や水晶体胞周囲に侵入する（**図4, 5**）．胎生裂は胎生6週までに閉鎖し，以降，器官形成と各眼組織の分化が進む．

[*1] 頭頸部には真の中胚葉（1次間葉細胞）を形成する体節がなく，中胚葉由来と考えられる組織の大部分は神経堤細胞（2次間葉細胞）由来である．

眼組織の発生起源

眼組織の発生起源は外胚葉と神経堤細胞（2次間葉細胞）由来に大別され，外胚葉は神経外胚葉と表層外胚葉に分けられる．各眼組織の胚葉由来を**表1**に示す．中胚葉由来の眼組織は非常に少ない．硝子体は神経堤細胞と網膜が産生に関与していると考えられている．

眼組織の分化と発達[3-5]

角膜（図6）：胎生6週，表層外胚葉から水晶体胞が分離し神経堤細胞が間に侵入する．胎生8週頃に表層外胚葉から角膜上皮が分化

表1　各眼組織の胚葉由来

神経外胚葉	感覚網膜，神経線維，グリア，網膜色素上皮，毛様体色素上皮・無色素上皮，虹彩上皮，瞳孔括約筋・散大筋
表層外胚葉	眼瞼表皮，結膜上皮，角膜上皮，水晶体，涙腺，涙道上皮，瞼板腺，Zeis腺，Moll腺，睫毛
神経堤細胞（2次間葉細胞）	角膜実質・内皮，隅角線維柱帯，虹彩実質，脈絡膜，強膜，毛様体筋，視神経鞘，眼瞼皮下組織，結膜下結合組織，眼窩内結合組織，血管周囲細胞，Schwann細胞，軟骨・骨組織
中胚葉	外眼筋，血管内皮

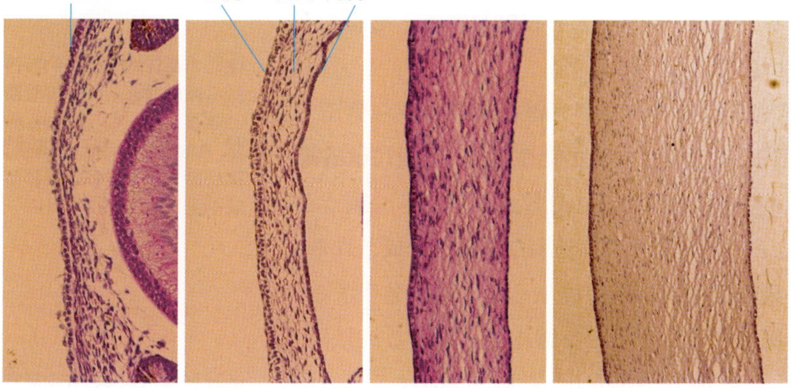

表層外胚葉　　上皮　実質　内皮

a. 6週　　b. 8週　　c. 12週　　d. 20週

図6　角膜の発生
（資料提供：国立成育医療研究センター病院眼科　東　範行先生．）

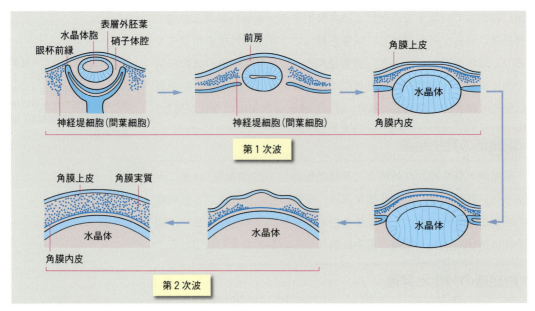

図7 神経堤細胞侵入の第1次波と第2次波

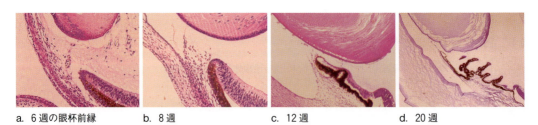

a. 6週の眼杯前縁　　b. 8週　　c. 12週　　d. 20週

図8 虹彩・毛様体・隅角の発生
（資料提供：国立成育医療研究センター病院眼科 東 範行先生.
c／東 範行：視覚器の発生と先天異常. 木下 茂ら編. 標準眼科学 第12版. 東京：医学書院；2013. p.222. 図13-7c.）

し，3～4層の重層扁平上皮になる．神経堤から角膜実質，角膜内皮が分化するが，神経堤細胞の侵入には角膜内皮を形成する第1次波と角膜実質を形成する第2次波があり，さらに虹彩実質を形成する第3次波とがあるといわれている（図7）[*2].

胎生8～10週には実質細胞とコラーゲン線維が深層から発達する．胎生10週には角膜内皮が1層となり，胎生15～20週には各細胞が発達して，Bowman膜およびDescemet膜が厚みをもつ構造として観察されるようになる．周産期までに透明な角膜が形成される．

強膜：胎生7週，眼杯周囲に間葉細胞が凝集して強膜が発生する．角膜に連続する前方の部位にはコラーゲン線維が出現する．以降，コラーゲン線維が増加して，前方から後方へ強膜が発達する[*3]．胎生5か月頃に視神経入口部まで完成する．

虹彩，隅角，毛様体（図8）：虹彩は眼杯前縁の神経外胚葉と神経堤

[*2] 水晶体胞の分離不全，神経堤細胞侵入の障害の時期と程度によってPeters異常，Axenfeld-Rieger異常，後部胎生環などの前眼部形成不全を生じる．

[*3] 強膜と角膜の分化異常によって強膜化角膜を生じる．

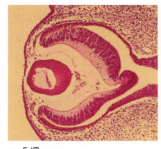 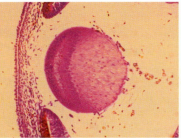 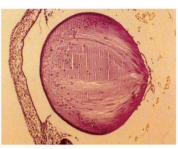

a. 5週　　　　　　　　b. 7週　　　　　　　　c. 8週

図9　水晶体の発生
(資料提供：国立成育医療研究センター病院眼科　東　範行先生．
b,c／東　範行：視覚器の発生と先天異常．木下　茂ら編．標準眼科学　第12版．東京：医学書院；2013．p.222．図13-7a,b．)

（眼杯内に侵入した2次間葉細胞）から形成される．胎生9～10週，神経堤細胞が眼杯前縁に沿って水晶体前面を覆うように発達し，後に虹彩実質と瞳孔膜へ分化する．同時期に硝子体血管系より水晶体を囲む血管膜も形成される．水晶体血管膜は次第に瞳孔膜と吻合し置換されるが，瞳孔膜は周産期に消失する．

　一方，胎生12週頃に，眼杯前縁が前方に伸びて2層の虹彩上皮となり，神経堤細胞から分化した虹彩実質の裏面を覆う．実質は次第に増大し，色素細胞が増加し，胎生20週頃から長後毛様体動脈が侵入する．虹彩上皮前層から瞳孔括約筋と瞳孔散大筋が発生する．

　隅角は，角膜と虹彩が分化して前房が形成される胎生10～12週頃に形成される．胎生16週頃よりSchlemm管が出現し，胎生20週頃には管腔が形成され，続いて隅角線維柱帯が形成される．隅角が完成するのは胎生8か月頃である[*4]．

　隅角の形成が始まると，虹彩の後方には皺襞が生じ，毛様体の形成が始まる．毛様体と水晶体の間にはZinn小帯が発生する．毛様体無色素上皮は眼杯内板から，色素上皮は眼杯外板から形成される．胎生20週には瞳孔括約筋・散大筋が形成され，毛様体皺襞部が完成する．毛様体扁平部は遅く，20週以降に形成される．

水晶体（図9）：水晶体は胎生3～4週に眼胞の誘導によって表層外胚葉から発生する．表層外胚葉の肥厚した水晶体板が形成され，眼杯に向かって陥凹して水晶体窩となり，胎生5週には球状の水晶体胞となって表層外胚葉から分離する．

　水晶体胞では，胎生6～7週，後方の上皮細胞が前方に伸びて第1次水晶体線維を形成し胎生核となる．以降は赤道部の細胞が分裂し，胎生核を囲んで第2次水晶体線維を形成する．新しい水晶体線維は，前面では水晶体上皮の後面に接して前極に向かって伸長し，

[*4] 発達緑内障は隅角に限局した形成異常によって起こり，程度によって発症時期が異なる．ほかの先天異常を伴う発達緑内障には，無虹彩症，Axenfeld-Rieger異常など角膜や虹彩の発生異常に伴う隅角形成異常，水晶体の発生や位置異常に伴う隅角の閉塞などが挙げられる．

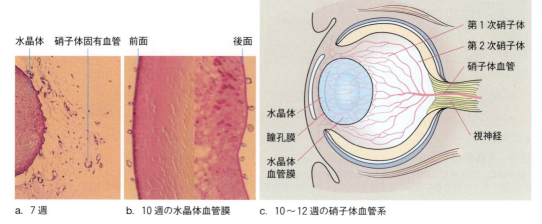

図10 硝子体血管系
(a, b／資料提供：国立成育医療研究センター病院眼科 東 範行先生．)

a. 7週　　b. 10週の水晶体血管膜　　c. 10〜12週の硝子体血管系

後面では水晶体の後面を後極に向かって伸びる．水晶体線維の会合点が連なって，水晶体後面にY字形，前面に倒立Y字形の線ができる．第2次水晶体線維の分裂は出生後も20歳頃まで続く[*5]．

水晶体嚢は胎生8週頃に明瞭に形成される．水晶体は硝子体血管系とともに発達し，硝子体血管系由来の水晶体血管膜に覆われ栄養されているが，水晶体血管膜は瞳孔膜と吻合し，胎生29週頃から36週までに退縮する．水晶体はこれ以降，房水によって栄養される．

硝子体：眼杯前縁と水晶体胞の間隙から神経堤細胞と血管が侵入して第1次硝子体が発生する．次に血管を含まない第2次硝子体が網膜側より発達し，第1次硝子体は萎縮消失して，Cloquet管（視神経乳頭から水晶体裏面中央へ向かう透明な管腔）になる．さらに前方周辺部で硝子体基底部やZinn小帯の原基である第3次硝子体が発生すると考えられていたが，現在これらの区分は明確でなくなってきている．

発達期の眼球内は硝子体血管系が栄養する（**図10**）．胎生5週頃，胎生裂から内頸動脈由来の背側眼動脈の分枝が神経堤細胞とともに眼杯内に侵入，胎生裂閉鎖以降，視神経乳頭から水晶体後部に向かう本幹と分枝（硝子体固有血管）が発達し，水晶体血管膜に続く．また，眼杯外で伸びた背側および腹側眼動脈は眼杯前縁で血管輪を形成して水晶体血管膜と吻合する．硝子体血管系は胎生10〜12週に最も発達するが，硝子体固有血管は胎生15〜20週，本幹は周産期までに退縮する．硝子体固有の細いコラーゲン線維は胎生8週以降形成されるが，硝子体血管，網膜，毛様体無色素上皮から産生さ

[*5] 先天白内障は，水晶体線維の形成異常によってさまざまな形態の混濁を生じる．しばしば前眼部形成不全や硝子体血管系遺残に合併する．

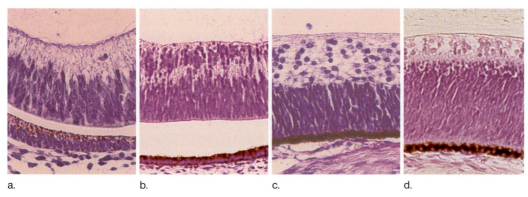

a.　　　　　　　　b.　　　　　　　　c.　　　　　　　　d.

図11　網膜の初期発生
a. 5週．原始神経上皮．
b. 8週．内・外神経母細胞層，網膜色素上皮多層．
c. 12週．内・外神経母細胞層が再度融合，網膜色素上皮1層．
d. 17週．神経節細胞層分離，内網状層形成．
(資料提供：国立成育医療研究センター病院眼科　東　範行先生．
a, c／東　範行：視覚器の発生と先天異常．木下　茂ら編．標準眼科学　第12版．東京：医学書院；2013．p.223．図13-8a, b．)

れると考えられている．

網膜：眼杯内板から神経（感覚）網膜，眼杯外板から網膜色素上皮が分化する．

　内板の原始神経上皮細胞は分裂を繰り返し，胎生6週には内神経母細胞層と外神経母細胞層に分離し，間にChievitz層を形成する．しかし，胎生10～12週に内神経母細胞層と外神経母細胞層が再度融合する．神経節細胞の分化は早期に始まり，胎生7～8週には神経線維の伸展が始まる．胎生15週頃に神経節細胞層が内神経母細胞層から内方へ分離し，間に内網状層が形成される（**図11**）．胎生20週頃に外層が内顆粒層と外顆粒層に分離し，間に外網状層が形成される．光受容器である視細胞外節は胎生10週頃に発生し，胎生28週には明瞭に形成される（**図12**）．以降，網膜細胞の分化が神経節細胞，水平細胞，錐体細胞，アマクリン細胞，杆体細胞，Müller細胞，双極細胞の順に起こり，網膜各層が発達して胎生9か月頃に完成するが，部位によって差があり，周辺部網膜は発達が遅い．

　眼杯外板の細胞には胎生5週頃より幼若な色素顆粒がみられ，初期には2～3層の細胞であるが，胎生7～8週には1層となる．次第に成熟して網膜色素上皮細胞へ分化する．

　網膜血管は胎生14～15週に乳頭部から成長を開始し，周産期までに耳側も最周辺部まで達する．毛細血管網の発達は内層のほうが早く，外層は遅い．

　黄斑は胎生7か月頃より形成が始まり，網膜細胞の密度亢進，網

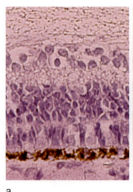
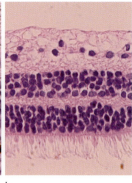
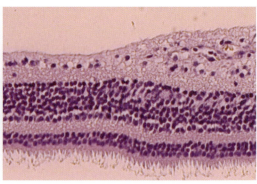

a.　　　　　　　　b.　　　　　　　　c.

図 12　網膜層構造の形成
a. 20 週．内・外顆粒層分離．
b. 28 週．層構造ほぼ完成，視細胞外節を認める．
c. 28 週．網膜血管周囲に星状グリア細胞を認める．
（資料提供：国立成育医療研究センター病院眼科　東　範行先生．
b／東　範行：視覚器の発生と先天異常．木下　茂ら編．標準眼科学　第 12 版．東京：医学書院；2013．p.223．図 13-8c．）

膜内層細胞の移動によって中心窩が形成されるが，完成するのは生後 4 か月頃である[*6]．

脈絡膜：脈絡膜の発生は，網膜とは異なり毛細血管網から形成される．胎生 4～5 週に眼杯外板周囲の間葉細胞にまず 1 層の毛細血管網が形成され，胎生 6 週にはその周囲にコラーゲン線維を含む組織が発達する．胎生 2 か月には毛細血管網が眼動脈由来の長・短毛様体動脈，渦静脈原基と吻合する．胎生 4 か月には毛細血管網の外側に太い血管網が形成され，脈絡膜血管板となる．血管の間隙には神経堤細胞由来の脈絡膜色素細胞が出現する．胎生 4 か月以降に，網膜色素上皮層と脈絡膜毛細血管板の間に弾性線維が出現し，Bruch 膜（基底膜）が形成される．

視神経：胎生 6～7 週に網膜神経節細胞から伸展した神経線維が視神経原基である眼茎に侵入し，中枢へ向かって発達し，胎生 8 週には視交叉が形成される[*7]．視神経を形成する神経節細胞の軸索の数は胎生 16～17 週に最大となり，以降は減少して 29 週頃に一定となる．

　胎生 10 週頃より神経線維束の間に毛細血管と astrocyte（星状グリア細胞）が出現し，胎生 20 週頃までに glial column が発達する（図 13）．神経線維を囲む髄鞘の形成は，胎生 7 か月頃に視交叉から始まり眼球の方向へ進む．生後 1 か月頃に髄鞘形成は篩状板で停止する[*8]．

　乳頭部では胎生 7 週頃には原始上皮性乳頭（Bergmeister 乳頭）が

[*6] 黄斑低形成は単独で起こることもあるが，無虹彩や眼白皮症などほかの眼先天異常に伴うことが多い．

[*7] 網膜神経節細胞の発生異常によって視神経低形成が起こる．

[*8] 髄鞘形成が篩状板を越えて伸展すると有髄神経線維が起こり，しばしば高度近視と弱視をきたす．

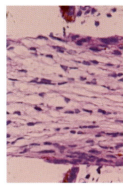 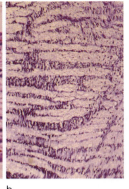

図13　視神経の発生
a. 10週．神経線維束の間に毛細血管と星状グリア細胞を認める．
b. 20週．glial column が発達．
（資料提供：国立成育医療研究センター病院眼科　東　範行先生．）

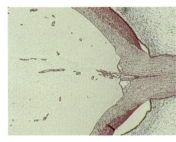 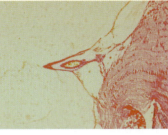 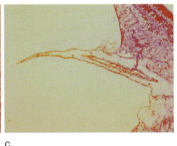

a. 　　　　　　　　　b. 　　　　　　　　　c.

図14　乳頭部の発生
a. 9週．視神経入口部．神経線維に分離された原始上皮性乳頭，硝子体動脈本幹・分枝．
b. 12週．Bergmeister 乳頭．硝子体血管本幹周囲にグリアの外鞘形成．
c. 20週．Bergmeister 乳頭．外鞘が発達．
（資料提供：国立成育医療研究センター病院眼科　東　範行先生．
a／東　範行：視覚器の発生と先天異常．木下　茂ら編．標準眼科学 第12版．東京：医学書院；2013. p.223. 図13-8d.）

形成され，胎生12週頃に一部は astrocyte となって硝子体血管に沿って増殖し，外鞘を形成する（**図14**）．以降，硝子体血管とともに退縮し周産期には消失する．

眼瞼，結膜：眼瞼は胎生5～6週に，間葉細胞の増殖による突出と，その先端部における表層外胚葉の増殖によって発生する．胎生8週に上下眼瞼は上皮の癒着によって閉鎖する．以降，角膜や結膜上皮が急速に発達し，結膜円蓋部に杯細胞が出現する．胎生9週に睫毛，胎生13～15週に瞼板腺（マイボーム腺），Zeis 腺，Moll 腺が出現する．瞼板閉鎖は角結膜の角化防止や保護のためと考えられているが，胎生4～6週には解離する．

涙器：涙腺は胎生7週に上外側の結膜上皮から発生する．胎生3か月から分泌腺がみられ，その発達は乳幼児期まで続く．

　涙道は胎生7週頃に鼻側の表層外胚葉由来の上皮から発生し，胎生後期までに溝から次第に管となる．胎生9週頃には，一部が膨隆して涙嚢の原基ができる．

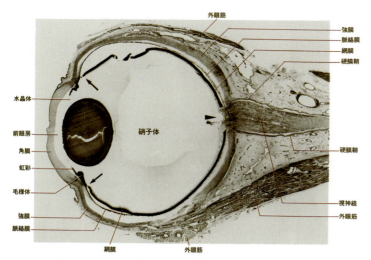

図 15　胎生 5 か月の眼球
矢印：鋸状縁，矢頭：視神経乳頭．
(溝口史郎：視覚器の発生．大庭紀雄ら編．眼科学大系 10A 眼の発生と遺伝．東京：中山書店；1998．p.3-28．)

外眼筋：胎生 4 週に眼杯周囲で，中胚葉由来の間葉細胞の集塊として発生する．胎生 5 週には筋紡錘を生じ，各脳神経が筋に達する．上眼瞼挙筋は胎生 7 週に上直筋より分離する．滑車は胎生 8〜9 週に形成される．外眼筋の形成には，脳神経による遠心性の制御が必須である．

図 15 は胎生 5 か月の眼球である．この時期には強膜は後方まで形成され，視神経や外眼筋は著明に発達している．

眼発生過程における遺伝子発現

眼発生過程には，さまざまな遺伝子が重要な役割を果たしている．神経溝に予定眼領域が決定して眼原基が発生する過程には *RX* の発現が必須であり，続いて *PAX6* が発現する．眼胞の左右側面への突出には *SHH* の分泌が重要である．

細胞外の分泌因子をコードする遺伝子である *SHH*，*FGF*，*WNT*，*BMP* を含む TGF スーパーファミリーとそれらの受容体は，眼の形態形成を制御する主要なシグナル遺伝子である．

先天無虹彩の原因遺伝子として同定された *PAX6* は，遺伝子発現を制御する転写因子をコードする遺伝子である．初期眼球から発現し，さまざまな転写因子を統括する眼形成のマスター・コントロール遺伝子であるため，*PAX6* の異常によって眼球全体にわたる種々の先天異常（無虹彩，Peters 異常，黄斑低形成など）が起こる．ほかに眼先天異常と関連する転写因子をコードする遺伝子として *PAX2*

表2 眼発生過程に発現する遺伝子と眼先天異常

遺伝子	機能	眼先天異常
SHH	細胞外分泌因子	全前脳症, コロボーマ
PAX6	転写因子	先天無虹彩, 黄斑低形成, Peters異常, 視神経形成異常など全眼球にわたる先天異常
RX, SOX2	転写因子	無眼球, 小眼球
PITX2	転写因子	Rieger異常, 虹彩隅角形成異常, Peters異常
PITX3	転写因子	白内障, 前眼部形成不全
FOXC1	転写因子	前眼部・虹彩形成異常, 緑内障
FOXE3	転写因子	前眼部形成不全, Peters異常
MAF	転写因子	白内障, 小眼球, コロボーマ, 前眼部形成不全
CHX10	転写因子	小眼球, 白内障
PAX2	転写因子	腎コロボーマ症候群
MITF	転写因子	Waardenburg症候群
VSX1	転写因子	円錐角膜, 角膜ジストロフィ
CRX	転写因子	Leber先天黒内障, 網膜ジストロフィ
RPE65	レチノイド代謝酵素	Leber先天黒内障, 網膜ジストロフィ
CRB1	細胞接着制御因子	Leber先天黒内障, 網膜ジストロフィ
RPGRIP1	G蛋白制御因子	Leber先天黒内障, 網膜ジストロフィ
AIPL1	受容体制御因子	Leber先天黒内障, 網膜ジストロフィ
GUCY2D	酵素制御因子	Leber先天黒内障, 網膜ジストロフィ
TULP1	脂肪代謝制御因子	Leber先天黒内障, 網膜ジストロフィ
LIM2, MIP, GJA1, GJA3, GJA8, CRYAA, CRYAB, CRYBA1, CRYBB2, CRYGA-F	水晶体構造蛋白	白内障

(Graw J：The genetic and molecular basis of congenital eye defects. Nat Rev Genet 2003；4：876-888.)

(コロボーマ), *RX*, *SOX2*, *CHX10* (無・小眼球), *CRX* (Leber先天黒内障), *PITX2*, *FOXC1* (Rieger異常, 前眼部形成不全), *MAF* (白内障) などが挙げられる.

また, 各眼組織に特異的な構造蛋白や酵素の遺伝子変異は先天異常, あるいは出生後に発症・進行する発達白内障や角膜ジストロフィ, 網膜ジストロフィの原因となる.

眼発生過程に発現し, 眼先天異常をきたす代表的な遺伝子を**表2**に示す[5].

眼発生と先天異常[3]

　眼発生過程に障害が起こると，発生の時期や程度に応じてさまざまな先天異常をきたす．原因として眼発生に関与する遺伝子の変異や染色体異常，胎内感染，妊娠中の薬物・アルコール摂取，放射線被曝などが挙げられる．両眼性が多く，全身異常や症候群に伴って起こることも多い．

初期眼球発生における障害[6]：眼胞の形成が障害されると無眼球や極小眼球となり，水晶体胞の形成が障害されると無水晶体となる．

　無眼球は眼小窩が形成されない原発性無眼球，前脳の発育異常に伴う続発性無眼球，眼胞発生後に変性消失をきたした変性無眼球に分類される．

　小眼球症の程度はさまざまで，眼胞・眼杯形成障害に起因する高度の小眼球，胎生裂閉鎖不全に起因する小眼球や先天性囊胞眼，角膜・水晶体・硝子体・網膜の発生異常に伴って眼球の発達が障害されて起こる小眼球などのタイプがある．真性小眼球は，眼球の大きさが小さいが構造はほぼ正常なもので，強膜の発生異常に伴って起こる．

胎生裂閉鎖不全：胎生5～6週に胎生裂の閉鎖不全が引き起こす典型的な眼先天異常がコロボーマである．定型的な欠損は眼球下方に生じ，視神経乳頭，脈絡膜，毛様体，水晶体，虹彩に限局性の欠損もしくは広範囲に及ぶ重度の欠損をきたす．胎生裂が後部で閉鎖不全を起こすと視神経コロボーマ，ピット黄斑症候群，傾斜乳頭などの視神経乳頭形成異常をきたす．後部の胎生裂閉鎖不全と強膜の発生異常，乳頭上のグリア増殖によって朝顔症候群を生じる．

胎生血管系遺残：胎生期の硝子体血管は，胎生10～12週に最盛期となり周産期までに退縮する．第1次硝子体過形成遺残（persistant hyperplastic primary vitreous；PHPV）は，発生初期に硝子体血管系を含む第1次硝子体が過形成を起こし遺残した疾患とされ，水晶体後面に線維組織を認め毛様体突起が延長して車軸状にみられる前部型と，水晶体後面の線維組織の牽引によって網膜ひだや網膜のテント状隆起がみられる後部型，乳頭上の線維組織の牽引によって放射状の網膜ひだを形成する乳頭部型に分類された．近年では，胎児期の硝子体血管系の遺残による眼先天異常をすべて包括して胎生血管系遺残（persistent fetal vasculature；PFV）と呼ぶ[7]．PFVには，さまざまなタイプのPHPVのほかに，瞳孔膜遺残，虹彩硝子体血管，Mittendorf斑，硝子体動脈，Bergmeister乳頭などが含まれる[7]．

カコモン読解　第18回　一般問題1

網膜血管が視神経乳頭から成長を始める胎生期はどれか．
a 5週　　b 10週　　c 15週　　d 30週　　e 40週

解説　網膜血管は，胎生15週（第14週）に網膜中心動静脈が乳頭部から成長を開始し，周産期に耳側も最周辺部まで達する．

模範解答　c

カコモン読解　第18回　臨床実地問題1

胎生5週の眼球を図に示す．矢印が分化するのはどれか．
a 感覚網膜
b 網膜色素上皮
c Bruch膜
d 脈絡膜
e 強膜

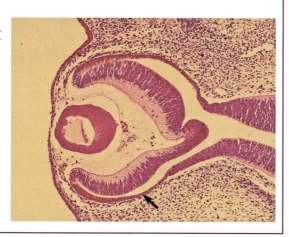

解説　胎生4週の終わりに眼胞の外側が中枢側に向かって陥凹して眼杯となる．眼杯が形成されると眼胞の壁は接して二重となり，眼杯内板（表層外胚葉側）と眼杯外板（中枢側）を形成する．図の矢印が指しているのは眼杯外板であり，眼杯内板から感覚網膜，眼杯外板からは網膜色素上皮が分化する．脈絡膜，Bruch膜，強膜は胎生5週以降に眼杯外板周囲の間葉細胞から発生する．

模範解答　b

カコモン読解　第20回　一般問題1

神経堤由来はどれか．3つ選べ．
a 角膜実質　　b 角膜内皮　　c 虹彩上皮　　d 毛様体上皮
e 毛様体実質

解説　神経堤に由来する眼組織として角膜実質・内皮，隅角線維柱帯，虹彩実質，毛様体実質，毛様体筋，脈絡膜，強膜，視神経鞘，

眼瞼皮下組織，結膜下結合組織，眼窩内結合組織，血管周囲細胞，Schwann 細胞，軟骨・骨組織が挙げられる．虹彩上皮と毛様体上皮は神経外胚葉由来である．

模範解答 a, b, e

カコモン読解 第20回 一般問題2

胎生裂の閉鎖が完了する時期はどれか．
a 胎生第4週　b 胎生第7週　c 胎生第10週
d 胎生第13週　e 胎生第16週

解説 胎生5週までに眼杯腹側に深い切れ込みが形成されて眼杯茎まで及び，胎生裂となる．胎生裂は胎生6週（第7週）までに閉鎖する．

模範解答 b

カコモン読解 第21回 一般問題5

血管がある組織はどれか．2つ選べ．
a 第一次硝子体　b 第二次硝子体　c 第三次硝子体
d Cloquet 管　e Bergmeister 乳頭

解説 硝子体の発生は，従来は三期に分かれると考えられてきた．眼杯が形成される初期には，眼杯裂や眼杯前縁と水晶体胞の間隙から硝子体腔内に間葉細胞と血管が侵入して第1次硝子体が発生する．第1次硝子体内には硝子体血管系が発達し，ピークは胎生10〜12週である．次に第2次硝子体が第1次硝子体を囲むように網膜側より発達するが，第2次硝子体は細く密な線維からなり，血管を含まない．第1次硝子体の固有血管は末梢から退縮して胎生15〜20週に消失し，硝子体血管本幹は周産期に消失する．萎縮した第1次硝子体と硝子体血管本幹の痕跡は Cloquet 管と呼ばれ，硝子体を前後方向に横切る空虚な管状構造となり，水晶体後部から視神経乳頭へ至る．前方周辺部では硝子体基底部や Zinn 小帯の原基である第3次硝子体が毛様体から産生されると考えられ，第3次硝子体も血管を含まない．一方，視神経乳頭では，胎生7週頃に神経節細胞から伸びる神経線維が眼杯茎内に侵入すると，原始上皮性乳頭が硝子体側に分離して Bergmeister 乳頭を形成する．胎生12週頃，Bergmeister 乳頭の細胞の一部が星状グリア細胞となって硝子体血管に沿っ

て増殖し，外鞘を形成する．したがって Bergmeister 乳頭は硝子体血管を含む組織である．外鞘は胎生 20 週まで水晶体に向かって成長し，以降は硝子体血管本幹とともに退縮して乳頭に生理的陥凹を形成するが，時に遺残によって乳頭上や乳頭周囲に膜状・索状組織がみられることがある．

模範解答 a, e

カコモン読解　第 21 回　一般問題 8

角膜内皮の発生起源で正しいのはどれか．
a 表面外胚葉　b 神経外胚葉　c 神経堤　d 中胚葉　e 内胚葉

解説　表層外胚葉から水晶体胞が分離するときに神経堤細胞が間に侵入する．胎生 8 週頃に角膜上皮・実質・内皮が分化するが，上皮は表層外胚葉から発生し，角膜実質と角膜内皮は神経堤から発生すると考えられている．

模範解答 c

カコモン読解　第 21 回　一般問題 53

胎生 8 週以前の異常で生じるのはどれか．
a 先天白内障　b 黄斑低形成　c 先天緑内障
d ぶどう膜欠損　e 先天角膜内皮ジストロフィ

解説　ぶどう膜欠損は胎生裂の閉鎖不全によって生じる．胎生裂の閉鎖は胎生 6 週までに起こるため，胎生 8 週以前の異常で生じる疾患である．

　先天白内障は，水晶体線維の形成異常によって混濁を生じる疾患である．胎生核を囲む第 2 次水晶体線維の分裂は胎生 8 週以降に起こり出生後も続く．

　黄斑の形成は胎生 7 か月頃に始まるが，網膜内層細胞の移動によって中心窩が形成され，黄斑が完成するのは生後 4 か月頃である．

　先天緑内障は隅角の形成異常に起因する．前房隅角は胎生 10～12 週に形成され，Schlemm 管は胎生 16～20 週に出現する．

　先天角膜内皮ジストロフィは，角膜内皮の発生異常に起因する．角膜内皮は胎生 8～10 週に分化を始め，胎生 15～20 週に突起のない 1 層の内皮細胞が形成される．

　したがって先天白内障，黄斑低形成，先天緑内障，先天角膜ジス

トロフィは，胎生8週以降の異常で生じる疾患である．

[模範解答] d

カコモン読解　第23回　一般問題2

神経堤由来はどれか．2つ選べ．
a 強膜　　b 角膜上皮　　c 角膜内皮　　d 虹彩上皮
e 網膜色素上皮

[解説]　神経堤に由来する眼組織として角膜実質・内皮，隅角線維柱帯，虹彩実質，毛様体実質，毛様体筋，脈絡膜，強膜，視神経鞘，眼瞼皮下組織，結膜下結合組織，眼窩内結合組織，血管周囲細胞，Schwann細胞，軟骨・骨組織が挙げられる．

角膜上皮は表層外胚葉由来，虹彩上皮と網膜色素上皮は神経外胚葉由来である．

[模範解答]　a, c

カコモン読解　第23回　臨床実地問題2

2か月の乳児．右眼の瞳が白いのに母親が気付き来院した．右眼眼底写真を図に示す．この異常が起こったのはいつか．
a 胎生 5〜10週
b 胎生10〜20週
c 胎生20〜30週
d 胎生30〜40週
e 出生後

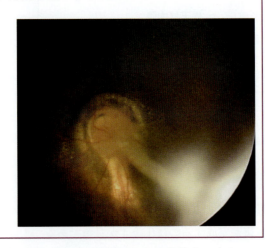

[解説]　右眼眼底写真では，視神経乳頭から水晶体後方に向かって網膜が牽引され，胎生血管遺残に伴う網膜ひだを形成している．また，乳頭部下方に網脈絡膜コロボーマを認める．胎生裂閉鎖不全と胎生血管遺残に起因する先天異常であり，胎生5〜10週に起こった異常であると考えられる．

[模範解答]　a

カコモン読解　第 24 回　一般問題 10

神経堤由来はどれか．2 つ選べ．

a 角膜上皮細胞　　b 角膜内皮細胞　　c 結膜杯細胞
d 結膜色素細胞　　e 視細胞

解説　角膜上皮細胞と結膜上皮の杯細胞は表層外胚葉由来，視細胞は神経外胚葉由来である．"カコモン読解　第 23 回　一般問題 2"の解説を参照されたい．

模範解答　b，d

カコモン読解　第 25 回　一般問題 2

中胚葉由来はどれか．

a 虹彩　　b 涙腺　　c 水晶体　　d 外眼筋　　e 角膜実質

解説　中胚葉に由来する眼組織として外眼筋と血管内皮が挙げられる．涙腺と水晶体は表層外胚葉由来，角膜実質と虹彩実質は神経堤由来，虹彩上皮は神経外胚葉由来である．

模範解答　d

カコモン読解　第 25 回　臨床実地問題 1

発生期の光学顕微鏡写真を図に示す．正しいのはどれか．

a 胎生 3 週
b 胎生 5 週
c 胎生 10 週
d 胎生 15 週
e 胎生 20 週

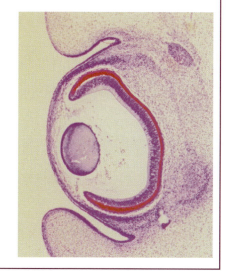

【解説】 写真では，胎生裂が閉鎖して各組織の分化が始まっている．表層外胚葉から角膜の発生が始まっており，水晶体では後方の上皮が前方に向かって伸びて第1次水晶体線維を形成し核が前方に移動して弓状に配列している．硝子体血管系が水晶体血管膜に続いている．網膜は内神経母細胞層と外神経母細胞層に分かれつつあり，色素上皮層は多層にみえる．眼杯の周囲に間葉細胞の凝集があり，強膜の発生が始まっている．胎生7週頃の所見と思われる．

【模範解答】 c（一つ選ぶとしたらcとなるが，実際には胎生7週頃の写真ではないかと思われる．）

カコモン読解 第26回 一般問題2

神経堤由来はどれか．2つ選べ．
a 水晶体　　b 角膜上皮　　c 角膜内皮　　d 線維柱帯細胞
e 網膜色素上皮

【解説】 水晶体と角膜上皮は表層外胚葉由来，網膜色素上皮は神経外胚葉由来である．"カコモン読解 第23回 一般問題2"の解説を参照されたい．

【模範解答】 c, d

（仁科幸子）

2. 眼窩，眼瞼

眼窩

眼窩は，骨壁によって周囲の頭蓋，鼻腔・副鼻腔と隔てられた，およそ30 cm³の容積からなる領域であり，眼球，視神経，外眼筋，涙腺などの器官とそれに分布する神経・血管系から構成される．本項では，その解剖と機能を理解するにあたり，①骨の構成，②神経の走行，③血管の走行の3項目に大別して解説する．なお，眼球，外眼筋，涙腺などの解剖・機能については本巻他項目を参照されたい．

文献はp.415参照.

眼窩を構成する骨

眼窩は，その大まかな構造として，上壁，外壁，内壁，下壁と四方に骨壁を有する錐の形を呈し，外壁と内壁での奥行はおよそ4～5 cmである．眼窩を構成する骨は，前頭骨，蝶形骨，頬骨，篩骨，涙骨，上顎骨，口蓋骨の七つである（図1）．眼窩の発育は7歳から思春期頃に完成されるが，頭蓋骨縫合が早期に閉鎖する先天異常（Crouzon病，Apert症候群，Hurler症候群など）では眼窩の奇形がみられる．

眼窩の上壁：前頭骨と蝶形骨小翼から構成される．蝶形骨小翼には視神経管があり，視神経と眼動脈が通過する．眼窩前縁の鼻側には

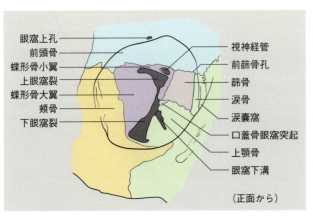
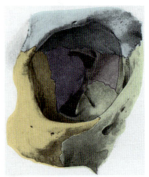

図1 眼窩を構成する骨
(末岡健太郎：眼窩の解剖．嘉鳥信忠ら編．専門医のための眼科診療クオリファイ 29 眼形成手術．東京：中山書店；2016．p.23．図1．)

眼窩上切痕があり，眼窩上神経ならびに眼窩上動静脈が通る．そこには，鼻側の眼窩縁からわずかに深部4mmの位置に滑車が存在する．前頭骨の耳側には涙腺窩がある．眼窩縁での前頭骨と頬骨との接合部は，涙腺腫瘍摘出術などで，眼窩外側壁を一時的に外すKrönlein法[*1]では重要な目印となる．

眼窩の外壁：頬骨，前頭骨と蝶形骨大翼から構成される．外壁は眼窩壁のなかで最も厚く強固である．後方では，上眼窩裂により上壁と隔てられ，下方は下眼窩裂により下壁と隔てられる．頬骨と蝶形骨大翼の骨接合部は薄く，手術時に容易に骨折させることができる．

眼窩の内壁：篩骨，涙骨，上顎骨，蝶形骨小翼からなり，4方向で最も薄い壁である．前頭骨篩骨の縫合線の高さにおいて，前方では前篩骨孔が，さらにその深部では後篩骨孔があり，それぞれ前篩骨動脈と前篩骨神経，後篩骨動脈と後篩骨神経が貫通している．後篩骨孔のおよそ6mm後方から視神経管が始まるので，眼窩内壁側の手術では重要な目印となる．

眼窩の下壁：上顎骨，頬骨，口蓋骨から構成される．三叉神経第2枝の分枝である眼窩下神経とそれに随伴する動脈は，上顎骨の眼窩下溝から眼窩下管を通過して眼窩下孔に至る．眼窩下溝の鼻側が眼窩下壁吹き抜け骨折の好発部位である．眼窩下壁の鼻側前方には，涙骨と上顎骨で構成される涙嚢窩があり，下方の鼻涙管へと続く．涙嚢窩の下後方には，下斜筋の起始部が付着する．

眼窩の神経

眼窩に分布する脳神経は，視神経，動眼神経，滑車神経，三叉神経，外転神経，顔面神経である．このうち，視神経は視神経管を，動眼神経，滑車神経，三叉神経第1枝（眼神経）ならびに外転神経は上眼窩裂（図2）を，また三叉神経第2枝（上顎神経）の分枝（頬骨神経，眼窩下神経）は下眼窩裂を通る（図3）．また，顔面神経は，茎乳突孔から顔面に出て眼輪筋を含むそれぞれの支配筋に分布する．

視神経：太さ約4mm，眼球から視交叉までおよそ45〜50mmの長さで，視神経管を貫いて眼窩から頭蓋内に入る．視神経の眼窩内での長さ，すなわち眼球後方から眼窩先端部までの長さは約20mmであり，眼球運動に伴う眼窩内での動きに対応して余裕がある．視神経線維束は，髄膜（硬膜，くも膜，軟膜）によってとり囲まれている．

上眼窩裂を通る神経：蝶形骨大翼と小翼との間隙で，動眼神経，滑車神経，三叉神経，外転神経が通過する（図2）．そのなかでも，総

[*1] **Krönlein法**
経眼窩アプローチで行う眼窩腫瘍摘出手術において，眼窩外側の骨縁（ひさし）の骨切りをしていったん外し，摘出後に元に戻す手技で，頬骨のみを切る手技はKrönlein法として知られている．骨切りの上縁を前頭骨まで拡大して行う方法では，さらに術野が広く得られる．

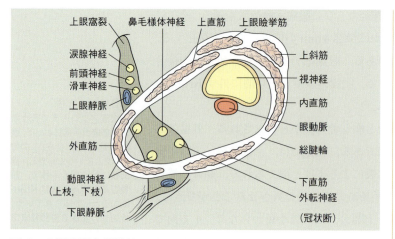

図2 上眼窩裂と総腱輪 (右眼窩)
（矢部比呂夫：1. 眼窩手術に必要な局所解剖. 小口芳久編. 眼科診療プラクティス 24 眼窩疾患と画像診断. 東京：文光堂；1996. p.14.）

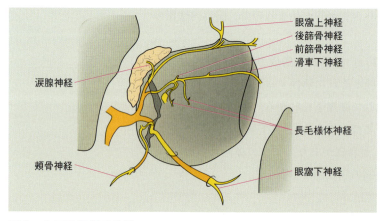

図3 右三叉神経の分枝
（Rootman J, et al：Structure of the orbit. Rootman J, editor. Diseases of the orbit. 2nd ed. Philadelphia：Lippincott Williams & Wilkins；2003. p.1-34.）

腱輪の中を通って筋円錐内に分布するものには，動眼神経の上枝と下枝，鼻毛様体神経（三叉神経第1枝の分枝，図2），外転神経がある．鼻毛様体神経はその後，長毛様体神経，後篩骨神経，前篩骨神経，滑車下神経に分岐する．動眼神経の下枝は支配筋（下直筋，内直筋，下斜筋）に分布した後，副交感神経線維として毛様体神経節に枝を出し，そこで中継されたのち，短毛様体神経となって毛様体筋と瞳孔括約筋を支配する．一方で，上眼窩裂の総腱輪の外（上方）を通って分布する神経には，滑車神経，前頭神経（三叉神経第1枝の分枝），涙腺神経（三叉神経第1枝の分枝）がある（図2）．前頭神経は，さらに眼窩上神経と滑車上神経に分岐する（図3）．

下眼窩裂を通る神経：蝶形骨大翼と上顎骨後端との間隙で，三叉神経第2枝からの分枝である眼窩下神経と頬骨神経が通る（図3）．眼窩下神経はさらに眼窩下溝*2 から眼窩下管を通過して眼窩下孔に出て，下眼瞼，鼻翼，上唇の皮膚に分布する．

眼窩領域に分布する交感神経：頸部の上頸神経節でシナプス結合してニューロンを交代する．その後の節後線維は，内頸動脈壁の神経叢を通り，動脈に沿って上行し，涙腺，唾液腺への神経分枝を出した後，海綿静脈洞の中で内頸動脈壁神経叢から離れ，三叉神経第1枝の眼神経に沿って眼窩に入る．眼神経の分枝である鼻毛様体神経を経て，毛様体神経節を通過し，長毛様体神経に沿って眼内に入る．一方，副交感神経は，眼領域では脳神経の神経線維に含まれて走行する．中脳を出た副交感神経は動眼神経に含まれて眼窩に入り，毛様体神経節でニューロンを交代して眼内に入り，毛様体や瞳孔に分布する．また，橋を出た副交感神経は翼口蓋神経節でニューロンを交代して，上顎神経の枝である頬骨神経を介して涙腺に分布する．

眼窩の血管

眼窩に分布する動脈系：主なものは，内頸動脈の分枝である眼動脈から分岐する（図4）．眼動脈は，視神経管内では硬膜に包まれて視神経の外下方を併走しながら通過し，総腱輪を過ぎると周囲の硬膜はなくなり，その後は視神経を内側に向かうように交差し，眼窩内壁に沿って走行し，最後には滑車上動脈と鼻背動脈に分岐して顔面皮下に達する．眼窩に入った眼動脈からは，まず網膜中心動脈が分岐し，それは眼球後方約10 mmの位置で硬膜とくも膜を貫通して視神経に併走して眼内に入る．次いで，涙腺動脈，長後毛様体動脈，短後毛様体動脈，（外眼筋への）筋枝，前毛様体動脈，眼窩上動脈，後篩骨動脈，前篩骨動脈が分岐する．これらのうち，長後毛様体動脈は2本で，視神経に併走して眼球に向かい，強膜を貫通して眼内に至り，毛様体筋，虹彩，脈絡膜の前部を栄養する．短後毛様体動脈は15〜20本に分岐し強膜を貫通して，視神経乳頭周囲や後極の脈絡膜を栄養する．前毛様体動脈は通常7本に分岐し，外直筋内に1本，その他の直筋にそれぞれ2本分布して走行し，筋の付着部から強膜を貫通し，大虹彩動脈輪を形成する*3．眼窩上動脈（図4）は上直筋の内上方を走行して，眼窩上神経とともに眼窩上切痕から出て顔面皮下に分布する．後篩骨動脈や前篩骨動脈は眼窩内壁を貫通して，篩骨洞や鼻粘膜に分布する（図4）．一方で，眼窩を栄養する

*2 眼窩下溝付近は眼窩下壁の吹き抜け骨折の好発部であり，受傷後の症状あるいは手術後の合併症として，眼窩下神経の障害による下眼瞼，鼻翼，口唇上部にかけての知覚麻痺が生じる可能性がある．その多くは一過性である．

*3 斜視の手術においては，前毛様体動脈の灌流領域である前眼部が虚血にならないよう，1回の手術で切断する直筋の数は2本までとするべきである．

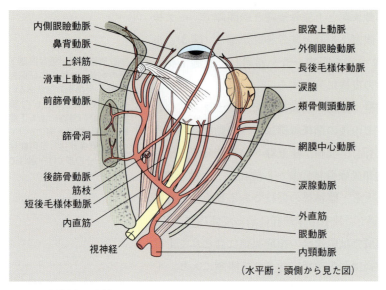

図4 眼動脈の分枝(右)

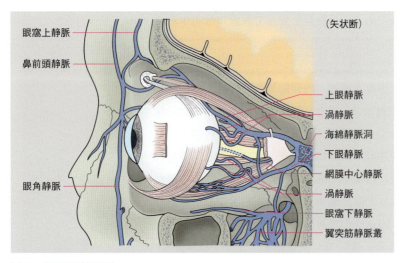

図5 眼窩の静脈系(右)
(Dutton JJ: 7 Orbital Fat and Connective Tissue System. Atlas of Clinical and Surgical Orbital Anatomy, 2nd Edition. Philadelphia: Elsevier Saunders; 2011. p.106. Figure 6-8. 末岡健太郎: 眼窩の解剖. 嘉鳥信忠ら編. 専門医のための眼科診療クオリファイ 29 眼形成手術. 東京: 中山書店; 2016. p.28. 図6.)

外頸動脈系には,浅側頭動脈(頬骨眼窩動脈などの分枝),顎動脈(眼窩下動脈などの分枝),顔面動脈(眼角動脈などの分枝)がある.
眼窩に分布する静脈系:主に上眼静脈と下眼静脈に灌流する(図5).上眼静脈は,眼窩上静脈と顔面静脈の灌流を受け,さらに眼球上方の渦静脈の灌流を受けて,上眼窩裂から眼窩を出て海綿静脈洞に流入する.網膜中心静脈は直接あるいは上眼静脈に合流して,海綿静

脈洞に灌流する．下眼静脈は眼窩下方浅層の灌流を受け，さらに眼球下方の渦静脈からの灌流を受けて，海綿静脈洞に流入する．眼窩下静脈は主に翼突筋静脈叢に灌流するが，下眼静脈にも合流する．

カコモン読解　第19回　一般問題13

上眼窩裂を通るのはどれか．
a 視神経　　b 眼動脈　　c 三叉神経　　d 上顎神経　　e 下眼静脈

解説　aの視神経とbの眼動脈は視神経管を通り，またdの上顎神経の分枝，眼窩下神経と頬骨神経は下眼窩裂を通り眼窩内に入る．eの下眼静脈が眼窩骨を通過するのは，上眼窩裂と下眼窩裂の境目付近であり，その後方で海綿静脈洞に合流する．cの三叉神経の分枝の鼻毛様体神経，前頭神経，涙腺神経は上眼窩裂を通る．

模範解答　c

カコモン読解　第20回　一般問題23

眼窩骨の変形を伴うのはどれか．3つ選べ．
a Alport症候群　　b Batten病　　c Crouzon病
d Hurler症候群　　e Paget病

解説　a. **Alport症候群**：Ⅳ型コラーゲンの異常に基づく先天異常により腎不全を発症し，眼所見としては円錐水晶体，白内障をきたす．
b. **Batten病**：脳変性に伴う神経症状がみられ，眼科の領域では網膜変性・萎縮がみられる．
c. **Crouzon病**：頭蓋骨が早期に融合する障害により顔面骨の異常が生じ，眼球突出をきたす．同様に頭蓋骨早期融合障害をきたす先天異常にApert症候群がある．
d. **Hurler症候群**：ムコ多糖症のうち最も重症なタイプで，多発異骨症により眼窩骨頭蓋骨の肥厚，頭蓋骨縫合の早期閉鎖による眼窩の異常がみられる．
e. **Paget病**：ここでは骨Paget病の意味で，皮膚Paget病とは異なる．骨代謝異常により，全身のさまざまな部位に骨異常が生じ，頭蓋骨もその好発部位である．

模範解答　c, d, e

> **カコモン読解** 第 20 回 臨床実地問題 50
>
> 左眼眼窩腫瘍摘出術中の写真を図に示す．切除された骨はどれか．
> a 頬骨
> b 篩骨
> c 前頭骨
> d 側頭骨
> e 上顎骨

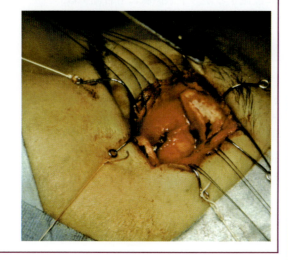

[解説] 写真で切断されているのは眼窩外壁で，いわゆる Krönlein 法である．上端は頬骨と前頭骨との縫合線付近であり，頬骨の一部が切断されている．

[模範解答] a

> **カコモン読解** 第 21 回 一般問題 4
>
> 視神経管が通るのはどれか．
> a 頬骨　b 篩骨　c 涙骨　d 蝶形骨　e 前頭骨

[解説] 視神経と眼動脈が貫通する視神経管は，蝶形骨小翼の基部にある．

[模範解答] d

> **カコモン読解** 第 22 回 一般問題 2
>
> 下眼窩裂を通るのはどれか．
> a 視神経　b 上顎神経　c 前頭神経　d 動眼神経
> e 鼻毛様体神経

[解説] a の視神経は視神経管を，c の前頭神経，d の動眼神経，e の鼻毛様体神経は上眼窩裂を通る．b の上顎神経（三叉神経第 2 枝）の分枝である頬骨神経と眼窩下神経は下眼窩裂を通る．

[模範解答] b

2. 眼窩, 眼瞼　29

カコモン読解　第23回 一般問題25

眼窩壁骨折を起こしやすいのはどれか. 2つ選べ.
a 涙骨　b 篩骨　c 上顎骨　d 前頭骨　e 蝶形骨

解説　眼窩壁骨折は眼窩下壁と眼窩内壁に多く, それぞれ上顎洞および篩骨洞に向けて吹き抜ける. すなわち, cの上顎骨およびbの篩骨の骨折である.

模範解答　b, c

カコモン読解　第23回 臨床実地問題1

左眼窩の構成を図に示す. 正しいのはどれか.
a ⓐ
b ⓑ
c ⓒ
d ⓓ
e ⓔ

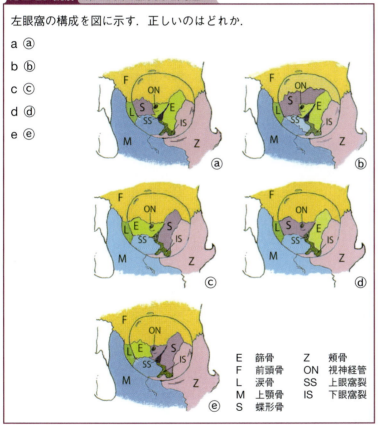

E 篩骨　Z 頬骨
F 前頭骨　ON 視神経管
L 涙骨　SS 上眼窩裂
M 上顎骨　IS 下眼窩裂
S 蝶形骨

解説　a〜eのすべてで, 前頭骨, 上顎骨, 頬骨の配置は同じであり, まず注目すべきは篩骨(E)の位置で, 眼窩内壁(鼻側)にあるcかeが残る. そのうち, 視神経管(ON)が存在するのは蝶形骨(S)なので, eが正解である.

模範解答　e

カコモン読解 第24回 一般問題3

視神経管が存在するのはどれか．
a 頬骨　　b 篩骨　　c 上顎骨　　d 前頭骨　　e 蝶形骨

解説　視神経と眼動脈が貫通する視神経管は，蝶形骨小翼の基部にある．

模範解答　e

カコモン読解 第24回 一般問題9

正しいのはどれか．2つ選べ．
a 眼動脈は視神経管を通る．
b 外転神経は下眼窩裂を通る．
c 視神経は総腱輪の外側を通る．
d 滑車神経は総腱輪の内側を通る．
e 動眼神経下枝は上眼窩裂を通る．

解説　a．眼動脈は視神経管を通るので正解．
b．外転神経は上眼窩裂を通る．
c．視神経は総腱輪の内側を通る．
d．滑車神経は総腱輪の外側を通る．
e．動眼神経の上枝，下枝ともに上眼窩裂を通るので正解．

模範解答　a，e

カコモン読解 第25回 一般問題9

眼窩を構成しないのはどれか．
a 頬骨　　b 口蓋骨　　c 上顎骨　　d 蝶形骨　　e 鼻骨

解説　眼窩を構成する骨は七つで，aの頬骨，bの口蓋骨，cの上顎骨，dの蝶形骨，篩骨，前頭骨，涙骨からなる．

模範解答　e

カコモン読解　第25回 一般問題11

正しいのはどれか．
a 眼動脈は外頸動脈から分岐する．
b 涙腺動脈は眼動脈から分岐する．
c 眼窩下動脈は上眼窩裂から眼窩に入る．
d 前毛様体動脈は4直筋に2本ずつ走行する．
e 網膜中心動脈は長後毛様体動脈から分岐する．

解説　a．眼動脈は内頸動脈から分岐する．
b．涙腺動脈は眼動脈から分岐するので正解．
c．眼窩下動脈は下眼窩裂から眼窩に入る．
d．前毛様体動脈の分枝は四つの直筋に分枝し，外直筋では1本，他の直筋では2本ずつの計7本の分枝が筋付着部付近で強膜に入り，大虹彩動脈輪を形成する．
e．網膜中心動脈は眼動脈から分岐し，同様にその末梢で長後毛様体動脈が眼動脈から分岐する．

模範解答　b

カコモン読解　第26回 一般問題3

正しいのはどれか．
a 交感神経は上眼窩裂を通る．
b 眼窩壁は外側壁と上壁が薄い．
c 眼窩容積は成長とともに拡大しない．
d 水晶体はMRI T_1 強調画像で低信号域としてみられる．
e 眼窩脂肪はMRI T_1 強調画像で高信号域としてみられる．

解説　a．上頸神経節でシナプス結合した後の交感神経節後線維は，内頸動脈壁の神経叢を通り，動脈に沿って上行し，涙腺，唾液腺への神経分枝を出した後，海綿静脈洞の中で内頸動脈壁神経叢から離れ，三叉神経第1枝の眼神経に沿って眼窩に入り，眼神経の分枝である鼻毛様体神経を経て長毛様体神経に入る．したがって，交感神経は，眼神経，鼻毛様体神経が貫く上眼窩裂を通ることになり，正解である．
b．眼窩壁の厚さは薄い順に，内側壁，下壁，上壁，外側壁である．上壁と外側壁では吹き抜け骨折はまれである．
c．眼窩容積は成長とともに拡大する．

d. 水晶体は，MRI T1強調画像で硝子体よりも高信号を呈する．
e. 眼窩脂肪は通常のMRI T1強調画像では高信号域としてみられるが，aが正解なのでこの選択肢は誤りであるはずで，その理由としては，T1強調画像でも脂肪抑制すれば低信号となる，としか解釈できない．

模範解答 a

カコモン読解 第26回 一般問題6

眼窩先端部の構造の組合せで正しいのはどれか．
a 下斜筋————総腱輪
b 眼動脈————視神経管
c 視神経————上眼窩裂
d 下眼静脈———眼窩下溝
e 動眼神経———下眼窩裂

解説 a．下斜筋を除く五つの外眼筋と眼瞼挙筋が総腱輪を通る．
b．眼動脈は視神経とともに視神経管を通るので正解．
c．視神経は視神経管を通る．
d．下眼静脈は下眼窩裂を通過して海綿静脈洞に至る．眼窩下溝を通るのは，眼窩下神経（三叉神経第2枝の分枝）や眼窩下動脈に併走する眼窩下静脈である．
e．動眼神経は上眼窩裂を通過する．

模範解答 b

（高比良雅之）

眼瞼

眼瞼の発生

胎生第2月：眼杯の上方と下方に生じる皮膚のひだ（眼瞼原基）として発生する．
胎生第3月：上下の眼瞼原基が癒着（眼瞼縫合）し，睫毛，瞼板腺（マイボーム腺），瞼板が形成される．
胎生第7月：上下の眼瞼は再び分離する．

眼瞼の機能

眼瞼は開瞼，閉瞼，瞬目に機能する．上眼瞼挙筋と眼輪筋は互いに拮抗筋として働き，開瞼時には上眼瞼挙筋が収縮し，閉瞼時には眼輪筋が収縮する．上方視時は上眼瞼挙筋と前頭筋の作用により眉毛と上眼瞼が上がる．下方視時は下斜筋が後方に移動し，lower eyelid retractors（LERs）が収縮し，上眼瞼挙筋は伸展する．上眼瞼挙筋機能は眉毛部を指で押さえ（前頭筋が働かないようにして），下方視から上方視までの可動距離で評価する．

眼瞼の解剖（1）眼瞼表面

眼瞼表面の名称を示す（図1）．角膜中央から上眼瞼の距離を MRD（margin reflex distance），上眼瞼縁から下眼瞼縁までの距離を瞼裂高，内眼角から外眼角までの距離を瞼裂幅と呼ぶ．自然開瞼時には通常 MRD は 3.5〜4 mm 程度であり，上眼瞼縁は 1〜2 mm 角膜輪部を覆い，下眼瞼縁はほぼ角膜の下縁に位置する．これらの状態よりも瞼が後退した状態を眼瞼後退と呼ぶ．MRD 3.5 mm 以下の状態を眼瞼下垂と定義する．

眼瞼の解剖（2）眼輪筋

眼輪筋は中胚葉由来の組織で，顔面神経支配の横紋筋である．瞼裂を狭め，閉瞼する作用がある．瞼板前部，隔膜前部，眼窩部の三つの部位に大別される．一部は眼瞼縁の睫毛根周囲にも存在し，

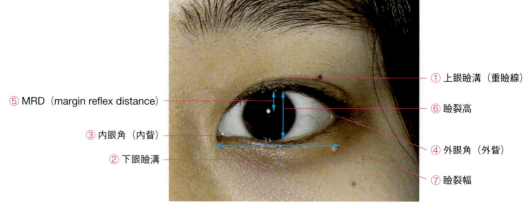

図1 眼瞼表面（開瞼時）
正面視における左眼拡大像．

Riolan 筋と呼ばれマイボーム腺開口部の開閉に関与している．起始は内眼角腱および眼窩内側縁の骨膜である．内眼角腱は二層構造を有し，前層は瞼板前部眼輪筋の腱，後層は隔膜前部および眼窩部眼輪筋の筋腱移行部となる[1]．瞼板前部眼輪筋は主に瞬目などの軽い閉瞼に関与し，隔膜前部および眼窩部眼輪筋は随意的な強い閉瞼に関与する．

文献は p.415 参照．

眼瞼の解剖（3）瞼板

瞼板は中胚葉由来の組織で密なコラーゲン線維からなり，眼瞼の骨格としての役割を担っている．上下眼瞼とも厚さ 1 mm で，垂直幅は上眼瞼で約 10 mm，下眼瞼で約 4〜5 mm である．マイボーム腺が瞼板内に位置している．内眥部での瞼板固定の起始は後涙嚢稜とそのさらに深部であり，Horner 筋や medial rectus capsulopalpebral fascia（mrCPF）が固定の主役となる[2]．mrCPF は内直筋の筋膜から起こり，瞼板内側に付着する筋膜組織であり，眼窩内に広く分布し，眼球運動と眼瞼の動きを連関させる作用がある[3]．外眥部では瞼板前部眼輪筋の腱と，一部，瞼板と骨を結合する線維組織が共同で瞼板を固定している[4]．

眼瞼の解剖（4）上眼瞼（図2）[5]

上眼瞼挙筋：動眼神経支配の横紋筋であり，Zinn の総腱輪の上の蝶形骨小翼の骨膜から起始し，上直筋の直上を少し内側にずれた位置で前方に向かって走行する．眼窩前縁付近で Whitnall 靱帯と intermuscular transverse ligament（ITL）の間を通過し，上眼瞼挙筋は

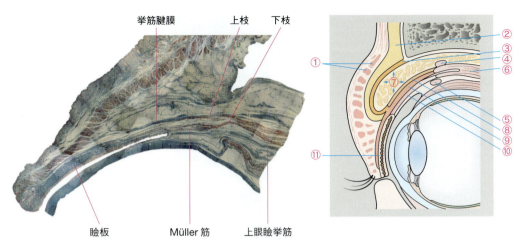

図2　上眼瞼の解剖（矢状断，左図：Masson trichrome 染色，×40）
上眼瞼挙筋は上枝と下枝に分かれ，上枝から挙筋腱膜が，下枝からMüller筋が起始する．Whitnall靱帯は上眼瞼挙筋の支点として働き，上眼瞼と眼窩内組織の上部を懸垂する役割をもつ．
① 眼輪筋
② 眼輪筋下脂肪線維層
③ 眼窩隔膜
④ Whitnall 靱帯
⑤ intermuscular transverse ligament
⑥ 上眼瞼挙筋
⑦ 眼窩脂肪
⑧ 挙筋腱膜前層
⑨ 挙筋腱膜後層
⑩ Müller 筋
⑪ 瞼板

（左図／ Kakizaki H, et al：Junctional variations of the levator palpebrae superioris muscle, the levator aponeurosis, and Müller muscle in Asian upper eyelid. Ophthal Plast Reconstr Surg 2011；27：380-383. p.381. fig1.）

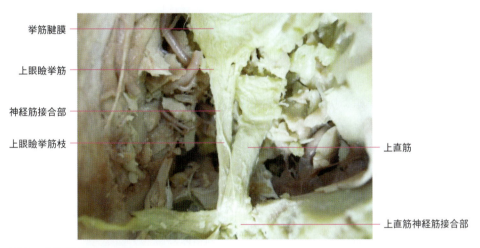

図3　上眼瞼挙筋の解剖
動眼神経の上眼瞼挙筋枝は，上直筋の内側を通って，上眼瞼挙筋の遠位1/3〜1/2ぐらいの部位に停止する（神経筋接合部）．上直筋を含め，通常の外眼筋の神経筋接合部はその筋の近位1/3程度の部位にあるため，上眼瞼挙筋の神経筋接合部はかなり前方に位置していることになる．すなわち，眼部を打撲した場合，ほかの外眼筋と比して神経障害を生じやすい．

上枝と下枝に分かれ，上枝から挙筋腱膜が，下枝からMüller筋が起始する．筋部分の長さはおよそ40mmで腱部分の長さは14〜20mmである．上直筋に向かう枝から分かれた動眼神経の上眼瞼挙筋枝は，上直筋の内側を通って上眼瞼挙筋の遠位1/3〜1/2くらいの部位に停止する（図3）．通常の外眼筋の神経筋接合部は，その筋の近位

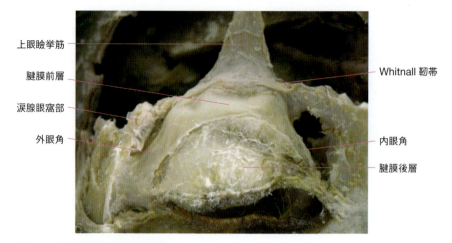

図4 上眼瞼挙筋腱膜の解剖
上眼瞼挙筋腱膜は，Whitnall 靭帯のやや遠位部で上眼瞼挙筋の上枝から起始する．上眼瞼挙筋腱膜は前層と後層の二層構造を有する．前層は厚い層で，瞼板上縁よりも上方で眼窩隔膜と眼輪筋下脂肪線維層に連続する．後層は前層と比較して薄く，瞼板下方 1/3 の部位に停止する．上眼瞼挙筋腱膜の外側は涙腺を眼窩部と眼瞼部の二葉に分割した後，眼窩結節外側に停止（外眼角）し，内側は後涙嚢稜に停止（内眼角）する．内眼角よりも外眼角のほうが構造上太く強い．

（眼窩先端部側）1/3 程度の部位にあるため，上眼瞼挙筋の場合ではかなり前方に位置していることになる．よって，ほかの外眼筋に比べて手術時や外傷による神経障害（眼瞼下垂）を起こしやすい．

上眼瞼挙筋腱膜（図4）：Whitnall 靭帯のやや遠位部で上眼瞼挙筋の上枝から起始する．上眼瞼挙筋腱膜は前層と後層の二層構造を有する．前層は厚い層で，瞼板上縁よりも上方で眼窩隔膜と眼輪筋下脂肪線維層に連続する．後層は前層と比較して薄く，瞼板下方 1/3 の部位に停止し，一部は眼輪筋線維の間を貫通し，皮下にも枝（皮下穿通枝）を伸ばす．重瞼線は皮下穿通枝の最上部がつくり出す．開瞼の際は，挙筋腱膜前層が眼窩隔膜と眼輪筋下脂肪線維層を，後層が瞼板，瞼板前眼輪筋と皮膚をそれぞれ挙上する．上眼瞼挙筋腱膜の外側は涙腺を眼窩部と眼瞼部の二葉に分割した後，眼窩結節外側に停止（外眼角）し，内側は後涙嚢稜に停止（内眼角）する．内眼角よりも外眼角のほうが構造上太く強い．

Müller 筋：交感神経支配の平滑筋で，それ自身は 2 mm の眼瞼挙上作用をもつ．長さは 10〜12 mm で，上眼瞼挙筋腱膜と共同して上眼瞼を挙上する．Müller 筋は上眼瞼挙筋の下枝を起始とするが，一部では眼窩内平滑筋組織や上眼瞼挙筋後面から起こることもある[6,7]．Müller 筋は結膜の裏面に強く固着し，停止は瞼板上縁である．Müller 筋は上眼瞼に限局した組織ではなく，内・外直筋の pulley と連続しており，眼窩内の平滑筋ネットワークの一部を担っている．開瞼

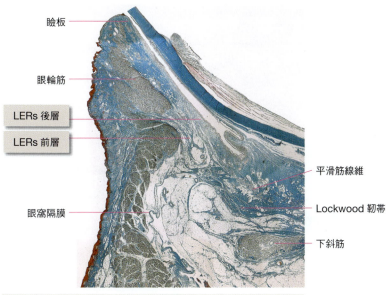

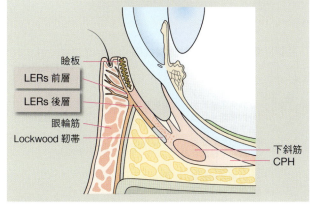

図5 下眼瞼の解剖（上図：Masson trichrome 染色，×40）

下眼瞼を下方に牽引する組織を lower eyelid retractors（LERs）という．LERs は前層と後層から構成される．前層は Lockwood 靱帯から連続する層で，皮膚，眼輪筋を後下方に牽引する．後層は下瞼板を後下方に牽引する主力となる層で，下直筋の筋膜から連続し，平滑筋線維を含む．
CPH：capsulopalpebral head

の際，Müller 筋は瞼板を挙上する．

眼瞼の解剖（5）下眼瞼（図5）[8]

下眼瞼は上眼瞼と異なり，上眼瞼挙筋のような大きな随意筋は存在しない．瞼板を下方に牽引する組織はLERsである（図6）．LERsはcapsulopalpebral head（CPH），capsulopalpebral fascia（CPF），および平滑筋線維で構成される複合組織であるため，必ず複数形で使う．LERs は下直筋の筋膜に起始し，下斜筋を前後から包んだ後，Lockwood 靱帯に至る．ここまでを CPH という．その後は CPF といわれ，結膜円蓋部，下瞼板下縁，および皮下に至るが，下結膜円蓋部付近で多量の平滑筋線維を含む．LERs は前層と後層から構成される．前層は Lockwood 靱帯から連続する層で，皮膚，眼輪筋を後下方に牽引する．後層は下瞼板を後下方に牽引する主力となる層

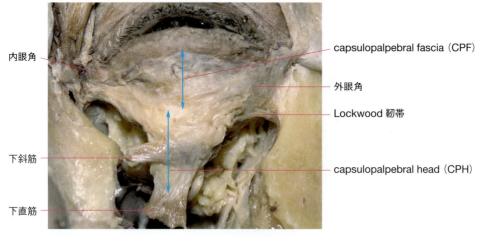

図6 Lower eyelid retractors (LERs) の解剖
LERs は下直筋の筋膜に起始し，下斜筋を前後から包んだ後，Lockwood 靱帯に至る．ここまでを CPH という．その後は CPF といわれ，結膜円蓋部，下瞼板下縁，および皮下に至るが，下結膜円蓋部付近で多量の平滑筋線維を含む．

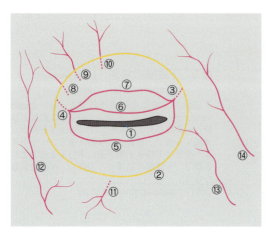

図7 眼瞼の動脈模式図
① 瞼裂
② 眼窩縁
　（内頸動脈由来）
③ 外側眼瞼動脈（涙腺動脈の終枝）
④ 内側眼瞼動脈
⑤ 下瞼板動脈弓
⑥ 上瞼板動脈弓
⑦ 眼瞼上縁動脈弓
⑧ 鼻背動脈
⑨ 内側前頭動脈
⑩ 外側前頭動脈
　（外頸動脈由来）
⑪ 眼窩下動脈
⑫ 眼角動脈
⑬ 顔面動脈
⑭ 浅側頭動脈
(田邊吉彦：眼窩・眼瞼の解剖．添田周吾編．形成外科手術手技シリーズ　眼の形成外科．東京：克誠堂；1993．p.13.)

で，下直筋の筋膜から連続し，平滑筋線維を含む．

眼瞼の解剖（6）眼窩隔膜

　眼窩隔膜は眼瞼と眼窩を分ける結合組織の多層性線維性膜様組織である．上眼瞼では，瞼板上縁より上方で上眼瞼挙筋腱膜と合流し，下眼瞼では，瞼板下縁より下方で LERs 前層と合流する．アジア人の眼瞼では眼窩隔膜の挙筋腱膜への融合部位には個人差があり，瞼板の上縁のこともあり瞼板の前面を越えてさらに下方に至ることもある．下眼瞼では，瞼板の下縁よりも下方で LERs と融合する．眼窩隔膜は眼瞼と眼窩間の防壁の役割があり，感染や出血の拡大を防止している．上下眼瞼部とも加齢により脆弱となり，眼窩脂肪の前

方への脱出をきたす.

眼瞼の血管支配（図7）[9]

動脈系には内頸動脈系と外頸動脈系がある．内頸動脈由来の眼動脈は眼窩で多くの枝を出して前進し，涙腺動脈から外側眼瞼動脈となって上下の眼瞼外側へ入る．その一部である内側眼瞼動脈は上下眼瞼の内側に入り，上下ともそれぞれの瞼縁を走って吻合し，瞼板動脈弓を形成する（動脈弓は上眼瞼では二つ，下眼瞼では通常一つである）．瞼縁側の動脈弓は瞼縁から約3mmあたりを走行する．外頸動脈由来の浅側頭動脈，顔面動脈，およびその終末の眼角動脈，眼窩下動脈からの枝が眼瞼に入って，内頸動脈の枝と複雑に吻合する．このように眼瞼の血行は良好であるため，創傷治癒が容易で感染が少ない．

眼瞼のリンパ流

眼瞼中部からのリンパ管は顎下リンパ節に灌流し，外側部からは浅層の耳前リンパ節，そして深部の頸部リンパ節に灌流する．

眼瞼の神経支配

知覚神経支配は，三叉神経の第1枝（眼神経：前頭神経，涙腺神経，鼻毛様神経に分枝する），三叉神経の第2枝（上顎神経）によって供給される．運動神経支配は，上眼瞼挙筋が動眼神経，眼輪筋が顔面神経，およびMüller筋が交感神経である．動眼神経麻痺による眼瞼下垂，顔面神経麻痺後に続発する下眼瞼外反，兎眼，および眉毛下垂などが臨床上問題となる．

カコモン読解　第18回　一般問題12

上眼瞼にある以下の組織のうち，瞼板上縁の高さで皮膚に最も近いのはどれか．
a Müller筋　　b 結膜　　c 眼輪筋　　d 眼窩隔膜　　e 上眼瞼挙筋

解説　瞼板上縁レベルに存在する上眼瞼の組織は，皮膚側から順に，眼輪筋，上眼瞼挙筋腱膜後層，Müller筋，および結膜である．

模範解答　c

本稿に掲載した写真の解剖用屍体はすべて愛知医科大学解剖学講座に登録されている．その生前に教育，研究用に用いられるべく同意がなされており，ヘルシンキ宣言に従い人道的に扱われた．

謝辞
本稿で示した組織，解剖標本，イラストの使用を許可していただいた愛知医科大学解剖学講座の中野　隆先生，浅本　憲先生，愛知医科大学眼科学講座の柿崎裕彦先生に感謝いたします．

カコモン読解　第20回　一般問題10

上眼瞼のMüller筋で正しいのはどれか．2つ選べ．
a 平滑筋である．　　b 眼瞼挙上作用がある．
c 顔面神経支配である．　　d 副交感神経支配である．
e 瞼板の下縁に付着する．

解説　Müller筋は平滑筋であり，上眼瞼の挙上作用がある．交感神経支配であり，瞼板の上縁に付着する．起始は上眼瞼挙筋下枝であり，一部が眼窩内平滑筋組織や上眼瞼挙筋後面から起こることもある．

模範解答　a, b

カコモン読解　第20回　臨床実地問題2

眼瞼の断面の模式図を図に示す．図と名称で正しいのはどれか．
a ⓐ
b ⓑ
c ⓒ
d ⓓ
e ⓔ

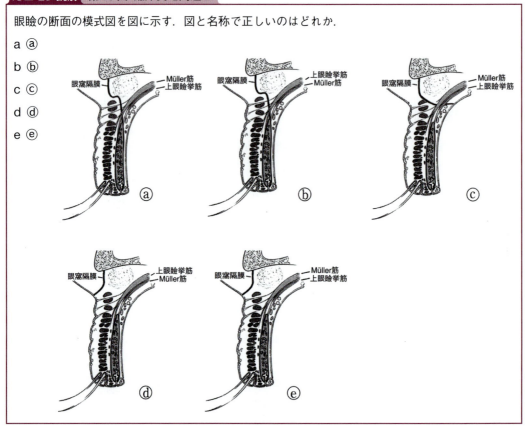

解説　上眼瞼挙筋の上枝（皮膚側）から挙筋腱膜が，下枝（眼球側）からMüller筋が起始する．眼窩隔膜は上眼瞼挙筋腱膜と合流し（皮膚とは接しない），その位置は瞼板上縁よりも上方にある．

模範解答　b

カコモン読解　第21回　臨床実地問題8

45歳の女性．正面視と下方視の顔面写真を図A，Bに示す．必要な検査はどれか．2つ選べ．

a 赤沈
b 眼窩MRI
c 抗GQ$_{1b}$抗体検査
d 抗TSH受容体抗体検査
e 抗アクアポリン4抗体検査

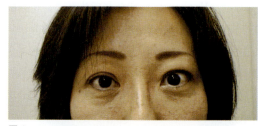

図A

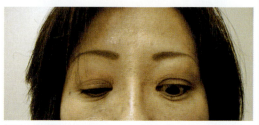

図B

解説　図Aでは左側の上眼瞼縁が角膜輪部より上方にあり，眼瞼後退を呈している．また，左側外眼角が右側に比べて吊り上がっている．図Bでは左側の眼瞼おくれが認められ，以上より，甲状腺眼症に特徴的な顔貌を呈している．よって確定診断に必要な検査は，眼球突出度測定，眼窩MRI，甲状腺機能検査などが挙げられる．抗GQ$_{1b}$抗体はFisher症候群に高率に検出される．視神経炎のなかで抗アクアポリン4抗体が検出されるものを抗アクアポリン4抗体視神経炎という．

模範解答　b，d

カコモン読解　第23回　一般問題27

開瞼で正しいのはどれか．

a Marcus Gunn症候群における異常運動は咀嚼で起こる．
b 上眼瞼縁・角膜反射間距離は通常5.0～5.5mmである．
c 下眼瞼縁が角膜輪部下縁を覆う幅は通常2.0mmである．
d 動眼神経の異常神経支配は動眼神経麻痺後には生じない．
e 上眼瞼挙筋機能は下方視から正面視までの眼瞼縁可動距離で評価する．

解説　aのMarcus Gunn症候群は眼瞼下垂を伴う上眼瞼挙筋と

外側翼突筋との異常連合で，口を開けると上眼瞼が同時に挙上する．bの上眼瞼縁・角膜反射間距離（MRD）は通常 3.5〜4.5 mm である（上眼瞼縁は角膜輪部を 1〜2 mm 程度覆う）．c の下眼瞼縁は通常角膜輪部下縁に位置する．下眼瞼縁が通常よりも挙上した状態を reverse ptosis と呼び，Horner 症候群などで生じる．d の動眼神経は複数の外眼筋を支配するため，動眼神経麻痺後に神経が再生する際，動眼神経の支配筋に他の外眼筋を支配すべき神経が迷入し，支配下の外眼筋や内眼筋が同時に収縮する異常連合運動がみられることがある．e の上眼瞼挙筋機能は，下方視から上方視までの眼瞼縁可動距離で評価する．

[模範解答] a

[カコモン読解] 第26回 一般問題10

眼瞼の前葉はどれか．2つ選べ．
a 瞼板　　b 皮膚　　c 眼輪筋　　d 瞼結膜　　e 上眼瞼挙筋

[解説] 眼瞼の前葉は，皮膚と眼輪筋からなる．対して（上）眼瞼の後葉は，瞼板，瞼結膜，Müller 筋，挙筋腱膜，眼窩隔膜，上眼瞼挙筋，副涙腺などからなる．

[模範解答] b，c

（野間一列）

眼瞼の腺組織

分泌腺の発生

　分泌腺（全分泌型皮脂腺 Zeis 腺と汗腺が変化した Moll 腺）を伴う睫毛の毛原基と，マイボーム腺原基の上皮索が増殖し，のちに小導管と腺房に分化する．マイボーム腺原基の上皮柱の内部では，脂質の産生によって中央導管になる．マイボーム腺原基と睫毛の Zeis 腺の脂質産生により上下眼瞼の開裂が起こり，胎生 28 週で完全に分化する[1]．Byun らのヒトマイボーム腺の発生に関する研究によると，胎生 18 週で明確なマイボーム腺が存在し，20 週で枝分かれし，28 週までに瞼板の半分まで伸び，32 週で 2/3 になり，36 週までにはほぼ全体に達する[2]．

文献は p.416 参照．

分泌腺の解剖（図 1）

眼瞼前葉：睫毛の毛根部周囲にはアポクリン汗腺である Moll 腺，脂腺である Zeis 腺が存在する．
眼瞼後葉：瞼板のなかに細長いマイボーム腺が眼瞼縁に直角に並んでいる．マイボーム腺の導管は，後瞼板縁に一列に開口している．
その他の眼瞼部：球結膜に開口する副涙腺を Krause 腺，瞼結膜部に開口する副涙腺を Wolfring 腺という．

分泌腺の機能

Moll 腺，Zeis 腺：アポクリン汗腺が Moll 腺，脂腺が Zeis 腺である．Moll 腺，あるいは Zeis 腺の急性化膿性炎症が外麦粒腫である（図 2）．
マイボーム腺：上下眼瞼内に存在する独立皮脂腺で上眼瞼に 25〜40 本，下眼瞼に 20〜30 本存在する．涙液は油層と液層（水層とムチン層）からなっているが，マイボーム腺は油層を分泌し，涙液の蒸発を抑制している（図 3）．瞬目のたびに少しずつ開口部から脂成分（meibum）が分泌される．マイボーム腺の急性化膿性炎症が内麦粒腫であり（図 4），マイボーム腺開口部の慢性的な炎症による肉

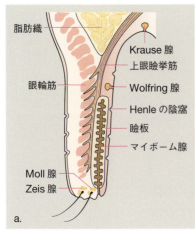
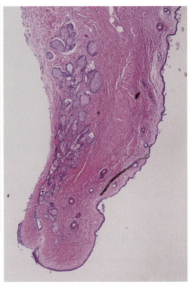

図1 眼瞼の分泌腺
a. 睫毛の毛根部周囲には Moll 腺, Zeis 腺が存在する. マイボーム腺は瞼板のなかに存在する. Krause 腺は上下結膜円蓋部に存在し, Wolfring 腺は瞼板上縁の瞼結膜に開口する.
b. ヘマトキシリン-エオジン染色での眼瞼矢状断.
(a／小幡博人：涙腺組織. 眼科診療プラクティス 7 眼表面疾患の診療. 東京：文光堂；1993. p.111. 図12.)

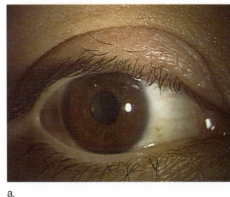
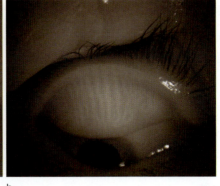

図2 外麦粒腫 (16歳, 女性, 左眼)
a. スリットランプ所見で上眼瞼に外麦粒腫を認める.
b. 非侵襲的マイボグラフィーで, マイボーム腺の形態に変化がないことがわかる.

芽腫が霰粒腫である（細菌感染を伴わない, 図5).

マイボーム腺の形態

　マイボーム腺は瞼板腺ともいい, 結合織からなり, 線維軟骨ほどの硬さをもつ. 眼瞼縁に開口している開口部以外の腺構造はスリットランプでは観察が困難であった. マイボーム腺を皮膚側から透過

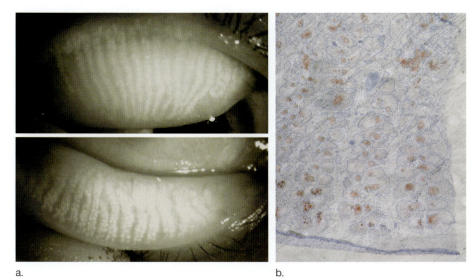

a.
b.

図3　健常眼の非侵襲的マイボグラフィー（37歳，男性，右眼）
a. 写真の白いほうがマイボーム腺．上眼瞼に25〜40本，下眼瞼に20〜30本存在する．
b. oil red O染色．マイボーム腺の腺房に，ピンク色に染色される油滴を認める．

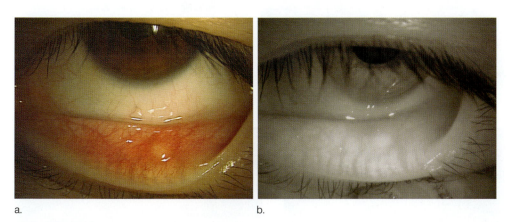

a.
b.

図4　内麦粒腫（27歳，男性，左眼）
a. スリットランプ所見で下眼瞼結膜に内麦粒腫を認める．
b. 非侵襲的マイボグラフィーで観察すると，マイボーム腺が拡張したあと末梢部分は通過障害がないため閉塞していない．

することでマイボーム腺の構造を生体内で観察する方法がマイボグラフィーである．30年以上前にTapie[3]によって報告されたが，侵襲性が高く，一般外来で普及することはなかった．2008年にAritaらによって開発された非侵襲的マイボグラフィーは，マイボーム腺の形態を容易に観察できることから急速に普及しつつある[4]．

健常眼：上眼瞼のマイボーム腺のほうが細くて長い．加齢によりマイボーム腺は脱落，短縮する（図3）[4]．

マイボーム腺機能不全：ドライアイの約86％がマイボーム腺機能

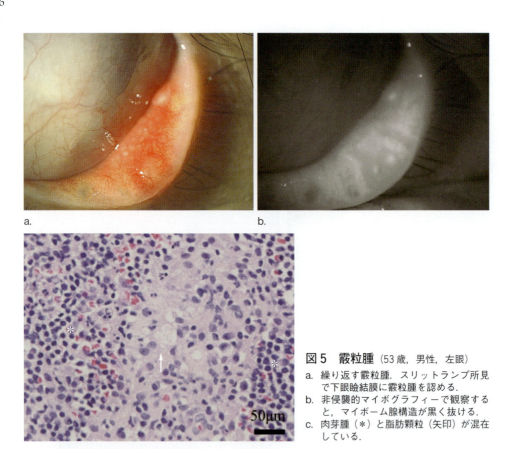

図5 霰粒腫（53歳，男性，左眼）
a. 繰り返す霰粒腫．スリットランプ所見で下眼瞼結膜に霰粒腫を認める．
b. 非侵襲的マイボグラフィーで観察すると，マイボーム腺構造が黒く抜ける．
c. 肉芽腫（＊）と脂肪顆粒（矢印）が混在している．

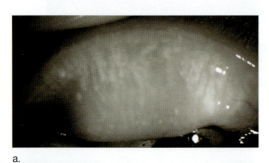

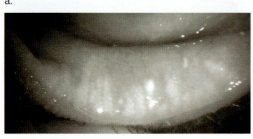

図6 分泌低下型のマイボーム腺機能不全
（75歳，男性，右眼）

上下眼瞼ともマイボーム腺の脱落，短縮，屈曲の所見がみられる．

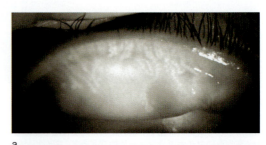

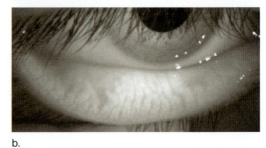

図7 コンタクトレンズ装用による変化（35歳，男性，右眼）

ハードコンタクトレンズ16年間装用．上眼瞼にはマイボーム腺の屈曲，短縮，脱落を認める．下眼瞼には短縮を認める．

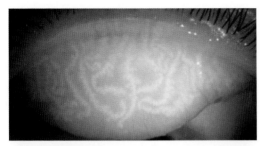
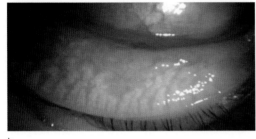

図8 アレルギー性結膜炎(28歳,男性,右眼)
6年間の通年性アレルギー性結膜炎.上下眼瞼ともマイボーム腺の屈曲,短縮を認める.

不全であるという報告[5]もあるように,マイボーム腺機能不全は日常臨床で最も多く遭遇する慢性疾患のひとつである.マイボーム腺機能不全患者では白黒のコントラストの低下,脱落,短縮,途絶,屈曲,拡張などさまざまな所見の観察ができる(図6)[6].

コンタクトレンズ装用眼:コンタクトレンズ装用とマイボーム腺の形態変化が関連することが報告された[7].ハードコンタクトレンズ装用では上耳側マイボーム腺に,より多く,短縮,脱落が観察される(図7).ソフトコンタクトレンズ装用では,下眼瞼全体のマイボーム腺が一様に短縮することが多い.コンタクトレンズの装用年数とマイボーム腺の形態変化は,有意に相関がある[7].メカニズムは明らかになっていないが,瞬目時の機械的摩擦によるものと考察されている.

アレルギー性結膜炎:通年性アレルギー性結膜炎患者のマイボーム腺は健常眼と比較して,有意に屈曲していることが報告された(図8)[8].

カコモン読解 第19回 一般問題26

外麦粒腫が生じるのはどれか.2つ選べ.
a Krause腺　b Meibom腺　c Moll腺　d Wolfring腺
e Zeis腺

解説 Moll腺あるいはZeis腺の急性化膿性炎症が外麦粒腫であ

る．マイボーム腺の急性化膿性炎症は内麦粒腫である．

模範解答 c, e

カコモン読解 第21回 一般問題26

Meibom 腺で正しいのはどれか．3つ選べ．
a 独立脂腺である．
b 涙液中のムチンを産生する．
c 涙液中の油成分を産生する．
d 機能不全はドライアイの原因となる．
e 上眼瞼に開口部が 10〜15 か所ある．

解説 涙液中のムチンを分泌するのはマイボーム腺ではなく，結膜上皮細胞と結膜杯細胞（goblet cell）である．ドライアイの 86％ はマイボーム腺機能不全が原因という報告もあり，ドライアイの原因としても重要な疾患である．上眼瞼のマイボーム腺開口部は 25〜40 本あり，下眼瞼の 20〜30 本より多い．

模範解答 a, c, d

カコモン読解 第22回 臨床実地問題9

眼付属器の組織像を図に示す．正しいのはどれか．
a エクリン腺
b Meibom 腺
c Moll 腺
d Wolfring 腺
e Zeis 腺

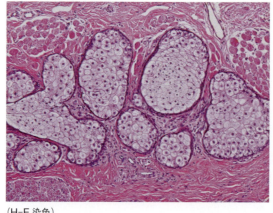

（H-E 染色）

解説 筋組織や，豊富な結合組織に囲まれた細胞質の明るい細胞で形成される腺組織が観察される．マイボーム腺である．

模範解答 b

（有田玲子，白川理香）

瞬目（生理，反射）

眼瞼の運動：瞬目とは？

　眼瞼は，正常では不随意かつリズミカルに閉瞼と開瞼を繰り返す，いわゆる不随意性（周期性）瞬目を行うが，そのほかにも外部からの刺激による反射性瞬目や意図的な随意性瞬目を行う．周期性瞬目により，眼表面の涙液の拡散と排出，さらに異物や眼脂の受動的な除去が行われ，その結果，角膜表面の涙液層は安定化し，快適な視機能を得ることができる．周期性瞬目は，通常約 10～20 回/分[1] とされているが，仮に覚醒時間を 16 時間とすれば，1 日に約 1 万回以上も瞬目を繰り返していることになる．また，開閉瞼では，上眼瞼は主に上下運動するのに対し，下眼瞼は，水平方向への運動が大きく，閉瞼時に鼻側へシフトする．この下眼瞼の鼻側へのシフトは，高速度カメラではダイナミックな動きとしてとらえられ，あたかも涙液メニスカスの涙液を涙点へと送りこんでいるかのように観察される．

文献は p.416 参照．

瞬目の分類（表1）

不随意性（周期性）瞬目：明らかな外的刺激がない状態で，覚醒時に無意識に繰り返す瞬目である．発生機序は不明であるが，眼表面

表1　瞬目の分類と役割

分類	役割
不随意性瞬目（自発的に発生）	涙液動態：分泌，拡散，排出
	外眼筋・内眼筋の筋緊張緩和
	視覚感度の更新
	脳への情報伝達
随意性瞬目（能動的に発生）	眼不快感や視覚不明瞭の解除
反射性瞬目（刺激に対して発生）	眼表面保護
	涙液分泌亢進による異物除去

の乾燥，視覚受容の飽和などにより生じるとされている．頻度は10～20回/分であるが，感情や湿度，気温などの環境要因によって変化することが知られている．

　不随意性（周期性）瞬目は，特に涙液動態において重要な役割を果たし，主涙腺などから分泌された涙液を涙液メニスカスや眼表面に分配し，内眼角へと集めて涙点から涙道へと排出させている．そのほかにも，外眼筋や内眼筋の筋緊張の緩和，視覚感度の更新，脳への情報（光パルス）伝達などの役割があると考えられている．

随意性瞬目：眼表面の不快感や視覚不明瞭の発生などに伴う能動的な瞬目である．眼輪筋と上眼瞼挙筋が積極的かつ協調的に筋収縮することにより行われる．片側のみ随意性瞬目を行うことをウインク（winking）というが，神経支配の連絡が未発達な幼児期においてはウインクを行うことができない．成人でもウインクができない場合，この神経支配がうまく機能していないことが考えられる．

反射性瞬目：外的刺激から眼球を保護する目的で発生する瞬目である．触覚・視覚・聴覚などの刺激により反射的に生じる．特に三叉神経第1枝の刺激が高まった場合，涙腺からの反射性涙液分泌が生じる．

瞬目の役割（表1）

瞬目と涙液クリアランス[2]：周期性瞬目は，眼表面涙液の分泌，拡散，排出においてきわめて重要な要素である．正常な涙液の流れ（涙液クリアランス）を保つには，正常な瞬目が維持されていることが重要であり，涙液の流れにかかわるさまざまな因子（涙液分泌，涙点，涙小管，涙囊，鼻涙管など）は，常時，瞬目運動と密接なかかわりをもちながら機能している．瞬目直後に涙液は急速に涙点へと吸い込まれ，そのまま開瞼を維持していると，その流れは緩やかになっていく．前者を"急流相"，後者を"緩流相"として区別し，特に後者は発見者の名前にちなんで"Krehbiel flow"と呼ばれている（図1）．急流相は涙小管ポンプ作用，緩流相（Krehbiel flow）は涙囊ポンプ作用やサイフォン現象によって生じると考えられている．

不完全瞬目：完全な瞬目が行われない，いわゆる"浅い瞬目"の場合，眼表面下方の涙液分配がうまく行われず，その部位がドライアップして涙液層破壊時間（tear film breakup time；BUT）が短縮し，VDT（visual display terminals）作業などの負荷がさらに掛かると角結膜上皮障害が出現しやすくなる．読書やVDT作業中には瞬目回

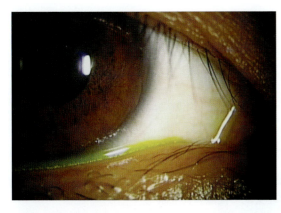

図1　Krehbiel flow の観察
開瞼維持状態では，涙液メニスカスの涙点方向への涙液の流れは次第に緩やかになり，この流れは "Krehbiel flow" と呼ばれている．ここでは，polymethylmethacrylate particles suspended in fluorescein solution（PPF：5% PMMA 微粒子＋0.2% フルオレセイン混合液）を用いて Krehbiel flow の観察をしている．PPF を用いれば Krehbiel flow の観察は容易になり，粒子を追尾することによって flow の定量も可能である[3]．

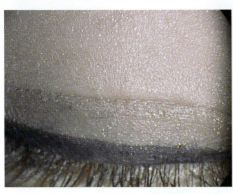
a.
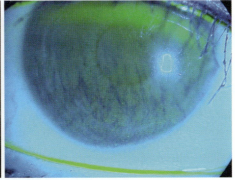
b.

図2　アイプチ® を使用した二重瞼による蒸発亢進型ドライアイ
a. アイプチ® という接着剤で人工的に二重瞼を作製しているために，瞬目が浅く閉瞼不全になっている．
b. Schirmer テストI法では 35mm 以上の涙液分泌能があるにもかかわらず，BUT（tear film breakup time）は短縮し，最下方に SPK（superficial punctate keratopathy）がみられる．

数の減少がみられ[4,5]，仮に1日8時間 VDT 作業を行った場合，瞬目回数は約60%にまで減少するとされている．また，正面視では下方視の約2.5倍も涙液の蒸発亢進がみられ[6]，VDT 作業量に依存して涙液分泌量自体も減少するとの報告[7]もある．

閉瞼不全：就寝中の閉瞼不全である夜間兎眼（nocturnal lagophthalmos）は，成人の約5%に認められるとされている[8]．また，明らかな閉瞼不全以外にも，睫毛に隠れて観察されにくい閉瞼不全や閉瞼時の上下眼瞼のずれによる閉瞼不全があり，注意する必要がある．そのほか，眼瞼下垂に対する挙筋腱膜短縮術の過剰，過剰な上眼瞼の重瞼手術，アイプチ® などのコスメティックな手法による意図的な上眼瞼の重瞼などの場合，閉瞼不全による蒸発亢進型ドライアイに陥ることがある（図2）．

表2 瞬目に関与する筋と神経支配

閉瞼	眼輪筋（orbicularis oculi muscle）	顔面神経
開瞼（挙上）	上眼瞼挙筋（levator palpebrae muscle）	動眼神経
開瞼（維持）	瞼板筋（Müller muscle）	交感神経

瞬目に関与する筋と神経支配（表2）

　眼輪筋（orbicularis oculi muscle）は顔面神経支配で閉瞼に，上眼瞼挙筋（levator palpebrae muscle）は動眼神経支配で開瞼の，特に挙上に関与する．また，上眼瞼挙筋に続く瞼板筋（Müller muscle）は，交感神経支配で開瞼の維持に関与する．健常人では，閉瞼時には眼輪筋のみ，開瞼時には上眼瞼挙筋のみが収縮し，二つの筋が同時に収縮することはない．瞬目では，閉瞼運動と開瞼運動が協調性を保ちながら連続して起こるのが特徴である．

眼輪筋：眼輪筋はその筋線維の機能により，白色筋（pale fast-twitch），中間筋（intermediate fast-twitch），赤色筋（slow-twitch）に分けられる．不随意性（周期性）瞬目や反射性瞬目では瞼板前部の白色筋が収縮し，随意性瞬目では隔膜前部の中間筋が加わり，さらに強い閉瞼には眼窩部の赤色筋の収縮も加わる．

　眼輪筋に分布する顔面神経の核は橋（pons）に存在するが，橋背側部が障害されると同側の顔面神経麻痺，外転神経麻痺，顔面知覚障害，Horner症候群，難聴をきたすFoville症候群を呈する．一方，橋腹側部が障害されると同側の顔面神経麻痺，外転神経麻痺および錐体外路障害による対側の片麻痺をきたすMillard-Gubler症候群を呈する．顔面神経の末梢神経は，その経路が長くかつ屈曲しているため，さまざまな病因によって麻痺をきたしやすい．ヘルペスウイルスなどによる片側性の瞬目不全（閉瞼不全）はBell麻痺と呼ばれている．

Bell現象：閉瞼に伴い眼球が上転する生理現象のことであるが，瞬目のような速い閉瞼では，実はBell現象は起こっておらず，下方および鼻側への眼球運動がみられるとされている[9]．また，自発的な瞬目時にはBell現象は起こらないが，意図的に遅く瞬目したり強く瞬目したりしたときには，Bell現象が生じるとされていることなどから，周期性瞬目などの速い瞬目ではBell現象は生じていないと考えられる．

表3 瞬目過多および瞬目減少を生じる状態または疾患

瞬目過多	状態	緊張，不安，虚言，触覚刺激，光刺激
	疾患	本態性眼瞼けいれん
		片側顔面けいれん
		遅発性ジスキネジア
		精神疾患（統合失調症，チック，自閉症）
瞬目減少	状態	注視，集中，近業，思考
	疾患	パーキンソン病
		バセドウ病
		糖尿病
		LASIK術後
		薬（コリン作動薬，GABA受容体作動薬）

LASIK：laser *in situ* keratomileusis
GABA：γ-amino butyric acid（γ-アミノ酪酸）

瞬目の異常（表3）

瞬目過多：緊張・不安・虚言などの精神的要因や，触覚刺激，光刺激によっても瞬目は増加する．

　疾患では，本態性眼瞼けいれん[*1]，片側顔面けいれん，遅発性ジスキネジアや，統合失調症・チック・自閉症などの精神疾患で増加する．本態性眼瞼けいれんは，両眼性の不随意性瞬目の増加であり，羞明を訴えることが多く，光刺激に対する閾値が低下しているために瞬目過多になると推察されている．口角など，ほかの顔面筋にまでけいれんがみられる場合はMeige症候群と呼ばれる．治療としては，眼輪筋を標的としたA型ボツリヌス毒素の眼瞼皮下注射を行う．

瞬目減少：注視，集中，近業，思考などにより瞬目は減少する．

　パーキンソン病では，内因性ドーパミンの低下によりドーパミン作動性活動が制御されて瞬目が減少すると推測されている．実際，ドーパミン拮抗薬投与によりパーキンソン病での瞬目数は増加する．

　その他，薬理作用として，副交感神経を刺激するコリン作動薬，神経伝達物質であるGABA（γ-amino butyric acid；γ-アミノ酪酸）の受容体作動薬は，瞬目を減少させることが知られている．

　バセドウ（Basedow）病などの甲状腺機能亢進症でみられる瞬目

[*1] **眼瞼けいれん**
眼瞼ジストニアともいわれ，瞬目がリズミカルに行われずに瞬目過多になっている状態で，大脳基底核の異常とされている．眼瞼けいれん患者の自覚症状には，ドライアイの症状と類似するものが多く，また，眼瞼けいれん患者では，比較的高率にBUTの短縮が認められる[10]ため，ドライアイとして治療されることがしばしば起こりうる．眼瞼けいれん自体は，最終的にはA型ボツリヌス毒素の眼瞼皮下注射を行わないと改善しない場合が多いので，臨床上ドライアイとの鑑別が重要になる．

減少は，いわゆる Stellwag 徴候として有名である．眼窩脂肪組織増加や外眼筋腫大による眼球突出と，交感神経支配の瞼板筋が甲状腺機能亢進による交感神経優位により開瞼維持状態に陥ることによって瞬目が減少する．

糖尿病では，角膜知覚低下に起因する瞬目減少をきたし，角膜上皮障害が発症しやすい．また，LASIK 術後も術後一過性（または遷延性）角膜知覚低下により瞬目が減少し，涙液分泌能低下も加わって角膜上皮障害が発症しやすくなる．

カコモン読解　第 20 回　一般問題 77

顔面神経麻痺を合併するのはどれか．2 つ選べ．
a Benedikt 症候群　　b Foville 症候群　　c Millard-Gubler 症候群
d Parinaud 症候群　　e Wallenberg 症候群

解説　a. Benedikt 症候群：中脳赤核障害により，同側の動眼神経麻痺，対側の小脳失調・深部感覚低下を認める．
b. Foville 症候群：橋背側障害により，同側の外転・顔面神経麻痺，顔面知覚障害，Horner 症候群，難聴などの症状を認める．腹側まで病変が及ぶと，錐体路障害による対側に片麻痺を認める．
c. Millard-Gubler 症候群：橋腹側障害により，同側の外転・顔面神経麻痺，錐体路障害による対側に片麻痺を認める．
d. Parinaud 症候群：中脳背側症候群，中脳水道症候群ともいわれ，上方注視麻痺，輻湊後退眼振などの症状を認める．
e. Wallenberg 症候群：延髄背外側を灌流する椎骨動脈，後下小脳動脈の閉塞により生じ，延髄外側症候群とも呼ばれる．主に第 V・VIII・IX・X・XII 脳神経の障害，Horner 症候群が起こる．

模範解答　b，c

カコモン読解　第 20 回　一般問題 90

眼瞼けいれんで A 型ボツリヌス毒素療法の標的となるのはどれか．
a 前頭筋　　b 眼輪筋　　c 瞼板筋　　d 上直筋　　e 上眼瞼挙筋

解説　眼瞼けいれんは，眼輪筋の不随意運動である．

模範解答　b

2. 眼窩，眼瞼

カコモン読解　第24回　一般問題23

本態性眼瞼けいれんで正しいのはどれか．
a 明所で症状が軽くなる．
b 疲労時に上眼瞼がピクピクと動く．
c 小児に生じるのを眼瞼チックという．
d 自分で思うように瞬目できなくなる．
e 両眼に認めるときMeige症候群という．

解説　a．明所で症状はひどくなり，暗所で軽くなる．
b．眼瞼ミオキミア．
c．眼瞼チックは自分の意思と関係なく頻回に瞬目をしてしまうものであり，けいれんとは異なる．眼瞼チックは小児に好発する．
d．開瞼困難は眼瞼けいれんの主症状である．
e．本態性眼瞼けいれんとは，両眼性でけいれんが眼瞼に限局するものをいう．これに加えて，ほかの顔面筋までけいれんが及ぶものをMeige症候群という．

模範解答　d

カコモン読解　第25回　一般問題28

眼瞼けいれんを疑うべき愁訴で誤っているのはどれか．
a 目が乾く．　　b 常に眩しい．　　c 瞬きが多い．
d 片眼をつぶってしまう．　　e 片眼の下眼瞼がぴくぴくする．

解説　眼瞼けいれんの主な症状は，開瞼困難，羞明，瞬目過多，ドライアイである．眼瞼けいれんには，本態性眼瞼けいれん，Meige症候群，片眼顔面けいれん，眼瞼振戦がある．両側に起こる眼瞼けいれんのうち，眼瞼に限局するものを本態性眼瞼けいれん，ほかの顔面筋に及ぶものをMeige症候群という．片眼顔面けいれんは，片側の眼瞼から顔面全体に及ぶものを指す．また，下眼瞼に限局する収縮は眼瞼振戦と呼び，開瞼障害はみられない．眼瞼がぴくぴくするというのは眼瞼ミオキミアを指す．

模範解答　e

（山口昌彦，池川和加子）

3. 外眼筋

外眼筋

外眼筋の付着部位と血流

　内直筋は角膜輪部から 5.5 mm，下直筋は 6.5 mm，外直筋は 6.9 mm，上直筋は 7.7 mm の位置にそれぞれ付着している（**図1**）[*1]．付着部の幅は内直筋 10.3 mm，下直筋 9.8 mm，外直筋 8.8 mm，上直筋 10.8 mm で（おおよそ 10 mm と覚える）（**図1**），上直筋は角膜輪部から最も遠く最も幅が広いため，斜視手術の際，手技的に難しく，内直筋は角膜輪部から最も近く幅も2番目に広いため手技的に容易である．これらの4直筋の付着部を結ぶと**図2**のようになり，Tillaux（チロー）のらせんと呼ばれる．外眼筋の上方・下方移動，鼻側・耳側移動などは，このTillauxのらせんに沿って移動させるため重要である．4直筋には前毛様体動脈（anterior ciliary artery）が走行しており，多くの人では外直筋には1本，外直筋以外の3直筋には2本ずつ走行しているが，血液の供給量は同じである．

[*1] 内直筋から順に 5→6→7→8（mm）と覚えるとよい．

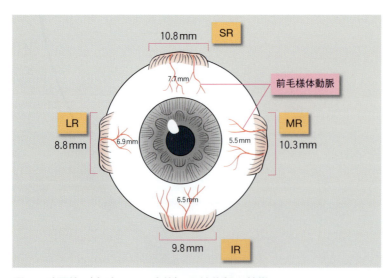

図1　外眼筋（内外・上下直筋）の付着部の特徴
4直筋の付着部と角膜輪部からの距離は，内直筋から時計回りに 5→6→7→8 mm と覚えるとよい．4直筋の幅は約 10 mm である．
MR：medial rectus（内直筋），IR：inferior rectus（下直筋）
LR：lateral rectus（外直筋），SR：superior rectus（上直筋）

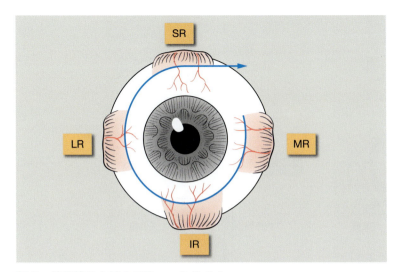

図2 外眼筋の血流とTillauxのらせん
外眼筋の幅はおおよそ10mm，外眼筋と外眼筋の間の距離はおおよそ10mmでありTillauxのらせんの距離は80mmとなる．

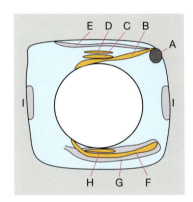

図3 眼窩の冠状断
A：滑車　　　D：上眼瞼挙筋　　G：Lockwood靱帯
B：上斜筋　　E：Whitnall靱帯　H：下直筋
C：上直筋　　F：下斜筋　　　　I：水平直筋のpulley

外眼筋の走行とその角度

走行：斜筋は図3のように直筋と交叉するように直筋の下側を斜めに眼窩内壁方向に走行しており，上斜筋では上直筋の付着部後方から上直筋の下側を通り抜け眼窩内壁の滑車を回って筋円錐へ向かって走行する．4直筋もそれぞれの付着部から筋円錐へ走行し，下斜筋以外は総腱輪が起始部となる．下斜筋は外直筋後方に付着部があり，下直筋より眼窩側（下直筋の下側）を眼窩内壁に向かって走行し，眼窩内壁に付着している．斜筋は，いずれも直筋の下側を走行している．

走行の角度：内外直筋は眼球に対して水平方向に走行しているが，上下直筋の走行は図4のように角度をもって走行している．上下直

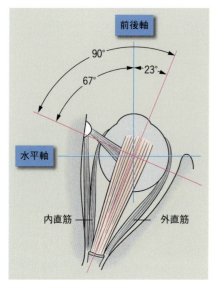

図4　上下直筋の走行
上下直筋は視軸に対して23°の角度をなしているため、眼球が23°外転したときに最もその上下方向への作用が強くなる．

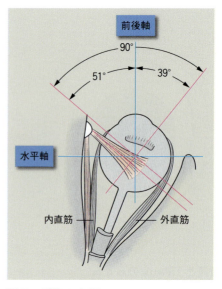

図5　斜筋の走行
斜筋は視軸に対して51°の角度をもっているため、眼球が51°内転したときに上斜筋では下転作用が、下斜筋では上転作用が強くなる．

筋は，眼球が23°外転した位置で上転・下転作用が最も強くなり，67°内転した位置で最も回旋作用（上直筋では内方回旋，下直筋では外方回旋）が最も強くなる．一方，上斜筋は図5のように51°内転した位置で下転作用が最も強くなる．下斜筋も同様に51°の角度をもって眼窩内壁に向かって走行しており，51°内転した位置で上転作用が最も強くなる．39°外転した位置では回旋作用が最も強くなり，上斜筋では内方回旋作用，下斜筋では外方回旋作用が強くなる．

外眼筋の作用

外眼筋の作用をFickの座標軸[*2]から考えて理解するのが理想であるが，簡単な図6で覚えると実用的である．外眼筋の作用方向は，内転は内直筋，外転は外直筋，内上方が下斜筋，外上方が上直筋，内下方が上斜筋，外下方が下直筋である．上転筋，下転筋に図6のように内に向かって矢印を書くと，たとえば，下斜筋では上転作用に加え外転と外方回旋作用（耳側へ回旋）が，上斜筋では下転作用に加え外転と内方回旋作用（鼻側へ回旋）があると理解できる．

Whitnall靭帯とLockwood靭帯

図3のように滑車の上斜筋腱と上眼瞼挙筋はWhitnall靭帯を共有しており，靭帯は両端が眼窩壁で結合し，上眼瞼挙筋は靭帯にぶら

[*2] **Fickの座標軸**
眼球は回旋点を中心に回旋することで，あらゆる方向を見ることができる．x軸は回旋点を通る横軸，y軸は瞳孔中心と回旋点を通る軸，z軸は回旋点を通る縦軸であり，x軸で回転すると垂直方向への動き，y軸で回転すると回旋，z軸で回転すると水平方向への動きとなる．

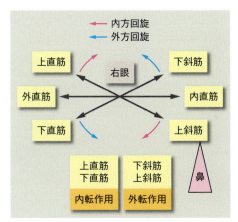

図6 外眼筋の作用
外眼筋の各ベクトル作用は覚えるのではなく，図を描いて確認するのがよい．内下方が上斜筋で，内上方が下斜筋である．これを間違えないように注意が必要である．

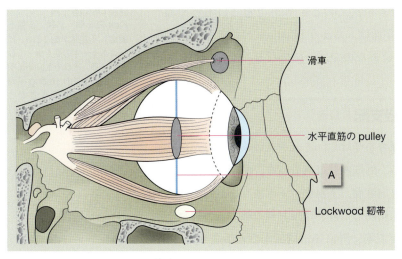

図7 pulley と Listing 平面
A：眼球の後方 1/3 に Listing 平面と一致して pulley は存在する．水平直筋の pulley と上下直筋の pulley は眼窩壁と外眼筋をつなぐ結合組織であり，眼球運動を制御している．

下がっているイメージである．加齢により Whitnall 靱帯が弛むと眼瞼下垂が生じる．一方，Lockwood 靱帯は下直筋と下斜筋を共有しており，ハンモック状に眼球を支えている強い靱帯である（**図3**）．そのため，下直筋を後転すると Lockwood 靱帯が下降し，下眼瞼下降をきたす．

pulley（プリー）

外眼筋は眼球の後方 1/2〜1/3 に眼窩壁と外眼筋をつなぐ結合織があり，pulley と呼ばれる（**図7**）．眼球運動はこの pulley が起点となっており，この pulley の位置異常により斜視が生じることも知られている．眼球は回旋点を中心に外眼筋の作用により上下・左右・

表1 外眼筋の特徴

外眼筋	長さ（mm）	神経分布	腱（mm）
内直筋	40	付着部から26mm後方	3.7
下直筋	40	付着部から26mm後方	5.5
外直筋	40	付着部から26mm後方	8.8
上直筋	40	付着部から26mm後方	5.8
下斜筋	36	下直筋付着部外側から12mm後方	<1
上斜筋	60	滑車から26mm後方	30

斜め方向を向くことができるが，このとき，眼球は常にListing平面[*3]を保っている．Listing平面は，ちょうどpulleyの位置と一致する（眼球運動の起点となる位置なので，一緒になるのは必然ともいえる）．

外眼筋の特徴と神経支配

外眼筋は中枢からの指令を受けて，それぞれの末梢神経から外眼筋に指令が到達している．外転神経は外直筋を，滑車神経は上斜筋を，それ以外の外眼筋（内直筋，下斜筋，下直筋，上直筋）は動眼神経が支配している．上斜筋と上直筋は反対側の核からの指令を受け，内直筋，下斜筋，下直筋，外直筋は同側からの指令を受ける．4直筋の長さは40mm，神経分布は付着部から26mm後方（眼球の後方1/3）である．上斜筋は60mmと長いが，滑車までは腱であり，腱の長さは30mmと長く，神経分布は滑車から26mm後方である．また，下斜筋は総腱輪を起始部としない唯一の外眼筋であり，腱の部分はほとんどなく，神経分布は下直筋付着部外側から12mm後方である．外眼筋の特徴を表1にまとめた．

筋肉には，平滑筋と骨格筋がある．自分の意思とは関係なく働く筋肉（不随意筋）は平滑筋であり，瞳孔括約筋や毛様体筋などが含まれる．まぶしいときに縮瞳するのは自分の意思とは関係なく反射的に行われる．一方，随意筋は骨格筋であり，外眼筋は骨格筋に含まれる[*4]．

ともむき筋（yoke muscle，図8）と拮抗筋（antagonist muscle）

右を向くときには，右眼では外直筋が，左眼では内直筋が働いている．同じ方向を見るために，左右眼で異なる外眼筋が作用している．

[*3] Listing平面
Fickのx軸，y軸，z軸を総合して眼球が動くとき，眼球はある一定の面を保って動いている．それをListing平面という．このListing平面は眼球運動の起点となるpulleyを含んでいる．

[*4] 骨格筋
骨格筋にはいくつかの単収縮のタイプがあるが，外眼筋は特に，通常の骨格筋にはないFibrillenstrukturと呼ばれるtonic fiberをもっている．また，特徴的なslow tonic fiberはFelderstrukturと呼ばれる．自己受容体をもつ．

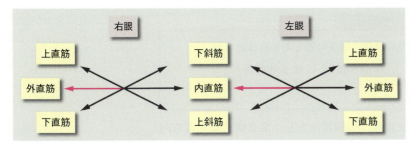

図8　ともむき筋と拮抗筋
右方向を見るときのともむき筋は，右眼の外直筋と左眼の内直筋である．

このときの右眼の外直筋と左眼の内直筋が，ともむき筋である．右上方を見るときのともむき筋は，右眼の上直筋，左眼の下斜筋である．
　右眼内直筋の拮抗筋は外直筋，下直筋の拮抗筋は上直筋である．

外眼筋の拘縮性（機械的）と麻痺性

　拘縮性（機械的）とは眼球牽引試験が陽性となるものをさし，たとえば，眼窩底骨折や甲状腺眼症，癒着性斜視がこれにあたる．癒着性斜視には，複数回の斜視手術の既往のあるものや網膜剥離術後などが含まれる．一方，麻痺性斜視は神経原性のもので，眼球牽引試験は早期には陰性である．

カコモン読解　第18回　一般問題7

上斜筋の下転作用が最も強い内転角度はどれか．
a 13°　　b 23°　　c 39°　　d 51°　　e 67°

解説　右眼を上から見た模式図を**図5**に示す．上斜筋は視軸と内側へ約51°の角度をもって走行しているため，上斜筋が収縮すると，内側51°の方向で最も下転作用が強い．

模範解答　d

カコモン読解　第19回　一般問題14

総腱輪が起始部とならないのはどれか．
a 上直筋　　b 下直筋　　c 上斜筋　　d 下斜筋　　e 上眼瞼挙筋

解説　下斜筋は外直筋の後方に筋付着部があり，眼窩内壁に向かって走行している．総腱輪へ向かわない唯一の外眼筋である．

模範解答　d

カコモン読解　第19回　一般問題62

第1眼位よりも第2眼位の偏位の矯正に適した手術はどれか．
a 後転術　　b 切除術　　c 筋移動術　　d 前後転術
e Faden法（筋縫着術）

解説　第1眼位とは正面視での眼位をさし，第2眼位は垂直方向（上方視，下方視）と側方視（右方視，左方視）での眼位をさす．第3眼位は斜め方向の眼位をいう．

第2眼位での斜視は，臨床では下斜筋過動症が最も頻度が高い．通常，斜視は第1眼位での矯正を目的とするが，下斜筋減弱術は側方視での眼位の矯正を目的としている．しかし，下斜筋減弱術は選択肢にない．交代性上斜位に対する上直筋Faden手術や外転神経麻痺に用いられる健眼内直筋のFaden手術は第1眼位が良好な場合でも，第2眼位での眼位の改善を目的に用いられる術式である．

模範解答　e

カコモン読解　第19回　一般問題64

機械的斜視を生じるのはどれか．3つ選べ．
a 眼窩底骨折　　b 翼状片手術　　c 強膜内陥術
d 重症筋無力症　　e 視神経管骨折

解説　機械的斜視とは，眼球牽引試験（forced duction test）が陽性となるものをさす．外眼筋自体もしくはその周囲組織の問題により生じている眼球運動障害である．眼窩底骨折では，下直筋が絞扼され上転障害をきたす．翼状片手術では，内直筋との癒着のため外転制限がみられることがある．強膜内陥術では外眼筋の操作の際，周囲組織を巻き込むと眼球牽引試験陽性の眼球運動障害をきたす．筋無力症は神経筋接合部障害であり，眼球牽引試験は陰性，視神経管骨折では眼球運動障害をきたさない．

模範解答　a，b，c

3. 外眼筋

カコモン読解 第19回 臨床実地問題4

右眼球を後方からみた形態を図に示す．正しいのは図のどれか．

a ⓐ
b ⓑ
c ⓒ
d ⓓ
e ⓔ

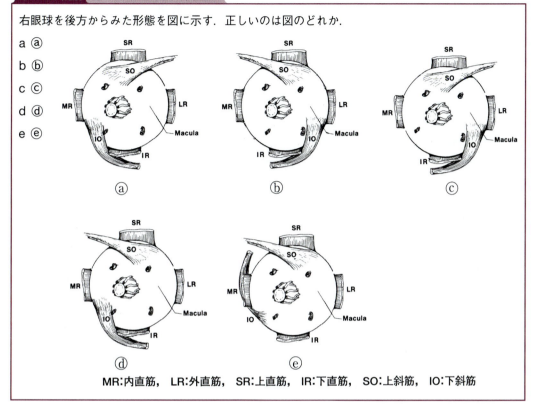

MR：内直筋，　LR：外直筋，　SR：上直筋，　IR：下直筋，　SO：上斜筋，　IO：下斜筋

解説　上下直筋（SR，IR）と内外直筋（MR，LR）は直交している．上斜筋（SO）は上直筋後方に幅の広い付着部があり，眼窩鼻上側にある滑車を回って総腱輪へ向かって走行する．下斜筋は外直筋後方に付着部があり，眼窩内壁に向かって走行する，すなわち，斜筋はどちらもいったん鼻側へ向かって走行する．そして，斜筋は直筋の下，上斜筋は上直筋の下，下斜筋は下直筋の下を走行する．

模範解答　b

カコモン読解 第20回 一般問題8

外眼筋と作用の組合せで正しいのはどれか．2つ選べ．

a 外直筋―――下転，外方回旋，外転
b 上直筋―――上転，外方回旋，外転
c 下直筋―――下転，外方回旋，内転
d 上斜筋―――下転，内方回旋，外転
e 下斜筋―――上転，内方回旋，内転

解説　外眼筋のベクトル作用を図9に示した．この図を覚えると，

外眼筋の作用はすべて把握できる．上転筋は下斜筋と上直筋，下転筋は上斜筋と下直筋，斜筋は外転作用をもち，上下直筋は内転作用をもつ．回旋は，上斜筋・上直筋は内方回旋（図でも矢印の回りは同じ）を，下斜筋と下直筋は外方回旋作用をもつ．

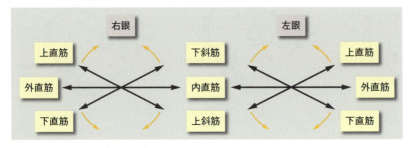

図9　外眼筋のベクトル作用

模範解答　c, d

カコモン読解　第22回　一般問題7

yoke muscles の組合せはどれか．
a　右眼上直筋───右眼下斜筋　　b　右眼外直筋───右眼内直筋
c　右眼外直筋───左眼外直筋　　d　右眼外直筋───左眼内直筋
e　右眼内直筋───左眼内直筋

解説　外眼筋の作用方向を図10に示す．われわれが右方視しているとき，右眼は外直筋が，左眼は内直筋が働いて同じ方向を見ている．異なる外眼筋が働いて同じ方向を見ているわけである．これがyoke muscle（ともむき筋）である．右上方を見ているときには右眼では上直筋，左眼では下斜筋が働いていることを，"ともむき筋が働いて同じ方向を見ている"という．

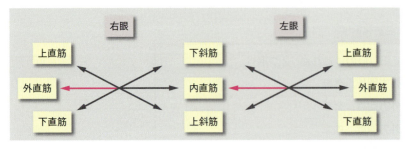

図10　外眼筋の作用方向

模範解答　d

> **カコモン読解** 第23回 一般問題11

外眼筋の解剖で正しいのはどれか．2つ選べ．
a 上斜筋以外は総腱輪が起始部である．
b 下斜筋は下直筋の上を眼球壁に沿って走行する．
c 4直筋の中でまつわり距離が最も長いのは外直筋である．
d 前毛様動脈は内直筋に2本，他の3直筋にはそれぞれ1本である．
e Lockwood靱帯は下斜筋と下直筋の筋鞘が癒合した結合組織である．

解説 a．下斜筋が唯一，総腱輪が起始部でない外眼筋である．下斜筋は眼窩内壁に向かって走行する．
b．下斜筋は，下直筋の下方，眼窩壁 Tenon 嚢の中を走行する．斜筋は直筋の下を走行すると覚えるとよい．上斜筋は上直筋の下を，下斜筋は下直筋の下を走行する．
c．正解．ただし，斜筋も加えると下斜筋が最も長い．
d．前毛様動脈は外直筋に1本，それ以外の直筋に2本ずつある．
e．正解．

模範解答 c, e

> **カコモン読解** 第23回 一般問題12

眼球が67°内転している状態で，外方回旋作用が最も強いのはどれか．
a 上直筋　b 下直筋　c 上斜筋　d 下斜筋　e 外直筋

解説 右眼を上から見た図を示す（**図4**）．67°内転した状態は上下直筋と直交している．眼球の上に付着部のある上直筋・上斜筋には内方回旋作用があり，眼球の下に付着部のある下直筋・下斜筋には外方回旋作用がある．上下直筋で，外方回旋作用があるのは，下直筋である．

模範解答 b

> **カコモン読解** 第24回 一般問題5

第一眼位における眼球運動で外方回旋に関わるのはどれか．2つ選べ．
a 外直筋　b 上直筋　c 下直筋　d 上斜筋　e 下斜筋

解説 眼球の上に付着部のある上直筋・上斜筋は内方回旋作用があり，眼球の下に付着部のある下直筋・下斜筋は外方回旋作用がある．

模範解答 c, e

カコモン読解　第24回　一般問題8

外眼筋で正しいのはどれか．
a　平滑筋である．
b　自己受容体を持たない．
c　腱の長さは上斜筋が最も長い．
d　まつわり距離は下斜筋が最も短い．
e　付着部の腱の幅は15mm前後である．

解説　上斜筋は上直筋の後方に約10mmの幅をもって付着部があり，眼窩鼻上側の滑車を回って総腱輪へ走行するが，滑車を回るまでは腱である．斜視手術中にみる上斜筋は腱であり，筋肉ではない．外眼筋は骨格筋であり，受容体をもつ．下斜筋は外直筋の後方から眼窩内壁に向かって走行するため，眼球に接する距離は最も長い（すなわち，まつわり距離が長い）．

模範解答　c

カコモン読解　第24回　一般問題60

上斜筋麻痺で正しいのはどれか．2つ選べ．
a　健側への頭部傾斜で患側眼が上転する．
b　先天性では二次的下斜筋過動症を伴う．
c　冠状断MRIで上斜筋異常は認めない．
d　後天性では下方視で増強する複視を訴える．
e　後天性では患側眼で黄斑が通常より上方に位置する．

解説　右上斜筋麻痺の患者は左（健側）へ頭を傾けていると覚えるとよい．右上斜筋麻痺の患者は右への頭部傾斜で右眼が上がる．したがって，左へ頭を傾けているのである．先天性では上斜筋の萎縮をみることが多い．続発性の下斜筋過動症は必発である．また，後天性では上斜筋の作用方向である内下方，下方視での複視の訴えが特徴で，眼底写真で外方回旋偏位を認める場合は，乳頭下縁からの水平線より下に中心窩が認められる．

模範解答　b，d

カコモン読解　第24回　一般問題95

下直筋後転術で下眼瞼後退を誘発するのはどれか．
a 内側眼瞼靱帯　　b 外側眼瞼靱帯　　c Lockwood靱帯
d Whitnall靱帯　　e Wieger靱帯

解説　下直筋と下斜筋を支えるのがLockwood靱帯（下直筋・下斜筋の筋鞘が癒合した結合組織）であり，上眼瞼挙筋と上斜筋を支えるのがWhitnall靱帯（上眼瞼挙筋腱膜と上斜筋腱を吊り上げている組織）である．Wieger靱帯とは，水晶体後面と硝子体前面をつなぐ靱帯のこと．

模範解答　c

カコモン読解　第24回　臨床実地問題1

右眼球と外眼筋の位置関係の模式図を図に示す．正しいのはどれか．
a ⓐ
b ⓑ
c ⓒ
d ⓓ
e ⓔ

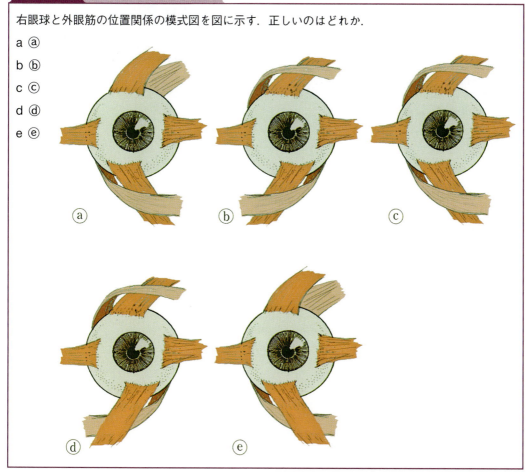

解説　上斜筋の付着部は上直筋の後方にあり，下斜筋の付着部は外直筋後方にあり，いったん鼻側へ向かって走行する．上斜筋は鼻

側上部にある滑車を回って総腱輪へ向かい，下斜筋は眼窩内壁へ向かって走行する．斜筋は，それぞれ上下直筋の下側（上斜筋は上直筋の下，下斜筋は下直筋の下）を走行している．

[模範解答] a

[カコモン読解] 第25回 一般問題1

内方視35度で上転に第一に関わる外眼筋はどれか．
a 内直筋　　b 上斜筋　　c 上直筋　　d 下斜筋　　e 外直筋

[解説]　眼球運動の図を示す（図11）．上転筋は下斜筋と上直筋であり，内転位で上転に働く外眼筋は下斜筋である．

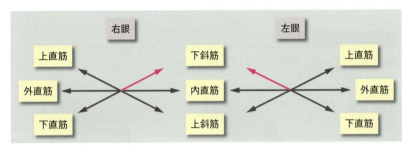

図11　眼球運動と外眼筋

[模範解答] d

（木村亜紀子）

眼球運動の神経支配

　外眼筋は三つの脳神経が支配しており，両眼の共同運動を行うために左右が複雑に絡み合っている（図1）．

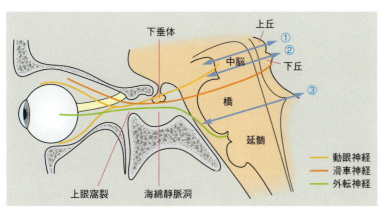

図1　動眼・滑車・外転神経の走行

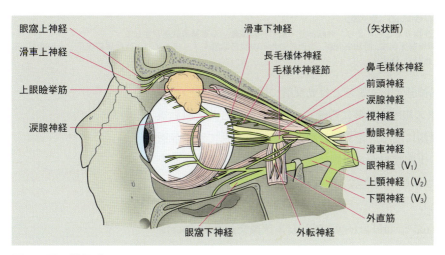

図2　眼の神経系
（末岡健太郎ら：眼窩の解剖．嘉鳥信忠ら編．専門医のための眼科診療クオリファイ 29 眼形成手術．東京：中山書店；2016. p.29. 図8.）

動眼神経の走行

　動眼神経は，第Ⅲ脳神経であり，中脳の上丘の高さに動眼神経核が存在する（図2, 3）．一部は Edinger-Westphal 核（E-W 核）か

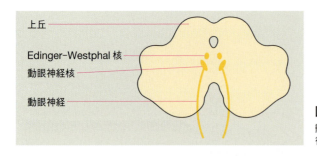

図3 動眼神経核（図1の①での断面図）
動眼神経核は中脳上丘の高さに存在し，腹側に走行する．

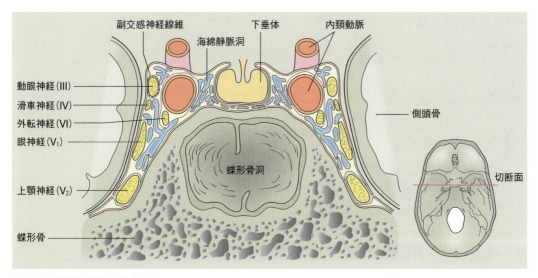

図4 海綿静脈洞の模式図（冠状断）
海綿静脈洞内に動脈圧が掛かることにより，外転神経・動眼神経麻痺，滑車神経麻痺が生じる．
（古田　実：内頸動脈海綿静脈洞瘻．野田実香編．専門医のための眼科診療クオリファイ 10 眼付属器疾患とその病理．東京：中山書店；2012. p.244. 図1.）

ら起こり，副交感神経として縮瞳と対光反射に関与する．二つの線維は，E-W核由来の線維を外側に合流し，上小脳動脈と後大脳動脈の間から中脳の腹側に出て，後交通動脈の外側を走行して海綿静脈洞に入る（**図4**）．上眼窩裂から眼窩に入り，上直筋・上眼瞼挙筋を支配する上枝と，下直筋・内直筋・下斜筋を支配する下枝に分かれ，強膜側から筋に入る．

内頸動脈（internal carotid artery；IC）および後交通動脈（posterior communicating artery；PC）と近接することから，動脈瘤の好発部位である IC-PC 部に近く，急性発症の動眼神経麻痺では脳底動脈瘤の検索を急ぐ必要がある．

滑車神経の走行

滑車神経は，第Ⅳ脳神経であり，中脳に核が存在する（**図2，5**）．滑車神経核から出た神経線維は中脳で交叉し，下丘の下から中脳の

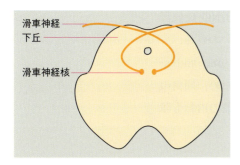

図5 滑車神経核（図1の②での断面図）
滑車神経核は中脳下丘の高さに存在し，交叉して背側に走行する．

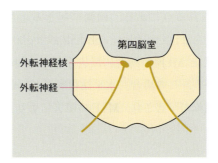

図6 外転神経核（図1の③での断面図）
外転神経核は橋に存在し，腹側に走行して上行する．

背側へ出る．その後，中脳の周りを，小脳テント内側縁に沿って前方へ向かう．海綿静脈洞の外側壁を走行し，上眼窩裂から眼窩へ入り，上斜筋に至る（**図4**）．

滑車神経は脳幹の背側から出る唯一の脳神経である．硬膜に接する距離が長いためか，頭部外傷での障害が多い．時に両眼性の神経麻痺をきたす．視神経以外で左右交叉する神経は滑車神経のみである．

外転神経の走行

外転神経は第Ⅵ脳神経であり，橋の後面に神経核が存在する（**図2，6**）．神経線維は前方に向かい，橋と延髄の境目から出る．外転神経は海綿静脈洞を通って上眼窩裂から眼窩に出て，外直筋に入る（**図4**）．

外転神経は走行距離が最も長い脳神経で，上方へ向かって走行することから，頭蓋内圧亢進による脳幹の下方偏位に影響を受けやすい．

水平眼球運動の経路

前頭眼野や上丘などからのニューロンは，まず傍正中橋網様体（paramedian pontine reticular formation；PPRF）に入る．PPRFは同側の外転神経核を刺激し，外転神経に刺激を伝えるとともに，内側縦束（medial longitudinal fasciculus；MLF）を介して対側の動眼神経核を刺激し，対側の動眼神経を介して内直筋を収縮させる（**図7**）．

橋病変によりPPRFの障害が起きると，同側の水平注視麻痺が起きる．顔面神経麻痺と対側の片麻痺を合併した場合，Foville症候群といわれる．

MLFに障害が起きると，対側の外転は可能であるが，同側の内転が不可能となり，MLF症候群といわれる．動眼神経麻痺との鑑別

は，輻湊が保たれる点にある．両側に起きると WEBINO 症候群（wall-eyed bilateral internuclear ophthalmoplegia）といわれる．

一側の PPRF と MLF の両者に障害が起きた場合を one-and-a-half 症候群という．この場合，水平注視麻痺が起きるため，同側の外転と対側の内転が障害され，MLF の障害により，同側の内転も障害される．

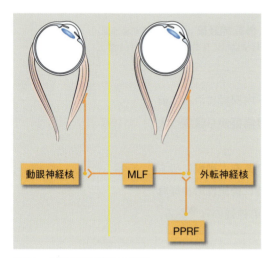

図7　水平眼球運動の経路
PRPF：paramedian pontine reticular formation（傍正中橋網様体）
MLF：medial longitudinal fasciculus（内側縦束）

カコモン読解　第20回　一般問題69

眼球の運動神経麻痺で誤っているのはどれか．
a　半数以上が自然回復する．
b　外転神経麻痺は脳圧亢進で起こる．
c　糖尿病によるものは予後不良である．
d　滑車神経麻痺は外傷で起こりやすい．
e　散瞳を伴う動眼神経麻痺では動脈瘤の存在を疑う[*1]．

解説　麻痺性斜視は，糖尿病などによる微小血管障害によって引き起こされる予後良好なタイプが多い．外傷性の滑車神経麻痺は，時に両眼性に起こり，回旋を伴う複視を引き起こす．

模範解答　c

[*1] 内頸動脈-後交通動脈分岐部（IC-PC）動脈瘤では，散瞳を伴う動眼神経麻痺が起こる．緊急処置の適応となるため，すみやかに脳外科に診察依頼を行う．

3. 外眼筋　75

> **カコモン読解** 第21回 臨床実地問題36
>
> 眼球運動の経路の模式図を図に示す．眼筋麻痺と障害部位の組合せで正しいのはどれか．
> a Duane症候群 ────── 1
> b Fisher症候群 ────── 2
> c Millard-Gubler症候群 ── 3
> d Möbius症候群 ────── 4
> e 注視麻痺 ────────── 5

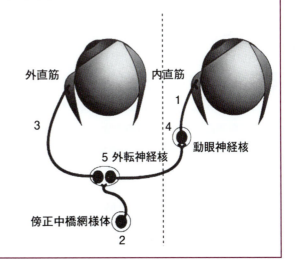

解説　Duane症候群は，外転神経核の形成不全により外直筋が動眼神経支配を受けることで起きる．Fisher症候群は，末梢神経障害で，ガングリオシドGQ1b抗体が検出されることから，神経終末の障害と考えられている．Millard-Gubler症候群は，橋下部腹側障害により外転神経麻痺と顔面神経麻痺を引き起こす．Möbius症候群は，外転神経麻痺と顔面神経麻痺をきたす先天障害で，橋の神経核障害と考えられている．両眼の共同運動は，傍正中橋網様体（PPRF）から外転神経核を経て同側の外転神経と，対側の内側縦束から動眼神経核を経て動眼神経に伝えられる．

模範解答　e

> **カコモン読解** 第23回 一般問題75
>
> 全方向の眼球運動制限を来すのはどれか．2つ選べ．
> a Duane症候群　　b Fisher症候群　　c Foville症候群
> d Kearns-Sayre症候群　　e Parinaud症候群

解説　Duane症候群は，外転神経核の異常神経支配であり，上下運動は可能である．Fisher症候群は，末梢神経障害により，全眼球運動障害をきたす．Foville症候群は，Millard-Gubler症候群より背側の橋下部病変が原因で，外転神経麻痺に加え顔面神経麻痺をきたす．Kearns-Sayre症候群は，ミトコンドリア病である慢性進行性外眼筋麻痺（chronic progressive external ophthalmoplegia；CPEO）

症候群に網膜色素変性と心伝導路障害が加わった状態である．Parinaud症候群は，中脳背側症候群の一種で，上方注視麻痺がみられる．

[模範解答] b, d

[カコモン読解] 第26回 一般問題73

内転障害があり，内転時に瞼裂が開大するのはどれか．
a 甲状腺眼症　b 重症筋無力症　c Duane症候群Ⅰ型
d Duane症候群Ⅱ型　e 動眼神経麻痺後異常神経再生

[解説]　Duane症候群[*2]は，内転時に瞼裂が狭小する．動眼神経麻痺では眼瞼下垂が起きるが，神経再生により内転時に眼瞼が挙上する．このため，僚眼の外直筋後転も有効な場合がある．

[模範解答] e

[*2] Duane症候群はⅠ型がAbduction，Ⅱ型がAdduction，Ⅲ型がAbduction＋Adductionの障害．dの数がタイプの数と合致すると覚えるとよい．

[カコモン読解] 第26回 一般問題75

外転神経麻痺で誤っているのはどれか．
a 頭部を患側に回すface turnを示す．　b 脳圧亢進の単なる部分症状でも発生する．
c 外転神経核の病変では側方注視麻痺を来す．　d 遠見斜視角より近見斜視角のほうが大きい．
e 軽度のものでは患側眼の外転速度が低下する．

[解説]　外転神経麻痺では内斜視となり，患側に顔回しがみられる．脳圧亢進でも発症する．外転神経核には，対側の動眼神経核へ伸びるインターニューロンも存在する．外転神経麻痺では遠見時の開散ができないため，斜視角が近見時より大きくなる．

[模範解答] d

[カコモン読解] 第26回 一般問題76

内方回旋を来すのはどれか．
a 核間麻痺　b 動眼神経麻痺　c 滑車神経麻痺　d 外転神経麻痺　e 顔面神経麻痺

[解説]　内方回旋は眼球上部が内方に牽引されることであり，上斜筋および上直筋の運動の一つである．動眼神経麻痺によって，滑車神経支配である上斜筋が優位になると内方回旋が引き起こされる．

[模範解答] b

（根岸貴志）

眼球運動の種類

眼球運動は，視線の移動と保持のために働いている．眼球は，視覚対象の投影像を網膜中心窩に保持し，視覚情報処理を円滑にできるように動く．眼球運動は，視軸の動く方向の違いと視覚刺激に対する反応の違いとで分類される．

文献はp.417参照．

眼球の位置・座標系による分類

眼球運動の基準座標系：眼球は眼窩の脂肪組織の中に浮かんでおり，眼球運動において，その回転中心はほぼ一定して動かない．眼球の回転中心を原点とし，水平の軸をx軸，垂直の軸をz軸，これらの両軸に直角な前後の軸をy軸とする3次元直交座標系は，フリック座標系（Frick system）と呼ばれている（図1）．また，回転中心を通ってx軸とz軸を含み眼球を前後に2分割する平面は，リスティング面（Listing's plane）と呼ばれている．

ひき運動：単眼の眼球運動は，ひき運動（duction）と呼ばれ，3次元直交座標系では，水平方向（yaw），垂直方向（pitch），回旋方向（roll）の三つの自由度をもつ．フリック座標系のx軸（水平方向）のまわりのひき運動が上転（sursumductionまたはsupraduction）・下転（deorsumductionまたはinfraduction），y軸（前後方向）のまわりのひき運動が内方回旋（intorsion，眼球の垂直子午線が鼻側へ傾斜する運動），外方回旋（extorsion，垂直子午線が耳側に傾斜する運動），z軸（垂直方向）のまわりのひき運動が内転（adduction）・

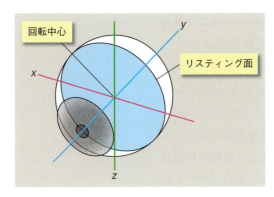

図1 フリック座標系（Frick system）とリスティング面（Listing's plane）
y軸は視軸に相当する．y軸のまわりの回転運動が内方回旋・外方回旋である．x軸のまわりの回転運動が上転・下転，z軸のまわりの回転運動が内転・外転であり，このとき視軸はそれぞれ矢状面あるいは水平面を移動する第2眼位にある．

外転（abduction）である．

眼位：静的な眼球の方向は三つに分類される．頭部を垂直に固定してまっすぐ前方を見ている場合の，視軸が冠状面および両眼の回転軸を結ぶ線に直角であるときの眼位が第1眼位である．第1眼位からフリック座標系の x 軸または z 軸のまわりに回転し，視軸が矢状面または水平面のなかで移動する眼位が第2眼位である．これ以外の x 軸および z 軸のまわりの眼球運動を合成したすべての眼位が第3眼位である．

むき運動（両眼共同運動）[*1]：両眼が同時に同じ方向に動く運動は，むき運動（version）と呼ばれ，水平方向では右むきと左むき，上下方向では上むき，下むき，斜め方向では右上むき，右下むき，左上むき，左下むき，回旋方向では右まわしむき，左まわしむきがある．

よせ運動（両眼離反運動）：両眼がそれぞれ相反する方向へ動く運動は，よせ運動（vergence）と呼ばれ，視覚対象が近づいてくるときに両眼の視軸が同時に内方を向く輻湊（内よせ，convergence）と，視覚対象が離れていくときに両眼の視軸が同時に外方を向く開散（外よせ，divergence）とがある．

機能的分類

眼球運動は機能的に五つに分類される．視線を移動し視覚対象を網膜中心窩でとらえる眼球運動として，① 衝動性眼球運動（saccadic eye movement），② 滑動性追従眼球運動（smooth pursuit eye movement），③ よせ運動（vergence）がある．また，頭部の動きや外界の動きに対して網膜像の安定化を図る眼球運動として，④ 前庭眼反射（vestibulo-ocular reflex），⑤ 視運動性反射（optokinetic reflex）がある．これらの五つの眼球運動のうち，よせ運動を除く四つの眼球運動は共同性眼球運動である．この五つに，眼球運動として固視微動を加えて6種類とする場合もある．

衝動性眼球運動：周辺視野に現れた視覚対象に向かい急速に視線を移動し，中心窩でとらえるための眼球運動を衝動性眼球運動という．視覚対象の位置情報をもとにオープンループ制御される速い運動であり，眼球運動の持続時間と最高速度は運動振幅に依存し増加する．しかし，最高速度は40°以上の大きな運動では徐々に横ばいとなり，振幅が大きくなるにつれて，持続時間に占める減速期間の割合が大きくなる．また，視覚対象が視野周辺部にある場合，最初の衝動性眼球運動だけでは捕捉できず，さらに第2の小さな運動が生じて視

[*1] むき運動を行うとき，左右眼で同時に働く筋をともむき筋（共同筋；yoke muscles）という．左右眼で同じ眼球運動を引き起こすために，ともむき筋は支配する神経から等量の神経活動を受ける．これをヘリング等量神経支配の法則（Hering's law of innervation）という．

覚対象に達する．この第2の衝動性眼球運動は修正衝動性眼球運動（correction saccade）と呼ばれる．

衝動性眼球運動が行われる間は，視認特性が低下し，流れた像を知覚することも視野の動揺を知覚することもない．この衝動性眼球運動時に働く抑制効果は，衝動性抑制（saccadic suppression）と呼ばれている．

滑動性追従眼球運動：ゆっくりと動く視覚対象を網膜の中心窩でとらえながら追視するための眼球運動を滑動性追従眼球運動という．視覚対象の運動速度を連続サンプリングし，フィードバック制御で視標速度と眼球運動速度を合致させる運動であり，視標の動きに遅れた位置誤差は，衝動性眼球運動（catch-up saccade）により補正される．

よせ運動（両眼離反運動）：奥行き方向で移動する視覚対象を両眼の中心窩で像をとらえながら両眼視を維持するための非共同性眼球運動をよせ運動という．視覚対象が接近するときに両眼が鼻側に回転する運動を輻湊，離反するときの両眼が耳側に回転する運動を開散と呼ぶ．よせ運動は，それを引き起こす刺激の違いによって，緊張性（tonic），調節性（accommodative），融像性（fusional）および近接性（proximal）の四つの要素に分けられる．

1. 緊張性輻湊：ヒトの解剖学的安静位は平行よりも耳側を向いた開散状態にある．覚醒により外眼筋には常に緊張が生じており，生理学的安静位となる．解剖学的安静位と生理学的安静位の差が緊張性輻湊である．
2. 調節性輻湊：網膜像のぼけが誘因となって調節が作動し，これに伴って起こる輻湊を調節性輻湊という*2．
3. 融像性輻湊：両眼の網膜における視覚対象の位置のずれ（両眼視差）が刺激となって，融像するために作動する輻湊を融像性輻湊という．
4. 近接性輻湊：視覚対象の心理的な接近感により誘発される輻湊を近接性輻湊という．

前庭眼反射：頭部が動いたときに，視線の変動を打ち消すように眼球が回転し，視野を安定化させる眼球運動を前庭眼反射という*3．前庭眼反射は，半規管での加速度の入力によって発動される．

視運動性反射：外界が動いたときに，眼前を移動する大きな視覚パターンにより誘発される眼球運動を視運動性反射という．外界の動きが持続的に一定方向である場合，視運動性反射は視界全体の動き

※2 遠視をもつ小児にみられる調節性内斜視は，遠視を潜伏させるための調節によって調節性輻湊が過多となっている病状であると考えられる．

※3 麻痺性斜視では，複視を避けるための異常頭位が認められる．この代償頭位の反対側への受動的な頭位変換を行うと，前庭眼反射が機能せず，眼位異常が出現し麻痺筋が明らかとなる（Bielschowsky 頭部傾斜試験）．

を追従する緩徐相と，眼位を修正するための逆向きの急速相の繰り返しとなる．これを視運動性眼振（optokinetic nystagmus）と呼ぶ．
固視微動：眼球運動は停止することはなく，固視している間にも眼球は常に動いている．この持続的な眼球運動を固視微動といい，視細胞の順応を防ぐ目的があると考えられている．固視微動は，ゆっくりとした視線の動きであるドリフト（drift），方向性をもたない微細な運動であるトレモア（tremor），不規則な間隔で起こる小振幅の衝動性眼球運動であるマイクロサッカード（microsaccade）の三つの成分からなる．

カコモン読解　第18回　臨床実地問題 37

2歳の男児．いつも図のような頭位をとっている．考えられるのはどれか．
a Möbius 症候群
b 眼球振盪
c 左眼上斜筋麻痺
d 右眼 Duane 症候群
e 左眼 Brown 症候群

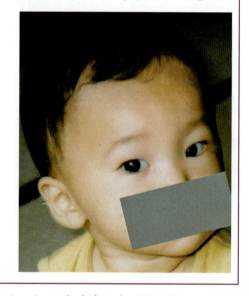

解説　眼性頭位異常では，その回転方向が水平面の顔まわしなのか，冠状面の頭部傾斜なのか，矢状面の顎上げ・顎下げなのかを観察する．麻痺性斜視やA型・V型斜視では，両眼単一視野を得るために眼位ずれが起きにくい代償頭位をとり，眼振では最も揺れの軽減する注視方向（静止位）を正面にもち込むように顔を回す．また，眼位・眼球運動に異常がなくても，眼瞼下垂では下方視での両眼視を得るために顎上げとなり，下眼瞼睫毛内反では，睫毛の角膜への接触を軽減するために顎下げの頭位となっていることが多い．

　この症例は，左への顔まわしがあり右方視を正面にもち込もうとしており，角膜反射からは眼位異常はないと見受けられる．
　Möbius 症候群は両側の外転神経麻痺により内斜視となる．右眼

Duane症候群には外転障害を伴う．しかし，Duane症候群Ⅱ型では内転障害であるため否定はできない．左眼上斜筋麻痺では左眼の下斜筋過動による上転のため，右方視ではL/R偏位となる．左眼のBrown症候群では左眼の上斜筋の伸展障害のため，右方視で左眼は下転位となりR/L偏位となる．したがって，本症例は左方視で振幅が増大する乳児眼振症候群と考えられる．

模範解答　b

カコモン読解　第24回 臨床実地問題32

15歳の女子．出生早期からの頭位異常と眼の揺れを訴えて来院した．電気眼振図を図に示す．最も考えられるのはどれか．
a 動揺視がみられる．　b 左への顔回しがみられる．　c 輻湊により眼振の振幅が増強する．
d 遮閉眼を左右変えると眼振の方向が変わる．　e Jensen法の適応である．

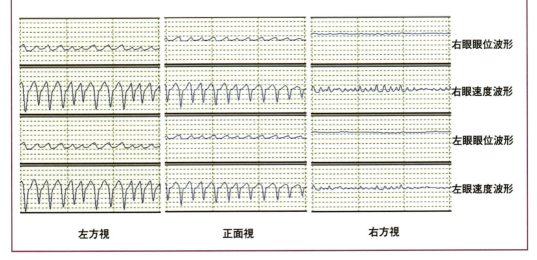

解説　電気眼振図では，左方視で増強し右方視で減弱する速度減衰型眼振が記録されている．したがって，右方視を正面にもち込む代償頭位として左への顔まわしがみられる．

後天性眼振とは異なり，乳児眼振症候群では動揺視はみられない．輻湊によって抑制されることが多く，基底外方プリズムを治療に用いることがある．眼振の方向は注視方向で変化する．潜伏眼振では遮閉眼により方向が変わる．Jensen法は直筋麻痺に対する筋移動術である．静止位が正面となるように矯正する手術はKestenbaum法である．

模範解答　b

カコモン読解 第 25 回 一般問題 74

眼振で正しいのはどれか．2つ選べ．
a 眼振の向きは緩徐相の向きで表す．
b 後天眼振では一般に動揺視を訴えない．
c 先天眼振では輻湊により眼振は抑制される．
d 時間経過で眼振の向きが左右変化するものがある．
e 急速相と緩徐相の区別がつかないものを律動眼振という．

解説 律動眼振では急速相の向きを眼振の方向とする．後天眼振では動揺視が訴えとなる．先天眼振では輻湊で抑制されることが多い．時間経過で眼振の向きが左右変化するものは，周期性方向交代性眼振と呼ばれ，前庭小脳と前庭神経核に責任病巣があり，多発性硬化症などに伴うが，先天眼振でもみられることがある．急速相と緩徐相の区別がつかないものを振子眼振という．

模範解答 c, d

（森　隆史）

4．眼表面，強角膜

涙腺と涙液分泌

涙腺の発生

結膜上皮が間質側に発芽して涙腺導管を進展させ分葉し，涙腺が形成される．涙腺は，導管と腺房が外胚葉性上皮由来であり，神経堤由来の間葉組織が上皮と導管周囲をとり囲み，二つの由来の異なる組織から構成されている[1]．胎生初期の涙腺の発芽部位付近には線維芽細胞増殖因子（fibroblast growth factor 10；FGF10），骨形成蛋白質（bone morphogenic protein；BMP）および sonic hedgehog 遺伝子が高発現していると報告されている．また，その後の涙腺上皮の増殖には上皮成長因子（epidermal growth factor；EGF）や肝細胞増殖因子（hepatocyte growth factor；HGF）が関与しているとされる[2]．

文献は p.417 参照.

涙腺の役割

涙腺は外分泌腺のひとつであり，外界からの病原体の侵入に備えた種々の防御機構や眼表面の維持に必要な要素を搭載している．涙腺は水分，電解質，酵素，ビタミン，各種成長因子に加えて感染防御機構としてラクトフェリン，リゾチーム，アルブミン，分泌型IgA，涙液の細菌叢の正常化にかかわるリポカリンなどを含む涙液を分泌して眼表面の整合性を保ち，病原体から生体を防御している．涙腺からは MUC7 などのムチンも分泌される．涙腺上皮にも全身の粘膜系と同様に mucosa-associated lymphoid tissue が存在し，局所の免疫防御機構としての役割を担っている[3]．涙腺の間質にはさまざまな少数の免疫担当細胞と線維芽細胞のネットワークにより免疫監視機構が働き，涙腺から分泌される涙液には眼表面の光学的整合性を保つ役割もあるため視機能にとっても大切である．

涙腺の構造

涙腺は主涙腺と副涙腺からなる外分泌腺である．主涙腺は眼窩上耳側の眼窩縁後方にあり，副涙腺の Krause 腺は結膜円蓋部，Wolfring 腺は眼瞼結膜上部に存在する（図 1）．主涙腺は眼窩部涙腺と

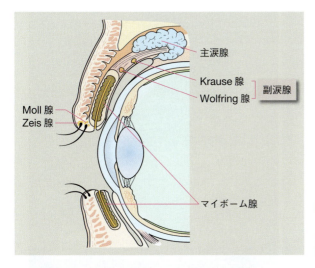

図1　主涙腺，副涙腺，マイボーム腺の位置関係

主涙腺，副涙腺は水分を分泌．マイボーム腺，Zeis腺は脂腺の一種，Moll腺は汗腺．

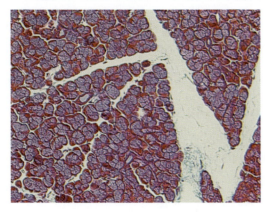

図2　主涙腺の組織像

主涙腺は複数の小葉から構成される．一つの小葉は多数の腺房から構成される．疎な線維化組織およびcapsuleが一つの小葉の周辺をとり囲んでいる．

眼瞼部涙腺があり，上眼瞼挙筋の腱により，この二つの部位に分けられる．眼瞼部涙腺は通常の開瞼では観察されないが，被検者の上眼瞼を外上方に牽引し，内下方視を指示すると眼瞼部涙腺が結膜下に膨隆して観察される．涙腺組織像では小葉内の腺房から排出する細い導管が小葉の門部に集合し，それらの導管が結膜囊の外上方にある主排出導管に連結している．主涙腺は複数の小葉から構成される．一つの小葉は多数の腺房から構成される．疎な線維化組織およびcapsuleが一つの小葉の周辺をとり囲んでいる（**図2**）．小葉内の腺房や導管の周囲および小葉間の導管周辺，間質には，毛細血管や神経終末や神経軸索が認められる．腺房および導管上皮細胞は，分泌上皮細胞と筋上皮細胞からなる[4]．分泌顆粒は上皮の内腔側に存在し，頂上側の細胞膜に分泌顆粒の膜が融合して分泌される．導管細胞上皮内分泌顆粒は腺房上皮内の分泌顆粒より数が少ない．腺房細胞の核は上皮の基底膜側に偏在している．頂上側には電子顕微鏡

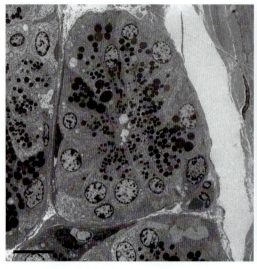 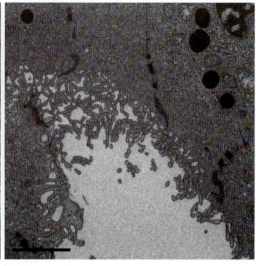

a. b.

図3 主涙腺上皮の電子顕微鏡像
a. 分泌顆粒は上皮の内腔側に存在し，頂上側の細胞膜に分泌顆粒の膜が融合して分泌される．頂上側には電子顕微鏡の観察により，電子密度の高い分泌顆粒が含まれている．スケールバー：10μm.
b. 上皮間 tight junction およびデスモソームの電子顕微鏡像．スケールバー：2μm.

の観察により，電子密度の高い分泌顆粒が含まれている（図3a）．内腔側に近い上皮間には細胞間接着装置である tight junction およびデスモソームが形成されている（図3b）．涙腺上皮細胞の基底膜側には筋上皮細胞が存在している．上皮と間葉系細胞の両者の性質をもち，筋上皮細胞の収縮により涙腺腺房上皮からの涙液分泌を促進する働きをもつと考えられる．主に主涙腺が，情動による反射性涙液分泌を行う．

副涙腺（マイボーム腺を含む）

涙液成分には水分，油分と粘液がある．主涙腺のほかに，結膜円蓋部には副涙腺として Krause 腺が，眼瞼結膜側には Wolfring 腺が存在し，涙液の成分のうち水分を分泌する．マイボーム腺は涙液成分のうちの油層成分を分泌する．マイボーム腺と同様に脂腺のひとつである Zeis 腺および汗腺である Moll 腺は睫毛の根部に存在する．結膜の杯細胞（goblet cell）や角結膜上皮からは粘液成分が分泌される．涙液層は油層に加えて，液層（水層＋粘液層）の2層構造からなる（図4）．

涙腺の神経分布

涙腺および涙液分泌にかかわる神経支配は，三叉神経，交感神経，

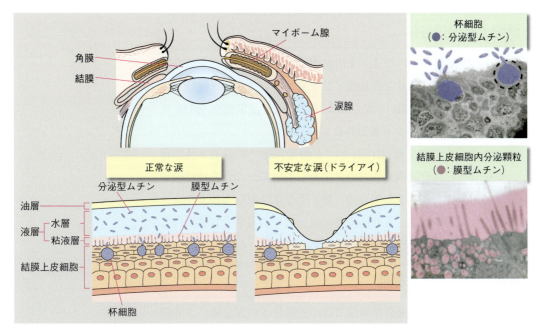

図4　眼表面の涙液層とムチン
結膜組織の透過型電子顕微鏡像にムチンの分布を示す．高倍率の粘膜所見では，粘膜上皮内の分泌型ムチンをつくる杯細胞や膜型ムチンをつくる分泌顆粒が確認される．

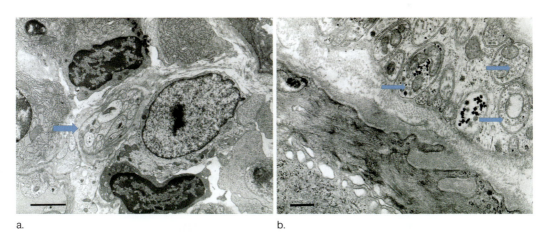

図5　涙腺間質に認められる神経系組織
神経系組織のなかに分泌顆粒が認められる（青矢印）．
a．涙腺間質の神経末端．免疫担当細胞が神経細胞周囲に浸潤している．スケールバー：5μm．
b．筋上皮細胞付近の神経細胞内に分泌顆粒（青矢印）が存在している．スケールバー：2μm．

副交感神経がある．副交感神経は，涙液分泌に最も重要な神経である．求心路である角結膜に存在する三叉神経終末が刺激されると，刺激が中枢に伝えられて遠心路としての副交感神経に伝達され，脳幹からの節前線維である大錐体神経は翼口蓋神経節でシナプスを置き換えて涙腺神経と合流し，涙液の反射性分泌にかかわるとされる[5]．涙腺神経終末は，主涙腺に豊富に存在している（**図5**）．

涙腺上皮の受容体

　Sjögren症候群（SS）では，末梢血中に，涙腺の分泌に重要な役割を果たすM3ムスカリン作動性アセチルコリン受容体（M3R）に対する自己抗体（抗M3R抗体），および自己反応性T細胞（M3R反応性T細胞）が末梢血より検出されている[6]．

　イノシトール三リン酸（IP3）と，その受容体であるIP3受容体が，涙腺などの外分泌機能に役割を果たしている．これらは膵臓や唾液腺でも同様な働きをしている．IP3受容体は細胞内のカルシウムの伝達と関連があり，外分泌障害では，三つのIP3受容体のうち2型と3型に異常が生じることが明らかにされている[7]．

涙腺の涙液分泌と機能

　一般に神経終末の分泌顆粒の放出は，神経終末の脱分極により細胞外のカルシウムが細胞膜内に流入し惹起されるとされる．細胞膜を介した涙液分泌にはCl^-チャネルが関与しているとされる．細胞外液のカルシウム濃度，カリウム濃度による細胞膜の脱分極が，腺房上皮内の分泌顆粒の放出にかかわっている．

眼疾患と涙腺上皮細胞膜蛋白

　眼表面には水分代謝や水分分泌にかかわる水チャネル分子，アクアポリン（aquaporin；AQP）が存在している．アクアポリンは体表面や特定の臓器に存在し，水分の吸収・分泌にかかわる．腎臓での水分再吸収，皮膚の保湿，感覚器の情報伝達，唾液腺分泌，脂肪代謝，細胞遊走にかかわることが報告されている[8]．現在，哺乳類では13種類のアクアポリン（AQP0～AQP12）が存在し，水晶体（AQP0），角膜（AQP1, 3, 5），結膜（AQP3, 5），涙腺（AQP5），視神経（AQP4）での存在がそれぞれ見い出されている[9]．涙腺では，涙液分泌の恒常性機構や涙液分泌調節に重要な働きをしていると考えられる．

　Sjögren症候群（SS）によるドライアイでは涙腺上皮のアクアポリンの涙腺上皮導管側の形質膜上に局在が欠損しており，細胞質側に偏位している．non SSドライアイの涙腺上皮では本来の局在をしているが，その局在と異なり涙液分泌障害をきたすためドライアイの重症化にかかわると考えられる所見である[10]．AQPは，全身のドライシンドロームにも深く関与していると思われる．

　涙腺上皮細胞には細胞膜の裏打ち構造であるα-およびβ-フォド

リンが存在するが，SSでは，自己抗原のひとつとして分子量120 kDのα-フォドリンが同定されている．α-フォドリンは細胞膜の裏打ち構造としてubiquitousに存在しているが，アポトーシス関連プロテアーゼによって分断化を受ける基質蛋白である．このような膜蛋白の局在の異常による恒常性の破綻が病態に関与し，涙液分泌機能異常に深くかかわるとされる．Fas/Fasリガンド経由のアポトーシスが重要な役割を果たし，カスパーゼ3などの活性化を介した膜蛋白の崩壊にかかわっている．

β-フォドリンはα-フォドリンと二量体を形成する．β-フォドリンはSSの涙腺上皮の頂上側の形質膜には存在せず，細胞質側へ偏位している．一方，non SSタイプの軽症型ドライアイ症例の涙腺では，腺房上皮細胞の頂上側に分布している．SSでは，この膜蛋白の局在異常が涙液分泌障害の原因のひとつにかかわっていると考えられる[11]．

VAMP8は分泌顆粒上に存在するvesicle-soluble NSF attachment protein receptor（v-SNARE）で，分泌顆粒が外分泌される際の膜癒合において重要な働きを果たす，腺房細胞の排出導管側にあるtarget membrane soluble NSF attachment protein receptor（t-SNARE）と癒合するとされる．VAMP8の発現は，正常コントロール群では，腺房上皮細胞の排出導管側の細胞膜周囲と細胞質に認められた．しかし，SSドライアイ群では細胞質と基底膜側に認められ，導管側の細胞膜付近には認めずVAMP8の局在の異常が認められた．以上より，SSドライアイ群ではVAMP8の発現の分布が正常とは異なり，外分泌の経路の異常が存在する可能性が考えられた[12]．

続いて成熟した分泌顆粒の指標となる分子であるRab3Dについて検討した．正常コントロール群において，Rab3Dは腺房上皮細胞の導管周囲の細胞質に発現していた．一方，SSドライアイ群では基底膜側に弱い発現を認めた．このことから，SSドライアイ群では分泌顆粒自体が少ないか，もしくは成熟できない可能性が考えられた．今後，これらの蛋白の涙腺上皮の細胞膜上での分布や性状および機能を調べることが必要と考えられる[12]．

免疫応答と炎症細胞の浸潤

正常涙腺においては，少数のT細胞およびB細胞が存在している．形質細胞のほかにマクロファージ，マスト細胞も少数存在している．間質の細胞のうち，主に太い導管周囲の線維化は年齢ととも

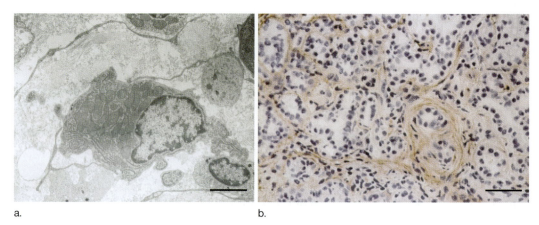

a.　　　　　　　　　　　　　　　b.

図6　Sjögren症候群の主涙腺間質に存在する線維芽細胞
a. 線維芽細胞の細胞質突起が，炎症細胞といたるところで接着している．スケールバー：1μm.
b. CD34陽性線維芽細胞が腺房をとり囲むように存在している．スケールバー：25μm.

に増加することが知られている．また，小腸同様，涙腺上皮間にもリンパ球が存在する．これらは，免疫監視能としての役割を果たしていると考えられる．腺房上皮付近の間質に存在する形質細胞はIgAを産生する．涙液中の蛋白であるIgAは分泌型IgAであり，二量体を形成している．IgAは涙腺上皮において産生される分泌片（secretory component）と結合して，分泌型IgAとして蛋白分解酵素に抵抗性の状態となり，導管内腔側に分泌され，最近，ウイルスやほかの病原体に対する防御として働くことが明らかとなった．腺房間，小葉間には線維芽細胞が存在し線維芽細胞同士が接着構造をもち，立体的に網状構造をとってネットワークを形成している（図6）．涙腺は血管が豊富な組織である．涙腺間質の線維芽細胞と免疫担当細胞のネットワークは，導管の管腔における外界と間質における血管系の間の免疫監視機構として働いている可能性がある[13]．

カコモン読解　第19回　一般問題1

情動に伴う反射性の涙液分泌を行うのはどれか．
a 主涙腺　　b Krause腺　　c Moll腺　　d Wolfring腺
e Zeis腺

解説　情動に伴う反射性涙液分泌においては，涙液があふれる神経経路として，内側前頭前野の共感脳が起点となって激しく興奮し，その下行性の情動信号が脳全体を副交感神経緊張状態にリセットし，それが脳幹の上唾液核に伝達され，激しい流涙を発現させるも

のと考えられている．上唾液核から遠心路としての副交感神経に伝達され，脳幹からの節前線維である大浅錐体神経は翼口蓋神経節でシナプスを置き換えて涙腺神経と合流し，主涙腺からの涙液の反射性分泌にかかわる．

　Krause腺，Wolfring腺は，主涙腺と同様に腺房細胞組織を含有する．情動に伴う反射性涙液分泌に関与する可能性はあるが，報告はなく詳細は不明である．Moll腺は汗腺の一つで，エクリン汗腺とアポクリン汗腺のうちのアポクリン汗腺の一種とされている．このため情動に伴う反射性涙液分泌を行う最も主要な組織は，主涙腺である．

模範解答　a

カコモン読解　第23回　一般問題8

コリン作動受容体が生理機能の発現に重要でないのはどれか．
a　主涙腺　　b　外眼筋　　c　毛様体筋　　d　瞳孔散大筋
e　Meibom腺

解説　アセチルコリン受容体の生理的機能は，交感神経支配による瞳孔散大筋ではなく，副交感神経支配の瞳孔括約筋に作用し縮瞳にかかわる．

　標的臓器におけるアセチルコリンの作用としては，眼科領域では縮瞳と毛様体筋，瞳孔括約筋収縮に対する作用が知られている（表1）．ほかに血管拡張，消化管の蠕動運動亢進や分泌亢進，気管支平滑筋収縮，分泌増加および涙液，唾液分泌作用が知られている．アセチルコリンは，標的臓器においては副交感神経作用を表す．

表1　眼科領域におけるアセチルコリンの作用

部位	機能	備考
主涙腺	涙液分泌	涙腺上皮頂上側細胞膜に受容体が存在する．副交感神経刺激により分泌される．Sjögren症候群ではM3アセチルコリン受容体の異常が指摘されている．
外眼筋	眼球運動	神経筋接合部に受容体が存在．重症筋無力症では抗アセチルコリン抗体により外眼筋麻痺，複視が生じる．
毛様体筋	縮瞳	副交感神経支配の瞳孔括約筋に作用し縮瞳にかかわる．
マイボーム腺	涙液油分分泌	アセチルコリン受容体M1, 2, 4, 5が存在する．

模範解答　d

（小川葉子）

角膜前涙液層

　眼表面（オキュラーサーフェス）は，涙液層（tear film）によって覆われていることで，恒常性が保持され，健康な粘膜上皮を保つことができる．近年，光干渉断層計（optical coherence tomography；OCT）やインターフェロメトリー（DR-1〈興和〉など）の出現で涙液層を観察する検査ができるようになった．本項では涙液層（角膜前涙液層）の構造と機能について述べる．"涙液"と"涙液層"は，厳密にいうと異なるものを指す．"涙液"といえば，いわゆる"なみだ"のことで，涙腺から分泌され，涙液メニスカスを形成しているのは"涙液"であり，涙小管から涙囊，鼻涙管に流れている液体も"涙液"と呼ぶ．一方，"涙液層"とは主に角膜の前に被膜のように覆っている涙液の膜のことを指す（tear film）．たとえば，**図1**で示しているのは"涙液層の構造"であり，厳密には"涙液の構造"ではない．

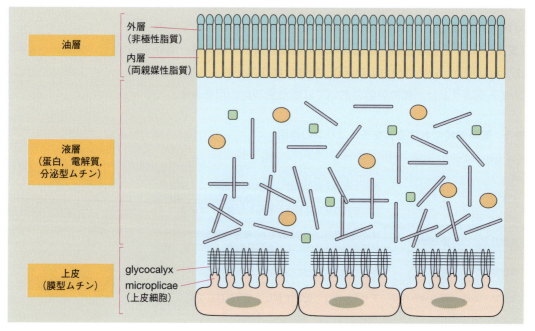

図1　涙液層の構造
涙液層は，油層と液層の二層構造となっており，それらが角結膜上皮の最表層にある糖衣（glycocalyx）の上に存在している．油層は二層構造になっており，外側には非極性脂質，内側（液層側）には両親媒性脂質がそれぞれ存在する．

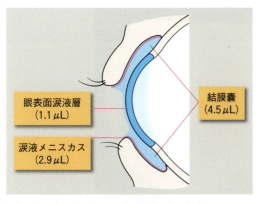

図2　眼表面における涙液貯留の分布
涙液の眼表面での分布は，涙液は眼表面涙液層に1.1μL，涙液メニスカスに2.9μL，結膜囊に4.5μLとされている．

表1　涙液層の役割

1	角結膜の湿潤性の維持
2	角結膜の恒常性の維持
3	感染防御
4	角結膜への酸素の供給
5	角結膜に必要な物質の供給
6	眼表面を光学的に平滑に保つ

涙液層の構造と機能の概要（図1）

　涙液層は約3〜7μmの厚みがあると考えられている．涙液層の主要な構成物には，"油"，"水"，"ムチン"の三つがある．閉瞼状態から開瞼すると下方の涙液メニスカスに貯留している涙液（水）が上方に伸展し角膜に塗りつけられるとともに，その上を薄い油層が伸展していく．これらが角膜前面で被膜となり涙液層を形成する．涙液はその大部分が涙腺から毎分1〜2μLの割合で分泌され，その90％が涙点より排出され，10％が眼表面より蒸発するとされている[1,2]．涙液の眼表面での分布であるが，涙液は眼表面涙液層に1.1μL，涙液メニスカスに2.9μL，結膜囊に4.5μL存在するとされている（図2）．特に涙液メニスカスには，露出している涙液（結膜囊内貯留を除く）の75％が貯留しているといわれており[3]，涙液メニスカスの評価が涙液層に存在する涙液貯留量の評価につながる．

　涙液層の機能として，表1にあるように，①角結膜の湿潤性の維持，②角結膜の恒常性の維持，③感染防御，④角結膜への酸素の供給，⑤角結膜に必要な物質の供給，⑥眼表面を光学的に平滑に保つ，など眼球を最前線で守っている重要な役割を果たしている．

文献は p.417 参照．

涙液層の構成（1）油層

　油層は0.1μmの厚みと考えられており，涙液層の最外層に存在する．最近では，インターフェロメトリーによる油層の測定が可能となっている．現在，わが国で使用できる眼表面のインターフェロメーターの一つであるDR-1α（興和）では，干渉色の違いによって

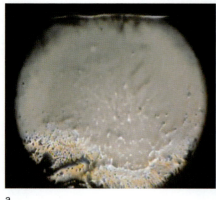 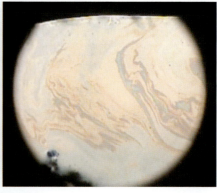

a. b.

図3 インターフェロメトリーによる油層の観察
DR-1α（興和）は，薄膜に白色光を当てた際にできる干渉色を用いた油層の厚みや油層の伸展パターンでドライアイ重症度を測定する機械である．重症涙液減少型ドライアイでは，aのように油層がほとんどなく（Grade 5）油層の上方伸展がみられないが，涙点プラグを挿入し，涙液メニスカスに涙液が貯留するようになると，Gradeが改善し油層の伸展もみられるようになる（b）．

表2 角膜前涙液層における油層の役割

1	涙液層の表面張力を下げて角膜上に均一な薄膜を形成する．
2	スムースな光学的球面を形成する．
3	眼瞼縁から涙液があふれるのを防ぐ．
4	瞬目を潤滑にさせる．
5	蒸発を抑制する．

油層の厚みを類推することが可能である（図3）．油層の役割であるが，涙液層の最表層に油層があることで，涙液層の表面張力を下げて角膜上に均一な薄い膜を形成し，そのことによって角膜が光学的にスムースな球面を保っている．また，油層があることで，涙液が眼瞼縁からあふれるのを防いだり，瞬目時の潤滑剤的な役割を担ったり，蒸発を抑制したりといった働きがある（表2）．

油層の脂質は眼瞼縁のマイボーム腺から分泌される．主要な脂質は，ワックスエステル，コレステロールエステル，リン脂質などが挙げられる．近年，油層は二層構造であることがわかっており，非極性脂質であるワックスエステルやコレステロールエステルが外層にあり，内側の液層との境界面にリン脂質を代表とする両親媒性脂質が存在する（図1）[4]．

涙液層の構成（2）液層

油層の下には液層が存在する．以前は，涙液層は三層構造（油層，

水層，ムチン層）であると考えられてきたが，厳密には三層構造ではなく分泌型ムチンが水層に大量に溶解して濃度勾配をもって存在しており，水層とムチン層ははっきりと分かれていないと考えられている．これにより，"水層"のことは，水とムチンが混在しているという意味を込めて"液層"と呼ばれることが多くなった．つまり，涙液層は二層構造をしているといえる．

　液層には，さまざまな蛋白質が含まれている．涙液中の三大主要蛋白質として，リゾチーム（lysozyme），ラクトフェリン（lactoferrin），プレアルブミン（prealbumin）が挙げられる[5]．リゾチームは，細菌の増殖を抑制し抗菌作用をもつ物質であり，以前から涙液や鼻汁に多く含まれるとされていた．ラクトフェリンは母乳，涙液，汗，唾液などの外分泌液中に多く含まれる糖蛋白質である．鉄イオンに対する親和性が強く，生体内で鉄輸送蛋白質としての役割を担っている．また，ラクトフェリンは抗加齢にも関係しており，注目されている．リゾチームやラクトフェリンは涙液中に多く含まれる蛋白質であり，ドライアイ患者の涙液では減少している[2]．

涙液層の構成（3）ムチン

　前述のように液層にはムチンが存在する．ムチンは親水性の高分子の糖蛋白質であり，アポムチンと呼ばれるコア蛋白に無数の糖鎖（O-グリカン）が結合している．ムチンが高分子であるのは糖鎖によるところが多く，ムチンの分子量の50〜80％を糖鎖が占めるといわれている．また，ムチンはマイナスに荷電していると考えられ，これは糖鎖の末端にシアル酸（マイナスに荷電している）が存在するためといわれている．末端のシアル酸が親水性であるため，ムチンは親水性の特徴をもつ．ムチンはその構造から大きく分けて分泌型ムチン（secreted mucins）と膜型ムチン（membrane-associated mucins）に分類することができる（図4，5）．眼表面における分泌型ムチンは結膜の杯細胞（goblet cell）から分泌され，そのサブタイプは MUC5AC という[6]．涙液層の下には角膜および結膜上皮が存在するが，その上皮細胞の最表層には微絨毛（microvilli/microplicae）と呼ばれる細かいひだが存在し，その先端に膜型ムチンが多数発現し，糖衣（glycocalyx）を形成している．眼表面における膜型ムチンのサブタイプは，MUC1，MUC4，MUC16 の3種類が明らかになっている[6]．つまり眼表面のムチンは，結膜の杯細胞（分泌型ムチン）と角結膜上皮細胞（膜型ムチン）の大きく2か所で産生

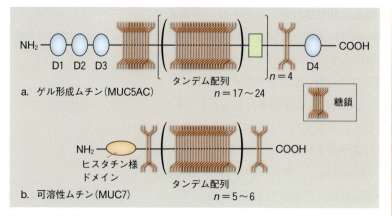

図4 分泌型ムチン
分泌型ムチンは分子量の大きいゲル形成ムチン(a)と分子量の小さい可溶性ムチン(b)に分類できる．両者とも反復配列（タンデム配列）ドメインをもち，無数の糖鎖が結合している．ゲル形成ムチンはシステインが豊富なDドメイン（D1〜D4）が存在し，可溶性ムチンはヒスタチン様ドメインが存在する．

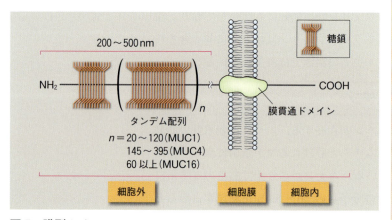

図5 膜型ムチン
膜型ムチンは膜貫通ドメインをもち，カルボキシル基側を細胞内，アミノ基側を細胞外に出している．

表3 角膜前涙液層におけるムチンの役割

1	涙液層を角膜上にしっかりと保持させる．
2	角結膜上皮の水濡れ性を向上させる．
3	瞬目を潤滑にさせ，眼瞼と眼表面の摩擦を減らす．
4	眼表面のバリア機能．
5	異物やデブリスを排除する．

され，さまざまな働きをしている．ムチンの眼表面における働きを表3に示す．このうち，特に潤滑剤としての役割，水濡れ性の向上，バリア機能の三つが特に重要である．

このようにムチンは眼表面において重要な役割を担っており，ドライアイ患者ではムチン発現が低下していると報告されている[7-9]．特にわが国ではドライアイ治療薬の一つとしてムチン分泌促進薬が販売されており，ムチン発現を外部からコントロールできるようになった．しかしながら，眼表面のムチン発現については，まだまだ未知の部分が多い．というのも，現在のところ涙液や涙液層中のムチン濃度を測定することができず，リアルタイムPCR（polymerase chain reaction）やELISA（enzyme-linked immunosorbent assay）などを使っての研究室ベースでの半定量検査しかできていない．一方，油層は前述のようにインターフェロメトリーの登場により，厚みも含め多くのことが臨床的な検査でわかるようになってきた．今後はムチン濃度測定が，サイトカイン濃度などと同じように外来で簡便にできるようになることが期待される．そのことにより涙液層の解剖および機能について，さらに理解が深まると考える．

カコモン読解　第24回　一般問題1

血清よりも涙液に多く含まれるのはどれか．2つ選べ．
a グルコース　　b ラクトフェリン　　c リゾチーム
d IgA　　e IgM

解説　涙液中のグルコース濃度は血清中の1/10といわれている．近年，コンタクトレンズにセンサーを搭載し，涙液中のグルコース濃度を測定し，血糖値の連続管理を行うという試みが行われている．ラクトフェリン（lactoferrin）は母乳，涙液，汗，唾液などの外分泌液中に多く含まれる糖蛋白質，リゾチーム（lysozyme）は，涙液や鼻汁に多く含まれる抗菌作用をもつ物質であり，細菌の増殖を抑制する．両者とも涙液中には多く含まれていることが知られている．答えはbとcである．IgAやIgMなどの免疫グロブリン濃度は血清中に比べて低く，1/10程度といわれている．

模範解答　b，c

（堀　裕一）

涙道

涙道解剖の概要

　涙道は涙点から始まり涙小管，総涙小管，涙囊，鼻涙管を経て下鼻道外側壁の鼻涙管下部開口部に終わる（図1）[*1]．涙点は血管に乏しく厚い線維性組織にとり囲まれており，涙点（涙小管乳頭部，涙小管狭窄部）が約1mm，続いて涙小管垂直部が約1.4mmある．そこから向きを涙囊の方向へ変え，涙小管水平部が約10mm続いている．上・下涙小管は内眼角腱の下で合流し（総涙小管：約2mm），内総涙点を経て涙囊内へ入る．涙小管上皮は重層扁平上皮で上皮下に弾性線維をもち，瞬きの運動による伸縮運動で涙を涙囊内へ送り込んでいる．涙囊と鼻涙管の上皮は円柱上皮で，涙囊円蓋部から鼻涙管までが約10mm，骨性鼻涙管内の膜性鼻涙管は約17mmで下部開口部は下鼻道外側壁へ開口している．

[*1] 涙道は涙点，涙小管，総涙小管，涙囊，鼻涙管から構成されている．

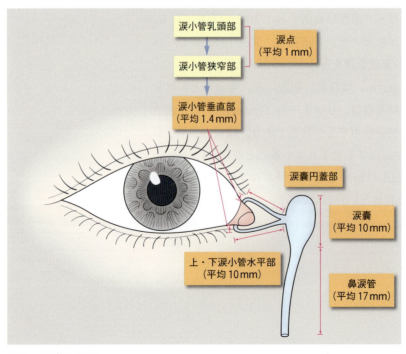

図1　涙道の概要

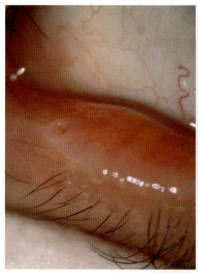
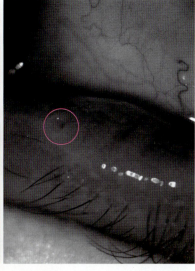

図2 左眼の下涙点

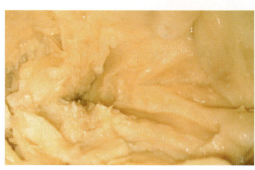

図3 左眼の涙点・涙小管・総涙小管の解剖

涙点，涙小管，総涙小管の解剖

　涙点は血管に乏しく厚い線維性組織にとり囲まれており，涙点（涙小管乳頭部，涙小管狭窄部）が約 1 mm，続いて涙小管垂直部が約 1.4 mm ある（図 2）[*2]．そこから向きを涙嚢の方向へ変え，涙小管水平部が約 10 mm 続いている．上・下涙小管は内眼角腱の下で合流し（総涙小管：約 2 mm），内総涙点を経て涙嚢内へ入る（図 3）．
ヒト涙小管の組織像（アザン染色）：涙小管上皮は重層扁平上皮で上皮下に弾性線維をもち，眼輪筋や Horner 筋に囲まれ，瞬きの運動による伸縮運動で涙を涙嚢内へ送り込んでいる（図 4）[*3]．総涙小管は内側眼瞼靭帯に付着しており，涙小管とは異なり，周囲に筋肉は付着していない（図 5）[*4]．涙小管垂直部・水平部，総涙小管，涙嚢

[*2] 下涙点の閉塞は，上涙点の閉塞に比べ流涙の症状が強い．

[*3] 瞬きの際の涙小管の伸縮運動で，涙液が涙嚢へ吸い上げられている．

[*4] 総涙小管に内側眼瞼靭帯以外なにも付着していないため，医原性の障害を生じやすい．

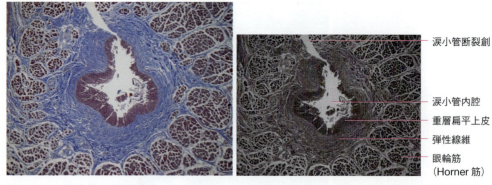

図4　ヒト涙小管の組織像

涙小管断裂創
涙小管内腔
重層扁平上皮
弾性線維
眼輪筋（Horner筋）

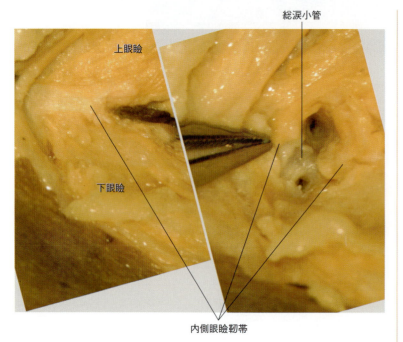

上眼瞼
下眼瞼
総涙小管
内側眼瞼靱帯

図5　左眼の内側眼瞼靱帯と総涙小管

までのプロービング*5は，仮道*6ができないように細心の注意が必要である．

内総涙点，涙嚢，鼻涙管の解剖

図の涙嚢は15mmあり，内総涙点から円蓋部までは5mm，鼻涙管移行部までは10mmある（図6, 7, 8）*7．内総涙点は涙嚢の中央よりやや上に開口しており，形状に個人差がある（図9）．膜性鼻涙管は上顎骨と涙骨で構成される骨性鼻涙管の中を通り（図10），下鼻道外側壁に開口する．涙嚢と鼻涙管の上皮は多列円柱上皮と杯細胞で構成されていて，涙液の90％を吸収している．膜性鼻涙管の中

(*5) 閉塞した部位を開通させるため，金属製のプローブを用いて穿破する手技．

(*6) プロービングで裂けた部位への通路を仮道（かどう）と呼んでいる．

(*7) 図6～9は左側の上顎前頭突起，上顎骨，涙骨を外し，涙嚢と鼻涙管が露出した状態．

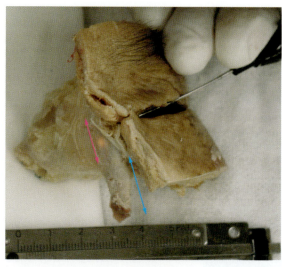

図6 左眼の涙嚢・鼻涙管の外観
⇔ 涙嚢（15mm）
⇔ 膜性鼻涙管（17mm）

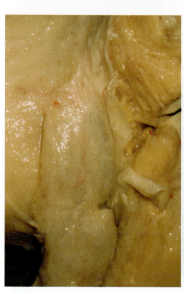
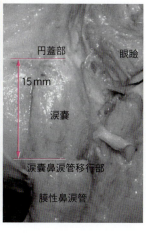

図7 左眼の涙嚢・鼻涙管の形状
（上顎前頭突起，上顎骨，涙骨を外した状態）

は凹凸があり，下部開口部で外側壁側へと走行が変わる（**図11**）[*8].

鼻涙管下部開口部の観察

鼻涙管下部開口部は前鼻孔前縁から30～40mmの下鼻道外側壁にある．下鼻甲介の位置によっては，硬性鼻内視鏡の先端を外鼻孔から顔面に対して垂直か，鼻尖を引き上げながら下鼻甲介の手前から下鼻道外側壁の方向へ挿入する必要がある（**図12**）．硬性鼻内視鏡の挿入方向に対して，鼻涙管下部開口部は真上に近い位置にあるため，先端が70°の内視鏡が操作しやすい．鼻涙管下部開口部は下鼻道外側壁に屈曲しているため，曲げたプローブの先端を外側へ向

[*8] 膜性鼻涙管の中は凹凸があり（図11の赤色線），下部開口部で上顎洞側（外側壁側）へ走行が変わる．

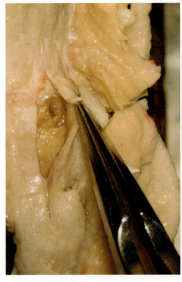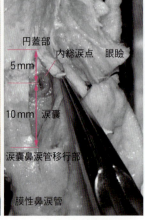

図8 左眼の涙嚢内の内総涙点の形状（上顎前頭突起，上顎骨，涙骨を外した状態）

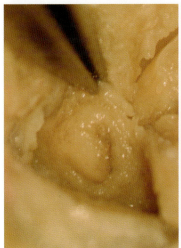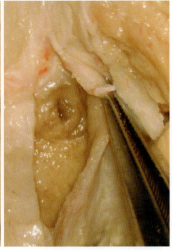

図9 内総涙点の形状

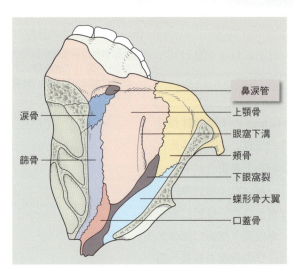

図10 骨性鼻涙管を構成する骨

4. 眼表面，強角膜　103

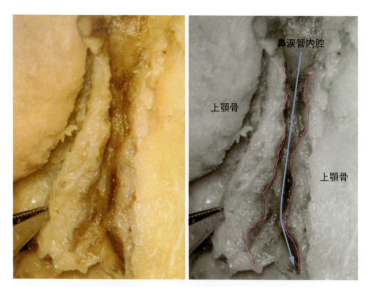

図11　左眼の骨性鼻涙管内の膜性鼻涙管（切開面）

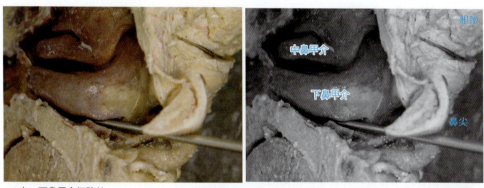

a. 中・下鼻甲介切除前

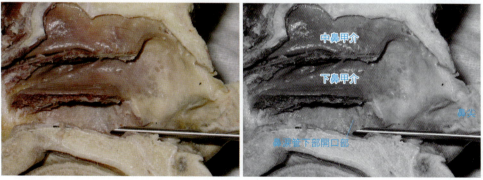

b. 切除後

図12　鼻涙管下部開口部の観察

けて進めないと，鼻涙管下部開口部に仮道ができることがある（図13）．

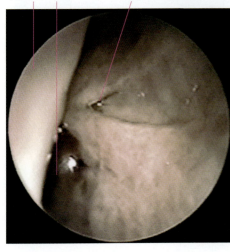

図13　左鼻涙管下部開口部の仮道
仮道が生じた症例の鼻硬性内視鏡画像．

カコモン読解　第22回　一般問題3

涙嚢・鼻涙管で正しいのはどれか．
a　鼻涙管は中鼻道に開口する．
b　涙嚢の長さは約20mmである．
c　涙液の一部は鼻涙管で吸収される．
d　骨性鼻涙管は涙骨と篩骨から構成される．
e　涙嚢・鼻涙管の上皮は重層扁平上皮である．

解説　a．鼻涙管は下鼻道（外側壁）に開口している．
b．涙嚢は平均10mmである．
c．涙液の一部は鼻涙管で吸収されている．
d．骨性鼻涙管は涙骨と上顎骨で構成される．
e．涙嚢・鼻涙管の上皮は多列円柱上皮である．

模範解答　c

カコモン読解　第24回　一般問題51

テガフール・ギメラシル・オテラシルカリウム配合剤（TS-1）の眼合併症はどれか．2つ選べ．
a　兎眼　　b　涙点閉鎖　　c　円錐角膜　　d　角膜上皮障害
e　角膜への色素沈着

解説　a．兎眼を含め閉瞼不全による角膜障害は報告されていない．
b．涙点閉鎖，涙小管閉鎖などの涙道障害が約10％発現する報告が

ある．治療に難渋することがあるため，できる限り早く眼科を受診するよう勧めている．

c．円錐角膜の報告はない．

d．角膜上皮障害が発現する．涙液中に分泌されたフルオロウラシル濃度を下げるため，防腐剤を含まない人工涙液の点眼を行う．

e．角膜への色素沈着の報告はない．

模範解答 b，d

解説のつづき テガフール・ギメラシル・オテラシルカリウム配合剤（TS-1）による涙道障害：テガフール・ギメラシル・オテラシルカリウム配合剤（ティーエスワン®，大鵬薬品工業）は1999年に承認された経口抗癌剤で，現在，国内で最も多く使用されている．5-フルオロウラシル（5-FU）のプロドラッグであるテガフールに5-FUの分解阻害薬であるギメラシルと消化管毒性を抑えるオテラシルカリウムが配合されている．5-FUの静脈投与と同等の血中濃度が得られ，重篤な副作用がないことから，外来通院で長期投与される症例が増えてきており，適応症例も胃癌，結腸癌，直腸癌，頭頸部癌，非小細胞肺癌，進行および再発乳癌，膵臓癌などに幅広く使用されている．

5-FUは核酸の合成を阻害することで，抗腫瘍作用を示すため，正常な細胞にもとり込まれ障害が生じる．眼においては，細胞分裂の活発な，角膜，結膜，涙小管などの上皮に障害が生じやすいことが報告されている．角膜障害の原因として，フルオロウラシルは細胞分裂の盛んな細胞においてDNA，RNAの合成障害を引き起こすため，涙液中に分泌されたフルオロウラシルが，活発に分裂している角膜上皮細胞や輪部の角膜上皮幹細胞を障害することで発症すると考えられており，また，涙道障害の原因として，フルオロウラシルを含んだ涙液が涙道を通過することで涙道粘膜の炎症，涙道扁平上皮の肥厚と間質の線維化をきたし，その結果，涙道狭窄・閉塞が生じると考えられているが，完全には解明されていない．大鵬薬品工業の報告では，投与で流涙，結膜炎，角膜炎，眼痛，視力低下，眼乾燥が発現した症例は，臨床試験（単独投与）で，①全体（前治療有乳癌，膵癌，胆道癌を除く）3.1％（18/578例），②前治療有乳癌18.2％（10/55例），③膵癌11.9％（7/59例），④胆道癌33.9％（20/59例），⑤非小細胞肺癌（CDDP〈シスプラチン〉併用）9.1％（5/55例），また，使用成績調査では，胃癌1.1％（42/3,808例）と対象症例によってかなり差がある．角膜障害，涙点，涙小管閉塞の，

合併症の予防対策として，涙液中に分泌されたフルオロウラシルの濃度を下げるため，防腐剤を含まない人工涙液の点眼，涙道チューブの予防的留置などが有効であると報告されている．また，いったん閉塞してしまった場合の治療は難渋することが報告されており，TS-1内服中の患者で眼の症状がある場合は，できるだけ早めに眼科を受診するよう勧められている．

カコモン読解 第26回 一般問題86

TS-1（tegafur・gimeracil・oteracil potassium）の眼合併症はどれか．
a 緑内障　b 視神経炎　c 涙道狭窄　d ぶどう膜炎
e 網膜静脈分枝閉塞症

解説　a．緑内障の報告はない．
b．視神経炎の報告はない．
c．涙道狭窄は発現が報告されており，治療に難渋することがあるため，できる限り早く眼科を受診するよう勧めている．
d．ぶどう膜炎の報告はない．
e．網膜静脈分枝閉塞症の報告はない．

模範解答　c

（永原　幸）

角膜上皮

発生

　角膜上皮細胞は表層外胚葉由来である．これに対して角膜実質細胞，内皮細胞は神経堤から発生する．胎生 5 週に水晶体胞が分離し，角膜上皮への分化が始まるが，この時点では 2 層の円柱状上皮配列があるのみである[1]．分離した水晶体と角膜上皮の間にコラーゲンが形成され，これを 1 次実質と呼ぶ．1 次実質は胎生 19 週頃に Bowman 膜となる．胎生 12 週頃に hemidesmosome（ヘミデスモソーム），anchoring fibril などの接着装置が完成する．20 週には上皮が多層化し，microvilli も発達する．

文献は p.418 参照．

角膜上皮の構造

　角膜上皮層は，角膜 5 層のうち最表面にある[2]．角膜上皮の厚みは約 50 μm で角膜全体厚の約 10％ を占める．角膜上皮は中央部では 4〜5 層，周辺部では 8〜10 層の細胞からなり，細胞表層側から順に，表層細胞（superficial cell），翼細胞（wing cell），基底細胞（basal cell）と並んでいる（**図 1**，**図 2a, b, c**）．基底細胞と Bowman 膜の間には基底膜がある．

　表層細胞は 2〜3 層の扁平な多角形の細胞で，表面には microvilli といわれる微絨毛が存在し，MUC1，MUC16 などの膜型ムチンが発現している．細胞間にはタイトジャンクション（tight junction）が発達しており，外界に対する強固なバリアとなっている．タイト

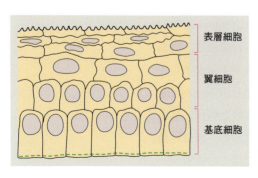

図 1　角膜上皮の構造
表層側から順に表層細胞，翼細胞，基底細胞からなる．

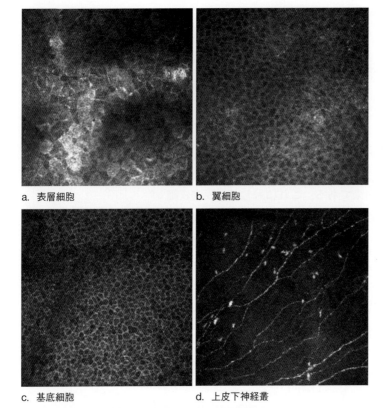

a. 表層細胞　　b. 翼細胞

c. 基底細胞　　d. 上皮下神経叢

図2　健常ヒト角膜上皮細胞の共焦点顕微鏡写真（28歳，男性．HRT II-RCMにて撮影）

基底細胞（c）は，表層細胞（a）に比較すると小型で，細胞間は高輝度に描出される．

ジャンクションは水溶性分子に対する障壁として働く．

翼細胞は，基底細胞から分裂してきた細胞が徐々に扁平化して表層細胞になるまでの中間過程に位置する細胞である．細胞間にはdesmosome（デスモソーム）や接着結合（アドヘレンスジャンクション；adherens junction）が発達している．

基底細胞は角膜上皮の最下層の1層で，表層細胞に比較すると小さく密に配列しており，細胞分裂が盛んである．分化し始めている細胞であるが増殖能をもっていることから，transient amplifying（TA）cellと呼ばれることもある．グリコーゲンが貯蔵されており，外傷や酸素欠乏により通常の遊離グルコースのみでエネルギーが不足する際に代謝される．健常の状態では基底細胞は，hemidesmosomeやanchoring filamentなどの接着装置によって基底膜と強固に接着している．この基底細胞と基底膜の接着が障害されると，再発性角膜びらんの原因となる．角膜上皮欠損の治癒過程ではこの接着が一

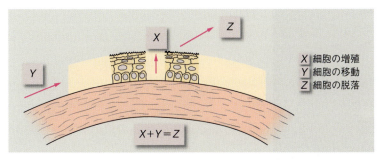

図3 ThoftのXYZ理論
正常では"$X+Y=Z$"となり，角膜上皮の恒常性が保たれる．

時的に解除され，細胞の進展，移動が起こる．

角膜上皮には細胞骨格を構成する蛋白の一種であるケラチン3とケラチン12が発現しており，角膜上皮分化マーカーとして知られている．

角膜上皮の恒常性

角膜上皮は基底細胞が分裂して翼細胞となり，翼細胞が成熟して表層細胞となって表面から脱落していくというターンオーバーを繰り返しており，この周期は約1～2週間といわれている．正常では細胞の脱落と分裂がバランスよく行われ，上皮の恒常性が保たれている．これはThoftの XYZ 理論で説明される（図3）．X は基底細胞の増殖，Y は角膜輪部から中央部へ向かう細胞移動，Z は表層細胞の脱落を表す．"$X+Y=Z$"という均衡が保たれることで上皮の恒常性が保たれている．この均衡が崩れ"$X+Y<Z$"となると，角膜上皮障害が発生する．薬剤毒性によって生じる角膜上皮障害の進行を例に考えると理解しやすい．初期には表層細胞の脱落が亢進し（Zの増加），"$X+Y<Z$"となって点状表層角膜症（superficial punctate keratopathy；SPK）を呈する．上皮障害が慢性化すると，上皮の過剰な脱落を代償するために上皮の移動が目立つようになり（Yの増加），渦巻き状のvortex patternを伴うSPKであるハリケーン角膜症[*1]（図4）がみられるようになる．上皮移動で代償しようとするが表層細胞の脱落が多く基底細胞の増殖も障害されているため（Xの低下），"$X+Y<Z$"の状況は変わらず上皮障害は存続する．さらに悪化すると上皮にひび割れが生じて epithelial crack line（図5）となり，最終的に遷延性上皮欠損となる．

上皮の恒常性維持には上皮成長因子（epithelial growth factor；

[*1] **ハリケーン角膜症**
健常の状態ではゆっくりとした角膜輪部から中央部へ向かう細胞移動があるが，上皮障害が高度であるとこの移動は速まり，細胞の流れが観察できることがある．この細胞の流れが観察できる状態がハリケーン角膜症であり，渦巻き状（vortex pattern）のSPKが観察される（図4）．薬剤毒性による重度の角膜上皮障害や眼類天疱瘡などの疾患でみられる．またFabry病やアミオダロン角膜症では角膜上皮内にそれぞれスフィンゴ糖脂質とアミオダロンが沈着することで，vortex patternの上皮混濁が観察される．

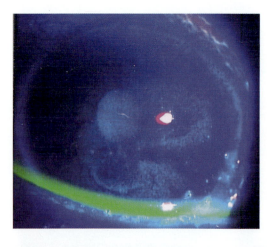

図4 薬剤性角膜障害の治癒過程でみられたハリケーン角膜症（62歳，女性）
流れのある vortex pattern の SPK が観察される.

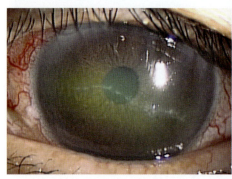 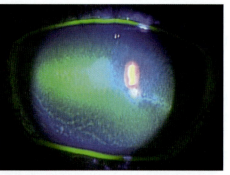
a.　　　　　　　　　　　　　　　　b.

図5 薬剤毒性による角膜上皮障害（70歳，男性）
緑内障治療薬によって生じた．角膜中央より，やや下方に epithelial crack line を伴う．b はフルオレセイン染色後，数分の写真．SPK ははっきりせず，角膜が全体的に染色されて delayed staining を示す．

EGF）やインスリン様増殖因子-1（insulin-like growth factor-1；IGF-1），神経成長因子（nerve growth factor；NGF）といった成長因子のほかにレチノールや IL-6 などのビタミンやサイトカインなど，さまざまな因子が関与する.

角膜輪部

　角膜輪部は角膜と強膜の移行部であり，輪部上皮は角膜上皮，結膜上皮よりも多層の細胞からなっている．表層部に杯細胞はなく，基底部にメラニン色素を含有する細胞が存在する．輪部上皮下には Bowman 膜はみられない．また，免疫担当細胞である Langerhans 細胞が存在している．角膜上皮幹細胞はまだ同定されていないが，輪部基底部に限局して存在するといわれている[*2]．健常者の角膜輪部には palisades of Vogt（POV）という放射状の襞状構造が存在している（図6）．上方と下方で観察しやすい．POV は角膜上皮幹細胞

[*2] 角膜上皮幹細胞のマーカー
角膜上皮幹細胞は角膜輪部基底部に限局して存在すると考えられているが，まだ同定されていない．角膜上皮細胞のマーカーであるケラチン3やケラチン12を発現しておらず，かつ p63，ケラチン15，インテグリン $α_6$ などの未分化上皮マーカーやN-カドヘリンを発現している細胞群が相当すると考えられている[3]．

の有無をみる臨床的指標であり，POVが観察されず，角膜周辺部に表層性血管侵入を生じている場合は角膜上皮幹細胞疲弊症である可能性が高い．

幹細胞疲弊症の原因として，先天性では無虹彩症，強膜化角膜，後天性では熱・化学腐食，放射線角膜症（図7），薬剤毒性，トラコーマ，Stevens-Johnson症候群，眼類天疱瘡（図8）などが挙げられる[3,4]．診断はPOV消失のほかに結膜上皮侵入を確認することであり，インプレッションサイトロジーによる杯細胞の存在確認や，フルオレセイン染色による上皮の染色性の違いを観察することから行う（図8b）．結膜上皮は角膜上皮に比較しバリア機能が低く，フルオレセインの透過性が亢進している．

角膜上皮の神経

角膜の知覚神経は三叉神経第1枝に由来する．Bowman膜直下には上皮下神経叢（図2d）があり，Bowman膜を貫通したところで基底細胞神経叢（上皮内神経叢）を形成する．神経線維はここから表層に向かってさらに伸展し，自由終末を形成している．神経線維にはAδ線維とC線維がある．角膜上皮内の神経は無鞘無髄神経であり，角膜の透明性に寄与している．神経線維にはサブスタンスPという神経伝達物質が含まれており，このサブスタンスPがEGFやIGF-1の角膜上皮細胞進展作用を増強することで，角膜上皮創傷治癒効果を調節している[5]．三叉神経が障害されると，この調節が阻害され，神経麻痺性角膜症をきたす．このことより，角膜の神経は侵害受容器として働くだけでなく，上皮の機能保持に重要な役割を果たしていると考えられている．

角膜上皮の機能

1．バリア機能：角膜は眼球の最表面にあり，外傷や病原菌の侵入などの外界の刺激を受けやすい．角膜上皮は涙液，結膜とともに眼球を保護する役割を担っている．角膜上皮にはタイトジャンクションがあるため，水溶性物質の透過性は結膜上皮に比較して低く，フルオレセイン染色の差として観察される．角膜上皮のタイトジャンクションが障害されると，フルオレセイン染色後，数分経ってから観察した際に色素が角膜内へしみ込んだような所見がみられる．これをdelayed stainingという（図5b）．薬剤性角膜上皮障害や膠様滴状角膜ジストロフィでみられることがあり，角膜上皮のバリア機

[*3] **培養上皮移植**
角膜上皮は再生医療が進んでいる組織である．現在，培養上皮シートを用いた移植法が開発されている．適応疾患は，角膜化学熱傷やStevens-Johnson症候群，眼類天疱瘡などの難治性角結膜疾患である．培養上皮シートには患者僚眼の角膜上皮細胞を用いた自己角膜上皮シートと，アイバンクから提供された角膜を用いて作製する他家角膜上皮シートがある．また，角膜上皮シートを移植する際のキャリアとして羊膜，フィブリン糊があり，キャリアを用いない温度応答性培養皿やPVDF（polyvinylidene difluoride）膜を使用する移植法も開発されている[4]．自家口腔粘膜を用いた上皮移植術もあり，先進医療として認定されている．

[*4] **培養上皮シート作製時のビタミンA（レチノール）の重要性**
角膜上皮は培養の難しい組織である．生体内では生涯にわたって角膜上皮はターンオーバーを繰り返すが，培養条件下では数週間で増殖がとまってしまう．マウス3T3フィーダー細胞とウシ胎児血清を使用することで，正常に近い角膜上皮シートが培養可能となったが異種生物由来の物質が含まれるため，ヒトへの移植は未知の感染症などの問題があった．2008年にフィーダー細胞と血清を使用せずとも培地にレチノールとEGFを添加することで角膜上皮シートの作製が可能となり[5]，上皮シートの研究は大きく進歩した．

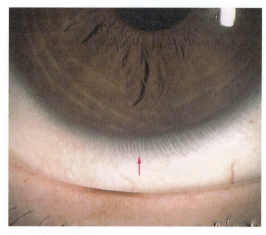

図6 健常眼における palisades of Vogt（POV）（42歳，女性）
細隙灯顕微鏡で襞状の構造が角膜下方輪部に観察される（矢印）．

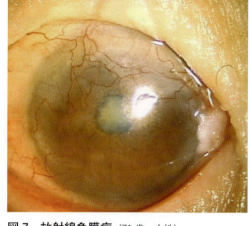

図7 放射線角膜症（71歳，女性）
脂腺癌治療のため放射線照射を行い，発症した放射線角膜症．POVは消失し，表層性血管侵入と結膜上皮侵入を認める．

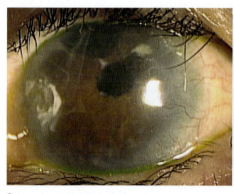

a.　　　　　　　　　　　　　　b.

図8 眼類天疱瘡（91歳，女性）
表層性血管侵入と結膜上皮侵入を認める．bはフルオレセイン染色写真で，色素透過性の異なる上皮が観察される．角膜中央部は角膜上皮であるが，ほかの部位は結膜上皮侵入を生じている．

能が低下し透過性が亢進した状態を意味する．

2．透明性の維持：健常角膜上皮は実質と同じく透明であることが特徴である．角膜上皮内の神経は無鞘無髄神経であり，血管は存在せず，組織の透明性が保たれている．また，上皮は実質と外界を遮断し，実質の恒常性を維持することで角膜透明性の維持に関与している．

3．涙液の保持：角膜上皮最表面には膜型ムチンが発現しており，負に帯電している．膜型ムチンが表層細胞表面を覆うことにより，極性のある水分子の正に帯電した部分が角膜の表面に引きつけられる．その結果，水分が保持されることで，角膜上皮の表面は親水性

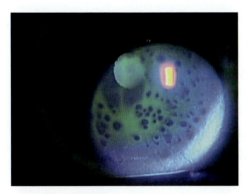

図9 BUT短縮型ドライアイ（44歳，男性）
開瞼直後から類円形の涙液層破壊（spot break）が多数認められる．角膜上皮の膜型ムチン発現障害が原因と考えられている．
BUT：tear film breakup time

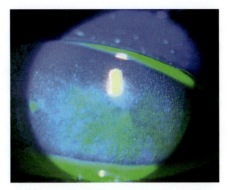

図10 溶接作業によって生じた電気性眼炎（68歳，男性）
多数のSPKが観察され眼痛，充血，流涙を伴っていた．

となり，上皮の水濡れ性が維持されている．膜型ムチンの発現が障害されると細胞膜の構成成分であるリン脂質は疎水性であるため，角膜上皮の水濡れ性は低下し，BUT短縮型ドライアイ（**図9**）を発症すると考えられている．また，涙液層の形成が阻害されて高次収差が増加するなどの変化が現れる．

カコモン読解　第18回　一般問題81

電気性眼炎の原因となるのはどれか．
a 短波長紫外線　　b 長波長紫外線　　c 可視光線　　d 近赤外線
e 遠赤外線

解説　紫外線は可視光線よりも波長が短い光の総称であり，100～280 nmの"短波長（UV-C）"，280～315 nmの"中波長（UV-B）"，315～400 nmの"長波長（UV-A）"の3種類に分類される．UV-Cはオゾン層で吸収されるため，自然界には存在しない．紫外線は短波長であるほど角膜上皮に吸収されやすく障害性が強い．電気性眼炎は溶接作業や殺菌灯のUV-Cが原因で角膜上皮のDNA，RNAが障害され，角膜上皮細胞の変性，壊死や分裂障害を生じ，紫外線曝露後6～12時間後に異物感，眼痛，流涙などの症状を伴う点状表層角膜症（SPK）を生じる疾患である（**図10**）．スキーなどの際，太陽光由来のUV-Bによって雪上で生じたものは雪眼炎という．電気性眼炎のほうが雪眼炎より重篤である．

模範解答　a

カコモン読解　第20回　一般問題87

放射線感受性が高いのはどれか．2つ選べ．
a 結膜　　b 角膜　　c 水晶体　　d 網膜　　e 脈絡膜

解説　角膜上皮細胞は細胞分裂能が高く放射線の影響を受けやすい．幹細胞疲弊症が生じると角膜への結膜侵入が生じ，視力低下の原因となる．1日線量として2.5 Gyを超えると放射線角膜症が生じうるとされる．水晶体も放射線感受性が高い．網膜では晩期に毛細血管の閉塞や網膜萎縮が生じ，放射線網膜症が生じることもあるが，5年以内に5％の頻度で白内障と放射線網膜症が発症する線量はそれぞれ10 Gyと45 Gyといわれており，網膜の放射線感受性が高いとはいえない．

模範解答　b，c

カコモン読解　第25回　一般問題3

Gullstrand模型眼で誤っている組合せはどれか．
a 眼軸長――――――24.0 mm　　b 前房深度――――――3.6 mm
c 硝子体腔長――――16.8 mm　　d 水晶体屈折力――――19.11 D
e 角膜前面曲率半径――8.3 mm

解説　眼球光学系の実測値あるいはその平均的近似値を用いて定数を定め，一般に各屈折面を球面，屈折率を均一なものと仮定して作製したものを模型眼という．Gullstrand模型眼では角膜前面曲率半径は7.7 mm，角膜屈折力は43.05 Dであり，曲率半径8.3 mmは誤りである．

模範解答　e

カコモン読解　第25回　一般問題13

角膜中央部で角膜全体厚に対する上皮厚の割合はどれか．
a 5％　　b 10％　　c 15％　　d 18％　　e 20％

解説　角膜中央部での角膜全体厚は約550 μmであるが，このうち上皮が50 μm，実質が500 μm，内皮は5 μmで，その比は0.1：1：0.01と覚えておくとよい．

模範解答　b

カコモン読解　第 25 回 臨床実地問題 2

正常な眼組織の組織像を図に示す．部位はどれか．

a 眼瞼
b 瞼結膜
c 球結膜
d 角膜
e 網膜

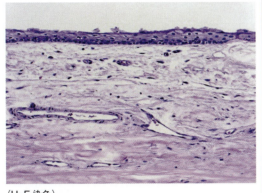

（H-E 染色）

解説　重層扁平上皮とその下に管腔構造を伴う結合組織がみられる．表層上皮に角化は認めず，皮膚組織とは考えられないことから眼瞼ではない．管腔構造内には赤血球が認められる（図 11, 矢頭）が，角膜は無血管組織であるので角膜ではない．写真右上の上皮細胞間に認められる好酸性細胞（図 11, 矢印）は杯細胞と思われ，結膜組織と考えられる．瞼結膜には瞼板やマイボーム腺が存在するが，この写真では認められず，球結膜と考えられる．

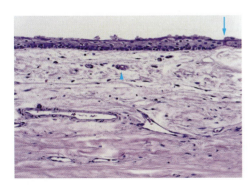

図 11　"カコモン読解"の解説図（第 25 回 臨床実地問題 2）

模範解答　c

（細谷友雅）

角膜実質

　角膜は厚さ約 520 μm の組織であるが，その厚さの約 90％を角膜実質が占めている．角膜実質の大部分はコラーゲンを中心とする細胞外マトリックスで形成されており，その間隙に角膜実質細胞と少数の免疫細胞が分布している．

発生

　角膜実質は，胎生 5 週頃に形成され始めると考えられている．体表の表皮外胚葉上皮が初期の角膜上皮へと分化し，第 1 次実質となる細胞外マトリックスを産生分泌する．胎生 6 週頃の first wave では第 1 次実質に沿って神経堤由来の間葉系細胞が侵入し，胎生 7 週頃の second wave では侵入した神経堤由来間葉系細胞が角膜内皮へと分化し，角膜上皮と角膜内皮の間隙に間葉系細胞が侵入し，角膜実質細胞へと分化する．これら上皮細胞，実質細胞，内皮細胞はコラーゲンを分泌し，第 2 次実質を形成する．そののちに，角膜実質細胞はコラーゲン線維を合成・分泌し角膜実質が形成されていく．

解剖

　角膜実質は，角膜の厚さの 90％以上を占める．角膜実質を構成する細胞外マトリックスは大部分がコラーゲンから形成される．

角膜実質の細胞外マトリックス：角膜実質の大部分はコラーゲンから構成されているが，それ以外にも decorin や keratocan，lumican などのプロテオグリカン，フィブリリン（fibrillin）やフィブロネクチン（fibronectin），テネイシン（tenascin）などの糖蛋白も含まれる（図 1）．コラーゲンは角膜実質の透明性を保ちながらその構造を維持し，プロテオグリカンは角膜実質の水分量コントロールに関与しているといわれている．

　角膜実質を占めるコラーゲンのうち，I 型コラーゲンが約 80％を占め，III 型コラーゲンが約 10％，V 型コラーゲンが約 5％を占めている．コラーゲンのポリペプチド鎖が三本鎖らせん構造を形成し，コラーゲン分子となる．このコラーゲン分子が集合して，直径

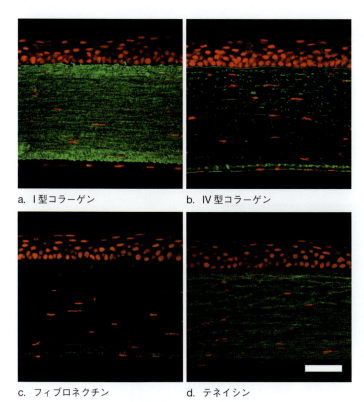

a. I型コラーゲン　　b. IV型コラーゲン

c. フィブロネクチン　　d. テネイシン

図1　健常ラット角膜実質に存在する細胞外マトリックス
大部分をI型コラーゲンが占めるが，IV型コラーゲンやテネイシン，フィブロネクチンも存在する．スケールバーは50μm．

10〜300nmのコラーゲン原線維（collagen fibrils）を形成し，この原線維が集まってコラーゲン線維（collagen fiber）を形成する．さらに角膜実質では，同じ方向に走行するコラーゲン線維の束がコラーゲン線維束（collagen lamellae）を形成する（図2）．

　角膜実質のコラーゲン線維を電子顕微鏡で観察すると，線維束単位で規則正しく配列していることがわかる（図3）．厚さ500μmの蛋白質の膜である角膜が透明であるためには，コラーゲン線維が規則正しく配列していることが必須である．Mauriceの提唱したlattice theoryでは，コラーゲン線維が間隔約64nmで規則正しく配列しており，この整然としたコラーゲン線維の格子を光が通過すると，乱反射した光はそれぞれが相殺され，乱反射光はキャンセルされる[1]．この間隔の1/2より長い波長を有する光は，乱反射を受けることなくコラーゲン線維の格子を通過するとされている[2]．角膜実質浮腫により角膜実質のコラーゲン線維の間隔が広がると，乱反射を受けずに通過できる光の波長域が長波長側へと移動し，短波長の可視光が角膜実質のコラーゲン線維の格子による乱反射を受けることに

文献はp.418参照．

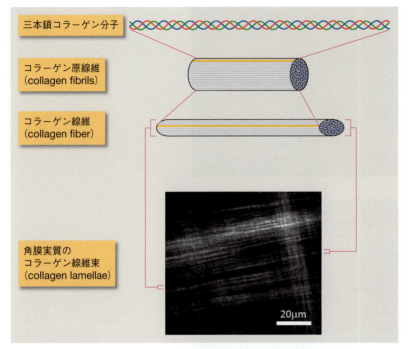

図2 角膜実質のコラーゲン
コラーゲン分子,コラーゲン原線維,コラーゲン線維,コラーゲン線維束の関係.

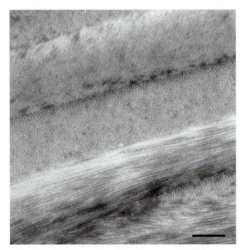

図3 健常ヒト角膜実質の電子顕微鏡写真
コラーゲン線維の断面や側面が観察できる.コラーゲン線維は規則正しく配列している.スケールバーは500 nm.

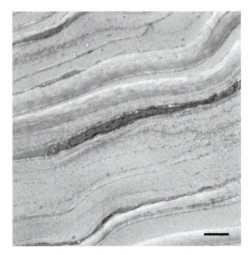

図4 健常ヒト角膜実質の電子顕微鏡写真
コラーゲン線維束間に角膜実質細胞が存在している.スケールバーは2μm.

なる.したがって,角膜実質浮腫をきたしている患者では短波長領域可視光の乱反射により,視力が著しく低下する.

角膜実質の細胞:角膜実質に存在する細胞成分は,角膜実質細胞と少数の免疫細胞である.角膜実質細胞は線維芽細胞系の細胞で,角

図5 健常ラット角膜における vimentin（ビメンチン）の発現
角膜実質内に vimentin 陽性細胞（緑）がみられる．赤は核．

膜実質内では星芒状で，角膜実質内のコラーゲン線維束の間に存在している（**図4**）．角膜実質細胞は，線維芽細胞に発現する vimentin（**図5**）や，表面マーカーである CD34[3,4]，corneal crystallin である aldehyde dehydrogenase（ALDH）1A1 や ALDH3A1 を発現すること[5]が知られている．また，細胞外マトリックスであるコラーゲンやプロテオグリカンも産生すると考えられている．角膜実質細胞は旺盛な増殖をせず，侵襲がなければひっそりと角膜実質内に存在するだけである．しかしながら，角膜実質に対し切創などの直接的な侵襲が加わると，創部周囲の角膜実質細胞はアポトーシスを起こす[6]．この角膜実質細胞のアポトーシスは，角膜上皮を掻爬するだけでもみられる[7]．創部周囲からはいったん角膜実質細胞が消失するが，周囲から角膜実質細胞が分布し始め，角膜実質の創傷治癒が起こる．角膜実質の創傷治癒に大きな役割を果たすのは，角膜実質細胞がその表現形を変化させた筋線維芽細胞である．筋線維芽細胞は創傷作製後 72 時間頃から発現し始め，1 週間以上発現し続ける．創が閉鎖すれば筋線維芽細胞は死滅し消失するといわれている[8]．筋線維芽細胞は瘢痕形成に関与する細胞と考えられており，瘢痕を形成した角膜白斑などに発現していることが知られている[9]．角膜実質における瘢痕形成は，角膜実質の混濁として残存し，視力の妨げとなる．角膜実質の瘢痕形成の抑制に，ステロイドやマイトマイシン C などが用いられているが，新規薬剤による瘢痕制御が行われるのではないかと考えている．

角膜実質の免疫細胞：角膜実質内には，角膜実質細胞のほかに骨髄由来免疫細胞も存在する（**図6**）．角膜実質内の細胞のうち，6.0〜

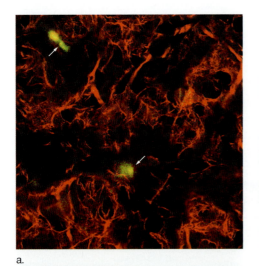

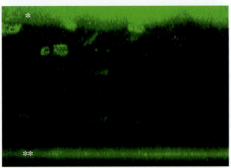

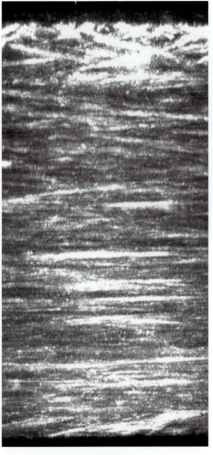

図6 健常マウスにおける骨髄由来細胞の発現

a. 角膜実質細胞（赤）の中に少数のCD45陽性細胞（黄）が観察される．CD45は骨髄由来細胞の表面マーカーである．
b. 断面でみると，CD45陽性細胞は角膜実質浅層に分布している．
＊：角膜上皮，＊＊：Descemet膜/角膜内皮．

図7 健常ヒト角膜実質のコラーゲン線維束の立体構造

第2次高調波発生顕微鏡で可視化した．実質浅層では，コラーゲン線維束が密に3次元的に折り重なっているが，中層以降では平坦に重なっているだけである．
(Morishige N, et al：Quantitative analysis of collagen lamellae in the normal and keratoconic human cornea by second harmonic generation imaging microscopy. Invest Ophthalmol Vis Sci 2014；55：8377-8385.)

7.6％が骨髄由来細胞である[10,11]といわれている．角膜上皮には樹状細胞が多く分布しているのに対し，角膜実質には単球/マクロファージが多く分布する[12]とされている．感染性・免疫原性両方の角膜炎において，もともと存在する骨髄由来炎症性細胞に加え，角膜輪部血管から角膜実質内に侵入した炎症性細胞が細胞浸潤として観察される．この際，角膜実質内のコラーゲン線維束の間隙を縫うように炎症性細胞は角膜実質内を浸潤していく．

角膜実質の剛性維持：上述のとおり，角膜実質は大部分を占めるコ

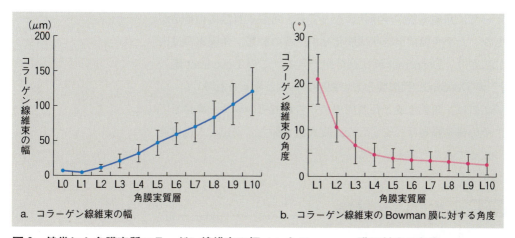

図8 健常ヒト角膜実質コラーゲン線維束の幅 (a) と Bowman 膜に対する角度 (b)
角膜実質コラーゲン線維束は，浅層では幅が狭く Bowman 膜に対する角度も急峻であるが，深層に向かうにつれて幅は広がり，角度は平坦となる．
(Morishige N, et al：Quantitative analysis of collagen lamellae in the normal and keratoconic human cornea by second harmonic generation imaging microscopy. Invest Ophthalmol Vis Sci 2014；55：8377-8385.)

ラーゲンと，それをとり巻くほかの細胞外マトリックスやプロテオグリカン，細胞成分としての角膜実質細胞や免疫細胞によって成り立っている．角膜実質は，角膜の体積の大部分を占めていること，また角膜自体が外部と接している部分であること，角膜の形状変化は視力に直接的に影響することから，角膜は相応の剛性を有しており，その剛性維持に大きく関与しているのがコラーゲン線維の束，すなわちコラーゲン線維束の立体構造ではないかと考えている．角膜実質のコラーゲン線維束の構造は，上皮側約1/3ではコラーゲン線維束が折り重なるように密に存在しており，内皮側2/3ではコラーゲン線維束が平行に重なっているようにみえる（図7）[13]．このコラーゲン線維束は，Bowman膜に接しており，接している部分の線維束は幅が$6.5 \sim 13.1 \mu m$，角度が$19.2 \sim 20.9°$であり，実質深層に向かうにつれて線維束幅は広がり，また角度は平坦化する（図8）[14,15]．細かい線維束が急峻な角度をもって，さまざまな方向性を有して存在することにより，角膜実質浅層1/3では3次元的に（縦方向にも横方向にも）強固な構造を有していると考えられる．これらの構造は，角膜が変形する疾患の代表である円錐角膜では，変化していることが知られている[14,15]．一方で，角膜実質の中層から深層にかけて，幅広い線維束が重なっているだけの構造となっている．水疱性角膜症や角膜移植後の移植片不全などでは，角膜実質が浮腫状になるが，角膜が浮腫状になるとき，角膜実質浅層の構造は変化せず，中層から深層の角膜実質の体積が増加することが知られている[16]．

したがって，角膜実質が浮腫状になっても，角膜実質浅層の構造が変化しないため角膜前面形状は変化せず，その結果，角膜実質は内皮側に広がり，Descemet膜に余分ができる．このDescemet膜の"余分"がDescemet膜皺襞として観察されると考えられる[17]．

角膜実質は，角膜上皮と角膜内皮に守られてその構造を維持している．その構造維持は，安定した角膜形状を保ち，安定した視機能を保つためであると考えられる．

カコモン読解　第18回　一般問題11

Kayser-Fleischer輪ができる部位はどれか．
a 角膜上皮　　b Bowman膜　　c 角膜実質　　d Descemet膜
e 角膜内皮

解説　Kayser-Fleischer輪は，Wilson病でみられる特徴的な所見である．銅代謝異常であるWilson病では，Schwalbe線から連続性に角膜周辺部のDescemet膜に沈着する．

模範解答　d

カコモン読解　第19回　一般問題3

角膜の屈折率はどれか．
a 1.37　　b 7.37　　c 7.70　　d 14.90　　e 19.10

解説
角膜の屈折率は，1.376であるとされる．

模範解答　a

カコモン読解　第19回　一般問題31

角膜で加齢変化はどれか．3つ選べ．
a 老人環　　b 血管侵入　　c 倒乱視化　　d 角膜厚増加
e 内皮細胞密度減少

解説　a．加齢とともに脂質が角膜輪部付近に沈着する．
b．角膜内の血管侵入は，感染症，輪部機能不全，反復する角膜上皮欠損，低酸素状態，変性疾患など，さまざまな要因で起こるが，加齢により生じることはない．
c．加齢とともに倒乱視化することが知られている．

d. 加齢とともに角膜厚が増加することは，ヒトでは証明されていない．

e. 生下時の角膜内皮細胞密度は 3,500〜4,000 cells/mm^2 とされているが，成人では 1,400〜2,500 cells/mm^2 と低下することが知られている．

【模範解答】 a, c, e

カコモン読解　第21回　一般問題9

基底膜のみからなるのはどれか．2つ選べ．
a Bowman 膜　　b Bruch 膜　　c Descemet 膜　　d 内境界膜
e 外境界膜

【解説】　**Bowman 膜**：角膜上皮と角膜実質の間の層で，ヒトでは 10μm ほどの厚さがある．諸説分かれるが，ヒトでは Bowman 膜とは別に，laminin や IV 型コラーゲンからなる角膜上皮基底膜が存在する．報告によっては Bowman 膜が存在しないげっ歯類などの基底膜を Bowman 膜と記載しているものもある．
Bruch 膜：① 網膜色素上皮の基底板，② 脈絡膜の毛細血管の網膜側の基底板，③ 両者の間を埋めるコラーゲン線維の3層からできている．
Descemet 膜：電子顕微鏡的には電子密度の差により anterior banded layer と posterior non-banded layer に分けられるが，Descemet 膜全体で角膜内皮の基底膜と考えられている．
内境界膜：網膜と硝子体腔とを隔てる基底膜とされており，laminin 族，nidogen-1，nidogen-2，IV 型コラーゲンなどから構成される．
外境界膜：錐体・杆体層と外顆粒層の境界であり，基底膜成分ではない．

【模範解答】 c, d

カコモン読解　第21回　一般問題11

屈折率が最も高いのはどれか．
a 空気　　b 房水　　c 角膜　　d 硝子体　　e 眼内レンズ

【解説】　表1に眼組織の屈折率をまとめる．

表1　眼組織の屈折率

眼組織		屈折率
空気		1
前房水		1.336
角膜		1.376
硝子体		1.337
水晶体	核	1.406
	核皮質，皮質	1.386
眼内レンズ	PMMA	1.49
	シリコーン	1.41〜1.46
	疎水性アクリル	1.44〜1.55
	親水性アクリル	1.43

PMMA：polymethylmethacrylate

［模範解答］ e

［カコモン読解］第25回 一般問題8

満期産で生まれた新生児で正しいのはどれか．
a 角膜径は11〜12mmである．　　b 角膜屈折力は50Dである．
c 中心角膜厚は480μmである．　　d 黄斑は完成している．
e 眼軸長は19〜20mmである．

［解説］ 新生児の角膜径は9.5〜10.5mmである．新生児の角膜屈折力は，47.5〜51Dと報告されている．中心角膜厚は，出生翌日には611μm，出生3日目には580μmとなると報告されている．黄斑は完成していない．出生直後の眼軸長は16〜18mmと報告されている．

［模範解答］ b

（森重直行）

角膜内皮細胞

　角膜内皮細胞は角膜5層構造の中で最も内側（前房側）に存在する1層の細胞である．角膜の透明性を維持するために重要な役割を担っており，バリア機能とポンプ機能により，角膜実質の含水率78%を一定に保っている．

角膜内皮の発生

　前眼部の発生をしっかり理解しておくと，先天異常の発生過程や特徴を把握しやすい．発生の過程において，角膜は表皮外胚葉と神経堤細胞より形成される（表1）．まず，胎生5週頃に表面外胚葉が陥入することにより，角膜上皮が分化し，水晶体胞が分離することから始まる．その後，神経堤由来の細胞がその間隙に遊走することにより，前眼部は形成されていく．その遊走は3段階に分かれており，第1波：角膜内皮の形成，第2波：角膜実質の形成，第3波：虹彩実質の形成，以上の順で胎生8週頃までに完成する（図1）．

　神経堤細胞の遊走や分化の異常でさまざまな病型の先天異常を生じるが，その病型は，どの発生段階で異常が生じたかに由来する（表2)[1]．前眼部形成不全のなかでも角膜内皮の形成（第1波）に異常を呈する疾患として，後部円錐角膜とPeters異常が挙げられる．後部円錐角膜は，角膜中央の内皮，Descemet膜の異常により，角膜が菲薄化する疾患である．通常，非進行性で視力低下をきたすことがないため，気づかれないことが多い．Peters異常は，角膜中央の類円形混濁と虹彩癒着を特徴とする疾患である．角膜中央の実質混濁は，中央部の内皮細胞，Descemet膜の欠損に起因する．ほか

文献はp.419参照．

表1　前眼部組織の起源

表皮外胚葉	神経堤細胞	神経外胚葉
角膜上皮 Bowman膜 水晶体	角膜実質 Descemet膜 角膜内皮 虹彩実質 強角膜輪部 強膜	虹彩上皮

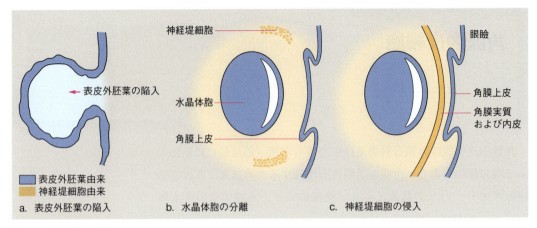

図1 前眼部の発生

表2 前眼部形成不全の分類

	後部胎生環	Axenfeld異常	Rieger異常	虹彩隅角異常	後部円錐角膜	Peters異常	
						I型	II型
Schwalbe線の前方移動	○	○	○				
虹彩索状物		○	○	○			
虹彩実質の低形成			○	○			
角膜後面の陥凹または欠損・白斑					○	○	○
角膜白斑への虹彩癒着						○	○
角膜白斑への水晶体接着							○

(Waring GO, et al：Anterior chamber cleavage syndrome. A stepladder classification. Surv Ophthalmol 1975；20：2-27.)

にも角膜水晶体分離不全や白内障，隅角の発生異常による発達緑内障，無虹彩，小眼球，虹彩コロボーマ，無水晶体なども併発することがある．両眼性であることが多いため，混濁の程度が高度の場合は，全層角膜移植術が考慮されるが，術後合併症のリスクは高く，予後は不良である．

角膜内皮の構造

角膜内皮細胞は，厚みが $4 \sim 6 \mu m$，面積が $300 \mu m^2$ 程度の扁平な単層細胞で，角膜の最も内側を覆っている．角膜内皮細胞を走査型電子顕微鏡で観察すると，主に六角形の細胞がモザイク状に配列している像がみられる（図2）．生下時の角膜内皮細胞密度は $5,000 \, cells/mm^2$ 程度であるが，幼児期には $3,500 \, cells/mm^2$ まで減

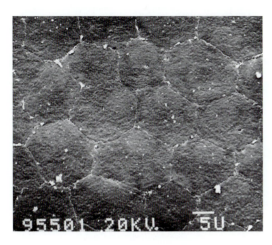

図2 角膜内皮の走査型電子顕微鏡
(小幡博人ら：角膜の正常構造と機能. 眼科学 第2版. 東京：文光堂；2011. p.85.)

少し，その後大きな変化は認めない[2]．しかし，加齢とともに0.3〜0.6%/年くらい減少するといわれており[3]，高齢者では2,500〜3,000 cells/mm^{2}程度となる．通常，中央部に比べて周辺部のほうが角膜内皮細胞密度は高い．また，ヒトやサルなどの霊長類では，角膜内皮細胞は生体内において細胞増殖能をもたないため[*1]，細胞が欠損した場合，周囲の細胞が拡大・遊走して欠損部を覆う．しかしながら，in vitro で培養すると細胞増殖が可能であるため，in vivo では何らかの理由で細胞分裂周期が G_1 期で停止しているとされている．その機序は，完全に明らかになっているわけではないが，接触抑制（contact inhibition）や前房水中の増殖因子であるTGF-β などの関与が指摘されている．角膜内皮細胞を透過型電子顕微鏡で見ると，大きな核と種々の細胞内小器官を認める．なかでもミトコンドリアが豊富であり，ほかにもゴルジ体（Golgi body）やリボゾーム，小胞体などが観察され，代謝活性が高いことがわかる．この代謝エネルギーのほとんどは，実質から前房水へ電解質や水を能動輸送するポンプ機能に使用されていると考えられている．

角膜内皮の機能

角膜内皮細胞は，バリア機能とポンプ機能が相互に作用することで，角膜の透明性の維持に重要な役割を果たしている（図3）．
バリア機能：隣接する細胞の間は25〜45nm あるが，接着部位は3nm と狭くなっており，上皮細胞間の tight junction である zonula occludens のような強固な接着ではなく，macula occludens という弱い接着が存在する．そのため，前房水から実質への物質輸送が可能となっている．内皮層の透過性における絶妙なバランスは，この

[*1] 角膜内皮細胞の増殖能は種によって異なり，ヒトやサルでは生体内において角膜内皮細胞は増殖しないが，ウサギやネズミなどでは増殖能を有している．

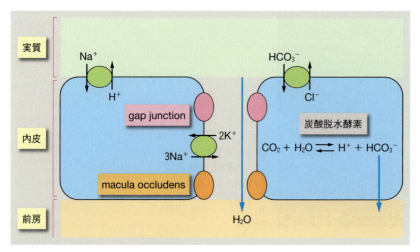

図3 ポンプ機能とバリア機能

不完全ともいえるバリア機構によって維持されている．また，gap junction と呼ばれる部位では，細胞膜のチャネルを介して，細胞間で小分子や電解質の輸送を行っている．角膜内皮のバリア機能の維持には，Caイオンおよび還元型グルタチオンが不可欠であり，また内皮細胞を灌流する溶液のpHが6.8〜8.2の範囲内あるいは浸透圧が200〜400 mOsm/Lの範囲内になければバリア機能に障害が生じることが知られている．バリア機能が障害されると，開いた細胞間隙を通って前房から実質側へ水分が移動し，角膜浮腫をきたす．

ポンプ機能：角膜内皮細胞は，実質の含水率を一定に維持するためにポンプ機能を有している．これは，内皮細胞の基底外側の細胞膜に存在する Na^+/K^+-ATPase の働きによる．まず，Na^+ の能動輸送によって，前房水と角膜実質の間に濃度勾配が生じる（前房水 143 mEq/L，角膜実質 134 mEq/L）．その際，反対方向に K^+ が輸送される．Na^+ の濃度勾配が浸透圧差となり，実質側から前房水へと水分を移動させている．また，CO_2 が細胞質に水分と一緒に拡散し，炭酸脱水酵素を触媒として H^+ と HCO_3^- を生成する．H^+ は Na^+/H^+-exchanger によって実質側へ移動することで細胞内のpHをコントロールしている．HCO_3^- は前房水側へ移動すると，水分も一緒に移動することになる．この一連の輸送システムは代謝エネルギーに依存していると考えられており，その証拠に角膜を4℃まで冷却すると膨潤し混濁するが，再度体温に戻すと角膜厚や透明性は正常に戻る現象が知られており，temperature reversal 現象と呼ばれている．また，Na^+/K^+-ATPase の特異的阻害薬であるウアバイン（ouabain）

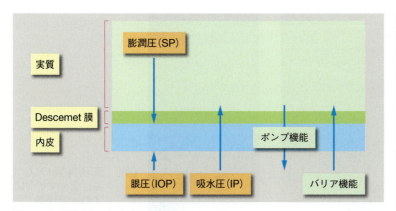

図4 角膜実質の含水率の維持
実質は"吸水圧（＝眼圧−膨潤圧）"により，前房から水分を吸収しようとするが，内皮のポンプ機能とバリア機能によって調節されている．
IOP：intraocular pressure
IP：imbibition pressure
SP：swelling pressure

や酸化的リン酸化の阻害薬である2,4-dinitrophenolなどを加えると，ポンプ機能が障害され角膜浮腫をきたす．

内皮機能不全による角膜浮腫の病態：角膜内皮細胞密度が500 cells/mm^{2}以下に減少すると，ポンプ機能が代償しきれなくなり，角膜浮腫を生じ，水疱性角膜症となる．一般に水疱性角膜症では，角膜実質浮腫を生じるが，ある程度進行すると角膜上皮浮腫もきたす．この角膜浮腫の病態を理解するためには，角膜実質の膨潤圧（swelling pressure；SP）と吸水圧（imbibition pressure；IP），眼圧（intraocular pressure；IOP）との関係を把握しておくとわかりやすい．角膜実質は陰性荷電のグリコサミノグリカンが豊富であり，Na$^+$を引き込むことで水分を吸収して膨潤する性質がある．その圧のことを膨潤圧（SP）と呼んでいる．通常，SPは約50 mmHg程度であるが，角膜実質の水分量が多いときは低くなり，水分量が少ないときは高くなる．IPは水分を実質内に引き込む陰圧のことであり，符号が異なるだけでSPとほぼ同義であると思われるが，生体内ではIOPが存在するため，実際のIPはSPよりもIOPの分だけ小さくなる（図4）．すなわち，"IP＝IOP−SP"という式が成り立つ．健常眼のIOPが10〜20 mmHgと仮定すると，IPは（10〜20）−55＝−45〜−35 mmHgとなり，通常，IPは約35〜45 mmHg程度の陰圧ということになる．水疱性角膜症では，ポンプ機能の代償不全により，実質の水分が多くなるため，SPは低下する．症状が進行して，SPがIOPより小さくなると，IPが陽圧に転じる．IPが陽圧の状態では水分が実質から上皮側に汲み出され，角膜上皮浮腫をきたすこと

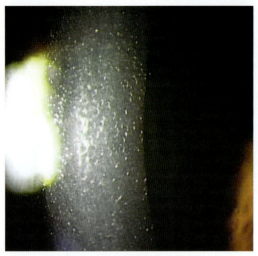
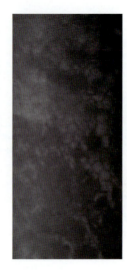

図5 滴状角膜の細隙灯顕微鏡画像
guttata と呼ばれる金褐色の滴状物が観察される.

図6 滴状角膜のスペキュラーマイクロスコープ画像
内皮の隆起部に焦点が合わないため映らず,黒色の円形領域（dark area）として観察される.

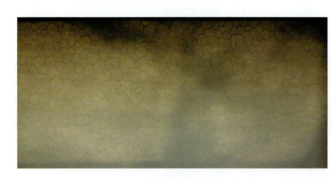

図7 接触型のスペキュラーマイクロスコープ画像
非接触型と比較すると広範囲に撮影可能であり,また角膜皺襞なども確認できる.

になる.高眼圧でも角膜上皮浮腫をきたすが,この場合,IOP が SP よりも上昇することで IP が陽圧になるためであり,SP は変化せず,内皮のポンプ機能も正常なため,実質浮腫は生じずに上皮浮腫のみ生じることになる.

角膜内皮細胞の検査

　角膜内皮細胞は,細隙灯顕微鏡で観察することができ,鏡面反射法を用いることで,形態や滴状角膜の有無などの定性的な評価が可能である.しかし,角膜内皮細胞のポンプ機能やバリア機能を定量的に評価することは困難である.そのため,内皮細胞の機能評価には,スペキュラーマイクロスコープを使用して,形態異常の変化をパラメータ化して行うのが一般的である.スペキュラーマイクロスコープには接触型と非接触型の2種類があり,現在は非接触型が広く臨床使用されている.非接触型は,接触型と比較して感染や角膜

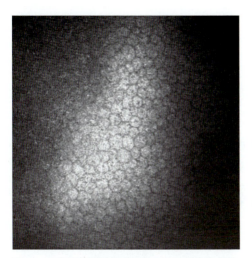

図8 共焦点顕微鏡で観察した角膜内皮細胞

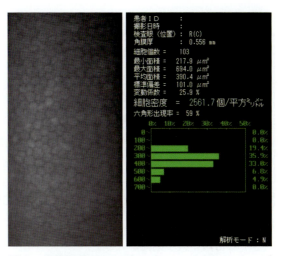

図9 非接触型のスペキュラーマイクロスコープ画像による解析結果

平均細胞面積や細胞密度，変動係数，六角形細胞出現率などの解析が可能である．

上皮障害などのリスクがないという利点がある．滴状角膜（図5）やFuchs角膜内皮ジストロフィのスペキュラーマイクロスコープ画像をみると，隆起している部分が黒く抜けてみえる（図6）[*2]．また，角膜浮腫や混濁がある症例では，正確に撮影できず，解析結果の信頼性が低いことに注意しなければならない．その場合，透明性の高い場所で撮影を再度試みるが，接触型のスペキュラーマイクロスコープ（図7）を用いると，より広範囲かつ鮮明に撮影できるので有用である．スペキュラーマイクロスコープ以外にも共焦点顕微鏡（図8）で角膜内皮細胞の観察は可能である．

スペキュラーマイクロスコープによる内皮細胞の評価には，角膜内皮細胞密度，細胞面積の変動係数[*3]，六角形細胞の出現率[*4]などの測定項目が用いられる（図9）．各パラメータのなかで最も重要なものが角膜内皮細胞密度で，通常500 cells/mm^{2}以下になるとポンプ機能が破綻し，透明性を維持できなくなり，水疱性角膜症を生じる．また，変動係数は0.35以上，六角形細胞出現率は50％以下で異常値とされており，ともに角膜内皮障害の程度を示す．前述した先天異常以外にも角膜内皮障害をきたす疾患は数多くあり[*5]，内眼手術やレーザー虹彩切開術後，角膜内皮炎，Fuchs角膜内皮ジストロフィ，ICE症候群（iridocorneal endothelial syndrome），コンタクトレンズ装用，薬剤毒性（アマンタジン，抗精神病薬など），糖尿病，外傷などが挙げられる．

[*2] 滴状角膜やFuchs角膜内皮ジストロフィは，角膜内皮細胞とDescemet膜の間にコラーゲン様物質が蓄積し，内皮面が滴状に隆起している．そのため，細隙灯顕微鏡でみると，内皮面に金褐色の滴状物（guttata）として観察される．

[*3] 細胞面積の変動係数
角膜内皮細胞の大小不同の程度を表す指標で，正常値は0.25程度とされている．

[*4] 六角形細胞の出現率
細胞の形状のばらつきを表す指標で，正常値は70～80％とされている．

[*5] 詳細は本シリーズ"12. 角膜内皮障害 to the Rescue"を参照されたい．

> **カコモン読解** 第21回 一般問題12
>
> 角膜内皮細胞で正しいのはどれか.
> a CV値が小さいほど安定した状態である.
> b 創傷治癒は活発な細胞分裂により行われる.
> c 内皮機能が正常であれば角膜上皮浮腫は生じない.
> d 細胞密度が1,000個/mm^{2}以下になると水疱性角膜症を発症する.
> e バリア機能維持にナトリウムイオンが重要な役割を果たしている.

解説 a. 変動係数（coefficient of variation；CV値）は，角膜内皮細胞の大きさのばらつき，大小不同の程度を表しており，数値が大きくなるほど大小不同が大きい.

b. 角膜内皮細胞は，前房内では細胞分裂が起こらない．角膜内皮細胞の欠損が生じると，欠損部近辺の内皮細胞が欠損部を被覆するように拡大・遊走する．その結果，角膜内皮細胞の面積の拡大・形状変化を生じ，細胞密度が低下する.

c. 角膜実質の膨潤圧を超えるような高眼圧では，角膜内皮細胞が健常でも角膜上皮浮腫をきたす.

d. 角膜内皮細胞密度の正常値は，若年者で3,500 cells/mm^{2}程度，高齢者でも2,500〜3,000 cells/mm^{2}程度とされている．一般に500 cells/mm^{2}以下になると角膜実質内の水分を前房側に汲み出す機能が果たせなくなり，水疱性角膜症を生じる.

e. ナトリウムイオンは，内皮のポンプ機能に関与している.

模範解答 a

> **カコモン読解** 第23回 一般問題36
>
> 角膜内皮スペキュラマイクロスコープで正しいのはどれか．2つ選べ.
> a 加齢に伴い角膜内皮細胞は毎年2％減少する.
> b 細胞密度が500個/mm^{2}以下になると内皮機能不全に陥る.
> c 20代健常者の角膜内皮細胞の平均面積は約200 μm^{2}である.
> d CV値が0.3と0.4の場合，後者の方が内皮細胞の大小不同は大きい.
> e コントロール不良な糖尿病患者では六角形細胞率が70％まで上昇する.

解説 a. 角膜内皮細胞は，加齢に伴い毎年0.3〜0.7％減少するといわれている.

b. 角膜内皮細胞密度は500 cells/mm^{2}以下になると角膜実質内の水分を前房側に汲み出す機能が果たせなくなり，水疱性角膜症を生じる.

c. 健常者の角膜内皮細胞の平均面積は，300μm² 程度といわれている．
d. 変動係数（coefficient of variation；CV 値）は，数値が大きくなるほど大小不同が大きいことを示している．
e. 糖尿病患者では角膜内皮細胞密度の低下や大小不同が大きいことが知られている．六角形細胞率は健常者で 70％ 程度であり，糖尿病患者では上昇するのではなく低下する．

模範解答 b, d

カコモン読解　第 24 回　一般問題 2

正常角膜内皮細胞層の六角形細胞出現率はどれか．
a 40％ 以上～50％ 未満　　b 50％ 以上～60％ 未満　　c 60％ 以上～70％ 未満
d 70％ 以上～80％ 未満　　e 80％ 以上～90％ 未満

解説 d

カコモン読解　第 24 回　一般問題 32

角膜内皮に異常がみられるのはどれか．2 つ選べ．
a Chandler 症候群　　b Goldenhar 症候群　　c Stevens-Johnson 症候群
d 落屑症候群　　e 多発性内分泌腫瘍（MEN）症候群

解説 a. Chandler 症候群：ICE 症候群の一型であり，角膜内皮異常の所見 hammered silver appearance を認める．
b. Goldenhar 症候群：胎生期に出現する第 1・第 2 鰓弓由来器官の形成不全をきたす疾患で，輪部デルモイドを合併する．
c. Stevens-Johnson 症候群：眼表面の炎症や障害を生じる疾患である．
d. 落屑症候群：虹彩瞳孔縁や水晶体前嚢に白色，ふけ様の偽落屑物質が沈着する結合組織疾患である．角膜内皮障害を生じることが知られているが，その原因は不明である．
e. MEN 症候群：Ⅰ型，ⅡA 型，ⅡB 型の 3 型に分かれており，いくつかの内分泌腺で腺腫様過形成または腫瘍が発生する．臨床像は障害された腺の部位によるが，眼科領域では結膜，眼瞼に神経腫を生じる．

模範解答 a, d

（森　洋斉）

結膜

結膜は眼瞼内側から眼表面を覆う嚢状の薄い粘膜組織であり，その表面積は角膜の17倍といわれ，眼組織の防御，涙液の貯留，自由な眼球運動などの重要な働きをしている．杯細胞から分泌されるムチンは涙液の粘液層を形成し，眼表面の保護に働く．外界と接する結膜には免疫防御機構が発達しており，涙液中に分泌される免疫グロブリン，ラクトフェリン，リゾチームなどの生理活性物質とともに感染防御機構を構成している．このため結膜の解剖学的，生理学的な異常が結膜を含む眼表面の疾患の原因となる．

結膜の発生

結膜は胎生5～6週に角膜前方に神経堤細胞と表層外胚葉が増殖してくることによって，眼瞼とともに発生する．胎生8週には上下眼瞼が癒合するが，この時期から角膜上皮とともに結膜上皮が発達して結膜嚢が形成され，11～12週には成熟した杯細胞も認められる．12週頃には，結膜嚢内に副涙腺のWolfring腺とKrause腺も認められる．結膜上皮の由来は表層外胚葉であり，結膜下結合織は中胚葉由来である．

結膜の解剖（図1）

結膜は角膜とともに眼表面を覆う粘膜組織であり，眼球表面を覆う球結膜（bulbar conjunctiva），眼瞼内面を覆う瞼結膜（palpebral conjunctiva），およびその移行部である円蓋部結膜（fornical conjunctiva）の三つに分けられる．

結膜は眼瞼の皮膚粘膜移行部から円蓋部で反転し輪部まで連続した粘膜組織であり，袋状構造をした結膜嚢（conjunctival sac）を構成する．結膜嚢は上方，耳側，下方に形成され，鼻側には半月ひだ（plica semilunaris）と涙丘（lacrimal caruncle）[*1]が存在し（図2），眼球外転時には結膜嚢が消失する．輪部から円蓋部までの距離は上方で約10 mm，外方で約12～14 mm，下方で約10 mm，内方で約7 mmである．結膜嚢は上方で最も深いが，上眼瞼挙筋から結膜ま

[*1] 涙丘，半月ひだ
ウサギや鳥類では内眼角に瞬膜という膜状構造があり，外部からの異物侵入を防ぐ役割をしているが，半月ひだは瞬膜が退化したものといわれている．半月ひだの内方に卵円形に盛り上がった涙丘が認められる．涙丘は結合織で構成されており，毛囊皮脂腺，副涙腺などの付属器が存在する．

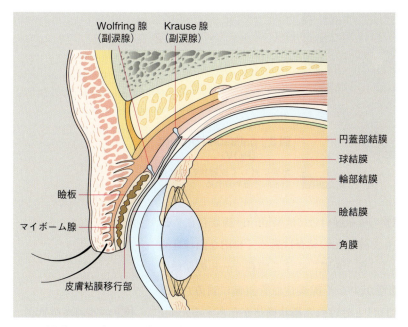

図1　結膜および周辺組織の解剖図

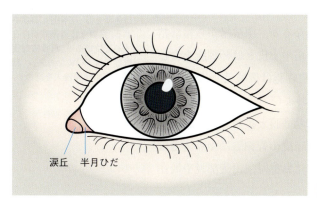

図2　半月ひだ，および涙丘

で伸びる微細な平滑筋線維によって支えられている．下眼瞼では，上眼瞼の挙筋腱膜にあたる下眼瞼牽引筋腱膜群（lower eyelid retractors），外側では外直筋腱膜の線維によって支えられて囊状構造が維持されている．内方では半月ひだと涙丘の結合織が内直筋腱膜と接着している．

　皮膚粘膜移行部（mucocutaneous junction）[*2]は，皮膚上皮から瞼結膜粘膜への移行部であり，マイボーム腺開口部やや後方に存在する．マイボーム腺から分泌される疎水性の脂質が乾燥した皮膚上皮と，水分で覆われた結膜粘膜上皮を分ける働きをしている．

　瞼結膜は，ほかの部位よりも強く瞼板と接着しており，瞬目時における角膜との摩擦の軽減に働いている．円蓋部結膜固有層には

[*2] 皮膚粘膜移行部
臨床的に皮膚粘膜移行部の結膜側にフルオレセインやローズベンガルで線状に染色される領域があり，Marx's lineと呼ばれる．近年，皮膚粘膜移行部から瞼板下溝の間をlid-wiperと命名しようという報告もある[1]．

文献はp.419参照．

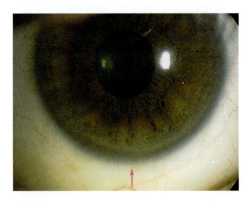

図3 palisades of Vogt (POV)
角膜に対して放射状の柵状構造として認められる．

Krause 腺が，そして眼瞼結膜の瞼板縁付近には Walfring 腺が存在する．
　球結膜は瞼結膜に比較して強膜との結合は緩く，自由な眼球運動を支える役割をしている．一方，角膜に接する幅約 3 mm の領域は輪部結膜と呼ばれ，可動性が少なく線維性血管組織に富み，palisades of Vogt（POV，図3）[*3]と呼ばれる柵状構造が存在する．

結膜の組織学的構造

　結膜上皮は非角化に重層した上皮からなるが，眼瞼縁から輪部結膜間で厚さや形態が異なる．ほかの重層扁平上皮とは杯細胞を含むという点で異なっている．表層の結膜上皮細胞は微絨毛（microvilli）を有し，微絨毛には糖衣（glycocalyx）およびムチンが付着している．結膜上皮細胞はヘミデスモソームで基底膜と接着し，細胞間はデスモソームにより接着している．結膜上皮の幹細胞はマウスでは円蓋部にあるといわれているが，ヒトでは輪部説，円蓋部説や散在説などがあり，まだ同定されていない．

皮膚粘膜移行部（図4）：角化重層扁平上皮である皮膚上皮から非角化重層扁平上皮である瞼結膜粘膜への移行部であり，マイボーム腺開口部やや後方に存在する．眼瞼縁から約 2 mm の位置に 1 mm に満たない深さの瞼板下溝が存在し，非角化重層扁平上皮から，円柱状の結膜上皮へと移行していく．

瞼結膜と円蓋部結膜：瞼結膜（図5）と円蓋部結膜上皮（図6）はともに，上眼瞼では 2〜3 層，下眼瞼では 4〜5 層からなっており，瞼結膜では立方状で円蓋部結膜ではやや円柱状の細胞形態をとる．瞼結膜にはしばしば，上皮が粘膜固有層に陥入した Henle の陰窩[*4]と呼ばれる構造が認められる．

球結膜（図7）：球結膜上皮は 6〜9 層の重層扁平上皮からなっているが，角膜上皮と比較して層構造は不規則である．結膜上皮細胞で

[*3] **palisades of Vogt (POV)**
角膜に対して放射状の柵状構造をしており，有色人種では色素を伴って明瞭に観察される．角膜上皮幹細胞が存在する部位であり，角膜輪部疲弊症では POV が消失し，結膜上皮の角膜侵入を認める．

[*4] **Henle の陰窩（crypt of Henle）**
Henle の陰窩は，結膜上皮が上皮下に陥入したものだが，腺腔のようにもみえるため Henle の偽腺（pseudogland of Henle または pseudocrypt of Henle）とも呼ばれる．この偽腺構造の内部に分泌された粘液や蛋白質，さらには脱落した上皮細胞が濃縮，凝集，変性して固形化したものが結膜結石の本態であると考えられている．

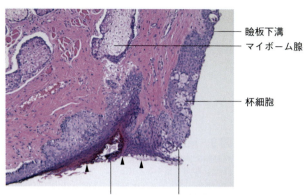

図4 皮膚粘膜移行部の組織図
皮膚側表層にはエオジンに強く染色された角化物が認められる（矢頭）．非角化重層扁平上皮には，多くの杯細胞が認められる．

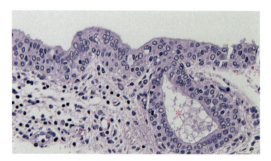

図5 瞼結膜組織図
結膜上皮は4〜5層の円柱上皮からなり，Henleの陰窩（＊）を認める．

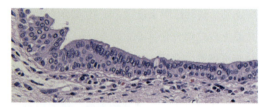

図6 円蓋部結膜組織図
結膜上皮は2〜5層で円柱状〜立方状の形態をとる．

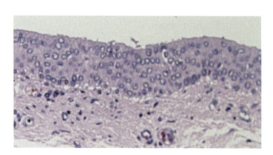

図7 球結膜上皮組織図
結膜上皮は6〜10層で立方状〜扁平状の形態をとる．

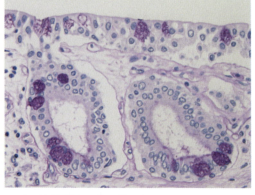

図8 瞼結膜のPAS染色
杯細胞内に赤紫色に染色されるPAS陽性顆粒が認められる．Henleの陰窩内にも多数の杯細胞が認められる．
PAS：periodic acid-Schiff

は角膜上皮細胞に比較して細胞質内小器官が発達しており，なかでもミトコンドリアの発達が著しく，高い酸化代謝能をもつことを示している．また，角膜上皮に比べてデスモソームが少なく，上皮細胞間のバリア機能が角膜より低いことを示している．

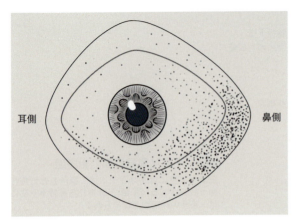

図9 結膜における杯細胞の分布
杯細胞の密度は，円蓋部＞瞼・球結膜，下方＞上方，鼻側＞耳側で高くなっている．
(Kessing SV：Mucous gland system of the conjunctiva. A quantitative normal anatomical study. Acta Ophthalmol 1968；Suppl 95：91＋.)

輪部結膜：眼瞼縁の皮膚粘膜移行部のように，非角化の重層した円柱上皮から，非角化の重層扁平上皮である角膜上皮に移行する部位である．輪部結膜上皮は7～10層からなっており，組織学的構造は角膜上皮に似た形態をとる．

結膜杯細胞：角膜と結膜上皮での大きな違いは杯細胞（goblet cell）の存在である．円形または卵円形の杯細胞は結膜上皮細胞間に存在し，粘液（ムチン）を分泌する．核や細胞内小器官はムチンにより基底側に圧排され，表面側にムチンが貯留している．貯留しているムチンはPAS（periodic acid-Schiff）染色やアルシアンブルー染色に陽性である（図8）．杯細胞の密度は，円蓋部＞瞼・球結膜，下方＞上方，鼻側＞耳側で高くなっている（図9）[2]．しかしながら，輪部結膜には杯細胞は存在しない．

結膜固有層：結膜上皮下の結合組織は，結膜固有層（substantia propria，またはlamina propria）と呼ばれ，コラーゲン線維，血管，リンパ管，神経などが存在する．球結膜では結膜固有層の結合織は疎であり可動性をもち，その下にはTenon嚢，上強膜，強膜がある．一方で，瞼結膜の結膜固有層は薄く，瞼板に強固に接着しており可動性はない．結膜固有層は表層の腺様層と深層の線維層に分けられ，腺様層はlymphoid layer，またはadenoid layerと呼ばれ，リンパ球が集積しており，ウイルス感染やクラミジア感染などを契機として濾胞形成にあたる．腺様層は生下時には存在せず，生後2～3か月から形成される．一方で，線維層には比較的疎な弾性線維とコラーゲン線維の間に血管や神経が走行している．

結膜の血管，リンパ管，神経

結膜の血管（図10）：結膜の動脈は，前結膜動脈と後結膜動脈から

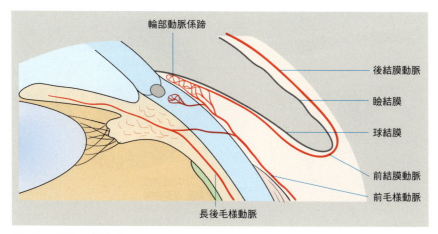

図10 結膜の動脈系

なる．前結膜動脈は前毛様動脈が直筋に分かれた後に分枝したもので，球結膜前方と輪部結膜に分布する．輪部結膜では輪部動脈係蹄を形成する．後結膜動脈は眼瞼動脈から分枝し，球結膜後方，円蓋部結膜，瞼結膜に分布し，前結膜動脈と交通をもつ．輪部結膜，球結膜前方の静脈は上強膜静脈，球結膜後方，円蓋部結膜，瞼結膜の静脈は上眼瞼静脈，下眼瞼静脈から，眼静脈を経由して海綿静脈洞に流入する．

結膜のリンパ管：結膜には吻合が豊富な発達したリンパ管網が存在する．結膜のリンパ管は眼瞼のリンパ管と合流して耳前リンパ節や顎下リンパ節に流入する．上眼瞼の鼻側 1/3 および下眼瞼の鼻側 2/3 のリンパ管は顎下リンパ節に，そして上眼瞼の耳側 2/3 および下眼瞼の耳側 1/3 のリンパ管は耳前リンパ節に流入する（**図11**）．

結膜の神経：結膜の知覚神経は，三叉神経の第1枝である眼神経（V_1）から分枝した涙腺神経，前頭神経，眼窩下神経，鼻毛様神経が分布する．涙腺神経は上下眼瞼耳側，前頭神経は上眼瞼鼻側結膜，眼窩下神経は下眼瞼鼻側結膜，鼻毛様神経は球結膜に分布する（**図12**）．

結膜の生理

結膜には，眼球を乾燥や瞬目による摩擦から保護するために眼表面を湿潤に保つ働きや，外界からの感染を防ぐ感染防御機構がある．

ムチン分泌と涙液膜：生体内の粘膜組織はムチンを分泌して粘膜を潤し，乾燥や損傷から粘膜表面を保護している．消化管，上気道上皮などと同様に結膜上皮も粘膜であるためムチンを分泌して眼表面を保護している．ムチンには膜型ムチンと分泌型ムチンとがあり，

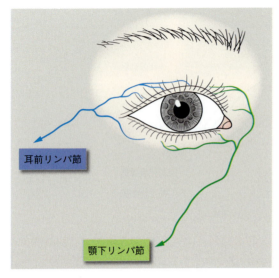

図11 結膜のリンパ系

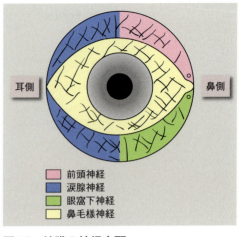

図12 結膜の神経支配

膜型ムチン（MUC1, MUC4, MUC16）は結膜上皮だけでなく角膜上皮でも発現が認められるが，分泌型ムチン（MUC5AC）は結膜の杯細胞からのみ分泌される．ムチンはコア蛋白に多くの糖鎖のついた体内で最も高分子である糖蛋白であり，その働きとしては，以下のような作用がある（図13）[3]．

1. 異物や微生物と結合して眼表面から排除する眼表面の洗浄作用．
2. 豊富な糖鎖は保水作用が高く涙液に粘液層（ムチン層）を形成し，眼表面を滑らかにすることによる瞬目時の摩擦軽減作用．
3. 上皮最表層にある膜型ムチンは約 300〜500 nm の厚さで細胞表面を覆うことによる，睡眠中や瞬目時の眼瞼結膜と角膜や球結膜との接着防止．
4. レクチンの一つである galectin-3 と結合し，角結膜上皮細胞表面を覆うことにより異物の侵入を防ぐバリア作用．

結膜の感染防御機構：粘膜組織には粘膜関連リンパ組織（mucosa-associated lymphoreticular tissue；MALT）が存在する．結膜組織にも MALT が存在し，結膜関連リンパ組織（conjunctiva-associated lymphoreticular tissue；CALT）と呼ばれている．CALT には胚中心（germinal center）をもつリンパ濾胞組織である O-CALT（organized CALT）と，結膜上皮下にリンパ球や形質細胞がびまん性に存在する D-CALT（diffuse CALT）がある．CALT は生下時には存在せず，思春期頃まで増加して，以後は徐々に減少する．CALT は結膜全体に分布するが，O-CALT の数は瞼結膜＞円蓋部結膜＞球結膜の順に

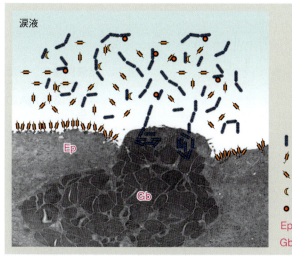

図13 結膜・涙液とムチンの模式図
結膜上皮細胞（Ep）と杯細胞（Gb）の電子顕微鏡像にムチンのイラスト画を重ね合わせた像を示す．分泌型ムチンは杯細胞内に充満，涙液中に分泌されている様子を示している．膜型ムチンは結膜上皮細胞表面の微絨毛に付着しており，切断部位で切断された膜型ムチンは分泌型ムチン同様，涙液中に存在する．これらのムチンは，涙液中の微生物と結合することにより上皮への結合（感染）を防ぐ．
（白石　敦：結膜の分子生物学．大橋裕一編．専門医のための眼科診療クオリファイ2　結膜炎オールラウンド．東京：中山書店；2010．p.274．図3．）

多く認められる．

　CALTは結膜嚢内に侵入してきた抗原や微生物などの異物を排除する働きをもつ．その機序は，まず誘導層（afferent arm）として外界から侵入してきた異物をO-CALTがとり込み，胚中心のリンパ球を活性化し，活性化されたリンパ球は全身のリンパ循環へ入る．全身のリンパ循環に入ったリンパ球はホーミング（homing）によりD-CALTに戻ってきて，効果層（efferent arm）で局所免疫として働く．D-CALTでは主にT細胞と形質細胞が役割を果たすが，形質細胞からは抗原特異的IgAが産生される（図14）[4]．

> **カコモン読解　第19回　一般問題27**
>
> 結膜濾胞で正しいのはどれか．2つ選べ
> a　円蓋部に好発する．　　b　輪部には生じない．
> c　中央部に血管がある．　d　結合組織の増殖である．
> e　リンパ球の集簇を含む．

解説　結膜の隆起性病変には，濾胞形成と乳頭増殖があり，その特徴の違いを理解しておく必要がある（図15）．両者とも正常でも存在し，結膜炎などの炎症で増殖する．
濾胞形成：結膜固有層のリンパ組織が増殖・隆起した状態であり，

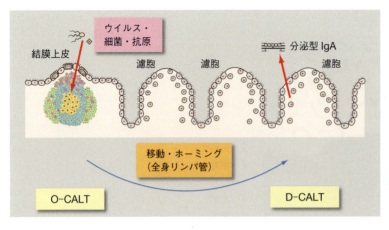

図14 結膜関連リンパ組織（CALT）における分泌型IgAの産生

CALT : conjunctiva-associated lymphoreticular tissue
（海老原伸行：結膜組織の免疫．大橋裕一編．専門医のための眼科診療クオリファイ 2 結膜炎オールラウンド．東京：中山書店；2010．p.268．図3．）

好発部位は円蓋部や輪部である．組織学的には，増殖したリンパ球をとり囲むように血管が存在する．

乳頭増殖：結膜の慢性炎症により，血管周囲の結合織が増殖した状態である．瞼結膜においては，瞼板があるため内方には増殖できず，外側に隆起する．このため，瞼結膜で観察される．

【模範解答】 a, e

【カコモン読解】 第19回 一般問題84

結膜嚢の容量はどれか．

a 0.02μL　　b 0.2μL　　c 2μL　　d 20μL　　e 200μL

【解説】 正常の涙液動態を問う問題である．覚醒時の涙液分泌量は平均1.2μL/分とされ，加齢とともに減少する．また，睡眠中は，涙液分泌はほとんどない．結膜嚢内涙液貯留量は諸説あるが，約7μLとされ，結膜嚢の最大保持量は30μLとされている．したがって，明らかな正解はないが，2μLでは少なく，結膜嚢保持量を考慮すると正解は20μLとなる．

【模範解答】 d

【カコモン読解】 第20回 一般問題9

ムチンを産生するのはどれか．

a Krause腺　　b Meibom腺　　c Wolfring腺　　d 主涙腺　　e 結膜杯細胞

【解説】 涙液は，水層，ムチン層，油層から形成されるが，それぞれの供給源を把握する必要がある．水層は主涙腺から90％，副涙腺であるKrause腺とWolfring腺から10％が分泌される．油層は主に

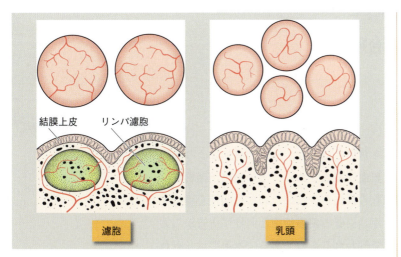

図15 濾胞と乳頭
(高村悦子：瞼結膜所見をみる〈濾胞，乳頭，偽膜など〉．大橋裕一編．専門医のための眼科診療クオリファイ 2 結膜炎オールラウンド．東京：中山書店；2010．p.11．図1．)

マイボーム腺から分泌され，ムチン層は結膜杯細胞から分泌される．

模範解答 e

カコモン読解 第21回 一般問題31

正常状態で結膜に認められる細胞はどれか．3つ選べ
a 好酸球　　b 肥満細胞　　c Tリンパ球　　d Bリンパ球　　e 角化上皮細胞

解説 結膜は，外界と接しているため感染防御機構が発達しており，免疫担当細胞にはTリンパ球，Bリンパ球，形質細胞，マクロファージ，Langerhans細胞，マスト細胞（肥満細胞）などがある．好酸球は，通常ではほとんど存在せず，アレルギー反応により出現する．結膜上皮は通常では角化しておらず，ドライアイなどの病態で出現する．

模範解答 b，c，d

カコモン読解 第24回 一般問題6

正常状態で結膜にみられる細胞はどれか．3つ選べ．
a Bリンパ球　　b Tリンパ球　　c 角化上皮細胞　　d 好酸球　　e 肥満細胞

解説 "カコモン読解 第21回 一般問題31"の解説を参照されたい．

模範解答 a，b，e

（白石　敦）

角結膜の創傷治癒

　同じ眼表面で隣接している角膜と結膜は，血管の有無により創傷治癒過程が異なる．角膜は無血管組織であり，その創傷治癒機転においては血管からの炎症細胞の供給が少ないために透明性を維持できる．一方，結膜の創傷治癒は皮膚の創傷治癒と同様に血管から大量の炎症細胞の供給を受けて行われるものである．本項では，それぞれの創傷治癒過程について詳しく述べる．

角膜上皮の再生

　上皮欠損が生じると，数時間以内に露出した欠損部（実質表面）にフィブロネクチンが出現する．その後，欠損部周辺の上皮細胞がフィブロネクチン上を伸展して移動し，欠損部を1層の細胞で被覆する．その後，侵襲12～24時間後から上皮細胞が増殖しはじめ，重層化して元の厚みに戻る．次に，さらに1～4週間かけて上皮は分化し，翼細胞や表層細胞が形成され，整然とした層構造に回復する（図1）．

　翼細胞や表層細胞への細胞分化は，角膜輪部に存在する幹細胞から供給される transient amplifying cell（TA cell）と考えられる基底細胞で起こる．幹細胞は普段はあまり活発に増殖はしていないが，創傷治癒の際には短期間に増殖を繰り返して大量のTA cellをつくり出し，上皮の創傷治癒を促進させる[1]．よって，アルカリ外傷な

文献はp.419参照．

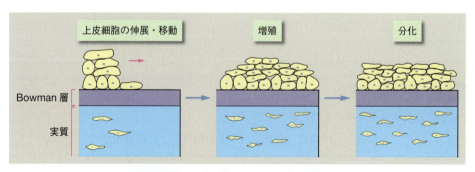

図1　角膜上皮の創傷治癒過程
上皮欠損が生じると，まず欠損部にフィブロネクチンなどの基底膜成分が分泌され，それを足場に欠損部を覆うように周囲の上皮細胞が伸展・移動する．その後，上皮細胞が増殖し，重層化する．その後，1～4週間かけて上皮が分化し，整然とした層構造に回復する．

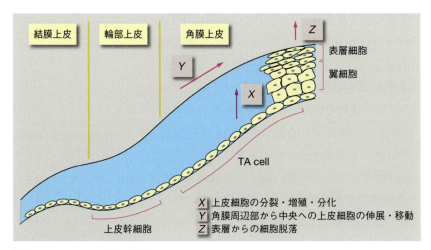

図2 ThoftのXYZ理論
上皮の表層細胞の脱落がZ，上皮細胞の分裂・増殖・分化がX，輪部の幹細胞からの新たな基底細胞の供給がYであり，正常状態であればX+Y=Zが成り立っている．
TA cell：transient amplifying cell

どで輪部が損傷を受けているかどうかは予後に大きな影響を及ぼすことになる．輪部が広範囲にわたって損傷を受けた場合には上皮細胞の供給が不足し，角膜上皮欠損部が遷延化する．さらに，輪部は結膜上皮細胞が角膜上に侵入するのを防ぐバリアの役割も果たしているため，輪部が損傷を受けていると，透明性が低く血管を伴う結膜上皮で角膜表面が輪部を越えて被覆される．

角膜上皮の創傷治癒機転についてはThoftのXYZ理論を用いると理解しやすい[2]．上皮の表層細胞の脱落がZ，上皮細胞の分化がX，輪部の幹細胞からの新たな基底細胞の供給がYである．そして，正常状態であればX+Y=Zとなっているが，上皮欠損時にはZが亢進している状態であるため，上皮欠損を修復するにはX，あるいはYを亢進させるか，Zを減少させることを念頭において治療方針を考慮することが重要である（**図2**）[3,4]．

角膜実質の再構築

角膜実質はコラーゲン線維とその隙間を埋めるプロテオグリカンなどの細胞外マトリックス（extracellular matrix；ECM）が規則正しく配列しており，これが透明性の維持に非常に重要である．皮膚などの創傷治癒機転においては再構築されたコラーゲン線維の配列が乱れていても皮膚機能には大きな影響はないが，角膜の場合はコラーゲン線維の配列の乱れは角膜混濁につながり，臨床的に問題となる．

角膜実質が損傷を受けると，まず損傷部位とその周辺（100〜200μm）で実質細胞のアポトーシスが起こる．それによって無細胞領域となった実質の損傷部位は，フィブリン塊で閉鎖される．炎症細胞が涙液，あるいは角膜輪部から実質内に浸潤し，マトリックスメタロプロテアーゼ*1 が産生されて損傷部位のコラーゲンやグリコサミノグリカンを分解する．周辺から活性型角膜実質細胞が遊走・増殖し，主にIII型コラーゲンやグリコサミノグリカンが生合成され，瘢痕組織が形成されていく．この際，新しく合成されたコラーゲン線維は直径や線維間の距離が不均一であり，臨床的には角膜混濁として観察される．8週間後には活性型角膜実質細胞が鎮静化し，炎症が収束する．その後，III型コラーゲンが次第にI型コラーゲンに置き換わり，透明性が回復していく．実質の創傷治癒は完了するまでに1年以上を要する．

　上皮の創傷治癒と実質の反応は連動しており，上皮の欠損により実質細胞は活性化され，上皮の再被覆が完了することで実質の反応も徐々に収束していく．実際に上皮欠損が遷延化すると，炎症細胞が実質内に浸潤することによって組織破壊が起こり，さらに上皮の修復が遅延するという悪循環に陥る．こういった生物学的反応は，さまざまな細胞外マトリックスとサイトカインにより調節・制御されている．

*1 マトリックスメタロプロテアーゼは細胞外マトリックスの構成蛋白質の分解酵素であり，コラゲナーゼ，ゼラチナーゼ，ストロメライシンがある．コラーゲンは主にコラゲナーゼ，ゼラチナーゼによって変性・分解され，コラーゲン以外のプロテオグリカンやフィブロネクチンなどはストロメライシンによって分解されることがわかっている．

角膜内皮の創傷治癒

　ヒトの角膜内皮細胞は生体内では増殖能がほとんどない（前房水中の因子により抑制されていると考えられている）[1]．内皮細胞が損傷を受けると，まず欠損部位にフィブリン塊が形成され，周辺の内皮細胞が拡大しながら伸展・移動することで被覆される．その際に足場となるDescemet膜の存在が非常に重要であり，内皮細胞は自らDescemet膜を産生しながら修復していく[5]．

　損傷範囲が小さければ上述のように拡大，遊走した内皮細胞で欠損部位が被覆されるが，その結果，細胞面積は拡大し，細胞密度が減少する．損傷範囲が広ければ個々の細胞が線維芽細胞様に増殖して六角形を保てなくなり，さまざまな形態で巨細胞化や重層化を示すようになる．このような細胞は正常な内皮機能を維持することができず，内皮機能不全へとつながる（図3）．

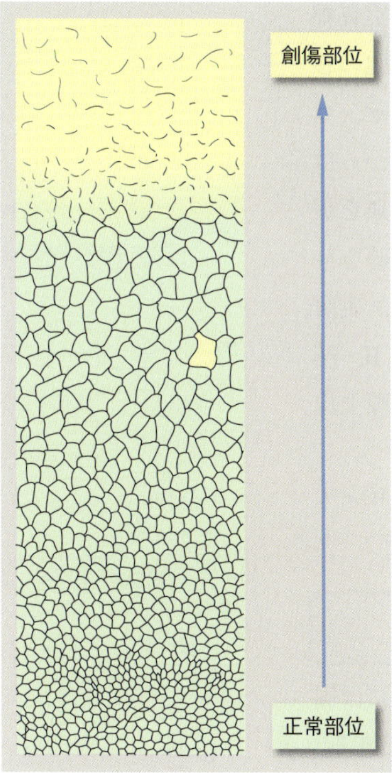

図3 角膜内皮の創傷治癒過程
内皮が損傷を受けると隣接する内皮細胞が創傷部位に遊走するが，創傷範囲が広いと個々の細胞が巨大化し，六角形を保てなくなる．長期経過すると，細胞の大きさは徐々に均一化される．

角膜創傷治癒とサイトカイン

　角膜創傷治癒には種々のサイトカイン*2 が関与しており，特に無血管組織である角膜では侵襲によって角膜細胞自体からさまざまな因子が発現していることがわかっている．角膜上皮細胞のみが分泌するサイトカインには，TGF-α，IL-1β，PDGF-β などがあり，その受容体は実質細胞に存在している．実質細胞のみが分泌するサイトカインには，KGF，HGF などがあり，その受容体は上皮細胞に存在する．上皮細胞，実質細胞ともに分泌するサイトカインは，その受容体も上皮細胞，実質細胞ともに存在し，IGF-1，TGF-β1，TGF-β2，LIF，bFGF などがある[6,7]．

　上皮が損傷を受けると，まず上皮細胞から IL-1β，TGF-β1，TGF-β2，bFGF，PDGF-β，TNF-α などが分泌され，EGF は，上皮と実質両方に対して接着，移動，増殖を促進させる作用をもち，その作用はサブスタンス P によって増強される[8]．同様に増殖因子である KGF や HGF は上皮細胞の増殖を促進させることにより創傷治癒を促進させると考えられている．TGF-β は上皮細胞増殖に関しては抑制的に働くことがわかっており，EGF の増殖促進作用と拮抗している．

*2
EGF：epidermal growth factor
（上皮増殖因子）
bFGF：basic fibroblast growth factor
（塩基性線維芽細胞増殖因子）
HGF：hepatocyte growth factor
（肝細胞増殖因子）
IGF：insulin-like growth factor
（インスリン様増殖因子）
IL：interleukin
（インターロイキン）
KGF：keratinocyte growth factor
（角化細胞増殖因子）
LIF：leukemia inhibitory factor
（白血球遊走阻止因子）
PDGF：platelet-derived growth factor
（血小板由来増殖因子）
TGF：transforming growth factor
（形質転換増殖因子）
TNF：tumor necrosis factor
（腫瘍壊死因子）

実質が損傷を受けると，涙液中に含まれるサイトカインが実質細胞に運ばれて作用する．IL-1やTGF-βが損傷部への実質細胞の移動を促し，角膜実質細胞を活性型角膜実質細胞に形質転換させ，コラーゲンやプロテオグリカンの合成を亢進させる．実質細胞からはKGF，HGFなどが分泌され，炎症細胞の遊走や上皮細胞の増殖を促進させる．PDGF，bFGF，EGFは実質細胞の増殖能には影響を与えず，コラーゲン内の実質細胞の移動能を亢進させる．また，実質細胞のアポトーシスは角膜上皮細胞から分泌されるIL-1α，IL-1βなどによって引き起こされている．そのほかにも，IL-6が角膜上皮細胞の移動能を促進することが知られている．

角膜の創傷治癒を制御するためには，上記のような複雑なサイトカインネットワークをさらに解明していくことが必要である．

角膜創傷治癒に関与する環境因子

角膜は無血管組織であり，その構造や機能を維持するためには周囲の組織や涙液，前房水，知覚神経などとの相互作用が重要である．いい換えれば，その相互作用が何らかの理由で障害されると角膜の恒常性は維持できなくなる（表1）．角膜創傷治癒に影響を与える因子には，以下のようなものが挙げられる．

1. **涙液**：角膜は無血管組織であり，涙液からサイトカインや生理活性物質の供給を受けるため，涙液の量的・質的異常は創傷治癒にも影響を及ぼす．涙液減少のために眼表面がドライアップすれば，眼瞼による機械的刺激が増えるとともにサイトカインや生理活性物質の供給が低下し，上皮欠損が遷延化しやすくなる．

2. **結膜の状態**：眼瞼結膜の形状異常（たとえば重症アトピー性角結膜炎や春季カタルによる巨大乳頭）による機械的刺激や，好酸球などから放出される細胞障害性サイトカイン（MBP〈major basic protein〉，ECP〈eosinophil cationic protein〉など）により，上皮障害が遷延化する．

3. **眼瞼の状態**：外傷後の瘢痕形成などによる形状異常や睫毛乱生による機械的刺激は創傷治癒過程に障害を与える．また，マイボーム腺機能不全による涙液の油層の問題は，上皮障害を遷延化させる要因となる．さらに，顔面神経麻痺による兎眼からも重症ドライアイの状態となり，難治性の上皮障害を呈する．

4. **角膜知覚（三叉神経）**：角膜知覚神経である三叉神経が障害されると，神経伝達物質であるサブスタンスP[*3]などの働きが阻害さ

[*3] 角膜知覚の神経伝達物質であるサブスタンスPはIGF-1と協調して角膜上皮の伸展を促進し，上皮細胞の基底膜への接着能を亢進させる．この創傷治癒促進作用には，サブスタンスPのC末端の四つのアミノ酸配列であるFGLM（フェニルアラニン-グリシン-ロイシン-メチオニン）が最小必須であることがわかっている．

表1 角膜創傷治癒に影響を及ぼす環境因子とその機序

因子	機序
涙液	サイトカインの供給低下 ドライアップによる機械的刺激
結膜	形状異常による機械的刺激 細胞障害性物質の放出 サイトカインの異常
眼瞼	形状異常や睫毛乱生による機械的刺激 兎眼によるドライアップ マイボーム腺機能不全による涙液蒸発亢進
感染，膠原病	実質のコラーゲン融解
三叉神経	サブスタンスP障害
使用薬剤（点眼）	直接的な細胞毒性 細胞増殖の抑制
使用薬剤（全身投与薬）	幹細胞障害による上皮の供給障害 涙液分泌低下
Sjögren症候群	涙液分泌低下
糖尿病	角膜知覚障害 涙液分泌低下 上皮細胞と基底膜の接着能低下
化学外傷 眼類天疱瘡 Stevens-Johnson症候群	幹細胞障害による上皮の供給障害

れ，遷延性上皮欠損を生じる．三叉神経が障害される要因として，脳外科領域の手術，角膜ヘルペス感染，角膜移植術，糖尿病神経症などがある．

5．使用薬剤：点眼薬による直接的な細胞毒性と，細胞増殖抑制による障害によって創傷治癒が遅延する．上皮障害を起こしやすい点眼薬としては，アミノグリコシド系の抗生物質，抗真菌薬，抗ウイルス薬，抗緑内障薬などがある（図4）．防腐剤による直接的な細胞毒性にも注意が必要である．したがって，遷延性の上皮障害に遭遇した場合は，問診により患者が点眼薬（市販薬も含めて）を濫用していないか確認することが重要である[*4]．

マイトマイシンCやフルオロウラシル（5-FU）は細胞分裂を阻害することによって創傷治癒を障害する．また，点眼のみならず，全身的な投与薬剤（抗腫瘍薬，免疫抑制薬，ステロイドなど）によっても創傷治癒が障害されることがある．

6．全身疾患：糖尿病患者では涙液分泌低下と角膜知覚低下，上皮細胞と基底膜の接着能低下などによる遷延性角膜上皮障害を生じる

[*4] 角膜全体に強い上皮障害がある場合には，結膜にも上皮障害があるかどうかをよく観察するべきである．重症ドライアイなどでは結膜にも必ず上皮障害を伴っているはずであり，角膜のみに存在する強い上皮障害は薬剤中毒性の上皮障害を疑うポイントである．

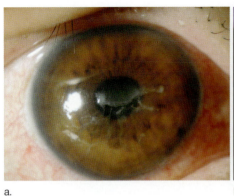 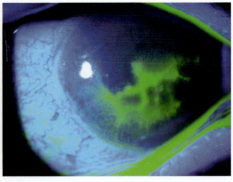

a.　　　　　　　　　　　　　　b.

図4　抗緑内障薬による中毒性角膜症
3剤の抗緑内障薬を同時期に点眼開始した症例．基礎に糖尿病があり，ステロイド点眼も併用していたことから，上皮細胞の脱落が促進し，増殖が抑制されてしまったと考えられる．角膜中央に偽樹枝状病変がみられる．

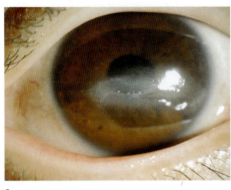 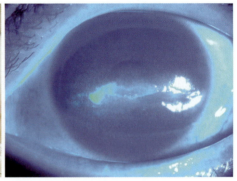

a.　　　　　　　　　　　　　　b.

図5　糖尿病角膜症
コントロール不良の糖尿病があり，角膜知覚は両眼5mmと低下していた．角膜中央に瞼裂に一致した角膜実質混濁を伴う上皮欠損がみられる．

（図5）．Sjögren症候群では，重症ドライアイによる遷延性角膜上皮障害を生じる．Stevens-Johnson症候群や眼類天疱瘡，アルカリ外傷などに続発する角膜輪部の損傷や先天性無虹彩などによる幹細胞疲弊症では，角膜上皮の供給ができなくなるため創傷治癒が障害される（図6）．

7．感染：病原微生物や炎症細胞によって分泌が亢進したサイトカイン，ケモカイン，細胞接着因子，細胞性コラゲナーゼなどによって角膜実質のコラーゲンが融解する．また，病原微生物の細菌性コラゲナーゼによる直接作用によっても角膜実質のコラーゲンが融解する．

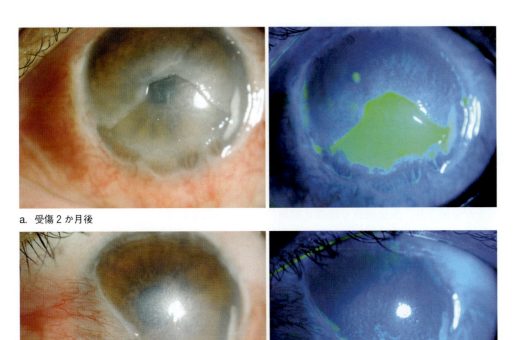

a. 受傷2か月後

b. 受傷5か月後

図6 アルカリ外傷による角膜障害
pH14の強アルカリによる化学外傷．受傷2か月後の当院初診時にはまだ広範囲の角膜びらんがみられ，角膜下方はPOV（palisades of Vogt）が確認できず，血管が侵入している．受傷5か月後には，下方から結膜が侵入している．

結膜の創傷治癒過程

　結膜上皮が損傷を受けると，欠損部位の周囲の上皮細胞の分裂，増殖，遊走により，まず1層の上皮で被覆され，その後，重層化する．欠損部位が上皮のみであれば，瘢痕形成なしに2～3週間で創傷治癒が完了する．損傷が実質まで及んでいれば，上皮の修復も実質の瘢痕治癒過程の影響を受ける．実質が損傷を受けると，まず好中球やマクロファージ，リンパ球が遊走し，壊死組織を貪食するとともに各種のサイトカインを分泌して創部を浄化する．これが第1期の炎症反応期である．この時期には急性の炎症反応が起こっており，浸潤細胞は好中球やマクロファージが主体である．次に，創部では線維芽細胞が増殖し，コラーゲンやフィブロネクチン，プロテオグリカンなどの細胞外マトリックスが産生され，肉芽が形成される．この時期には創部に新生血管も侵入してくる．これが第2期の

増殖期である．続いて肉芽の内部にコラーゲン線維や弾性線維が形成され，浸潤細胞はリンパ球や形質細胞主体に変化する．さらに時間がたつと線維芽細胞や浸潤細胞が減少し，創部の新生血管が退縮する過程で瘢痕収縮が起こる．これが第3期の再構築期（リモデリング）であり，再構築された組織は損傷前とは異なる[9]．

結膜創傷治癒とサイトカイン

結膜が損傷を受けると血小板からTGF-α，TGF-β，PDGFなどの増殖因子が分泌され，炎症細胞や線維芽細胞の増殖や遊走を促進する．好中球からはIL-1α，IL-1β，TNF-αなどが分泌され，創部が浄化される．EGFとTGF-αは涙液中にも含まれており，線維芽細胞の増殖，上皮細胞の遊走促進，血管新生促進などの作用を有する．一方，同じ増殖因子のひとつであるTGF-βは増殖抑制作用を有するが，線維芽細胞に対しては増殖を促進させることがわかっている．線維芽細胞のコラーゲン合成を促進し，瘢痕性肉芽の形成にも深くかかわっている[10]．

結膜創傷治癒と濾過胞

前述のように，結膜は角膜と違ってその創傷治癒過程で血管からの炎症細胞の供給を受けるために炎症反応も強く，治癒後に瘢痕が残存することがある．通常の場合は結膜に多少の瘢痕が生じても機能に影響することはないが，緑内障濾過手術後にはこの瘢痕形成が予後に大きな影響を及ぼす．瘢痕形成抑制のために線維芽細胞増殖阻害薬であるマイトマイシンCや5-FUが使用されているが，その使用に伴う合併症が問題となっていることも事実である．今後，結膜の創傷治癒過程における瘢痕化のメカニズムがさらに詳細に解明されることによって，より合併症が少ない方法で結膜の瘢痕化抑制が可能となることが期待される．

（出口香穂里，近間泰一郎）

強膜

文献は p.420 参照.

強膜のマクロ解剖

強膜(sclera)は角膜とともに眼球の外壁を構成し,約 5/6 が強膜である.強膜は眼球の形状を維持する強靭な組織である必要があり,眼球内容物を外力から守り,また,眼内圧に耐えなければならない.強膜は前方で角膜,後方で視神経の硬膜と連続している.強膜の内側には,ぶどう膜が接している.

強膜の厚さ:視神経乳頭周囲で最も厚く,約 1mm である(図1).それから前方に向かうにつれて薄くなり,赤道部付近では 0.6mm となる.最も薄いのは直筋付着部で 0.3mm である.角膜輪部では,やや厚みを増して 0.8mm の厚さである.

強膜と直筋付着部:直筋の付着部は輪部から,内直筋 5.5mm,下直筋 6.5mm,外直筋 6.9mm,上直筋 7.7mm の位置にある.外眼筋の腱は,強膜に混じり合うように結合している.

強膜と輪部

輪部の定義:強膜は前方で角膜へ移行するが,強膜と角膜の移行部

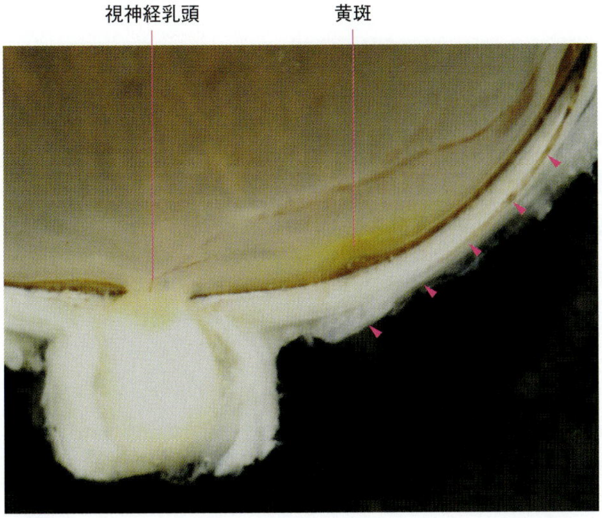

図1 強膜のマクロ解剖(矢頭は長後毛様動脈と神経)

強膜の厚さは,視神経乳頭周囲で最も厚く,約 1mm であり,それから前方に向かうにつれて薄くなる.長後毛様動脈・神経が斜めに強膜内を侵入していく(矢頭).

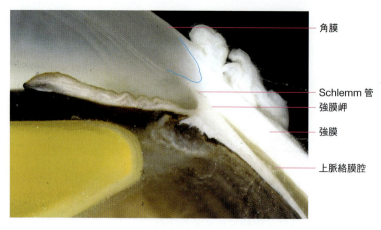

図2 輪部のマクロ解剖
透明な角膜と白い強膜との境界が弧状になっている（青色線）．強膜岬は Schlemm 管の後方で，強膜が内前方へとげ状に突出した部分である．強膜とぶどう膜は比較的容易に剥離し，上脈絡膜腔が観察される．しかし，強膜岬の部分で毛様体が接着している．

を輪部という．輪部には三つの定義がある．①組織学的輪部，②病理学的輪部，③外科的輪部である．組織学的輪部とは，均一な太さで配列の一定なコラーゲン線維からなる透明な角膜と，角膜よりも太く，不均一なコラーゲン線維からなる白い強膜との境界であり，弧状になっているのが特徴である（図2）．病理学的輪部とは，Bowman層の断端と Descemet 膜を結ぶ線と，強膜岬から上皮側へ垂線を延ばした間の幅約 1.5 mm の組織をさす．この部位には角膜上皮の幹細胞が存在する輪部上皮や線維柱帯が含まれ，臨床上重要である．外科的輪部とは，輪部の結膜組織を剥離した後，グレーゾーンと呼ばれる灰白色の領域である．灰白色にみえる理由は，透明な角膜と白色の強膜の境界が弧状になっているためである．

強膜岬：強膜岬（scleral spur）とは，Schlemm 管の後方で，強膜が内前方へとげ状に突出した部分をさす．毛様体の平滑筋がここに付着している（図2）．

強膜と視神経乳頭

強膜の後極から約 3 mm 内側，約 1 mm 下方に視神経のための孔があいている．この孔には，強膜の線維が広がり，特別な網目状構造を形成している．すなわち，神経節細胞の軸索が眼内から眼外へ通り抜けるためのふるいのような構造で，篩状板（lamina cribrosa）と呼ばれる．視神経乳頭周囲では，強膜の内側 1/3 が篩状板に移行し，強膜の外側 2/3 が硬膜に移行する（図3, 4）．

強膜の小さな孔

強膜の前方，中央，後方に眼球の内外を交通する小さな孔があり，

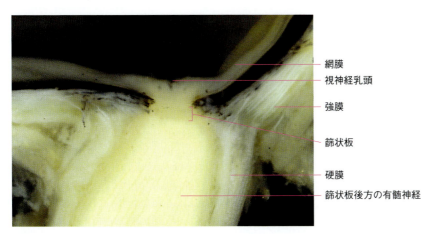

図3 視神経のマクロ解剖
強膜の外側 2/3 が硬膜に移行する．篩状板を通り抜けた神経節細胞の軸索は，篩状板後方で有髄神経となる．白色の網膜と黄白色の篩状板後方の有髄神経の色の違いに注目．

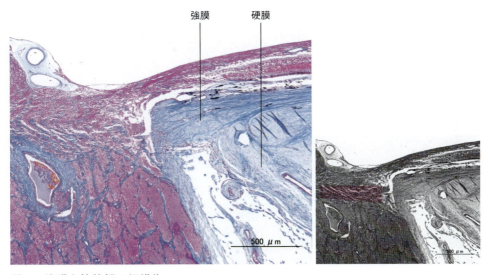

図4 強膜と篩状板の組織像（右図の ■ は篩状板）
強膜の内側 1/3 が篩状板に移行する．コラーゲン線維が青く染まるアザン染色．

血管や神経が貫通している．前方には，直筋と一緒に走行してきた前毛様体動脈（anterior ciliary artery；ACA）があり，一部の枝は強膜を貫通し，虹彩や毛様体を栄養する．中央には，ぶどう膜の静脈血が眼外へ流れ出る渦静脈（vortex vein）が開口している．主たる渦静脈は各象限に一つで，計四つある．後方の視神経乳頭周囲では，短後毛様（体）動脈（short posterior ciliary artery；SPCA）・神経が約 20 本強膜を貫通して眼内に入る（図 5, 6）．また，後方の3時，9時の水平部には長後毛様（体）動脈（long posterior ciliary artery；LPCA）・神経が強膜を貫通して眼内に侵入する（図1）．

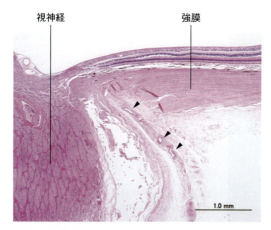

図5 視神経乳頭周囲の短後毛様動脈（矢頭）
視神経乳頭周囲では，短後毛様動脈・神経が強膜を貫通して眼内に入る．HE（ヘマトキシリン-エオジン）染色．

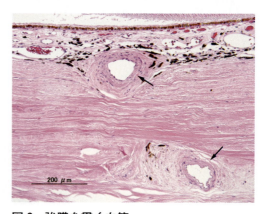

図6 強膜を貫く血管
強膜内を動脈（矢印）が貫通し，ぶどう膜を栄養する．HE染色．

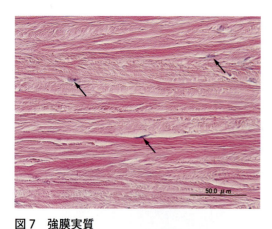

図7 強膜実質
強膜のコラーゲンは角膜と異なり，直径はさまざまであり，走行はランダムである．線維芽細胞が散在する（矢印）．HE染色．

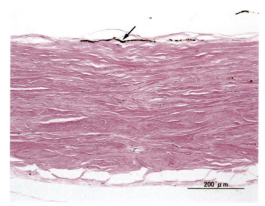

図8 強膜褐色板
強膜の最内層は褐色板と呼ばれ，メラノサイトが存在する（矢印）．HE染色．

強膜の組織

　強膜は，上強膜（episclera），強膜実質（scleral stroma），強膜褐色板（lamina fusca）の三つから構成されている．

上強膜：上強膜は，強膜実質の上の血管を含む結合組織である．前方では前毛様体動脈からの豊富な血液供給を受けており，直筋付着部と輪部の間では上強膜血管叢を形成している．上強膜は眼球の後方に向かうにつれ徐々に薄くなり，眼球後方ではTenon囊が主体となる．

強膜実質：強膜実質は密なコラーゲンからなる線維組織である．コラーゲンは主にI型からなり，直径は28〜280μmとさまざまであ

る．またコラーゲンの走行は角膜と異なり，平行に走るものやランダムに走るものがあり，錯綜している（図7）．全体にフェルト状の構造をしている．線維芽細胞の数は少なく，コラーゲン線維間に散在する．

強膜褐色板：褐色板は強膜の最内層で，強膜とぶどう膜の間を細いコラーゲン線維が混じり合う部分で，メラノサイトが存在する（図8）．

強膜の血管

強膜は，かなり無血管な組織である．前方では前毛様体動脈の分枝から栄養を受け，後方では，短後毛様動脈や長後毛様動脈の分枝から栄養を受ける．

強膜の神経

強膜には，視神経乳頭周囲から入る短後毛様神経や3時，9時の水平部から入る長後毛様神経が分布している．

強膜とクリニカルポイント

1. 強膜の前方の輪部は，房水の排出路があり，眼圧という観点で重要である．
2. 強膜の後方の篩状板は，緑内障や強度近視による視神経萎縮で問題となる．
3. 強度近視では強膜の延長と菲薄化が問題となる．
4. 強膜に炎症が起こるのが強膜炎である．
5. 強膜炎で眼痛を生じるのは，強膜に神経支配があるからである．
6. 上強膜血管叢は，通常は結膜に隠れて目立たないが，炎症があると拡張して充血をもたらす．
7. 直筋付着部では強膜の厚さが0.3mmと最も薄く，外傷の際，眼球破裂を生じる部位として問題となる．
8. 先天緑内障で牛眼（buphthalmos, bull's eye）となるのは，乳幼児では強膜が薄く脆弱であり，高眼圧で拡張するからである．
9. 乳幼児では強膜が薄く，ぶどう膜組織が透け，やや青みを帯びる．
10. 加齢とともに白目が黄色調を帯びるのは，強膜の脂質沈着のためである．
11. ぶどう膜悪性黒色腫などの眼内悪性腫瘍は，強膜を貫通する血管や神経に沿って，眼外へ浸潤することがある．

12. 眼球内容除去術の際に，強膜の内側がやや褐色を帯びて観察されるのは，褐色板をみているからである．
13. 骨形成不全症（osteogenesis imperfecta），Ehlers-Danlos 症候群，Marfan 症候群などのコラーゲンに異常を生じる疾患では，強膜が薄いため，青色強膜（blue sclera）となる．
14. 強膜はバリアとなる構造がないため，結膜下や Tenon 嚢下に注射した薬剤が眼内に拡散により到達する．
15. 脈絡膜剥離でぶどう膜組織が強膜からすべて剥離しないのは，毛様体の平滑筋が強膜岬に付着しているからである．

カコモン読解 第25回 一般問題12

正常な成人眼球で正しい組合せはどれか．2つ選べ．
a 角膜中央の厚み ――――――――― 1mm
b 中心小窩の網膜厚 ――――――――0.5mm
c 直筋付着部の強膜厚 ―――――――0.3mm
d 角膜輪部から赤道部までの距離 ―― 11mm
e 角膜輪部から内直筋付着部までの距離 ― 8mm

解説 角膜中央の厚みは約 520μm，すなわち，約 0.5mm である．中心小窩の厚みは，組織学の教科書では 0.13mm，OCT による計測では 0.18〜0.2mm である．直筋付着部の強膜の厚さは 0.3mm で，強膜の中で最も薄い部分である．角膜輪部から内直筋付着部までの距離は 5.5mm である．選択肢 d の答えは難しいかもしれないが，a，b，e は不正解であり，c は正解であることから，d は正解である．

模範解答 c, d

（小幡博人）

5. 虹彩，毛様体，房水

虹彩

虹彩は血管に富み，前房と後房を仕切っている組織であり，中央に円形の開口部があり，これが瞳孔にあたる．瞳孔径は常に変化しており，年齢差，個人差も大きいが，一般的に新生児を除いた若年者で大きい傾向にある．虹彩を前方からみてみると，瞳孔縁で虹彩裏面の色素上皮が前方にめくれている（生理的外反）．瞳孔縁から1.5〜3.0 mmの部分に不規則な輪状隆起（捲縮輪）があり，これより瞳孔側を小虹彩輪，毛様体側を大虹彩輪と称する．

虹彩は実質と，後方を裏打ちする上皮とに大別される．虹彩根部で虹彩上皮は毛様体上皮に移行し，虹彩実質は毛様体実質に移行する．実質には前境界層，実質本体および瞳孔括約筋が含まれる．上皮は虹彩裏面に2層にわたって存在しており，前上皮細胞層および後上皮細胞層からなる．

文献は p.420 参照．

解剖（図1）

虹彩実質：
前境界層：前面で前房水と接し，単層の扁平な線維芽細胞が放射状

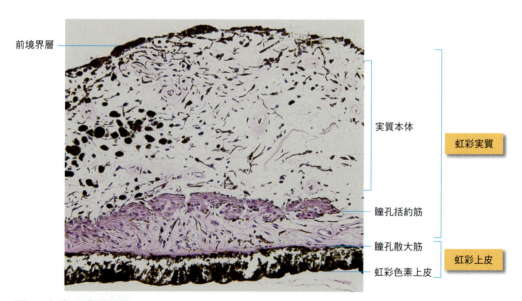

図1　虹彩の病理所見

に突起を伸ばし，互いに隣接の細胞からの突起と絡み合って網状構造をとっている．ただ，細胞間結合はみられない．前境界層では線維芽細胞間に間隙が開いているため，前房水は自由に通過して実質内に侵入することができる．

実質本体：虹彩の大部分を占めている血管に富む疎性結合織である．細胞成分としてはメラノサイトおよび線維芽細胞，大細胞（macrophage），マスト細胞（mast cell），リンパ球（lymphocyte），塊状細胞（clump cell）などの支持細胞が散在性に，時に小さな塊状にみられる．また，血管と神経線維成分も含んでおり，血管は大虹彩動脈からなる．虹彩の毛細血管には窓構造（fenestra）がなく，隣り合う内皮細胞間には tight junction が認められ，この血管が網膜血管と同様にバリア機構を有している．

瞳孔括約筋：小虹彩輪の実質中に同心円状の帯としてみられる．形態学的には平滑筋細胞間にはしばしば gap junction がみられるが，生理学的にもほかの平滑筋同様，電気的に細胞同士がつながっている．瞳孔括約筋の収縮は縮瞳を引き起こす．

虹彩上皮：

前上皮細胞層：虹彩色素上皮の前面に位置する薄い膜様の平滑筋である瞳孔散大筋は，筋線維が前上皮細胞の突起そのものとなっている．瞳孔散大筋は虹彩捲縮輪周囲から虹彩根に向かって放射状に配列している．瞳孔散大筋の収縮は散瞳を引き起こす．前上皮細胞は，虹彩根部で毛様体色素上皮層に移行する．

後上皮細胞層：色素上皮である後上皮細胞が，基底側を後房に向けて1層に並んだものである．前上皮細胞とは先端前面同士で向かい合っている．基底側の細胞膜には多数の陥入（basal infolding）がみられる．

虹彩の神経支配

虹彩に分布する神経は，上顎神経節由来の交感神経，動眼神経（副交感神経）および三叉神経第1枝（眼神経）の三種類である．副交感神経は Edinger-Westphal 核から起こり，毛様体神経節を由来して短毛様体神経となり，瞳孔括約筋を支配している．交感神経は上顎神経節を経由して，三叉神経鼻毛様神経枝となって瞳孔散大筋，血管の運動を支配している．

虹彩における異常所見

周辺虹彩前癒着（peripheral anterior synechia；PAS）：ぶどう膜

表1 虹彩にみられる疾患

先天異常	先天性無虹彩症		変性疾患	ICE症候群	原発性虹彩萎縮
	虹彩コロボーマ				Cogan-Reese症候群
	瞳孔膜遺残				Chandler症候群
	虹彩異色	先天性Horner症候群	腫瘍	虹彩の良性腫瘍	虹彩母斑
		Waardenburg症候群			虹彩嚢腫
炎症性疾患（虹彩毛様体炎を生じるもの）	非感染性	Behçet病	非肉芽腫性ぶどう膜炎		Lisch結節（結節性硬化症, von Recklinghausen病）
		Posner-Schlossman症候群			
		急性前部ぶどう膜炎		虹彩の悪性腫瘍	虹彩悪性黒色腫
		中間部ぶどう膜炎			虹彩転移性腫瘍
		糖尿病性ぶどう膜炎		虹彩の外傷	虹彩離断
		Vogt-小柳-原田病	肉芽腫性ぶどう膜炎		外傷性虹彩炎
		交感性眼炎			外傷性散瞳
		サルコイドーシス			虹彩脱出
	感染性	HSV虹彩毛様体炎			
		VZV虹彩毛様体炎			
		サイトメガロウイルス虹彩毛様体炎			
		Fuchs虹彩異色性虹彩毛様体炎（近年, 風疹ウイルスとの関係が指摘されている）			
		細菌性眼内炎			
		真菌性眼内炎			
		急性網膜壊死			

ICE症候群：iridocorneal endothelial syndrome
HSV：herpes simplex virus
VZV：varicella zoster virus

炎疾患において, 隅角鏡による隅角の観察が不可欠であり, 前部ぶどう膜炎の症状が出やすい下方の隅角を中心に, サルコイドーシスでは, テント状のPASや白色小円形の結節がみられる. Behçet病では, 隅角に黒色円形の色素塊や糸状のPASが特徴的にみられる.

虹彩結節：肉芽腫性と非肉芽腫性のぶどう膜炎を鑑別するのに重要である. 瞳孔縁に生じる小円形のKöppe結節, 瞳孔縁から離れた虹彩実質に生じ, 虹彩面上に突出するBusacca結節などは, 肉芽腫性ぶどう膜炎の特徴的症状である. ただ, Köppe結節はFuchs虹彩異色性虹彩毛様体炎や若年性特発性関節炎などの非肉芽腫性ぶどう膜炎でも生じることがある.

虹彩後癒着：炎症滲出物が結節性または, フィブリンに富む場合, 虹彩後癒着を生じ, 癒着が瞳孔縁全周にわたると, 膨隆虹彩（iris bombé）となり急性緑内障が起きる.

虹彩にみられる疾患

表1にまとめる.

> **カコモン読解** 第19回 臨床実地問題2

図と組織名の組合せで正しいのはどれか．2つ選べ．
a ⓐ────角膜内皮
b ⓑ────眼瞼上皮
c ⓒ────角膜上皮
d ⓓ────虹彩色素上皮
e ⓔ────網膜色素上皮

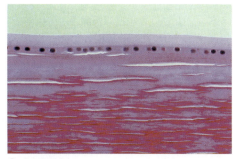
ⓐ（H-E染色）

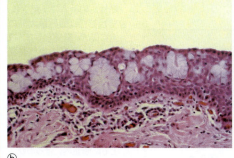
ⓑ

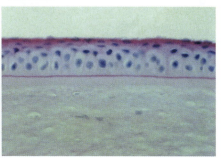
ⓒ

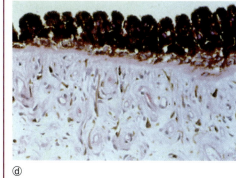
ⓓ

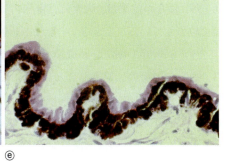
ⓔ

［解説］ aは角膜内皮ではない．水晶体上皮細胞が前嚢側の嚢の直下に1層に並んでいる．bは眼瞼上皮ではない．眼瞼結膜上皮であり，上皮内に杯細胞がみられる．cは角膜上皮である．角膜上皮は，5〜6層の非角化重層扁平上皮である．dは虹彩色素上皮である．虹彩色素上皮の前面に位置する薄い膜様の平滑筋である前上皮細胞層と，基底側を後房に向けて1層に並んだ後上皮細胞層からなる．eは網膜色素上皮ではない．色素上皮層と無色素上皮層に分かれ，色素上皮層は後方で網膜色素上皮と連続する．

［模範解答］ c，d

カコモン読解　第25回　一般問題5

ムスカリン受容体を刺激するのはどれか．
a アトロピン硫酸塩水和物　　b イソプロピルウノプロストン
c トロピカミド　　d ピロカルピン塩酸塩　　e フェニレフリン塩酸塩

解説　aのアトロピン硫酸塩水和物は抗コリン薬，bのイソプロピルウノプロストンはプロスタグランジン $F_{2\alpha}$ 誘導体，cのトロピカミドは抗コリン薬，dのピロカルピン塩酸塩は副交感神経刺激薬であり，副交感神経系の唾液腺内ムスカリン M_3 受容体を刺激する．eのフェニレフリン塩酸塩は選択的 α_1 作動薬である[*1]．

模範解答　d

カコモン読解　第25回　一般問題61

瞳孔で誤っているのはどれか．
a 縮瞳で瞳孔中心は鼻側に偏位することが多い．
b 手術顕微鏡で瞳孔径は実際より小さく見える．
c 固視点と瞳孔中心を結ぶ線は照準線と呼ばれる．
d LASIKは照準線と角膜の交点を中心として行う．
e 細隙灯顕微鏡で観察される瞳孔は，実際より前房側に見える．

解説　aは正解．瞳孔の位置は，厳密には虹彩の中央ではなく，わずかに鼻下側に位置していることが多い．bは不正解．角膜の屈折力が40Dであるため，入射瞳を細隙灯顕微鏡で観察すると肉眼よりもさらに拡大され，さらに前房側に見えることになる．cは正解．dは正解．eは正解．見かけの瞳孔すなわち入射瞳は，実瞳孔が角膜と前房で拡大されたものであり，入射瞳の位置は実瞳孔の位置より前房側に見える．前房深度を L，見かけの前房深度を l，前房の屈折率を n，角膜の屈折力を K とすれば，理論的には $L/l=(n/L)+K$ が成り立つ．

模範解答　b

カコモン読解　第26回　一般問題74

縮瞳するのはどれか．2つ選べ．
a モルヒネ　　b 有機リン　　c コカイン　　d ボツリヌス毒素　　e 三環系抗うつ薬

解説　aのモルヒネは縮瞳，bの有機リンは縮瞳，cのコカインは散瞳，dのボツリヌス毒素は散瞳，eの三環系抗うつ薬は散瞳の作用がある．

模範解答　a, b

（馬詰朗比古，毛塚剛司）

[*1] 瞳孔運動の自律神経は交感神経（アドレナリン作動性）と副交感神経（コリン作動性）の両者に支配される．交感神経は瞳孔散大筋の収縮に働き，経路として，視床下部から脊髄の毛様脊髄中枢に至る1次ニューロン，毛様脊髄中枢から肺尖部を通って上頸神経節に至る2次ニューロン（交感神経節前線維），上頸神経節から眼交感神経として内頸動脈とともに頭蓋内に至るのが3次ニューロン（節後線維）となる．副交感神経は瞳孔括約筋の収縮に働き，中脳にあるEdinger-Westphal核を中枢に動眼神経の運動枝とともに上眼窩裂より眼窩内に進入し，動眼神経の下枝に入り毛様体神経節へ枝を伸ばし，節後線維は短毛様神経として眼球に至る．

瞳孔運動・反応

瞳孔の解剖

瞳孔の運動は，虹彩に存在する二つの筋肉の力関係で支配される．瞳孔をとり巻くように存在する瞳孔括約筋と，瞳孔から放射状に伸びる瞳孔散大筋である（図1）．瞳孔括約筋が収縮すれば瞳孔は小さくなり，これを縮瞳という．瞳孔散大筋が収縮すれば瞳孔は大きくなり，これを散瞳という．瞳孔括約筋は副交感神経支配である．瞳孔散大筋は交感神経支配である．つまり，瞳孔は自律神経によって支配されている．瞳孔括約筋の受容体は副交感神経のムスカリン受容体である．瞳孔散大筋の受容体は交感神経のα受容体である．

対光反射

光刺激により瞳孔は縮瞳する．これを対光反射という．逆に光を消すと散瞳する．この反射に対する名称はない．対光反射の経路を図2に示す．光は網膜で感受され，視神経，視交叉，視索，中脳視

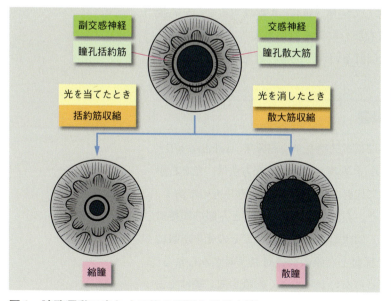

図1　瞳孔運動に寄与する筋の配置と神経支配

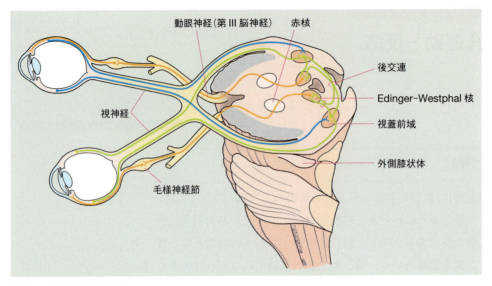

図2 対光反射の経路
(吉冨健志：自律神経系．加瀬　学ら編．眼科学大系7 神経眼科．東京：中山書店；1995. p.551. 図1b．)

蓋前域，Edinger-Westphal 核，動眼神経，毛様神経節，短後毛様神経，瞳孔括約筋へと至る．このなかで網膜から中脳視蓋前域までを対光反射の入力路，Edinger-Westphal 核から瞳孔括約筋までを対光反射の出力路として区別する．また，視交叉と中脳視蓋前域から Edinger-Westphal 核までに至る経路で左右に分かれて両側に反対側まで分岐するため，片眼（たとえば右眼）に光を投射すると同側（右眼）のみでなくもう片眼（左眼）の瞳孔も同時に縮瞳する．片眼（たとえば右眼）に光を投射して同側（右眼）が縮瞳することを直接対光反射，片眼（たとえば右眼）に光を投射してもう片眼（左眼）が縮瞳することを間接対光反射という．正常の対光反射の電子瞳孔計所見を図3に示す．

対光反射の入力路の障害

　対光反射の入力路の障害は相対的瞳孔求心路障害（relative afferent pupillary defect；RAPD）と表現される．検査方法は，光を右眼と左眼に約3秒ごとに交互に入射させ，瞳孔反応をみるものである．正常では右眼に光を当てると，右眼の直接対光反射と左眼の間接対光反射がみられる．つまり，両眼縮瞳する．続けてその光を左眼に当てると，左眼の直接対光反射と右眼の間接対光反射がみられる．つまり，瞳孔の大きさは変わらないか，小さく縮瞳する．続けてまたその光を右眼に当てると，瞳孔の大きさは変わらないか，小さく

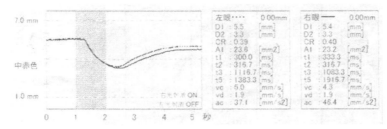

a. 右眼のみ照射

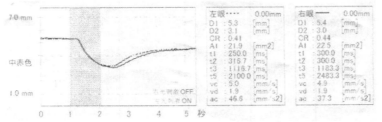

b. 左眼のみ照射

図3　正常の対光反射の電子瞳孔計所見
（実線が右眼の反応，破線が左眼の反応）
a が右眼のみ光を照射して得られた直接（右眼）および間接（左眼）反射．下方への波が収縮を表している．瞳孔不同がなく，左眼のみ光を照射した場合（b）も同様の反応が得られている．

縮瞳する．この状態の繰り返しとなる．つまり右眼，左眼，右眼，左眼と光をスイングさせて照射すると，縮瞳，縮瞳，縮瞳，縮瞳を繰り返す（**図4**）．それに対して，右眼に光を当てると，右眼の直接対光反射と左眼の間接対光反射により両眼縮瞳し，続けてその光を左眼に当てると両眼の瞳孔が散瞳してくる反応がみられることがある．続けてまたその光を右眼に当てると両眼縮瞳し，続けてまたその光を左眼に当てると両眼散瞳する．つまり右眼，左眼，右眼，左眼と光をスイングさせて照射すると，縮瞳，散瞳，縮瞳，散瞳を繰り返す（**図5**）．これを，左眼 RAPD 陽性と呼ぶ．右眼，左眼，右眼，左眼と光をスイングさせて右眼が散瞳すれば右眼が RAPD 陽性である．左眼 RAPD 陽性の対光反射の電子瞳孔計所見を**図6**に示す．RAPD 陽性は，対光反射の入力路の障害を意味する．対光反射の入力路のどこに障害があるかは，視野欠損との組み合わせで判明する．RAPD が陽性で，同側に単眼性の視野欠損があれば，網膜または視神経の障害を意味する．RAPD が陽性で，かつ同名半盲があれば，RAPD 陽性の反対側の視索の障害を意味する．RAPD が陽性で，視野欠損がなければ，RAPD 陽性の反対側の中脳の上丘腕部の障害を意味する．

　なぜ，たとえば左の視索の障害で右の同名半盲と右に RAPD が陽性となるのか？　RAPD の入力路の障害とは，感度に左右差があることを示す．最も左右差が生じやすいのは，片眼の視神経障害時である．右の視索には右眼網膜の耳側の神経線維（非交叉線維）と，

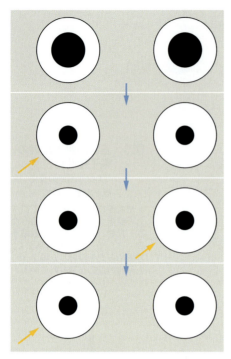

図4 正常の相対的瞳孔入力路障害（RAPD）

右眼，左眼，右眼と光をスイングさせて照射する（矢印）と，縮瞳，縮瞳，縮瞳を繰り返している．
RAPD：relative afferent pupillary defect

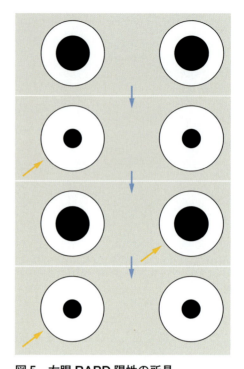

図5 左眼 RAPD 陽性の所見

右眼，左眼，右眼と光をスイングさせて照射する（矢印）と，縮瞳，散瞳，縮瞳を繰り返している．

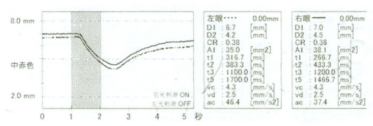

a．右眼のみ照射

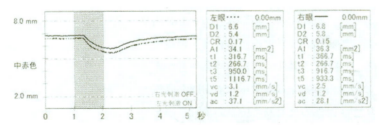

b．左眼のみ照射

図6 左眼 RAPD 陽性の対光反射の電子瞳孔計所見（実線が右眼の反応，破線が左眼の反応）

瞳孔不同がなく，右眼のみ光を照射して得られた直接および間接反射（a）と比較して，左眼のみ光を照射した場合（b）の下方への収縮波の振幅が低下している．

左眼網膜の鼻側の神経線維（交叉線維）が含まれる．正常視野を考えればわかるように，垂直中心線を軸に左右を比較すると，鼻側よりも耳側の視野のほうが広い（**図7**）．これは，黄斑部より鼻側の神

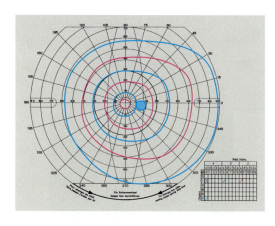

図7 正常のGoldmann視野（右眼）
垂直中心線を軸に左右を比較すると，鼻側よりも耳側の視野のほうが広い．

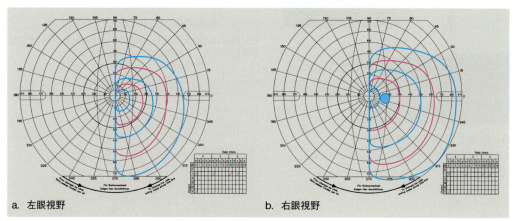

a. 左眼視野　　　　　　　　　　　　b. 右眼視野

図8 右視索が障害された症例のGoldmann視野
左完全同名半盲である．欠損面積は耳側が欠損している左眼のほうが大きい．

経線維のほうが耳側の神経線維より多いことを意味し，同時に交叉線維のほうが非交叉線維よりも多いことを意味する．このことは，組織学的にも証明されており，交叉線維と非交叉線維の割合は53：47とされている[1]．したがって，片側の視索には，同側からの線維が47％，対側からの線維が53％含まれていることになる．片側の視索が障害されると，より対側からの線維が障害されることになり，それは視野（同名半盲の大きさ）にも表れている（**図8**）．そのために，入力路の感度に左右差があることを示すRAPDは，対側に陽性となる（**図9**）．また，交叉線維と非交叉線維の割合は53：47と，その差は小さいので，RAPDの程度も小さくなる．なぜ，中脳の上丘腕部の障害では視野欠損がなく，病変部と反対側にRAPDが陽性となるのか？　視覚路から離れており，かつ交叉線維と非交叉線維の割合の非対称性を維持しながら中脳へ向かうからである．

文献は p.420 参照．

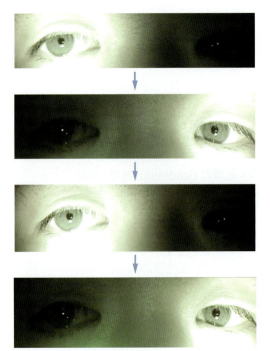

図9　図8と同症例のRAPD
左眼のRAPD陽性である．ただし，程度は小さい．

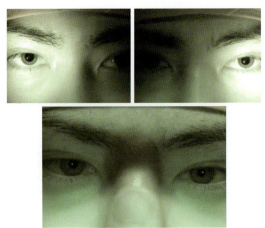

図10　中脳背側症候群の対光-近見解離
対光反射は両眼とも消失（減弱）している（上段）が，近見反射は保たれ，縮瞳している（下段）．

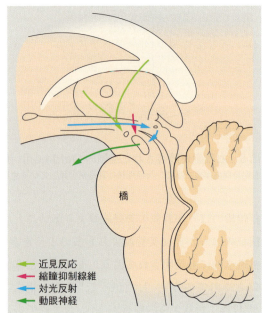

図11　対光反射の経路と近見反応の経路の相違
（辻澤宇彦：瞳孔．加瀬　学ら編．眼科学大系7 神経眼科．東京：中山書店；1995. p.565. 図3．）

中脳背側部の障害

　中脳背側部の障害では，中脳背側症候群やParinaud症候群と呼ばれる，独特の臨床所見群を示す．瞳孔の異常は，対光反射が消失し，近見反射がみられる，対光-近見解離を示す（図10）．これは，対光反射の経路は中脳の背側部を通るのに対し，近見反応経路は中脳の前のほうからEdinger-Westphal核に入るからである（図11）．中脳背側部の障害では，対光反射の異常に加え，上方注視障害，輻湊後

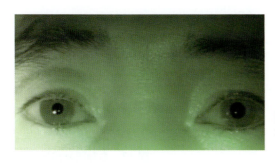

図12 瞳孔不同の例
左右の瞳孔の大きさが異なる.

退眼振がみられ,特徴的な症候群を形成する.

Argyll Robertson 瞳孔は,中脳背側の病変で,その臨床所見は,縮瞳,対光-近見解離(対光反射は不良だが,近見反射は保たれる)である.原因は,神経梅毒,糖尿病,多発性硬化症,中脳水道周囲の腫瘍などがある.中脳水道周辺の対光反射路および瞳孔括約筋への核上性抑制路の障害が推定されている.

対光反射の出力路の障害

対光反射の出力路の異常では,瞳孔不同として表れる(**図12**).上述したように瞳孔の運動は,瞳孔括約筋と瞳孔散大筋の力関係で支配され,瞳孔括約筋が収縮すれば縮瞳し,瞳孔散大筋が収縮すれば散瞳する.したがって,逆に,瞳孔括約筋が麻痺すれば散瞳し,瞳孔散大筋が麻痺すれば縮瞳する.臨床的には,まず,瞳孔不同の,瞳孔の大きなほうが悪いのか,小さなほうが悪いのかを決定しなければならない.その判定方法は,明室と暗室で瞳孔径を比較することである.暗室よりも明室のほうが瞳孔不同が大きければ,明るいところで縮瞳しないほうが悪く,大きな瞳孔が悪い(括約筋系が障害されている),逆に明室よりも暗室のほうが瞳孔不同が大きければ,暗いところで散瞳しないほうが悪く,小さな瞳孔が悪い(散大筋系が障害されている)ことを意味している.

括約筋系の障害

括約筋系が障害されていれば,障害部位は対光反射の出力路,つまり動眼神経から瞳孔括約筋までのどこかの障害となる.動眼神経麻痺では,瞳孔の括約筋障害に加えてほかの神経麻痺を合併する.すなわち眼瞼下垂,内転・上転・下転制限である.典型的であれば見逃すことはないが,これらが軽度な場合,見逃さないように注意すべきである.右動眼神経麻痺の対光反射の電子瞳孔計所見を**図13**

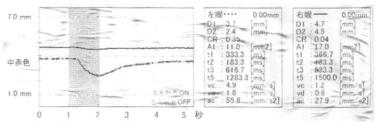

a. 右眼のみ照射

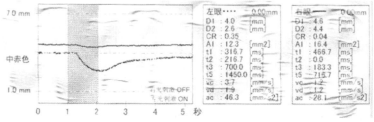

b. 左眼のみ照射

図13 右動眼神経麻痺の対光反射の電子瞳孔計所見（実線が右眼の反応，破線が左眼の反応）

瞳孔不同があり，右眼に光照射しても左眼に照射しても，右眼の直接および間接反射はともにみられない．

に示す．

　毛様神経節以降の障害では瞳孔緊張症という，独特の所見を示す．これに腱反射の低下または消失を合併すれば Adie 症候群と呼ばれる．典型的な所見は，瞳孔散大，対光-近見解離，0.1％低濃度ピロカルピンに対する過敏反応，瞳孔の分節状収縮，慢性期には対側よりも縮瞳，が挙げられる．なぜ，このような所見が生ずるのか？

　毛様神経節では，副交感神経線維がシナプスを換えた後，瞳孔括約筋へ向かう枝と，毛様体筋へ向かう枝に分かれて分布している．瞳孔括約筋へ向かう枝と，毛様体筋へ向かう枝の割合は5：95である．つまり，圧倒的に毛様体筋へ向かう枝の割合が多い．その毛様神経節が障害されると，瞳孔括約筋へ至る線維が障害されやすい．したがって，瞳孔は散大し，対光反射が減弱する（図14）．しかし，時間経過とともに本来は毛様体筋へ至るべきはずの副交感神経線維が，瞳孔括約筋へ異所性に再生する．異所性再生は末梢神経が障害された際によく起こる反応である．したがって，対光反射は消失あるいは減弱するが，近見反射では，毛様体筋を収縮させるために刺激された毛様体筋へ至るべきはずの副交感神経線維が瞳孔括約筋へ異所性に再生されているため，毛様体筋ではなく瞳孔括約筋が収縮し，近見反射で縮瞳する．つまり対光-近見解離が生ずる．また，神経が障害された（脱神経された）瞳孔括約筋部では副交感神経作動薬であるピロカルピンに対する過敏反応が生じ，正常では収縮しない低濃度のピロカルピンにて縮瞳する．これを脱神経過敏という．したがって，片眼性の瞳孔緊張症の両眼に低濃度（0.125％）のピロ

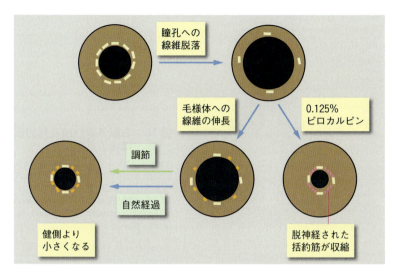

図14 瞳孔緊張症の経時的変化

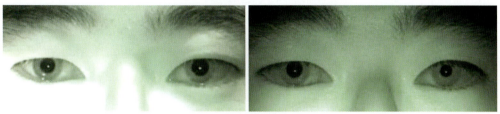

a. 点眼前　　　　　　　　　　b. 点眼後

図15 左眼の瞳孔緊張症症例の低濃度ピロカルピン点眼試験
両眼に低濃度（0.125％）のピロカルピンを点眼すると，健眼（右眼）は反応せず，病眼（左眼）が反応し縮瞳している．

カルピンを点眼すると，健眼は反応せず，病眼が反応するので，点眼前は散大していた病眼のほうが縮瞳する（図15）．

瞳孔括約筋部の障害では，ほかの神経麻痺の合併もなく，瞳孔緊張症のような特徴的な所見もないため，点眼負荷試験で診断していく．

外傷，交感神経作動薬点眼後，副交感神経拮抗薬点眼後の反応を示す．外傷は，0.1％ピロカルピンに反応せず，1％ピロカルピンで縮瞳して外傷部位が明らかになる（図16）．交感神経作動薬点眼後の瞳孔では，0.1％ピロカルピンに反応せず，1％ピロカルピンで軽度縮瞳する（図17）．副交感神経拮抗薬点眼後の瞳孔では，0.1％ピロカルピンに反応せず，1％ピロカルピンにもまったく反応しない（図18）．

散大筋系の障害

散大筋系が障害されていれば（瞳孔の小さなほうが障害側），Horner症候群となる．Horner症候群の確定診断にはコカイン点眼

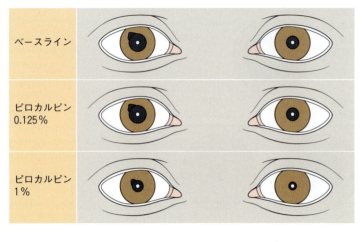

図 16　右眼外傷性瞳孔括約筋障害の反応

0.1% ピロカルピンに反応せず，1% ピロカルピンで縮瞳して外傷部位が明らかになっている．
(Burde RM, et al：Clinical decisions in Neuro-ophthalmology. 3rd ed. St. Louis：Mosby；2002.)

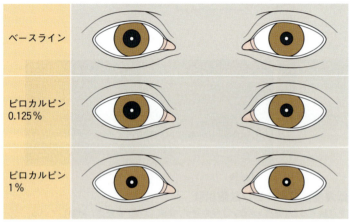

図 17　右眼交感神経作動薬点眼後の瞳孔の反応

0.1% ピロカルピンに反応せず，1% ピロカルピンで軽度縮瞳する．
(出典は図 16 に同じ.)

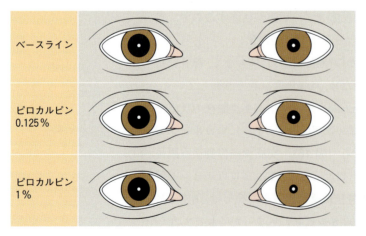

図 18　右眼副交感神経拮抗薬点眼後の瞳孔の反応

0.1% ピロカルピンに反応せず，1% ピロカルピンにもまったく反応しない．
(出典は図 16 に同じ.)

を用いる．10% コカインを 5 分ごとに 2 回，両眼に点眼し，90〜180 分後に判定する．コカインの薬理作用は交感神経の神経終末から放出されるノルアドレナリンの再吸収阻害である．Horner 症候群では神経終末からノルアドレナリンが放出されていないため，コ

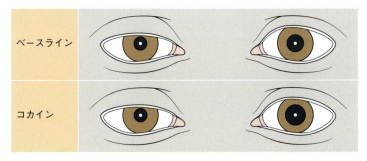

図19 右眼Horner症候群の
　　　コカイン点眼試験の反応
瞳孔不同が残存する．
（出典は図16に同じ．）

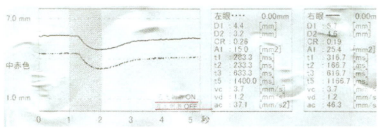

a．右眼のみ照射

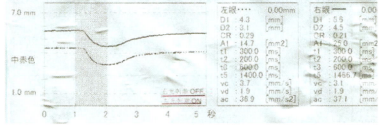

b．左眼のみ照射

図20 左眼Horner症候
　　　群の対光反射の電
　　　子瞳孔計所見（実線
が右眼の反応，破線が
左眼の反応）

瞳孔不同があり，右眼のみ光を
照射しても，左眼のみ光を照射
しても，正常な対光反射が得ら
れている．

カイン点眼後も瞳孔が散大しない．つまり両眼に点眼して瞳孔不同が残存すれば，Horner症候群の確定診断となる（**図19**）．瞳孔不同が1mm残存すれば，オッズは1,054倍，5mm残存でも77倍である．逆に瞳孔不同が消失すれば，生理的瞳孔不同となる．Horner症候群の対光反射の電子瞳孔計所見を**図20**に示す．

Horner症候群

　Horner症候群の確定診断がつけば，交感神経のどこかが障害されていることになる．交感神経は視床下部から出て瞳孔散大筋に至るまで長い距離を走行する（**図21**）．したがって，次は部位別診断へと進む．Horner症候群は，中枢性，節前性，節後性に分けられる．中枢性は視床下部からBudge中枢まで，節前性はそこから星状神経節まで，節後性はそこから瞳孔散大筋までである．中枢性は，ほかの合併した神経所見で診断する．視床下部・視床障害では，反対側の片麻痺と感覚低下を合併する．中脳障害では滑車神経麻痺を合併

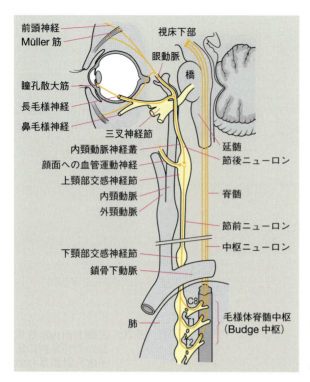

図21 交感神経の視床下部から出て瞳孔散大筋に至るまでの経路
(辻澤宇彦：瞳孔．加瀬 学ら編．眼科学大系7 神経眼科．東京：中山書店；1995．p.563．図2．)

する．橋障害では外転神経麻痺を合併する．延髄障害では延髄外側症候群（Wallenberg症候群）の一部を形成し，障害側の顔面異常，障害反対側の上下肢の温痛覚低下，lateropulsion（側方突進），skew deviation（斜偏位）を合併する．節前性と節後性は，ほかの異常神経所見を合併しないので点眼負荷試験で診断していく．チラミンは，ノルアドレナリンを神経終末から放出させる作用をもつ．節前性では神経終末にノルアドレナリンが残存しているため，瞳孔は散大する（図22）．節後性では神経終末にノルアドレナリンが残存していないため，瞳孔は散大せず，縮瞳したままである（図23）．ほかに低濃度（0.04％）のアドレナリンを点眼する場合もある．これは脱神経過敏反応を利用するもので，節後性Horner症候群では，正常では収縮しない低濃度のノルアドレナリン点眼にて散瞳する．一方，節前性では散瞳しない．節前性Horner症候群の代表的な原因は，上腕神経叢麻痺やPancoast腫瘍などで，節後性Horner症候群の代表的な原因は，甲状腺手術後，上頸神経節（星状神経節）ブロック後，外傷性内頸動脈解離などである．

新しい診断法：最近では，この脱神経過敏反応を利用した，アプラクロニジンによるHorner症候群の診断が行われるようになってきた．1.0％アイオピジン®は，α_2受容体を刺激し，毛様体上皮の房

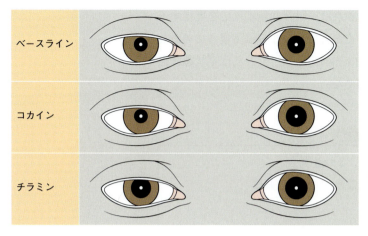

図 22　右眼節前性 Horner 症候群のチラミン点眼試験
チラミン点眼後，瞳孔は散大している．
（出典は図 16 に同じ．）

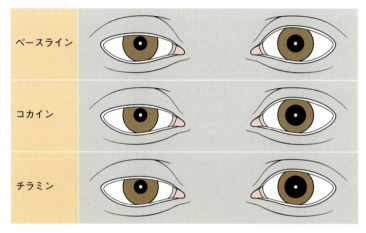

図 23　右眼節後性 Horner 症候群のチラミン点眼試験
チラミン点眼後，瞳孔は散大せず，縮瞳したままである．
（出典は図 16 に同じ．）

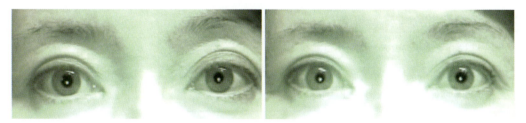

a．1％アイオピジン®点眼前　　　　　　　　　　b．1％アイオピジン®点眼後

図 24　左眼 Horner 症候群のアプラクロニジン点眼試験
縮瞳していた左眼が，点眼後に健眼よりも散瞳している．

水産生を抑制する主作用があるが，加えて弱い α_1 受容体刺激作用があり，Horner 症候群の，瞳孔散大筋における α_1 受容体の脱神経過敏を利用したものである．コカイン点眼試験との比較が行われているが，感度 88〜100％，特異度も 100％ と非常に高い結果が報告されている[2]．アイオピジン® では脱神経過敏反応を利用しているので，縮瞳していた病眼が，点眼後に健眼よりも散瞳するため，判

定しやすい（**図24**）．注意すべき点は，脱神経過敏反応を獲得するまでに時間がかかるので，少なくとも発症後3日以上経っていることが必要である．発症直後のHorner症候群（たとえば星状神経節ブロック直後）の診断には有用でない．

カコモン読解 第18回 一般問題55

Adie症候群で正しいのはどれか．3つ選べ．
a 複視　　b 近視化　　c 瞳孔散大　　d 調節麻痺
e 脱神経過敏性反応

解説　Adie症候群は，瞳孔緊張症に腱反射の低下または消失を合併している症候群である．毛様神経節以降の障害である．毛様神経節では動眼神経を離れているので，複視は生じない．また，毛様神経節には瞳孔括約筋へ向かう枝と，毛様体筋へ向かう枝があるので，そこが障害されると瞳孔散大と調節麻痺，したがって遠視化が起こる．また，神経が障害された（脱神経された）瞳孔括約筋部では副交感神経作動薬であるピロカルピンに対する過敏反応が生じ，正常では収縮しない低濃度のピロカルピンにて縮瞳する．これを脱神経過敏という．

模範解答　c，d，e

カコモン読解 第18回 一般問題56

Horner症候群を来すのはどれか．3つ選べ．
a 神経梅毒　　b 動眼神経麻痺　　c 甲状腺摘出術後
d 上腕神経叢麻痺　　e Pancoast症候群

解説　Horner症候群は，交感神経の障害である．交感神経は視床下部から出て瞳孔散大筋に至るまで長い距離を走行する．甲状腺摘出後は頸部交感神経幹を傷つけることによりHorner症候群をきたしうる．上腕神経叢麻痺やPancoast腫瘍は胸部の交感神経幹を傷つけることによりHorner症候群をきたしうる．動眼神経は副交感神経を含むため，動眼神経麻痺ではHorner症候群をきたさない．神経梅毒はArgyll Robertson瞳孔を生じ，Argyll Robertson瞳孔は，中脳水道周辺の対光反射路および瞳孔括約筋への核上性抑制路の障害が推定されている．交感神経の障害ではない．

模範解答　c，d，e

> **カコモン読解** 第18回 一般問題58
>
> Adie症候群とArgyll Robertson瞳孔とで共通するのはどれか．2つ選べ．
> a 片側性　　b 瞳孔散大　　c 対光反応減弱　　d 近見反応保存
> e 低濃度ピロカルピン点眼反応

解説　Adie症候群の臨床所見は，瞳孔散大，対光-近見解離，0.1％低濃度ピロカルピンに対する過敏反応，瞳孔の分節状収縮である．Argyll Robertson瞳孔の臨床所見は，縮瞳，対光-近見解離，である．したがって，共通するのは対光-近見解離（対光反射は不良だが，近見反射は保たれる）である．

模範解答　c，d

> **カコモン読解** 第19回 一般問題8
>
> 散瞳に関与する交感神経受容体はどれか．
> a α_1受容体　　b α_2受容体　　c β_1受容体　　d β_2受容体
> e γ_1受容体

解説　瞳孔散大筋に存在するのは交感神経α_1受容体である．交感神経α_1受容体は主として交感神経効果器接合部後膜に存在して興奮伝達に関与する．したがって散瞳に関与する．α_2受容体はアドレナリン作動性神経終末に存在し，その活性化は交感神経興奮によるノルアドレナリンの放出を抑制する．したがって散瞳に関与しない．β受容体，γ受容体は瞳孔散大筋には存在しない．したがって散瞳に関与しない．

模範解答　a

> **カコモン読解** 第19回 一般問題71
>
> Adie症候群の点眼試験に使われるのはどれか．
> a 5％塩酸コカイン　　b 0.04％塩酸ジピベフリン
> c 0.1％塩酸ピロカルピン　　d 1％塩酸フェニレフリン
> e 5％ヒドロキシフェニルエチルアミン

解説　Adie症候群は，毛様神経節以降の障害である．毛様神経節では副交感神経の瞳孔括約筋へ向かう枝があり，そこが障害されると神経が障害された（脱神経された）瞳孔括約筋部では副交感神経

作動薬であるピロカルピンに対する過敏反応が生じ，正常では収縮しない低濃度（0.1％）のピロカルピンにて縮瞳する．これを脱神経過敏といい，Adie 症候群の特徴である．コカインはノルアドレナリンの再吸収を阻害する薬理作用があり，ジピベフリン，フェニレフリンは交感神経作動薬，ヒドロキシフェニルエチルアミンは別名チラミンで，交感神経終末からノルアドレナリンを放出させる薬理作用がある．いずれも Horner 症候群の診断に用いられる．

【模範解答】 c

【カコモン読解】 第20回 一般問題74

Adie 症候群で誤っているのはどれか．
a 虹彩炎の既往　　b 分節様瞳孔収縮　　c 深部腱反射減弱
d 慢性期虹彩紋理萎縮　　e 0.125％塩酸ピロカルピン点眼で縮瞳

【解説】 Adie 症候群は，瞳孔緊張症に腱反射の低下または消失を合併している症候群である．毛様神経節以降の障害である．毛様神経節では動眼神経を離れているので，複視は生じない．また，毛様神経節には瞳孔括約筋へ向かう枝と，毛様体筋へ向かう枝があるので，そこが障害されると瞳孔散大，特に分節状に麻痺（麻痺していない部分を主とすると，分節状に収縮）する．また，神経が障害された（脱神経された）瞳孔括約筋部では副交感神経作動薬であるピロカルピンに対する過敏反応が生じ，正常では収縮しない低濃度（0.125％）のピロカルピンにて縮瞳する．これを脱神経過敏という．慢性期には次第に瞳孔は収縮してくるが，萎縮はしない．また，通常，感染は伴わない．水痘や帯状疱疹ヘルペスの感染が原因とする意見もあるが，明らかにされていない．

【模範解答】 a または d

【カコモン読解】 第20回 一般問題75

Argyll Robertson 瞳孔で誤っているのはどれか．
a 視路障害を伴う．　　b 近見反応は正常である．
c 中脳背側の病変である．　　d 対光反射は欠如している．
e 糖尿病や血管障害が原因となる．

【解説】 Argyll Robertson 瞳孔は，中脳背側の病変（そのため視路障害は伴わない）で，その臨床所見は，縮瞳，対光-近見解離（対

光反射は不良だが，近見反射は保たれる）である．原因は，神経梅毒，糖尿病，多発性硬化症，中脳水道周囲の腫瘍などがある．

［模範解答］ a

［カコモン読解］第20回 一般問題76

Horner 症候群で正しいのはどれか．
a 羞明を訴える．　　b 患側の発汗は減少する．
c 患側の瞼裂拡大を認める．　　d 患眼の対光反射は低下する．
e 過敏性の診断には 0.125％ 塩酸ピロカルピン点眼を用いる．

［解説］ Horner 症候群は，交感神経の障害である．交感神経は眼では瞳孔散大筋と Müller 筋を支配している．したがって瞳孔は縮瞳するため，羞明は訴えない．また，交感神経が支配している上下の瞼板筋が麻痺するため瞼裂は狭小化する．中枢性 Horner 症候群では発汗は減少する．瞳孔括約筋は障害されないため，対光反射は正常である．過敏性の診断には，交感神経の作動薬である低濃度のアドレナリンを用いる．

［模範解答］ b

［カコモン読解］第21回 一般問題74

正しいのはどれか．2つ選べ．
a Horner 症候群では患側の眼が散瞳する．
b Adie 症候群では輻湊反応が緊張性である．
c Argyll Robertson 瞳孔では対光反射が正常である．
d アトロピン硫酸塩点眼では絶対性瞳孔強直を来す．
e 抗コリンエステラーゼ薬点眼では強い散瞳を起こす．

［解説］ Horner 症候群は，交感神経の障害である．交感神経は，眼では瞳孔散大筋と Müller 筋を支配している．したがって，瞳孔は縮瞳する．Adie 症候群，Argyll Robertson 瞳孔では，対光-近見解離（対光反射は不良だが，近見反射は保たれる）が特徴である．ここで気をつけないといけないのは，選択肢 b の緊張性という言葉である．近見反射が不良という意味でなく，近見反射で縮瞳した後の再散瞳が遅いという意味で，これは正解である．副交感神経拮抗薬点眼後の瞳孔では，0.1％ ピロカルピンに反応せず，1％ ピロカルピンにもまったく反応しない絶対的瞳孔強直をきたす．抗コリンエステラー

ゼ薬点眼では，間接的にアセチルコリンの作用を増強させるため強い縮瞳を起こす．

模範解答 b, d

カコモン読解 第23回 一般問題13

20代の正常者で暗順応時の瞳孔径に最も近いのはどれか．
a 2mm　b 3mm　c 5mm　d 7mm　e 9mm

解説　安静時の瞳孔は，加齢とともに縮瞳してくる（図25）．20歳代では約7mmである．

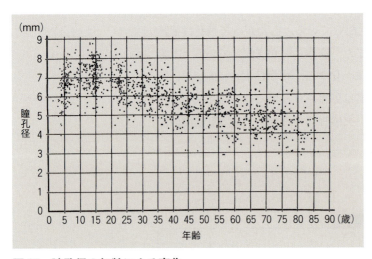

図25　瞳孔径の加齢による変化
(Miller NR：Walsh & Hoyt's Clinical Neuro-Ophthalmology. 6th ed. Philadelphia：Lippincott Williams & Wilkins；2005. p.682.)

模範解答 d

カコモン読解 第23回 一般問題73

瞳孔不同を来すのはどれか．3つ選べ．
a Adie症候群　b Horner症候群　c Wallenberg症候群　d 動眼神経麻痺　e 有機リン中毒

解説　瞳孔不同は，片眼の出力路の異常で生ずる．Adie症候群は副交感神経が毛様神経節の部で障害される．Horner症候群は，交感神経の障害である．Wallenberg症候群は，Horner症候群をきたす．動眼神経麻痺は副交感神経が障害される．有機リン中毒では，両眼ともに縮瞳する．

模範解答 a，b，c，d（解答は四つあると思われる．）

カコモン読解 第24回 一般問題66

次の矯正視力を有する疾患で右眼に相対的瞳孔求心路障害がみられるのはどれか．
a 右（0.3） 左（0.8）の白内障
b 右（0.8） 左（1.2）の急性視神経炎
c 右（0.04）左（0.03）の錐体ジストロフィ
d 右（1.0） 左（0.2）の前部虚血性視神経症
e 右（0.02）左（0.04）のLeber遺伝性視神経症

解説 対光反射の入力路の障害が相対的瞳孔入力路障害である．relative afferent pupillary defect（RAPD）とも表現される．白内障では視力差があってもみられない．片側の視神経炎，虚血性視神経症では障害眼と同側にみられる．両眼性の疾患，錐体ジストロフィやLeber遺伝性視神経症ではみられない．

模範解答 b

カコモン読解 第24回 一般問題67

Adie症候群の点眼試験に用いるのはどれか．
a 0.5％チラミン　　b 0.1％ピロカルピン塩酸塩
c 1％ピロカルピン塩酸塩　　d 1％フェニレフリン塩酸塩
e 5％フェニレフリン塩酸塩

解説 Adie症候群は，瞳孔緊張症に腱反射の低下または消失を合併している症候群である．毛様神経節以降の障害である．神経が障害された（脱神経された）瞳孔括約筋部では副交感神経作動薬であるピロカルピンに対する過敏反応が生じ，正常では収縮しない低濃度（0.1％）のピロカルピンにて縮瞳するのが特徴である．1％のピロカルピンや交感神経作動薬は意味がないので，用いない．

模範解答 b

カコモン読解 第24回 一般問題68

Horner症候群で正しいのはどれか．
a 対光反射は消失している．　b 両眼性がほとんどである．
c 副交感神経の障害で起こる．　d アトロピン硫酸塩の点眼試験が有用である．
e 障害部位の一つとして肺尖部があげられる．

解説 Horner症候群は，交感神経の障害である．片眼性である．瞳孔括約筋は障害されないため対光反射は正常である．過敏症の診断には，交感神経の作動薬である低濃度のアドレナリンを用いる．交感神経は肺尖部も走行しているため，その部の障害でHorner症候群をきたす．

模範解答 e

カコモン読解 第25回 一般問題71

縮瞳がみられないのはどれか．
a 橋出血　　b サリン中毒　　c MLF症候群　　d Horner症候群
e Argyll Robertson瞳孔

解説 橋出血では縮瞳を起こすことがあり，pontine pupilと呼ばれる．副交感神経核上性抑制線維の障害が考えられ，交感神経路遮断の加担も考えられている．サリンは抗コリンエステラーゼ薬なので，副交感神経作用が強く出て縮瞳する．MLF（medial longitudinal fasciculus）症候群では，瞳孔に関係する神経は障害されないので瞳孔に影響は出ない．Horner症候群は，交感神経の障害で縮瞳する．Argyll Robertson瞳孔も縮瞳する．Argyll Robertson瞳孔は，中脳水道周辺の対光反射路および瞳孔括約筋への核上性抑制路の障害が推定されている．

模範解答 c

カコモン読解 第26回 一般問題7

対光反射に関連しないのはどれか．
a 視神経　　b 視蓋前核　　c 外側膝状体　　d 毛様体神経節
e Edinger-Westphal核

解説 対光反射の経路は，網膜→視神経系→視交叉→視索→中脳視蓋前域→Edinger-Westphal核→動眼神経→毛様神経節→短後毛様神経→瞳孔括約筋である．外側膝状体は対光反射に関連しない．

模範解答 c

> **カコモン読解** 第26回 一般問題69
>
> Adie症候群で正しいのはどれか．
> a 男性に多い．　　b 高齢者に多い．
> c 調節力の低下がみられる．　　d 分節状瞳孔収縮がみられる．
> e 低濃度交感神経作動薬点眼で散瞳する．

【解説】　Adie症候群は，女性に多く，どの年齢でも生じうる．毛様神経節以降の障害なので，調節力の低下をきたしうる．毛様神経節には瞳孔括約筋へ向かう枝と，毛様体筋へ向かう枝があるので，そこが障害されると瞳孔散大，特に分節状に麻痺（麻痺していない部分を主とすると，分節状に収縮）する．神経が障害された（脱神経された）瞳孔括約筋部では副交感神経作動薬であるピロカルピンに対する過敏反応が生じ，正常では収縮しない低濃度（0.1%）のピロカルピンにて縮瞳するのが特徴である．

【模範解答】　c，d

（中馬秀樹）

毛様体

文献は p.420 参照.

毛様体の発生

　毛様体突起は胎生3か月から眼杯前縁部の分化・発育時に眼杯内板・外板に皺ができて形成される．眼杯内板からは無色素上皮，眼杯外板からは色素上皮が形成される．毛様体上皮周囲の神経堤細胞から毛様体実質と毛様体筋が形成されてくる（図1）．

　毛様体の形成と成長は，眼球のほかの組織と比べると緩徐であり，毛様体扁平部の発達は胎生6か月の終わりになっても認められず，網膜視部と網膜盲部との境界である鋸状縁はまだ毛様体筋のほぼ中央部に位置する（図2）．胎生の後半において眼球全体が拡大し，水晶体が次第に眼球の前方に位置するようになると，水晶体の赤道部を囲む毛様体皺襞部も前方に進み，これに伴ってその後方に毛様体扁平部が認められるようになる．

　毛様体の上皮性部の外側を包んでいる間葉組織は，盛んに増殖して多数の平滑筋細胞が生じて毛様体筋を形成する．最初に縦走筋が

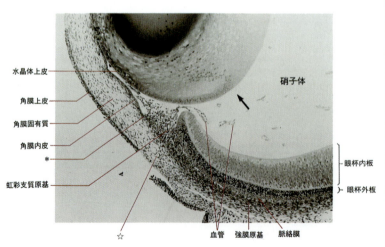

図1　胎生3か月のヒトの眼球
＊：角膜内皮が虹彩支質原基の間葉に突然移行するところ，☆：角膜固有質が強膜に移行するところ，矢印：水晶体上皮と水晶体線維の移行部．
（溝口史郎：視覚器の発生．大庭紀雄ら編：眼科学大系 10A 眼の発生と遺伝．東京：中山書店；1995．p.15．）

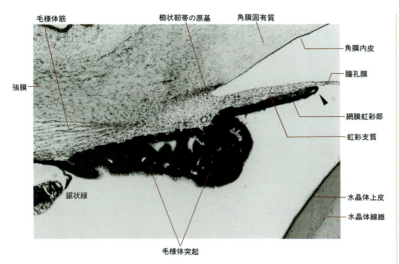

図2　胎生6か月のヒトの毛様体
矢頭は瞳孔縁.
(溝口史郎：視覚器の発生. 大庭紀雄ら編：眼科学大系 10A 眼の発生と遺伝. 東京：中山書店；1995. p.19.)

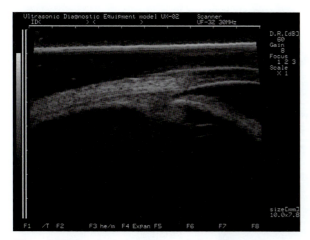

図3　健常者における毛様体のUBM画像

胎生5か月で出現し，これに対して輪状筋線維と斜走筋線維が出現するのは胎生7か月以後であり，これらの筋が完成するのは出生後である．

毛様体の解剖

　毛様体はぶどう膜（虹彩，毛様体，脈絡膜）の一部に分類され，虹彩と脈絡膜の中間に位置する環状，堤防状の組織である．強膜と虹彩の後方に位置するため，形態計測の際は，主に剖検か超音波生体顕微鏡（ultrasound biomicroscope；UBM）が用いられる（**図3**）．

表1 超音波生体顕微鏡（UBM）で測定した健常者の毛様体長と毛様体厚（mm, n=96, 平均±標準偏差）

	鼻側	耳側	上方	下方	平均
毛様体長	5.51±0.82	5.58±0.80	5.59±0.95	5.47±0.86	5.54±0.66
毛様体厚	1.26±0.21	1.24±0.21	1.30±0.23	1.23±0.22	1.26±0.16

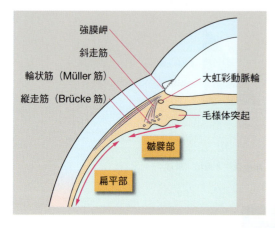

図4 毛様体の構造

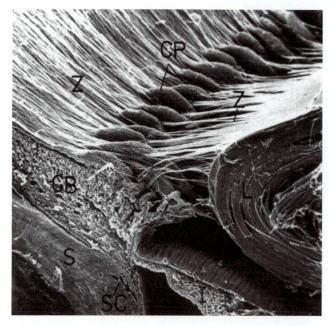

図5 毛様体と毛様小帯（サル，×50）
Z： zonule（毛様小帯）
CB： ciliary body（毛様体），ciliary muscle（毛様体筋）
CP： ciliary process（毛様体突起）
L： lens（水晶体）
I： iris（虹彩）
S： sclera（強膜）
SC： Schlemm canal（Schlemm管）
（Rohen W：Scanning electron microscopic studies of the zonular apparatus in human and monkey eyes. Invest Ophthalmol Vis Sci 1979；18：133-144.）

剖検での報告は非対称性で耳側が大きく，鼻側が小さいとされているが，切片作製時の組織の変形や収縮による影響があり，また生理的な筋緊張（トーヌス）が考慮されていないという弱点がある．筆者らは生体眼で上方・下方・耳側・鼻側の4方向をUBMを用いて計測している．結果を表1に示す．上方〜耳側にかけて大きく，下

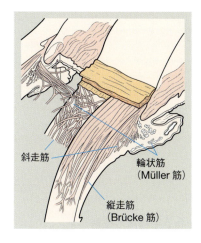

図6 毛様体筋の走行
(Hogan M, et al : History of the Human Eye. An Atlas and Textbook. Philadelphia : WB Saunders ; 1971. p.305.
大鹿哲郎編:眼科学.東京:文光堂;2011. p.291.)

方から鼻側にかけて小さいという結果は剖検による既報をほぼ支持するものであった．毛様体の長さは約5.5mmで，前方1/3の約2mmが皺襞部（pars plicata），後方2/3の約3.5mmが扁平部（pars plana）に分けられる．皺襞部には毛様体突起が70〜80本放射状に配列し，横断面では三角形で線維性結合組織と豊富な有窓性血管を有している．毛様体突起は長さ約2mm，幅約0.5mm，表面から約0.8〜1.0mm立ち上がっている．毛様体突起の表面積は約6 cm^2 といわれ，網膜の表面積と同等で広い．これは効率よく房水を産生するために適した構造といえる（図4, 5）．

　毛様体筋は平滑筋線維からなり，輪状筋（Müller筋），縦走筋（Brücke筋），斜走筋の三つが，前方で強膜岬に付着しており，後方では扁平部からBruch膜に続いている．これらは強膜側から順に，縦走筋（Brücke筋），斜走筋，輪状筋（Müller筋）と配列しているが明確に三つに分かれているわけではなく，走行が異なる筋線維が3次元的に折り重なっているという構造をとっている（図6）．これらの筋肉が調節や隅角線維柱帯の流出抵抗に関与している．

　毛様体の血流は，長後毛様動脈と前毛様動脈によって供給され，前毛様静脈と脈絡膜静脈へ流出していく．

　毛様体筋は動眼神経に由来する副交感神経の節後線維によって支配されている．その神経線維は短毛様体神経を経て筋に達する．

毛様体の機能

調節：調節とは，毛様体筋の働きによって毛様小帯（Zinn小帯）が弛緩して水晶体が厚さを増し，主に前面曲率の変化によって屈折率を変化させる働きである（Helmholtzの弛緩学説）．毛様小帯は水晶

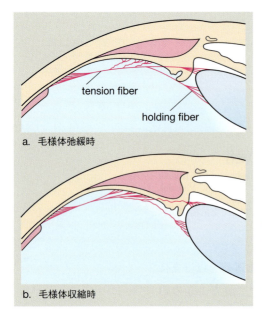

図7 調節にかかわる毛様体の役割
(Rohen JW, et al：Der Konstruktive Bau des Zonulaaparatus beim Menschen und dessen funktionelle Bedeutung. v Graefe' Arch Ophthalmol 1969；178：1.
髙木峰夫：発生，解剖，神経支配と機能およびその検査法．調節．瞳孔，調節，涙分泌系．自律神経系．加瀬　学ら編．眼科学大系 7 神経眼科．東京：中山書店；1995．p.592．)

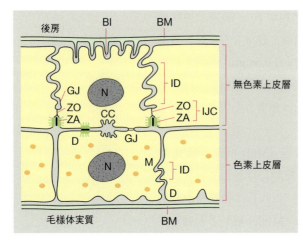

図8 毛様体上皮の構造
BM：基底膜，CC：ciliary channel，D：接着斑，GJ：ギャップ結合，ZO：閉鎖帯，ZA：接着帯，IJC：細胞間接合装置，M：メラニン顆粒，N：核，ID：細胞間嵌入，BI：基底陥入
(本田孔士編：眼科診療プラクティス 17 眼科診療に必要な生理学．東京：文光堂；1995．p.45．)

体嚢から起こり毛様体扁平部内部に至る holding fiber と，毛様体扁平部内面で分岐して毛様小帯の張力を担う tension fiber からなる．これらによって毛様体の収縮を毛様小帯の張力に変換する構造となっている．毛様体筋の収縮により毛様体筋全体が若干前方移動するとともに内周が縮まり，holding fiber が弛緩して水晶体は毛様小帯からの牽引から解放され膨化する（図7）．

房水産生：房水は毛様体実質と後房の境界をなしている毛様体上皮層から産生され，産生量は約 2.80 μL/分であり，前房容積は 160〜200 μL であるため約 60〜70 分程度で置換される計算である．上皮層は外層（実質側）の色素上皮層と内層（後房側）の無色素上皮層で構成され，それぞれ単層つまり2層構造となっている（図8）．色素

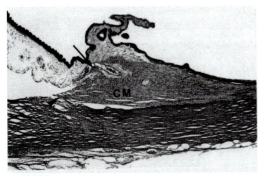
a. 34歳

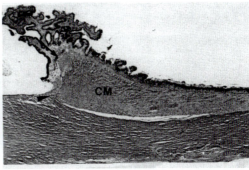
b. 59歳

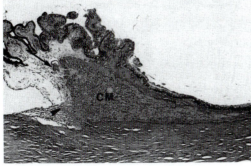
c. 80歳

図9　毛様体筋の加齢性変化
CM：毛様体筋
矢印：毛様体筋の先端部
矢頭：強膜岬
(Tamm S, et al：Age-related changes of the human ciliary muscle. A quantitative morphometric study. Mech Ageing Dev 1992；62：209-221.)

上皮層は細胞体内にメラニン顆粒がみられる．一方，無色素上皮層にはメラニン顆粒がみられない．

毛様体機能の加齢性変化

調節：毛様体筋は加齢によって筋線維が消失し，結合組織に置き換わるため収縮力が徐々に低下する（**図9**）．しかし，毛様体は収縮力低下を補うために前方（角膜方向）かつ内方（水晶体の中心方向）に先鋭化して毛様体輪の直径を縮小させる．これらの変化により，毛様体筋の加齢性変化（収縮力の低下）は調節力にそれほど影響しない．つまり，加齢による調節力の低下の主な原因は，水晶体の変化によるものと考えられている．

房水産生：房水産生量は加齢によって徐々に減少し，10歳ごとに3.2％減少するといわれている．房水産生量低下による眼圧への影響は，むしろ前房深度が浅くなることによる前房容積の低下や，線維柱帯の抵抗の上昇などさまざまな因子があるが，日本人の眼圧が加齢により低下するのは房水産生量の低下によるものと考えられている．

カコモン読解　第18回　一般問題96

眼内レンズの毛様溝縫着で縫着糸を通糸する角膜輪部からの距離はどれか．
a 0〜1.0mm　　b 1.2〜2.0mm　　c 2.2〜3.0mm　　d 3.2〜4.0mm　　e 4.2〜5.0mm

解説　毛様溝縫着は，眼内レンズを生理的位置に固定するために適した方法である．縫着糸の通糸には Ab interno 法（眼内法）または Ab externo 法（眼外法）があるが，最近は Ab externo 法（眼外法）を応用した強膜内固定術も行われるようになってきている．Ab externo 法（眼外法）では，強膜に垂直に刺入するのであれば角膜輪部から後方に約1mm程度，虹彩に平行に刺入するのであれば約2mm程度で通糸することが望ましい．

模範解答　b

カコモン読解　第19回　一般問題7

正視眼で遠方視に関わる毛様体の組織はどれか．
a 斜走筋　　b 上横走靱帯　　c Brücke 筋　　d Lockwood 靱帯　　e Müller 筋

解説　毛様体筋は，輪状筋（Müller 筋），斜走筋，縦走筋（Brücke 筋）の三つがある．このうち輪状筋（Müller 筋）が調節に関与しており，近方視時に収縮することで水晶体厚が厚くなり，遠方視時に弛緩することで水晶体厚が薄くなる．縦走筋（Brücke 筋）は，経ぶどう膜強膜流出路の抵抗に関与しているとされている．

模範解答　e

カコモン読解　第20回　一般問題96

硝子体内薬液・ガス注入で，強膜刺入部位の角膜輪部からの距離はどれか．
a 1〜1.5mm　　b 2〜2.5mm　　c 3.5〜4mm　　d 5〜6mm　　e 7〜8mm

解説　硝子体注射の合併症に水晶体損傷，毛様体からの硝子体出血などがある．硝子体注射を安全に行うには，水晶体から離れた，また比較的血管の少ない毛様体扁平部からの刺入が望ましい．鋸状縁は角膜輪部から6.5〜8.0mmと幅があり，これ以上後方からの刺入は医原性網膜剝離の原因となりうる．解剖学的な個人差を考慮すると，注射は角膜輪部から3.5〜4.0mmで刺入することが望ましい．

模範解答　c

カコモン読解 第25回 一般問題7

毛様体で誤っているのはどれか．
a 3層の上皮からなる．　　b 皺襞部と扁平部からなる．　　c Müller筋は放射状線維である．
d 無色素上皮に血液房水柵がある．　　e 扁平部は角膜輪部から約2.5〜5.5mm幅の領域である．

解説　Müller筋は放射状線維ではない．毛様体筋は輪状筋（Müller筋），斜走筋（放射状筋），縦走筋（Brücke筋）の三つがある．

模範解答　c

カコモン読解 第25回 一般問題78

落屑症候群で落屑物質がみられない部位はどれか．
a 隅角　　b 虹彩　　c 網膜　　d 水晶体　　e 毛様体

解説　落屑物質の眼球内の分布は前眼部（虹彩，隅角，水晶体，毛様体，毛様小帯）にみられる．また網膜静脈閉塞症との関連も報告されているが，網膜と落屑物質の関連性はない．毛様体の無色素上皮細胞から産生され，虹彩，水晶体嚢，毛様体，毛様小帯，角膜内皮，眼内レンズに付着する．落屑物質の成分を**表2**に記す．

表2　落屑物質の成分

弾性線維	エラスチン トロポエラスチン アミロイドP ビトロネクチン
マイクロフィブリル関連因子	フィブリリン1 MAGP-1 LTBP-1，LTBP-2 LOXL1 フィブリリン2
分子シャペロン	クラスタリン
非コラーゲン基底膜分子	ラミニン フィブロネクチン
プロテオグリカン/グリコサミノグリカン	ヘパラン硫酸プロテオグリカン コンドロイチン硫酸プロテオグリカン デルマタン硫酸プロテオグリカン ケラタン硫酸プロテオグリカン ヒアルロン酸

MAGP：microfibril-associated glycoprotein
LTBP：latent TGF-β binding protein
LOXL：lysyl oxidase-like protein
（根木　昭編：眼のサイエンス 眼疾患の謎．東京：文光堂；2010．p.88-89．）

模範解答　c

カコモン読解 第26回 一般問題11

成人の正視眼の解剖で適切なのはどれか.
a 渦静脈は2本である.
b 硝子体容積は約6mlである.
c 強膜厚は赤道部で約0.3mmである.
d 毛様体皺襞部の前後長は約2.5mmである.
e 網膜内境界膜厚は傍中心窩で約15μmである.

解説 a. 渦静脈は赤道部の深さに1象限につき少なくとも1本,計4本以上ある.
b. 硝子体容積は約4mLで,眼球全体の容積は約5〜6mLである.
c. 強膜厚は赤道部では約0.6mmであり,直筋付着部直下で約0.3mmと最も薄い.
d. 毛様体は皺襞部と扁平部に分けられ,前者の長さは約2.5mmである.
e. 内境界膜は後極部で最も厚く約2μmである.

模範解答 d

カコモン読解 第26回 一般問題99

成人有水晶体眼の硝子体注射の刺入部位で角膜輪部から最も適切な距離はどれか.
a 2mm   b 4mm   c 6mm   d 8mm   e 10mm

解説 硝子体注射で経験する合併症のひとつに水晶体損傷がある.通常,硝子体注射は毛様体皺襞部を避けて毛様体扁平部での注射が望ましいため角膜輪部から後方3.5〜4.0mmで刺入することが多いが,水晶体損傷を避けるため有水晶体眼の場合は,より後方の4mmが適切である.

模範解答 b

(岡本芳史)

隅角

　隅角とは角膜と虹彩根部が交わるところをいう．そこには線維柱帯（trabecular meshwork）がある．線維柱帯は隅角に存在する網目状の組織で，Schlemm 管への主要房水流出路である．線維柱帯は前部線維柱帯と後部線維柱帯に分けられる．前部線維柱帯は Schwalbe 線から Schlemm 管の前端までをいい，Schlemm 管の前端から隅角底までは後部線維柱帯である．前部線維柱帯は房水流出路としての重要性は少ない．後部線維柱帯は経 Schlemm 管房水流出路としても経ぶどう膜強膜房水流出路としても重要な部位である（図1）．

線維柱帯の解剖（図1）

　線維柱帯は前房側から順に，ぶどう膜網（uveal meshwork），角強膜網（corneoscleral meshwork），傍 Schlemm 管結合組織（juxta-canalicular connective tissue）の 3 部に分けられる．線維柱帯の網目はぶどう膜網では比較的粗いが，角強膜網では線維柱帯細胞は突起を有し，近くの細胞と互いに接触し，Schlemm 管に近づくにつれて細かくなっている．特に，傍 Schlemm 管結合組織では線維柱間隙が狭くなり，はっきりしない．線維柱帯における主要な房水流出抵抗は，この傍 Schlemm 管結合組織にあると考えられている．

　組織学的には，線維柱帯はコラーゲン，弾性線維，および基質からなる紐状または層板状の線維性結合組織とその表面に存在する

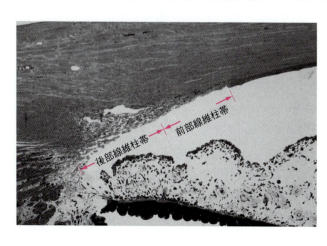

図1　線維柱帯
線維柱帯は Schwalbe 線から Schlemm 管の前端までを前部線維柱帯，Schlemm 管の前端から隅角底までを後部線維柱帯に分けられる．房水流出路としての機能は後部線維柱帯にある．

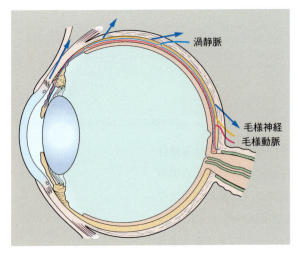

図2　経ぶどう膜強膜房水流出路
房水流出路にはSchlemm管を経由する主経路と，毛様体・虹彩からぶどう膜に沿って眼球後方の血管や神経周囲の結合組織から眼外に出る副経路（経ぶどう膜強膜房水流出路）がある．

線維柱帯細胞からなる．線維柱帯細胞にはさまざまな機能があることが知られている．線溶活性酵素を産生する血管内皮細胞としての機能，異物を貪食する食細胞としての機能，グリコサミノグリカンやコラーゲンなどを産生する結合組織細胞としての機能を兼ね備えている．線維柱帯の網目の間隙は線維柱間隙（intertrabecular space）といい，房水はここを通過する．

Schlemm管内壁にはSchlemm管内皮細胞があり，巨大空胞が形成される．巨大空胞は前房側とSchlemm管腔内の圧力差によって，内皮細胞の胞体がSchlemm管腔側へ膨隆したものである．巨大空胞の内圧がある一定の高さに達するとSchlemm管側へ膨隆した内皮細胞の胞体に細胞を貫通する細孔が形成され，そこから巨大空胞内の房水がSchlemm管腔へ流出する．巨大空胞は前房側とSchlemm管腔との間の弁のような働きをするものと考えられている[1]．

文献はp.421参照．

経ぶどう膜強膜房水流出路（図2）

毛様体の前端および虹彩の表面には限界膜が存在しないので，前房水は毛様体および虹彩実質の中に容易に入りうる．毛様体実質に入った房水はぶどう膜に沿って眼球の後方へ向かい，強膜を経由して眼外に流出する．これが経ぶどう膜強膜房水流出路である．まず，房水は前房隅角から毛様体前端部の細胞間隙に入る．毛様体実質の毛様体筋束間結合組織を通って眼球の後方へ向かい，上脈絡膜の結合組織に達する．強膜を貫いている渦静脈，毛様神経および毛様動脈周囲は比較的疎な結合組織なので，上脈絡膜に到達した房水は強膜内の血管や神経周囲の結合組織を経由して，上強膜へ出る[2]．

線維柱帯の機能

線維柱帯には適当な房水流出抵抗が存在して，眼圧を正常に保つ役割を果たす．経Schlemm管房水流出路の流出抵抗の大部分は，前房とSchlemm管内壁との間に存在する．線維柱帯のぶどう膜網，角強膜網では，房水は線維柱間隙を通るので，ほとんど抵抗を受けずに流れる．眼圧が8mmHg（上強膜静脈圧）以上だと眼圧に比例して直線的にSchlemm管への房水流入が増加する．正常眼圧内での房水流出量は0.34μL/min/mmHgである．経ぶどう膜強膜房水流出路からの房水流出は圧非依存性とされる．したがって，眼圧が上昇しても経ぶどう膜強膜房水流出路からの房水流出量には変化はない[3]．

隅角鏡所見[*1]

隅角鏡検査では，線維柱帯は角膜周辺と虹彩根部が接する部位に認められる．角膜のDescemet膜の最終端部に相当する部位に淡い線状の色素沈着を伴ったSchwalbe線がみられる．線維柱帯はSchwalbe線から虹彩根部の深い陥凹部までに網目状の組織として存在する．線維柱帯はほぼ透明であるので，線維柱帯を通してその奥にある組織が透見され，隅角陥凹には毛様体の先端部である毛様体帯が黒く帯状にみられる．Schlemm管は線維柱帯のほぼ中央部の強膜側に存在する．隅角鏡検査で，逆流現象によって上強膜静脈の血液が逆流してくると，Schlemm管の位置がよくわかる．Schlemm管と毛様体帯との境界部には，強膜岬が細い白色の帯としてみられる．

前房隅角の発達（図3）

前房隅角組織の発達は三つの要素からなる．つまり，隅角の開大，線維柱帯の発達，Schlemm管の発達である．前房隅角の開大は，隅角陥凹（隅角の周辺端）が外後方に位置を変えることで進行する．Schlemm管との相対的な位置関係において，隅角陥凹は胎生6か月でSchlemm管の内前方に位置するが，胎生8か月ではSchlemm管の中央に位置するようになる．出生時には，隅角陥凹はSchlemm管のほぼ後方端に位置する．隅角の発達は4歳頃までに完了し，隅角陥凹はSchlemm管のやや外後方に位置する．隅角陥凹の完成に伴って，隅角陥凹と毛様体筋とが接近する．胎生8か月頃には隅角陥凹の後方に存在していた毛様体筋は，出生時には隅角陥凹の近くに位置して，隅角陥凹を幅広く占めるようになる．

[*1] 緑内障患者には必ず一度は隅角鏡検査をすべきである．前眼部OCTがある施設では，隅角の開大度は正確に把握することができるが，隅角形成不全，隅角新生血管，隅角・毛様体の鈍的外傷や続発緑内障でみられることがある隅角結節，軽度のPAS（peripheral anterior synechia；周辺虹彩前癒着）などの所見は隅角鏡でないとわからないことが多い．

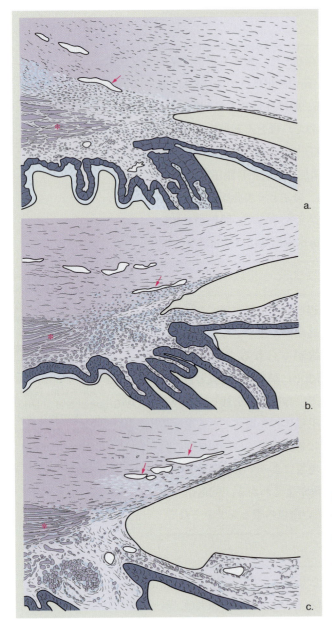

図3 前房隅角の発達
a. 隅角陥凹は胎生6か月でSchlemm管の内前方に位置する.
b. 胎生8か月では,隅角陥凹はSchlemm管の中央に位置する.
c. 出生時には,隅角陥凹はSchlemm管のほぼ後方端に位置する.隅角の発達は4歳頃までに完了し,隅角陥凹はSchlemm管のやや外後方に位置する.
矢印:Schlemm管,＊:毛様体筋.

　線維柱帯は,発達初期には短い細胞突起を有する未熟な細胞と細胞外成分が混在する構造を示している.胎生6か月頃から線維柱層板の形成が始まり,それとともに線維柱間隙も発達する.線維柱層板の形成は前房側から始まり,順次Schlemm管側に向かって進む.最後まで層板状構造に発達せずにSchlemm管下に残った組織が傍Schlemm管結合組織である.
発達緑内障:前房隅角の形成不全によって発症するもので,3〜4歳以前に発症して角膜径の拡大を伴うものを早発型(牛眼)と呼び,

それ以後に緑内障が発症する遅発型と区別する．隅角鏡検査では隅角底の形成が不良で，毛様体帯が透見できない，あるいは非常に狭い所見が隅角形成不全の指標になる．このことは前述の前房隅角の発達を参照にすると理解が容易である（**図3**）．組織学的には，線維柱帯に，傍 Schlemm 管結合組織様の構造を示すコンパクトな組織が Schlemm 管下に厚く存在している．コンパクトな組織は細胞突起の短い線維柱帯細胞，コラーゲンとエラスチン様線維とからなる線維成分および基底板様の形態を示す大量の無定形物質で構成されていて，層板状の構造はみられない．この組織が厚く存在していて，線維柱帯の細胞間隙を占めていることが，発達緑内障の眼圧上昇と関係していると考えられる[4]．

カコモン読解　第18回 臨床実地問題 34

図と所見の組合せで正しいのはどれか．2つ選べ．

a ⓐ────虹彩突起　　b ⓑ────狭隅角　　c ⓒ────新生血管
d ⓓ────高度色素沈着　e ⓔ────毛様体解離

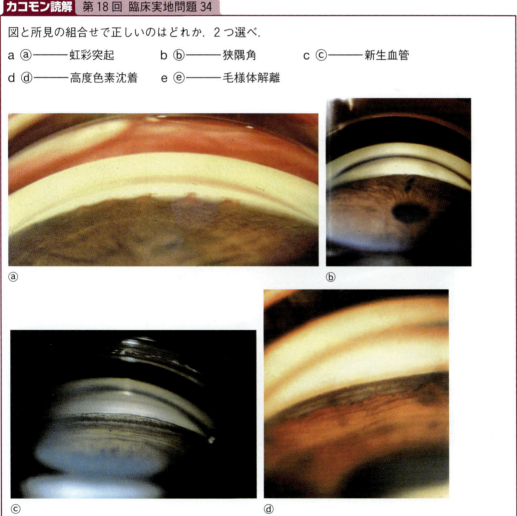

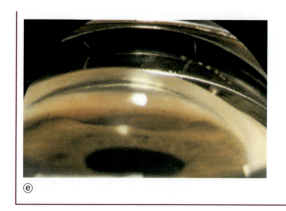
ⓔ

解説 隅角所見を読む問題である．a は部分的なテント状 PAS が Schwalbe 線あたりまで観察される．ぶどう膜炎などによる続発緑内障で観察されることが多い．b は狭隅角で，虹彩が前方に弯曲しており，線維柱帯がほとんど観察されない．c は高度の色素沈着がみられる隅角である．色素性緑内障や落屑緑内障でみられる．d は強膜岬から虹彩根部までの距離が増大している．隅角解離と診断する．e は毛様体と強膜の間に深い陥凹が観察される．毛様体解離と診断する．

模範解答 b，e

カコモン読解 第 18 回 臨床実地問題 35

図は第 18 回 臨床実地問題 34 の図ⓐ〜ⓔのどれに相当するか．
a ⓐ
b ⓑ
c ⓒ
d ⓓ
e ⓔ

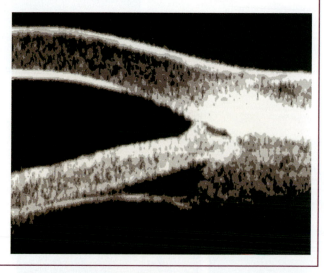

解説 UBM（ultrasound biomicroscope；超音波生体顕微鏡）検査で隅角に虹彩前癒着が描出されている．

模範解答 a

カコモン読解 第21回 臨床実地問題6

隅角の模式図を図に示す．正しいのはどれか．

a ⓐ　b ⓑ　c ⓒ　d ⓓ　e ⓔ

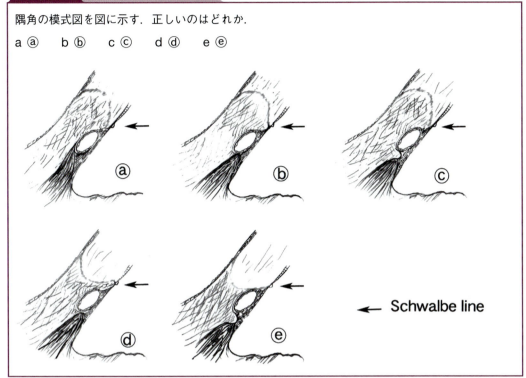

解説　線維柱帯の後方には強膜岬が突出しており，そこに毛様体筋がついているのが正しい．cとeの違いは角膜と強膜組織の移行部の違いであるが，eが正しい．

模範解答　e

カコモン読解 第23回 臨床実地問題38

図にみられる隅角所見を示す疾患で正しいのはどれか．2つ選べ．

a 男性に多い．
b 散瞳で眼圧は低下する．
c 高頻度に緑内障を認める．
d Zinn小帯の脆弱性を認めることがある．
e 我が国では40歳以上の約15％で認める．

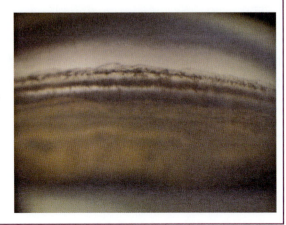

【解説】　下方の隅角に高度の色素沈着が観察される．色素沈着は Schwalbe 線を越えてみられる．これを Sampaolesi line という．色素散布症候群や落屑症候群にみられる所見である．本症例は落屑症候群を想定した問題と考えられる．落屑症候群では緑内障をしばしば合併する．Zinn 小帯の脆弱性は存在する．散瞳では眼圧が上昇することはあるが，下降することは一般にはない．落屑症候群の有病率は久山町スタディでは 50 歳以上で 3.4％ である．

【模範解答】　c, d

【カコモン読解　第 24 回　一般問題 4】

強膜岬より前方にある組織はどれか．2 つ選べ．
a 線維柱帯　　b 虹彩根部　　c 毛様体突起　　d 毛様体扁平部
e Schwalbe 線

【解説】　隅角線維柱帯の組織を参照すれば明らか．線維柱帯と Schwalbe 線が前方にある．

【模範解答】　a, e

【カコモン読解　第 24 回　一般問題 74】

隅角線維柱帯の色素増加を来すのはどれか．
a 落屑緑内障
b 神経線維腫症
c ステロイド緑内障
d Fuchs 虹彩異色性虹彩毛様体炎
e Posner-Schlossman 症候群

【解説】　落屑緑内障の隅角には色素増加がみられる．神経線維腫症は虹彩に多発性，小型のカフェオレ色の結節（Lisch 結節）がみられる．ステロイド緑内障および Fuchs 虹彩異色性虹彩毛様体炎は特徴的な隅角所見はない．Posner-Schlossman 症候群では隅角の色素は減少していることが多い．

【模範解答】　a

カコモン読解 第25回 一般問題76

プラトー虹彩緑内障の病態で正しいのはどれか．
a 膨隆水晶体　　b 水晶体脱臼　　c 虹彩後癒着
d 毛様体前方偏位　　e 相対的瞳孔ブロック

解説　プラトー虹彩緑内障はプラトー虹彩という形状の虹彩形態異常による隅角閉塞に伴う緑内障である．プラトー虹彩形状は，虹彩根部が前方に立ち上がり屈曲して中央に平坦に伸びている形状で，細隙灯顕微鏡では中心前房深度は正常深度にみえる．したがって，散瞳状態で虹彩根部が線維柱帯を閉塞して，急激な高眼圧をきたすことがある．あるいは徐々に PAS 形成が進行し，慢性の眼圧上昇をきたす．UBM 所見では毛様体の前方回旋がみられるのが特徴的である．

模範解答　d

カコモン読解 第25回 一般問題81

隅角所見と疾患の組合せで正しいのはどれか．
a 隅角離開――――――――――発達緑内障
b 隅角結節――――――――――Behçet 病
c 虹彩高位付着―――――――――ぶどう膜炎
d Sampaolesi 線―――――――――落屑緑内障
e 角膜に達する周辺虹彩前癒着―――原発閉塞隅角緑内障

解説　隅角離開は鈍的眼外傷で起こる．隅角結節は炎症性の肉芽腫が隅角に観察されるもので，肉芽腫性炎症でみられる．Behçet 病は非肉芽腫性炎症なので，隅角結節をつくることはない．虹彩高位付着は隅角形成不全で虹彩根部が角膜から分離していない状態をいう．発達緑内障，後部胎生環でみられる．角膜に達する周辺虹彩前癒着がみられるのは，ぶどう膜炎である．

模範解答　d

カコモン読解 第25回 臨床実地問題 39

76歳の女性．両眼に中等度の白内障を認める．眼圧は右18 mmHg, 左17 mmHg. 右眼隅角鏡写真を図に示す．隅角の開大の大きい順で正しいのはどれか．

a 鼻側＞上方＞下方＞耳側　　b 下方＞鼻側＞耳側＞上方　　c 鼻側＞耳側＞下方＞上方
d 耳側＞鼻側＞下方＞上方　　e 下方＞上方＞鼻側＞耳側

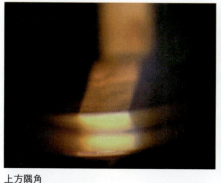
上方隅角

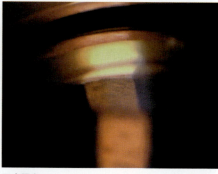
下方隅角

耳側隅角

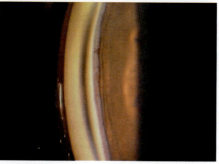
鼻側隅角

解説　色素帯から強膜岬，毛様体帯がどの程度観察されるかで開大の大きさを決める．

模範解答　c

カコモン読解 第26回 一般問題 1

Descemet膜はどこまで及んでいるか．
a 強膜岬　　b 毛様体帯　　c 線維柱帯　　d 虹彩根部
e Schwalbe線

解説　Descemet膜はSchwalbe線まで及んでおり，Schwalbe線は角膜と線維柱帯の境界になる．

模範解答　e

（久保田敏昭）

クリニカル・クエスチョン

OCTによる隅角構造の測定について教えてください

Answer 前眼部OCT（optical coherence tomography；光干渉断層計）では，隅角角度を測定できます．隅角角度は，隅角底からどれくらい離れた場所の角度を測定するかによって結果が変化しますので，基準が必要です．OCTに先立って開発された超音波生体顕微鏡（ultrasound biomicroscope；UBM）での隅角測定に準じて[1]，強膜岬を起点として0.5mmまたは0.75mm（500μmと750μm）の距離での線維柱帯上の点を基準点とします．虹彩表面への垂線上の距離（隅角開大距離）または隅角部の面積，および隅角角度を測定します．しかしながら，OCTによる隅角観察で最も重要なことは，こうした生体計測値を得ることではなく，"隅角が閉塞している＝隅角開大度が0°であるのかどうか"という判断です．人間が主観的に行う判断は，現在機械学習による自動判定ソフトウエアに置き換えられようとしています．将来においては多様なパラメータから隅角閉塞の発症予測や急性発作の危険性の数値化などが可能になるかもしれません．

文献はp.421参照．

クエスチョンの背景

PACG（primary angle closure glaucoma；原発閉塞隅角緑内障）は手術により予防または治療が可能な疾患であるが，POAG（primary open angle glaucoma；原発開放隅角緑内障）の数倍失明しやすい病型である[2,3]ことが明らかにされている．POAGやそのほかの病型の緑内障との鑑別には隅角診断が必須である．隅角鏡による診断は主観的であり，光による縮瞳や隅角鏡による圧迫の影響を受けやすい．また，隅角閉塞の有無の評価にも一定のスキルが要求される．UBMは撮影に光を用いないことから隅角閉塞の診断に最も適した検査であるが，検査時間が長く，接触検査であり撮影および読影に技術を要する．一方，前眼部OCTは数秒間という，きわめて短時間でUBMよりも精密な隅角像を自動的に撮影可能であることから隅角評価への応用に対する期待が大きい．

アンサーへの鍵

隅角構造と虹彩：隅角は前房の周辺部に存在する房水流出を担う組織

である線維柱帯および毛様体の一部，および虹彩により構成される．隅角閉塞は虹彩前面が線維柱帯に接触または癒着することにより生じる．直接的に隅角閉塞を引き起こす組織は虹彩である．虹彩は縮瞳状態（対光反応や調節）により薄くなり，散瞳状態（暗室負荷や調節麻痺）で厚くなる．

屈折と隅角閉塞：隅角形状には個人差があるが，屈折との関連が強い．遠視眼の眼軸は短く，近視眼の眼軸は長い．これは，小児～青年期の成長による眼軸の延長によって屈折状態が変化するためである．そのため眼軸の短い遠視眼では前房は浅く，近視眼では前房は深い．一般的には，前房深度に一致して遠視眼の隅角は狭く，近視眼では広い．

加齢による隅角閉塞：加齢も隅角角度に大きな影響を与える．眼軸長は強度近視など例外的な病態を除いては，成人以降には大きく変わらない．一方，水晶体は上皮組織であり加齢とともに厚みが増加する．遠視眼では，もともと眼軸が短いので，水晶体厚の増加の影響はより大きい．厚みを増した水晶体に虹彩全体がもち上げられる形で前方へと移動する．これを隅角閉塞の水晶体因子という．また，虹彩の後方には水晶体が存在し瞳孔領において虹彩と接触しているが，水晶体厚の増大に伴ってこの接触も強まる．瞳孔領における眼房水の流出抵抗の増大により，虹彩は前方凸の形状になる．これを相対的瞳孔ブロックの増加という．加齢により毛様体突起の位置が前方に移動することが組織学的に示されている．毛様体突起が前方に位置することは閉塞隅角眼の特徴であることが久米島スタディにより示されている．

隅角構造以外の生態計測値：上記のように瞳孔径，中心前房深度，水晶体膨隆度，隅角間距離なども原発閉塞隅角との関連があることが示されている．隅角構造の測定のみでなく，関連するパラメータも測定可能である．

アンサーからの一歩

前眼部OCTによる隅角測定の再現性は高い[4]ことが示されている．隅角角度，隅角開大度や隅角面積などの定量データは経時的な隅角構造の変化の把握を客観的に行うことが可能である（図1,2）．たとえば，手術による隅角の開大効果の確認が可能であるし，長期的な経過観察を行うことも可能である．こうしたデータは病態の解明や臨床研究など研究目的において有用である．最近の研究によれ

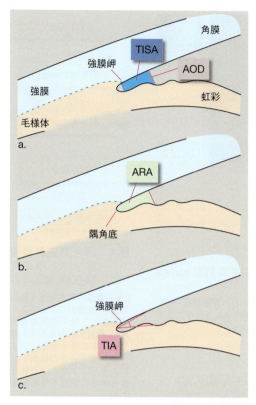

図1 前眼部OCTによる隅角パラメータ

強膜岬から500μmまたは750μmでの隅角開放の程度を示す指標.
AOD：強膜岬から500μmまたは750μmの線維柱帯上から虹彩へ下ろした垂線の長さ．angle opening distance（隅角開大距離または隅角開大度）.
TISA：強膜岬から虹彩への垂線，線維柱帯表面，AODライン，虹彩表面で囲まれる面積．房水排出機能を担う線維柱帯の表面と虹彩の距離を表す．trabecular iris surface area（線維柱帯虹彩表面積）.
ARA：隅角底の面積．境界はAODライン．angle recess area（隅角底面積）.
TIA：隅角角度．隅角底からAODラインの両端への角度．trabecular iris angle（線維柱帯虹彩角）.
いずれのパラメータも互いに相関しているが，2次元指標であるTISAやARAのほうが統計的な差を検出しやすい.

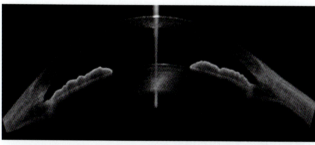

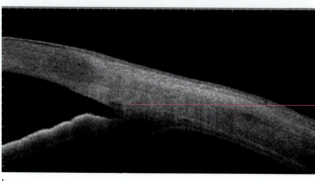

図2 前眼部OCTによる隅角撮影の方法の比較

正面視による低解像度モード（a）では両端の隅角が描出されるがSchlemm管などの細かい構造は描出できない．高解像度モード（b）では，Schlemm管が描出できることがある．いずれの方法でも虹彩より後方の水晶体や毛様体突起は描出されない.

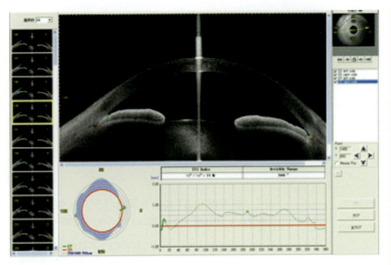

図3 前眼部OCT（CASIA，トーメーコーポレーション）によるITC index解析

隅角全周にわたりITC（irido-trabecular contact）の範囲を図示し，閉塞範囲（ITC index）とinvisible range（不可視範囲）を計測できる．閉塞範囲はマニュアルで指定する必要がある．

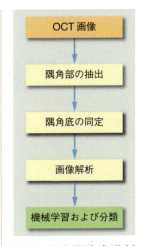

図4 隅角閉塞自動判定ソフトウエア"AGAR"のしくみ

OCT画像の隅角近傍を自動判定し，画像のコントラスト調整などを経て隅角底を同定し，隅角閉塞の有無を人間の判断を参照することによりコンピュータの機械学習によりソフトウエア自体が隅角閉塞の範囲を自動判定する．

ば，隅角の定量データは原発閉塞隅角症（および疑い）眼において眼圧日内変動とも関連している[5]．一方，臨床的には隅角の閉塞の有無および閉塞の程度（高さ）や閉塞の範囲を診断することが重要である．通常は上方，下方，耳側，鼻側の4方向の隅角を判定する．ITC indexという解析ソフトでは4，8，16，32，64，128画像を用いて最大256隅角まで隅角閉塞を解析して隅角全周の閉塞を図示することが可能（**図3**）[6]であるが，閉塞範囲の同定と基準点となる強膜岬の同定を手動で行うためあまり実用的ではない．この欠点を補うものとして，自動化された画像解析と機械学習による隅角閉塞診断により隅角の全周にわたる閉塞の有無を自動判定するソフトウエア"AGAR"[7]が開発されている（**図4**）．近未来において閉塞隅角診断は自動化される可能性がある．一方，隅角閉塞の機序（瞳孔ブロックやプラトー虹彩）の診断や水晶体亜脱臼による続発性の隅角閉塞の診断には毛様体突起や水晶体と虹彩との位置関係が重要であるが，前眼部OCTでは描出不可能なため，最も重要な臨床診断力が不十分である．隅角閉塞の鑑別診断にはUBM検査が優れる点が多く，臨床においてはUBMも併用する必要がある．

（酒井　寛）

房水

　房水は毛様体突起から，主として能動輸送で後房に分泌される．分泌量は日中に多く(約2.5〜3.0 μL/min)，夜間に少ない(約1.5 μL/min)という日内変動があり，眼圧日内変動の主たる要因である．その大部分は，虹彩裏面→瞳孔→前房の順に灌流し，隅角から排出される．

房水産生

　房水産生の約80〜90％が，毛様体上皮を介する能動輸送によると考えられている．能動輸送は非眼圧依存性であり，限外濾過は眼圧により増減する．

能動輸送：毛様体上皮に存在するイオンチャネル，ギャップ結合を介してイオンが能動輸送され，房水が産生分泌される．すなわち，色素上皮のNa/Cl/K輸送体とNa/H輸送体により，Naイオンが毛様体実質から色素上皮細胞内にとり込まれ，その後ギャップ結合を介して無色素上皮細胞内に移動し，無色素上皮Na/Kポンプにより後房へ排出される．この過程において，毛様体に存在する炭酸脱水酵素がHCO_3^-を供給することにより房水産生の調節に関与している．このように，NaClの，毛様体実質から後房への能動輸送による水分の移動が房水産生の80〜90％を占める．

限外濾過：毛様体突起は毛様筋内層に位置し，後房に向けて突出する大突起と，介在する小突起群からなる．突起はそれぞれ毛細血管，結合組織，および2層の上皮から構成される．眼動脈から分岐した前毛様動脈，長後毛様動脈は虹彩根部で大虹彩動脈輪を形成し，そこからの分枝が毛様体突起の有窓毛細血管となる．血漿成分はその有窓構造を介して，浸透圧差により毛様体実質に染み出してくる．この受動的移動が限外濾過であり，房水産生の10〜20％を担う．

房水産生の調節：毛様体における房水産生機構は複雑であり，さまざまな要因が関与している．房水産生を低下させる一般的な要因として，加齢，運動が挙げられ，全身的な要因として，血圧低下，低体温，アシドーシス，全身麻酔がある．さらに，局所的な要因として高眼圧，ぶどう膜炎，網膜・脈絡膜剝離などでも房水産生が低下

表1 眼圧下降薬（一般名）と作用機序

房水産生抑制	経Schlemm管流出促進	経ぶどう膜強膜流出促進[*1]	毛様体筋収縮	血漿浸透圧上昇
炭酸脱水酵素阻害薬（ドルゾラミド，ブリンゾラミド）	ROCK阻害薬（リパスジル）	プロスタグランジン$F_{2\alpha}$誘導体（ラタノプロスト，トラボプロスト，ビマトプロスト，タフルプロスト）	コリン作動薬（ピロカルピン）	高張浸透圧薬（グリセリン，D-マンニトール）
β遮断薬（チモロール，カルテオロール，ニプラジロール）		プロストン系（イソプロピルウノプロストン）		
α_2作動薬（アプラクロニジン，ブリモニジン）				

ROCK：Rho-associated protein kinase

する[1]．眼圧下降薬のなかでも，β遮断薬，α_2作動薬，炭酸脱水酵素阻害薬は房水産生を抑制することにより眼圧を下降させる．炭酸脱水酵素阻害薬は毛様体に存在する炭酸脱水酵素を阻害し，HCO_3^-を調節して房水産生を抑制する．α_2作動薬は，アデニル酸シクラーゼ活性を抑制し，cyclic AMPを減少させて房水産生を抑制する．

房水の組成と働き

房水は単に血漿が濾過されたものではない．血液房水関門，毛様体上皮による能動輸送などにより，房水特有の環境が維持されている（表1）．血漿との最大の違いは，きわめて蛋白濃度が低いことである．房水中に存在する蛋白はアルブミンやβグロブリンなどの低分子蛋白が主体であり，大分子の免疫グロブリンなどはほとんど存在しない．また，眼組織での糖消費により，房水中のグルコース濃度は低く，血液房水関門により脂質も低濃度に保たれている．一方で，アスコルビン酸濃度は血漿のおよそ15～30倍であり，前眼部を紫外線による酸化ストレスから守っている．また，房水産生の機序を反映して，房水中には血漿よりも高濃度のClイオンが含まれる．

房水流出のしくみ

房水は隅角からSchlemm管を経て上強膜静脈に流入し，そこで全身の血流に戻るが，ルートとして主経路（経Schlemm管流出路）と副経路（経ぶどう膜強膜流出路）の二つがある（図1）．

経Schlemm管流出路：古典的流出路とも呼ばれる．線維柱帯からSchlemm管，集合管，上強膜静脈へと流れる．この経路は圧依存性であり[2]，眼圧上昇に伴って流出量が増加する．逆に，眼圧が上強

文献はp.421参照．

[*1] プロスト系とプロストン系
イソプロピルウノプロストンはプロスタグランジン系点眼薬と混同されやすいが，構造および薬理作用は異なる．イソプロピルウノプロストンはプロスタグランジン$F_{2\alpha}$誘導体とは異なり，眼圧下降に関連するFP受容体へはほとんど作用せず，細胞膜にあるCa^{2+}活性化Maxi-Kチャネル（BKチャネル）を開口し，細胞膜電位を過分極側へ変化させる作用をもつ．

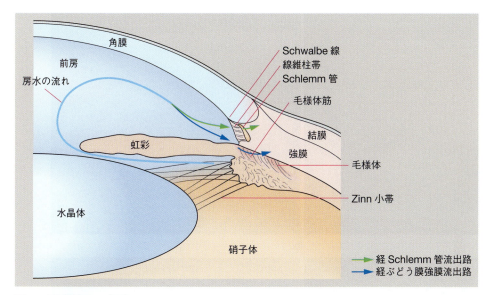

図1 房水流出の経路

膜静脈圧以下になると，流出量はほとんどゼロになってしまう．房水総流出量の90％を占める．Rho キナーゼ(Rho-associated protein kinase；ROCK)は低分子量 GTP 結合蛋白 Rho の標的蛋白質として同定されたセリン-スレオニン蛋白リン酸化酵素であり，ROCK 阻害薬は経 Schlemm 管流出路からの房水流出を促進させ眼圧を下降させる．

経ぶどう膜強膜流出路：虹彩根部から，毛様体筋，脈絡膜，強膜へと至る経路である．房水総流出量の10％を占め，流出量は眼圧に依存しない．緑内障の病態に直接関与することは少なく，なおかつ流出量を直接測定することが困難であり，研究の対象となることは少ない経路であったが，プロスタグランジン製剤が経ぶどう膜強膜流出に作用することが報告されて以降，薬剤の作用部位として大きな注目を集めている．また，外傷などで毛様体解離をきたすと，毛様体に開放連絡路ができ，経ぶどう膜強膜流出が病的に増加し，低眼圧黄斑症を発症する（図2）[3]．さらに，コリン作動薬により毛様体筋が収縮すると経ぶどう膜強膜流出が抑制されるが，線維柱帯が開大し，経 Schlemm 管流出が増加する．

房水内生理活性物質と疾患の関連

房水中には TGF-β，vascular endothelial growth factor（VEGF）など数多くの生理活性物質が含有されており，以前より各種疾患との関連が指摘されている．しかしこれまで，房水は比較的容易に採

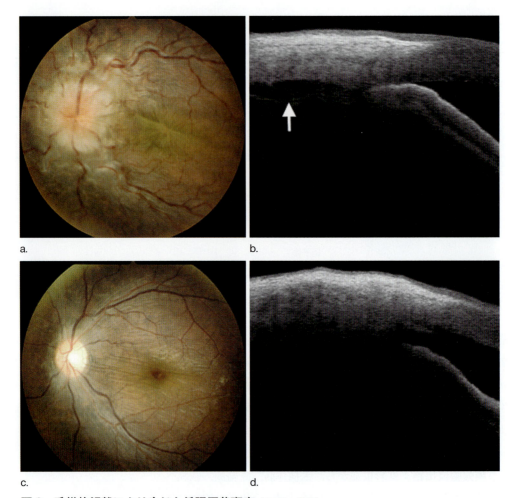

図2　毛様体解離により生じた低眼圧黄斑症（17歳，男性）
テニスボールが左眼に直撃して受傷．
a. 視神経乳頭発赤・腫脹，網膜血管の拡張蛇行，黄斑部の皺襞形成を認める．
b. 前眼部OCT像．強膜下に空隙があり（矢印），毛様体解離と考えられる．
c. 発症2か月後．黄斑部に皺襞が残存するが，乳頭・血管の拡張蛇行は著明に改善している．
d. cの眼底写真撮影時の前眼部OCT像．bで確認された毛様体解離は認めない．

取できるものの採取できる量が少なく，ELISA（enzyme-linked immunosorbent assay）で多数の項目を同時測定することが困難であった．しかし，近年 multiplex bead-based immunoassay により，少量のサンプルでも多数の項目を同時測定できるようになり，緑内障，糖尿病網膜症，近視などとの関連，生理活性物質同士の相互作用について多数報告されている．

緑内障：開放隅角緑内障では房水中の transforming growth factor beta 2（TGF-$\beta 2$）の有意な上昇を認め，房水流出路への細胞外基質沈着に重要な役割を果たしていることを裏づけている[4]．また，原発開放隅角緑内障では神経保護作用をもつ IL-6 が房水中で有意に

低く，発症との関連が示唆されている[5]．また，落屑症候群患者と健常者で房水中および血清中の MMP-2（matrix metalloprotease-2），TGF-β1 を比較したところ，房水と血清それぞれにおいては濃度に有意差がなかったものの，房水に対する血清中濃度は MMP-2 と TGF-β1 が落屑症候群で有意に高く，房水と血清中のサイトカインを同時に測定することが重要との報告がある[6]．

糖尿病網膜症：Dong らによれば，糖尿病網膜症患者では非糖尿病網膜症患者と比較して，房水中の interleukin-1 beta（IL-1β），IL-6，IL-8，monocyte chemoattractant protein-1（MCP-1），interferon-γ inducible protein-10（IP-10），VEGF の有意な上昇を認め，VEGF 以外は糖尿病網膜症の重症度と相関していた[7]．さらに糖尿病網膜症患者において，黄斑浮腫を有する患者では有さない患者と比較して上記六つのサイトカインが有意に上昇し，中心窩網膜厚と相関していることが確認された．一方で，糖尿病網膜症および黄斑浮腫が重症になると IL-10，IL-12 は有意に低下した[8]．

網膜静脈閉塞症：網膜静脈分枝閉塞症，網膜中心静脈閉塞症で黄斑浮腫をきたした症例を対象に，房水中のサイトカインを調べた研究では，コントロール群と比較して，房水中の IL-6，IL-8，IL-1β，serum amyloid A（SAA），TGF-β，basic fibroblast growth factor（bFGF），VEGF が有意に高く，特に bFGF，SAA，IL-6 において黄斑浮腫との相関があったとしている[9]．

近視と眼軸長：近視の進行過程において，強膜のリモデリングを促進する TGF-β 発現低下の関与が報告されているが，それを反映して，長眼軸長眼（眼軸長≧29 mm）では，眼軸長＜29 mm と比較して，房水中 TGF-β2 濃度が有意に低かったと報告されている[10]．

カコモン読解 第 18 回 一般問題 6

経ぶどう膜強膜流出路からの房水の流出が全房水流出量に占める割合はどれか．

a 1%　　b 10%　　c 30%　　d 60%　　e 90%

解説　房水は，90% が経 Schlemm 管流出路，10% が経ぶどう膜強膜流出路から流出される．

模範解答　b

カコモン読解 第18回 一般問題63

房水流出で正しいのはどれか．3つ選べ．

a エネルギーが必要である．
b 眼圧と上強膜静脈圧との差で流出が生じる．
c 流出抵抗が最も大きいのは角強膜線維柱帯である．
d 線維柱帯組織の最も前房側は角強膜線維柱帯である．
e Schlemm管内皮細胞は線維柱帯内皮網と一体構造である．

[解説] a．房水流出量を調節する因子として，上強膜静脈圧と眼圧との圧較差，線維柱帯細胞の収縮弛緩，傍Schlemm管結合組織の細胞外マトリックス代謝，毛様体筋の収縮弛緩などが知られている．しかし，圧較差を検知しそれを房水流出調節につなげるプロセス，線維柱帯細胞を収縮弛緩させる生理活性物質の関与，細胞外マトリックスの組成と房水流出との関係，などについては不明な点が多い．したがって，単純にエネルギーを用いて房水を流出させるとはいいがたく，悪問である．

b．経Schlemm管流出路は上強膜静脈圧と眼圧との圧較差で流出量が決定される圧依存性，経ぶどう膜強膜流出路は圧非依存性である．すなわち経Schlemm管流出路に関しては正しいが，経ぶどう膜強膜流出路に関しては正しいとはいえない．

c．線維柱帯は解剖学的に，前房側からぶどう膜網，角強膜網，傍Schlemm管結合組織の三つから構成される（図3）．ぶどう膜網，角強膜網（角強膜線維柱帯）は大きな線維柱間隙を形成しているため，流出抵抗はほとんどない．一方，傍Schlemm管結合組織の線維柱

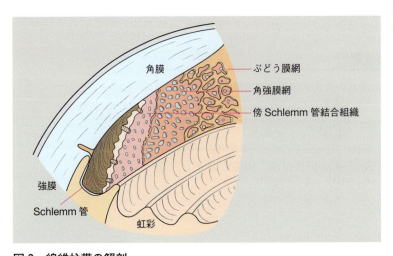

図3　線維柱帯の解剖

間隙は上記三つのなかで最小であり，最大の流出抵抗をもつ．
d．前房側から順に，ぶどう膜網，角強膜網（角強膜線維柱帯），傍Schlemm管結合組織となる．
e．正しい．

模範解答　(a), (b), e

カコモン読解　第19回　一般問題6

房水産生で誤っているのはどれか．
a　加齢で低下する．
b　睡眠で増加する．
c　毛様体突起で行う．
d　炭酸脱水酵素阻害薬で低下する．
e　交感神経β遮断薬点眼で低下する．

解説　aとc，d，eは正しい．bの就寝中の房水産生は，覚醒時の約50％に低下するとされるが，これは毛様体上皮アドレナリン受容体からのcAMP経路により調節されていると考えられている．

模範解答　b

カコモン読解　第19回　一般問題78

房水流出を促進させるのはどれか．2つ選べ．
a　グリセロール　　b　ラタノプロスト　　c　塩酸ジピベフリン
d　塩酸ドルゾラミド　　e　マレイン酸チモロール

解説　a．高浸透圧薬を投与すると，硝子体液から網膜血管および脈絡膜血管内へ水の移動が生じ，眼圧下降が得られる．
b．毛様体筋の弛緩，および毛様体筋内の細胞外物質の変化などの結果として，経ぶどう膜強膜流出を促進する．
c．αβ受容体を介し，房水産生抑制，および経ぶどう膜強膜流出促進作用をもつ．
d．房水の産生を抑制する．
e．房水の産生を抑制する．

模範解答　b, c

> **カコモン読解** 第 20 回 一般問題 3
>
> ヒト血漿に比べ前房水に多く含まれるのはどれか．2 つ選べ．
> a 乳酸　　b 蛋白質　　c ブドウ糖　　d アスコルビン酸
> e カリウムイオン

解説　房水はただ単に血漿が濾過されたものではなく，組成は大きく異なる．乳酸，アスコルビン酸，Cl イオンは血漿よりも高濃度であり，蛋白質，グルコース，脂質の濃度は血漿よりも低い．ただし，例外としてトランスフェリン，TGF-β などの成長因子は房水でより濃度が高い蛋白質である．K イオンは血漿とほぼ同じ濃度である．

模範解答　a, d

> **カコモン読解** 第 20 回 一般問題 81
>
> 抗緑内障薬と房水動態の組合せで誤っているのはどれか．
> a 副交感神経作動薬—————ぶどう膜強膜流出増大
> b 交感神経 β 遮断薬—————産生抑制
> c 交感神経 α_2 作動薬—————ぶどう膜強膜流出増大
> d 炭酸脱水酵素阻害薬—————産生抑制
> e プロスタグランジン関連薬———産生抑制

解説　a．毛様体筋を収縮させて強膜岬を後方へ牽引し線維柱帯網を開大させて，経 Schlemm 管流出が促進される．毛様体筋収縮により，経ぶどう膜強膜流出は抑制されるとの考えかたがある．
b．正しい．
c．α_2 作動薬は，房水産生抑制に加え，経ぶどう膜強膜流出促進作用ももつ．
d．正しい．
e．プロスタグランジン関連薬は，房水の経ぶどう膜強膜流出量を増加させることにより眼圧下降をもたらす．

模範解答　a, e

> **カコモン読解** 第 20 回 一般問題 86
>
> 房水流出抵抗が主に線維柱帯にある緑内障はどれか．3 つ選べ．
> a 落屑緑内障　　b 色素緑内障　　c 血管新生緑内障
> d ステロイド緑内障　　e 甲状腺眼症による続発緑内障

解説 a〜c は正しい．
d. 虚血性眼疾患によって誘導された新生血管・線維性血管膜が隅角を被覆することによる．
e. 肥大筋による眼球の機械的圧迫，および球後軟部組織の炎症により組織圧が上昇し眼窩静脈を圧迫して上強膜血管の循環障害などにより眼圧上昇をきたす．
模範解答 a, b, c

カコモン読解 第 21 回 一般問題 3

房水流出抵抗の主要な存在部位はどこか．
a 角強膜網　　b ぶどう膜網　　c 上強膜静脈
d 傍 Schlemm 管結合組織　　e Schlemm 管内壁内皮細胞

解説 線維柱帯は，房水の通過順にぶどう膜網，角強膜網，傍 Schlemm 管結合組織からなる．組織間隙は Schlemm 管に近づくほどに狭くなり，房水流出抵抗も高くなる．Schlemm 管，上強膜静脈には特別な流出抵抗はない．
模範解答 d

カコモン読解 第 24 回 一般問題 71

房水産生抑制作用があるのはどれか．2 つ選べ．
a タフルプロスト　　b ブリンゾラミド　　c ブナゾシン塩酸塩
d ピロカルピン塩酸塩　　e チモロールマレイン酸塩

解説 a. 房水の経ぶどう膜強膜流出量を増加させることにより眼圧下降をもたらす．
b. 正しい．
c. 毛様体筋が弛緩し，筋細胞間の間隙が広くなり，経ぶどう膜強膜流出が促進される．
d. 周辺虹彩を線維柱帯から引き離し，隅角を開大させる．
e. 正しい．
模範解答 b, e

カコモン読解　第25回　一般問題75

α_2 アドレナリン受容体作動薬はどれか．

a ビマトプロスト　　b ドルゾラミド塩酸塩
c ピロカルピン塩酸塩　　d ベタキソロール塩酸塩
e アプラクロニジン塩酸塩

解説　aはプロスタグランジン関連薬，bは炭酸脱水酵素阻害薬，cは副交感神経作動薬，dは交感神経遮断薬．

模範解答　e

カコモン読解　第25回　一般問題79

薬物と房水動態の組合せで正しいのはどれか．3つ選べ．

a アドレナリン────────線維柱帯流出増大
b チモロールマレイン酸塩────産生抑制
c ピロカルピン塩酸塩─────ぶどう膜強膜路流出増大
d ブリンゾラミド──────産生抑制
e ラタノプロスト──────産生抑制

解説　a．房水産生抑制，およびプロスタグランジン産生を介した経ぶどう膜強膜流出促進作用をもつ．
e．房水の経ぶどう膜強膜流出量を増加させることにより，眼圧下降をもたらす．

模範解答　b，c，d

カコモン読解　第26回　一般問題5

房水の屈折率はどれか．

a 0.733　　b 1.000　　c 1.336　　d 1.523　　e 1.836

解説　房水の屈折率は1.335〜1.337程度である．

模範解答　c

（後沢　誠）

6. 水晶体，硝子体

水晶体

解剖

　水晶体は，透明かつ両凸の形状を呈しており，血管がないにもかかわらず終生代謝を営む器官である．水晶体は透明性を維持するため活発な代謝を行い，光を屈折させ，輻湊反応を行っている．水晶体自身でも物質を生合成する能力があり，また房水との能動輸送，受動輸送により，物質交換を行っている．水晶体は，虹彩の後方，硝子体の前方に位置し，Zinn小帯により毛様体に吊るされている．

　水晶体の屈折力は約20D（15～20D）で，眼球全体（60D）の1/3を担っている[*1]．生下時の水晶体は，赤道径6.4mm，前後径3.5mm，重量約90mgである．成人の水晶体になると，赤道径9mm，前後径5mm，重量約255mgになる．ヒトの水晶体は，生涯新しい水晶体線維を形成し続け，約2mg/年で成長するといわれている．水晶体皮質部の厚みは，成長とともに増加し凸形状も大きくなり，水晶体屈折力も増加する[1]．そのため水晶体の前後径，赤道径ともに増加し，前後面の曲率半径は減少する．水晶体の曲率半径は調節に伴い大きく変化するが，無調節時では前面が10～11mm，後面が6～7mmで，強く調節した場合には前面が5～6mm，後面が5mm程度に変化する．水晶体の屈折率は一様ではなく，中央（核部）が約1.4，周辺（皮質）が1.36程度という屈折率の差がある．加齢による水晶体蛋白の不溶化などにより，屈折率が減少し，遠視化や近視化を生じることがある[2]．

水晶体囊：水晶体囊は，弾性がある透明の水晶体上皮の基底膜であり，上皮細胞より産生されるIV型コラーゲンからなっている．水晶体囊の厚さは，前赤道部増殖帯付近で一番厚く約21μm前後であり，赤道部のZinn小帯付着部付近では17μmである．後囊中央部の厚みは一番薄く約4～5μmであり，前囊中央部では14～15μm前後の厚みとなっている．前極付近の水晶体囊は加齢とともに厚みが増加していくが，後極付近では変化しない．赤道部は，50歳くらいまで肥厚するといわれている．

[*1] 水晶体は凸の球面レンズである．

文献はp.422参照．

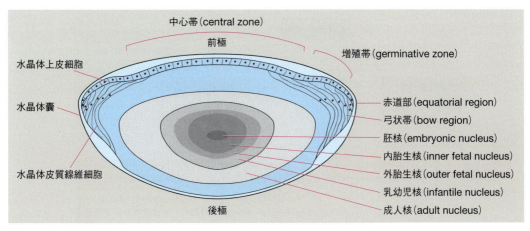

図1 成人水晶体
水晶体嚢の内側には，前極部から赤道部にかけて1層の上皮細胞が存在する．水晶体上皮細胞は，前赤道部の増殖帯でのみ増殖し，新しい細胞は赤道部弓状帯へと移動し，水晶体線維へと最終分化を行い弓状帯を形成する．

水晶体上皮細胞（図1）：水晶体嚢の内側には，前極部から赤道部にかけて1層の上皮細胞が存在する．これらの細胞は，代謝が活発でDNA，RNA，蛋白質および脂質の生合成およびアデノシン三リン酸（ATP）の産生を行い，エネルギー合成を行っている．水晶体上皮細胞は，前赤道部の増殖帯で有糸分裂し，DNA合成を行い，新しい細胞は赤道部弓状帯へと移動し，水晶体線維へと最終分化を行う．

　上皮細胞の形状は，前極部ではやや扁平な長方形であるが，赤道部に向かうにつれて立方形から縦長の六角柱状に形状を変える[*2]．そして，赤道部で前後に長く伸長し，基底膜である水晶体嚢から離れてないほうに押し出されていく．この変化は，細胞膜での蛋白質産生の著明な増加によるものといわれている．同時に，細胞内小器官（細胞核，ミトコンドリア，リボソーム）の消失が生じている．これにより，水晶体線維での光の吸収や散乱が抑制されるといわれている．この線維細胞は，解糖系でのみエネルギー供給がなされている．

　細胞の形のうえでは，上皮細胞の加齢変化は認めないが，水晶体各部位での細胞密度の低下が，加齢とともに増大する．加齢による上皮細胞の欠落が生じると，上皮細胞から成長してできた線維細胞は大きさ，太さが不揃いになっていく．また弓状帯（bow region）形成は細胞の増殖能力も低下するため，加齢とともにその幅が狭くなる．

水晶体核と皮質（図1）：水晶体内では，決して細胞が失われることはなく，産生された線維細胞は徐々に水晶体内部に押し込まれ，そ

[*2] 水晶体線維は指状突起（interdigitation）や棘突起，ギャップ結合で，相互に結合している．

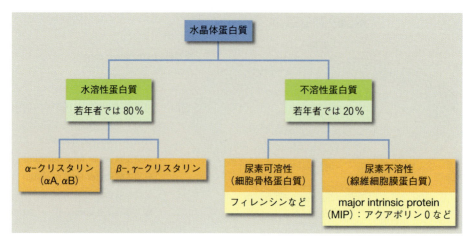

図2 正常の水晶体の蛋白質組成
水晶体の蛋白質は，湿重量の33%を占め，大きく分けて水溶性蛋白質と不溶性蛋白質に分けられる．加齢により，不溶性蛋白質が増加する．

の細胞の配列はタマネギの断面のように，一つの細胞が前極から後極まで伸びている．線維細胞の最も古いものは，水晶体中央部に存在し，胚核（embryonic nucleus）と胎生核（fetal nucleus）があり，胎児期の細胞である．その周囲には乳幼児核（infantile nucleus）と成人核（adult nucleus）があり，表面にいくにつれて細胞は新しいものになる．新しく産生された水晶体線維は，外側部に存在し皮質を形成している．

水晶体の縫合は細胞突起の先端部（前縫合）と基底部（後縫合）の各結合部の配列により形成されている．Y字縫合は，水晶体核部に位置しており，細隙灯顕微鏡にて多数の光学帯が観察できる．前方はY字型で後方は逆Y字型のように観察できる．皮質と核部は徐々に移行しており，明らかな境界はない．

水晶体の生化学

水晶体蛋白質（図2）：水晶体の湿重量の33%は蛋白質であり，大きく分けて水溶性蛋白質と不溶性蛋白質に分けられる．若年者の水晶体の80%は水溶性蛋白質である．水晶体の蛋白質は主にα-，β-，γ-クリスタリンの3種類の構造蛋白質が主成分であり，α-クリスタリンはαA，αBの2サブユニットが，β-クリスタリンはβA1〜βA4，βB1〜βB3の7サブユニット，γ-クリスタリンはγA〜γDとγSの5サブユニットが存在している．水晶体内ではα-クリスタリンは40量体，β-クリスタリンは2〜6量体，γ-クリスタリンは単量体で存在し，互いに相互作用して秩序だった構造を保持し，透明性を維

持している（図2）.

α-クリスタリンは，部分的に変性したβ-およびγ-クリスタリンをもとの状態に戻す機能（シャペロン機能）をもっている．加齢とともに，ヒトの水晶体核における可溶性シャペロンであるα-クリスタリンが高分子量の凝集物内および不溶性蛋白質内に組み込まれ，α-クリスタリンの濃度が徐々に低下する．一方，β-とγ-クリスタリンは水晶体の透明性の維持や光の屈折率を高める働きをし，加齢とともに増加している．水晶体は生涯を通じて光の通り道になるため，クリスタリンは長い間，紫外線という酸化障害に曝されて構造や機能に変化（変性）をきたす．加齢とともに蛋白質が凝集し，大きな粒子となり不溶性蛋白質に変化する．それにより，水晶体における光の散乱や混濁を生じ白内障が進行することがわかっている[*3]．不溶性蛋白質は，細胞骨格蛋白などの尿素可溶性画分と，major intrinsic protein（MIP）など膜蛋白に分類される．この不溶性画分は黄色～茶色の色素を含み，核白内障の黄色混濁の原因となる．

糖代謝：水晶体の透明性を維持するためには高エネルギーな代謝が要求されるため，糖代謝によってその大部分がまかなわれている．水晶体のグルコース（糖）は，房水から受動輸送の単純拡散（simple diffusion）と促進拡散（facilitated diffusion）により水晶体内に輸送される．水晶体内に移行したグルコースは，ヘキソキナーゼにより，グルコース-6-リン酸にリン酸化される．正常状態では，水晶体のエネルギーの供給，糖代謝は嫌気的な解糖を主経路とする．水晶体では消費グルコースの70～80％が，グルコース-6-リン酸を経てこの経路により乳酸に転換される．グルコースの5％はペントースリン酸回路，5％はソルビトール経路によって消費される．水晶体へのグルコースのとり込みは，インスリン非依存性でグルコースの濃度勾配に比例している．

水晶体は酸素分圧が低く，好気的な解糖は2～3％しか行われていない．しかし，そのATP産生率は，嫌気的解糖75％に対し，好気的解糖25％となっている．

水晶体では，アルドース還元酵素（aldose reductase；AR）の活性がヘキソキナーゼ活性より高く，グルコースに対する親和性では，逆にヘキソキナーゼがアルドース還元酵素より高い．このため正常のグルコース濃度下では，グルコースのほとんどはヘキソキナーゼを経て代謝される．しかし，高血糖下ではヘキソキナーゼが飽和状態になり，ソルビトール系へ流れるグルコースの量が多くな

[*3] クリスタリンをはじめとする蛋白質異常凝集のきっかけは，蛋白質構成アミノ酸の①酸化，②脱アミド化，③非酵素的糖化，④異性化，などによることが報告されている．

る．さらにアルドース還元酵素活性が上昇しているため，グルコースはソルビトール経路へと進みやすい．

酸化ストレスと防御機構[3]：フリーラジカルや活性酸素といった酸化ストレスは，生体内で細胞障害，蛋白変性などを引き起こすことが知られている．酸化ストレスの原因には，紫外線，X線，喫煙，糖尿病といった多因子が関与している．房水や硝子体中の酸化ストレスの上昇により，水晶体蛋白の酸化を生じる．水晶体蛋白の酸化により，蛋白と蛋白，蛋白と還元型グルタチオンのジスルフィド結合形成を生じ，酸化型グルタチオンに変化する．この還元型グルタチオンの減少は，水晶体抗酸化能の低下，酸化ストレスの亢進，蛋白の架橋形成・凝集，光散乱を促進し，白内障を発症する．クリスタリンやほかの水晶体蛋白は，加齢変化，紫外線などのストレスで生じた活性酸素による過酸化反応によって変性し，水晶体が混濁する．水晶体には，防御系として抗酸化酵素[*4]が存在し，酸化ストレスを消去している．グルタチオンも，酸化還元反応により，間接的にフリーラジカルを消去している．水晶体には，そのほかにもフリーラジカル捕捉物質として，ビタミンEやアスコルビン酸が存在する．加齢によるこれら抗酸化物の減少，活性低下により，活性酸素や酸化ストレスが上昇し，水晶体蛋白の凝集が促進される．水晶体は，とり巻く環境が低酸素であることで，酸化ストレスの影響が少ない器官といわれている．しかし，高濃度酸素療法や，硝子体切除後などに，硝子体や前房中の酸素分圧が上昇することにより核白内障を発症しやすい．強度近視眼などでみられる眼球が前後方向に長い長眼軸眼では，核白内障有病率が有意に高値であることがわかっている．長眼軸眼では，硝子体腔の体積が大きく，後部硝子体剝離を早期に生じるため，酸素分圧上昇に伴う酸化ストレスの上昇およびアスコルビン酸など抗酸化酵素濃度の低下により白内障を誘発することが示唆されている．つまり，水晶体の酸化ストレスの増加と，防御系の低下により水晶体混濁（＝白内障）を生じているのである．

[*4] スーパーオキシドジスムターゼ（SOD）
カタラーゼ
ペルオキシレドキシン6（Prdx6）
チオレドキシン
グルタチオンペルオキシダーゼ（GPx）など

水晶体の生理

水晶体上皮細胞は，前赤道部の増殖帯でのみ活発な増殖を行い，赤道部の弓状帯で水晶体線維へと分化し，新しくできた水晶体線維は次々と古い線維の上に積み重なり，終生，水晶体線維は増殖し，水晶体は増大する．水晶体は，無血管な器官であり，透明性を維持するため水晶体上皮細胞や表層皮質において活発な代謝を行っている．

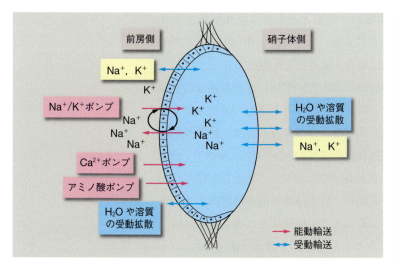

図3　正常水晶体の水とイオンバランスの維持機構
水晶体のイオンバランスは，能動輸送と受動輸送により制御されている．

水とイオンバランスの維持機構（図3）：水晶体の湿重量の66％は水で，約33％は蛋白質であり，加齢による変化はわずかである．水晶体皮質部は核部より水分量が多い．水晶体内では，Na^+が20 mM，K^+が120 mMの濃度で維持されている．房水や硝子体では大きく異なり，Na^+が150 mM，K^+が5 mMの濃度で維持されている．透明な水晶体では，周囲の房水や硝子体に比べて，水分含有量は少なくK^+とアミノ酸含有量が高いが，Na^+とCl^-含有量は低い．このイオンバランスを維持するため，水晶体上皮や線維の細胞膜においてはNa^+ポンプによる能動輸送が機能している．これはATPの分解とNa^+/K^+-ATPase活性による．また，Ca^{2+}-ATPaseによるCa^{2+}の輸送も行っている．しかし，混濁水晶体のうち，特に皮質白内障では細胞膜の透過性の増加とNa^+/K^+-ATPaseとCa^{2+}-ATPase活性の減少によりNa^+とCa^{2+}含有量が増加し，K^+の含有量が低下する．Ca^{2+}の濃度バランスは水晶体において重要である．正常の水晶体内のCa^{2+}レベルは約100 nMであるが，水晶体外のCa^{2+}レベルは1 mMである．Ca^{2+}濃度の恒常性が失われると，グルコース代謝の低下，高分子の蛋白質凝集体の形成，蛋白質を変性させるプロテアーゼ活性化などを引き起こす．

　水晶体のH_2Oやその他の溶質（Na^+，K^+など）の受動輸送は，前後両面から行われている．加齢により膜透過性が増加する[*5]．

調節：調節とは，遠近の焦点を変化させる眼の機構をいい，毛様体筋とZinn小帯による水晶体形状の変化によっている．小児期から若年

[*5] 水晶体膜蛋白の60％が，major intrinsic protein（MIP26，たとえばアクアポリン〈aquaporin 0；AQP 0〉）で水輸送と水分量の調節を行っている．ギャップ結合蛋白であるconnexin（Cx）43は上皮細胞に，Cx46とCx50は線維細胞に存在し，栄養素やほかの小分子の細胞間の輸送を行っている[4]．

成人の水晶体は柔軟性があるが，加齢とともに水晶体形状を変化させる能力が低下する．40歳代以降，水晶体核の硬化により，調節時に水晶体を前方凸の形状に変化させることが難しくなってくる．

　von Helmholtzの古典的な説によると，眼は，近方を見るときは毛様体筋が緊張し，水晶体の特に前面の厚みが増し，屈折力が増加するといわれている．詳しく述べると，近方視時には，動眼神経の副交感神経線維である毛様体神経節支配のMüller筋（輪状筋）が縮み，Zinn小帯が弛緩すると水晶体の厚みが増し，屈折力が増すことにより調節を行っている．調節時には水晶体後面の位置はあまり変化しないが，前面が角膜側に膨らんで，前房深度は浅くなる．副交感神経作用薬であるピロカルピンなどにより調節は誘発されるが，副交感神経遮断薬であるアトロピンにより毛様体筋収縮が抑制され，調節も抑制される．

　青年期には，12〜16Dの調節力があるが，40歳代では4〜8Dにまで減少する．50歳代では2D以下となる．加齢により水晶体が硬化すると，近方視時に毛様体筋収縮時の水晶体前面の凸形状への変化が不十分となり，調節力が減退し，老視を生じる．

先天異常

無水晶体症：非常にまれな異常である．水晶体板形成が誘導されない1次無水晶体と発生の段階で水晶体が自然に吸収される2次無水晶体がある．

円錐水晶体：水晶体後面が突出するタイプが多いが，Alport症候群に合併するものでは前面が突出するタイプもある．

水晶体コロボーマ：水晶体の形状の異常である．水晶体周辺部が欠損し，Zinn小帯の接着がその部位にはみられないことが多い．時に皮質白内障も合併する．

Peters異常（Peters' anomaly）：Peters異常は，前房形成の異常を伴うまれな前眼部異常である[5]．水晶体の異常の有無により，Peters異常I型（水晶体の異常は伴わないもの），Peters異常II型（水晶体も正常に発生せず，白内障や水晶体の位置・形態異常を伴うもの）に大きく分類されている．II型では，水晶体と角膜の接着，前極または皮質白内障，水晶体の形状の異常，小水晶体症（microphakia）などもみられる．

小球状水晶体：発生段階での，2次水晶体線維の不完全な形成により生じるといわれている．しばしば，Weill-Marchesani症候群にみ

られる．まれに遺伝的な異常や Peters 異常，Lowe 症候群，Marfan 症候群，Alport 症候群でもみられる．小眼球により，瞳孔ブロックを生じ，続発閉塞隅角緑内障を発症することがある．

先天白内障，小児白内障：発生の段階で生じる先天白内障と，生後1年以内に生じる小児白内障も，水晶体の先天異常である．

発生異常

水晶体偏位（1）全身症状を伴わないもの：常染色体優性遺伝形式をとる家族性水晶体偏位および常染色体劣性遺伝形式をとる水晶体と瞳孔の偏位を呈する疾患がある．

水晶体偏位（2）全身症状を伴うもの：

Marfan 症候群：細胞外基質を構成する蛋白質の一つであるフィブリリン 1（fibrillin-1；FBN1）の変異による全身性の結合組織病として知られている[2]．本症の最も一般的な眼症状は，長眼軸による軸性近視であり，約60％の患者に水晶体偏位がみられる．亜脱臼方向は上耳側が多い．

ホモシスチン尿症：先天的なホモシスチン代謝酵素の欠損により，尿中のホモシスチンが増加する疾患である．常染色体劣性遺伝の形式をとる．Marfan 症候群患者に類似した症状が特徴的である．水晶体偏位は，下鼻側が多く，通常10歳までに生じる．

Weill-Marchesani 症候群：全身性の遺伝性結合織疾患で，常染色体優性と劣性の各形式で発症する．低身長，短指症，精神障害がみられる．眼障害として，小球状水晶体，水晶体偏位，緑内障がある．水晶体偏位は，下方が多い．水晶体の前方移動による瞳孔ブロックによる続発閉塞隅角緑内障を発症することがある．

Ehlers-Danlos 症候群（EDS）：常染色体劣性遺伝形式を示す，コラーゲン異常による全身結合組織疾患である．眼障害は，青色強膜，小角膜，水晶体偏位などの症状がみられる．

水晶体の加齢変化：白内障

水晶体の加齢変化に伴い，加齢（老人性）白内障を生じる．大きく分けると3病型の核白内障，皮質白内障，後嚢下白内障があるが，副病型として，vacuoles, focal dots, retrodots, coronary cataract, fiber folds, water clefts がある（**図4**）．

核白内障：加齢により，水晶体核の硬化，水晶体中央の核部に黄色変化が生じる．これら変化が進行し，光の散乱と着色によるコント

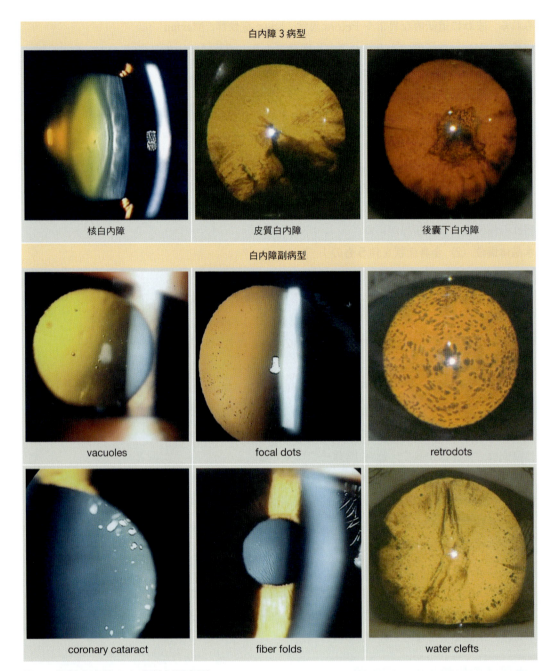

図4 加齢白内障の3病型と副病型
白内障の水晶体混濁のタイプにより大きく核・皮質・後嚢下白内障に分類されるが,そのほかに副病型も存在し,視機能低下を生じる.

ラスト低下など視機能低下に至ると核白内障と呼ぶ.核白内障の進行は緩徐である.核硬化が進行すると,水晶体核の前面曲率が減少し水晶体屈折率が増加する,いわゆる核性近視を生じる(**図5**).核部と皮質部の屈折率の変化により,単眼複視を生じることがある.

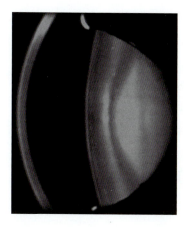

図5 核性近視をきたした核白内障症例（EAS-1000, ニデック）
強度近視の患者にみられた核白内障。水晶体の核部の硬化により核部の前面曲率半径が減少し、核性近視をきたすことがある。

加齢，紫外線のUV-A波，喫煙，強度近視，硝子体手術後，高濃度酸素療法などが，核白内障の危険因子としていわれている。

皮質白内障：水晶体皮質部の局所的な水晶体線維の崩壊，膨化，液化による．水晶体の視機能への影響は多様であるが，中心部の視軸に混濁が生じると視機能低下が生じる．皮質白内障の共通の症状としては，グレアの増加がある．単眼複視も生じることがある．water clefts や vacuoles を伴うことが多い．過熟白内障では，変性した皮質線維が水晶体嚢より漏出し，水晶体嚢の皺や収縮を生じることがある．嚢内にカルシウム沈着を生じることもある．Morgagni 白内障では，皮質線維が融解し，核が嚢内で落下移動する．加齢，紫外線のUV-B波は，皮質白内障の危険因子である．

後嚢下白内障：核白内障や皮質白内障と比較して，若年者に生じることが多い．多くは，後嚢下皮質領域の視軸付近の中央に混濁を生じる．後嚢下白内障では，グレアや明所での視力低下の症状がみられる．その理由として，明るい光や調節時，縮瞳薬により瞳孔が収縮したときに，後嚢下混濁により瞳孔の開口部が閉塞することによるといわれている．同じ理由により，近見視力もより低下するといわれている．単眼複視を生じることもある．後嚢下白内障は，外傷や副腎皮質ステロイド薬の局所および全身投与，炎症，放射線，アルコール中毒，糖尿病などが危険因子である．

薬剤性白内障

副腎皮質ステロイド：副腎皮質ステロイドの局所，眼内および全身投与により後嚢下白内障を生じる．形態上の特徴は，水晶体中央部の後嚢下混濁であり，通常，両眼性である．投与期間が長く，投与量が多いほど発症率は高いが，進行の程度には個人差がある[*6]．

[*6] 小児期のステロイド誘発の後嚢下白内障では，投与中止により治癒し，水晶体が再透明化することもある．

フェノチアジン系抗精神病薬：クロルプロマジンをはじめとする，向精神薬である．水晶体の所見は，前囊下の褐色の星状混濁を呈し，さらに進行すると白色の明瞭な点状混濁が出現する．

縮瞳薬：抗コリンエステラーゼ薬は，白内障を生じることがある．水晶体前囊下の空胞形成をきたし，後囊下や核部の変化も出現する．

アミオダロン：抗不整脈薬であるアミオダロンの使用により，微細な黄白色の点状の前囊下混濁を生じることがある[*7]．

スタチン：スタチン（statin）は，血液中のコレステロール値を低下させる薬物の総称である．過剰および長期にわたる摂取により，核白内障を生じる．

外傷による白内障

鈍的眼外傷：鈍的眼外傷により，時に瞳孔領から水晶体に沈着した色素のリング（Vossius ring）が水晶体前面に観察されることがある．しばしば後囊下に星状，菊花状（rosette）混濁を視軸上に生じる．時に，水晶体亜脱臼や水晶体脱臼，水晶体偏位を伴うことがある．虹彩振盪や水晶体振盪が観察されることがある．

穿孔性眼外傷：外傷による，水晶体の穿孔外傷により白内障を生じる．最初は穿孔部近傍の皮質混濁であるが，急速に進行し，全白内障となる．

電離放射線：水晶体は，放射線に対する感受性が高い．被曝放射線量と被曝者の年齢（若年者ほどより感受性が高い）と相関がある[5]．放射線は，細胞増殖が盛んな水晶体赤道部の水晶体上皮細胞に障害を与えるため，弓状帯での線維細胞への分化異常がまず生じ，後囊下や皮質表層の異常線維細胞が出現し，白内障（皮質，後囊下）に進行する．まず初期は後囊下の点状空胞形成より始まる[*8]．

紫外線（図6）：近紫外線には波長が190〜280 nmのUV-C波，280〜320 nmのUV-B波，320〜400 nmのUV-A波の3種類があり，太陽光に含まれるUV-Cは大気層（オゾンなど）に吸収され人体には到達しない．人体に届くのはUV-BとUV-Aである．UV-Bのほとんどは大気層で吸収されるが，一部は地表へ到達し，皮膚や眼に有害となる．UV-Bのうち，300 nmまで角膜に吸収されるが，300〜320 nmのものは水晶体にも到達し，細胞障害作用が強い．UV-Aは角膜を透過して水晶体で90〜100％が吸収される．UV-Aは水晶体で吸収されるが，細胞障害作用が強くない．UV-Bは皮質白内障の発症に関与しており，UV-Aは核白内障の発症に関与しているとい

[*7] 角膜症（角膜沈着）は有名である．視力低下はほとんど生じない．薬物中止後，多くの症例で徐々に沈着は減少する．

[*8] 国際放射線防護委員会（International Commission on Radiological Protection；ICRP）は，2011年4月に放射線白内障の閾線量を，これまでの>8 Gyから>0.5 Gyに引き下げた[6]．

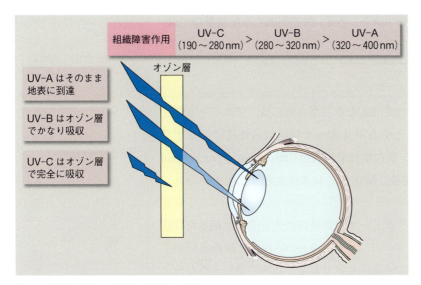

図6 近紫外線の波長と眼障害作用
近紫外線のうち波長が300 nm以上のUV-B波とUV-A波は、水晶体に吸収され白内障の原因となる.

われている[5]).

　水晶体中には透過してきた近紫外線を吸収するキヌレニン誘導体、蛋白質結合性色素、トリプトファンなどが含まれ、これらが加齢により増加して水晶体が着色するとともに、光酸化が生じるため蛋白質の凝集が促進される.

赤外線：ガラス職人や溶鉱炉作業などで、強い赤外線（熱線）を浴びている人にみられる白内障である.

マイクロ波：眼球の温度上昇を起こし、白内障を起こすことがある. 前後嚢下白内障を呈する.

化学外傷：アルカリ化合物は容易に眼球に浸透し、房水pHの上昇とグルコースとアスコルビン酸レベルの減少をきたす. それにより皮質白内障を生じることがある.

金属：

眼球鉄錆症：鉄片異物による穿孔性眼外傷後に生じることがある. 鉄イオンは、細胞毒性が強い. 放置すれば、鉄錆が線維柱帯、水晶体、虹彩、網膜に沈着する. 水晶体は、水晶体嚢下の上皮と皮質に黄色の錆びついた点がみられ、徐々に赤褐色に変化し、皮質白内障に進行する.

銅症：銅を含む眼内異物による、ひまわり状白内障（sunflower cataract）と呼ばれる、黄色または茶色の色素沈着が知られている.

電撃症：感電、落雷、電気スパーク（flash）、アーク（arc）などの

電流通過による組織損傷である．顔面，眼窩周囲の高圧電撃傷では，白内障を生じることがある．

代謝性白内障

糖尿病：糖尿病白内障の成因となる主なものには，アルドース還元酵素（AR）を律速酵素とするポリオール経路の活性化によるポリオールの蓄積に加えて，蛋白糖化最終産物（advanced glycation end products；AGEs）の蓄積，酸化ストレスによる説などがいわれている．

ガラクトース血症：ガラクトース代謝経路の先天的な欠損または活性低下により，ガラクトース，ガラクトース-1-リン酸の蓄積が生じる疾患で，常染色体劣性遺伝疾患である．体内で過剰となったガラクトースがアルドース還元酵素によりガラクチトールに代謝され，水晶体に蓄積することにより白内障を発症する．

低カルシウム血症：慢性低カルシウム血症では爪や歯牙の異常，白内障，骨病変がみられる．白内障は，前後皮質部に，点状の玉虫色の混濁を生じる．皮質混濁が進行し，成熟白内障を呈することもある．

Wilson病：常染色体劣性遺伝形式をとる先天性銅代謝異常症の代表的疾患である．眼症状としては，Kayser-Fleischer角膜輪，ひまわり状白内障がある．

筋緊張性ジストロフィ：筋強直や筋萎縮を特徴とする常染色体優性遺伝の筋疾患である．患者は，水晶体表層皮質に多染性の玉虫色の混濁を呈し，徐々に後嚢下から全皮質白内障に進行する．

ぶどう膜炎に関連した白内障

慢性的なぶどう膜炎と副腎皮質ステロイド治療により白内障を生じることがある．典型的なものでは，後嚢下白内障であるが，成熟白内障に進行するケースもある．カルシウムが前嚢上や水晶体内に沈着することもある．

Fuchs虹彩異色性虹彩毛様体炎では，70％の患者に皮質白内障を発症するといわれている．

水晶体偽落屑症候群

水晶体偽落屑（pseudoexfoliation；PEX）症候群は，全身にPEXが沈着する結合組織疾患である．PEXは，弾性の線維状の細胞外基質である．PEX症候群は50歳以上の中高年者にみられ，加齢とと

もに増加する．角膜，虹彩，前部硝子体表面，毛様体突起部，Zinn小帯や線維柱帯にもPEXが沈着し，散瞳不良，開放隅角緑内障や水晶体囊の脆弱，Zinn小帯脆弱による水晶体偏位などを起こすことがある．

水晶体起因性緑内障

　水晶体起因性緑内障は，大きく分けて三つの機序がある．一つめは，成熟白内障などで膨隆した水晶体による瞳孔ブロックや，脱白水晶体による瞳孔ブロックなど水晶体の形態異常により生じる閉塞隅角緑内障である．二つめは，白内障術後やYAGレーザー後嚢切開術後に生じる水晶体皮質成分の破片による線維柱帯閉塞によるものである．三つめは，Morgagni白内障のような過熟白内障において，水晶体融解による水晶体蛋白の水晶体囊からの漏出により，水晶体蛋白やそれを貪食したマクロファージによる線維柱帯の閉塞が引き起こされ，眼圧上昇をきたす水晶体過敏性緑内障がある．

アトピー性皮膚炎

　アトピー性皮膚炎の25％の患者に白内障を生じるという報告がある．白内障は，両眼性で瞳孔領付近の前囊下混濁が特徴的である．進行すると水晶体全体が混濁する．

カコモン読解　第18回　一般問題10

水晶体の加齢変化のうち増大するのはどれか．2つ選べ．
a 前後径　　b 赤道径　　c 上皮細胞数　　d 前面曲率半径
e 後面曲率半径

［解説］　水晶体は加齢により，水晶体厚（前後径）と赤道部径が増加し，水晶体前後面の曲率半径が減少する．
　水晶体上皮細胞は，前赤道部の増殖帯でのみ活発な増殖を行い，赤道部の弓状帯で水晶体線維へと分化し，新しくできた水晶体線維は次々と古い線維の上に積み重なり，終生，水晶体線維は増殖し，水晶体は増大する．水晶体上皮細胞密度は，加齢により減少するという報告があるが，増加はしない．

［模範解答］　a，b

カコモン読解　第19回 一般問題4

水晶体で正しいのはどれか．2つ選べ．
a 紫外線を吸収する．　　b 屈折力は約43Dである．
c 水晶体上皮細胞は分裂しない．　　d 曲率半径は前面が後面より小さい．
e 加齢とともに不溶性蛋白質が増加する．

解説　a．紫外線のUV-B波のうち，300 nmまで角膜に吸収されるが，300〜320 nmのものは水晶体にも到達し，吸収される．320〜400 nmのUV-A波は角膜を透過して水晶体で90〜100％が吸収される．

b．水晶体の屈折力は無調節時で約20Dである．

c．水晶体上皮細胞は，前赤道部の増殖帯でのみ活発な増殖を行い，赤道部の弓状帯で水晶体線維へと分化する．

d．水晶体前面の曲率半径は，無調節時で10〜11 mmであり，後面のそれは6〜7 mmである．

e．水晶体の蛋白質は，大きく分けて水溶性蛋白質と不溶性蛋白質に分けられる．若年者の水晶体の80％は水溶性蛋白質である．混濁水晶体では，不溶性蛋白質が増加する．

模範解答　a, e

カコモン読解　第19回 一般問題5

水晶体嚢で正しいのはどれか．2つ選べ．
a 前嚢は後嚢より薄い．
b I型コラーゲンからなる．
c 水晶体上皮細胞の基底膜である．
d 赤道部の厚さは約50 μmである．
e 前嚢の厚さは加齢とともに増加する．

解説　水晶体嚢は，水晶体上皮の基底膜であり，IV型コラーゲンからなっている．水晶体嚢の厚さは，前赤道部増殖帯付近で一番厚く約21 μm前後であり，後嚢中央部では一番薄くなっている．後嚢中央部の厚みは，2〜4 μmであり，前嚢中央部では，14 μm前後の厚みとなっている．赤道部の厚みは17 μmである．前嚢は，加齢とともに厚みが増加していくが，成熟白内障などでは薄くなることがある．

模範解答　c, e

6. 水晶体，硝子体

カコモン読解 第20回 一般問題13

水晶体で正しいのはどれか．2つ選べ．
a 33％は蛋白質である． b 赤道部径は約12mmである．
c 水晶体囊は後極部が最も厚い． d 波長300nm以下の光を吸収する．
e 屈折力は無調節時で約20Dである．

解説 a．水晶体の湿重量の33％は，蛋白質である．
b．成人の水晶体は，前後径約5mm，赤道部径は約9mmである．
c．水晶体囊は，前赤道部増殖帯付近で一番厚く後囊中央部（後極部）では一番薄い．
d．近紫外線の波長300nm以上の光は，角膜を透過して水晶体で吸収される．
e．水晶体の屈折力は無調節時で約20Dである．

模範解答 a，e

カコモン読解 第21回 一般問題37

混濁水晶体で増加がみられるのはどれか．
a 酸素 b 水溶性蛋白質 c カリウムイオン
d 還元型グルタチオン e アルドース還元酵素活性

解説 a．水晶体は，酸化ストレスの増加や，酸素レベルの上昇，抗酸化物質の減少により，水晶体内での活性酸素の増加がみられる．
b．水晶体の蛋白質は，大きく分けて水溶性蛋白質と不溶性蛋白質に分けられる．若年者の水晶体の80％は，水溶性蛋白質である．混濁水晶体では，不溶性蛋白質が増加する．
c．透明な水晶体では，周囲の房水や硝子体に比べて，水分含有量は少なくカリウムイオンが高いが，ナトリウムイオン含有量は低い．しかし，混濁水晶体では細胞膜の透過性の増加と Na^+/K^+-ATPase活性の減少によりナトリウムイオン含有量が増加し，カリウムイオンの含有量が低下する．
d．還元型グルタチオンは低下する．
e．アルドース還元酵素は，水晶体の糖代謝を行うソルビトール経路に働く酵素である．糖尿病やガラクトース血症などでは，アルドース還元酵素活性が上昇するが，すべての混濁水晶体にあてはまることではない．

模範解答 a

> **カコモン読解** 第21回 一般問題38

白内障にみられるのはどれか．3つ選べ．
a 歪視　　b 複視　　c 羞明　　d 近視化　　e 視野欠損

解説　白内障の進行により，光の散乱の増加による羞明，高次収差の増加や乱視の増加による複視，水晶体屈折力の増加による近視化を生じることがある．

模範解答　b, c, d

> **カコモン読解** 第22回 一般問題4

水晶体で，誤っているのはどれか．
a 水晶体嚢は赤道部が最も薄い．
b 加齢により前後径は増大する．
c 水晶体嚢は上皮細胞の基底膜である．
d 赤道部の上皮細胞は活発な増殖を行う．
e 上皮細胞が線維へと分化するにつれ徐々に細胞小器官は失われる．

解説　a, c．水晶体嚢は，水晶体上皮の基底膜である．水晶体嚢の厚さは，前赤道部増殖帯付近で一番厚く，後嚢中央部では一番薄くなっている．
b．水晶体は加齢により，水晶体厚（前後径）と赤道部径が増加する．
d．水晶体上皮細胞は，前赤道部の増殖帯でのみ活発な増殖を行い，赤道部の弓状帯で水晶体線維へと分化する．
e．分化した水晶体線維は前後に伸長し，徐々に中央の水晶体核部に層状に圧縮され，細胞核の脱核とともに細胞内小器官も失われていく．

模範解答　a, d

> **カコモン読解** 第22回 一般問題36

核白内障で正しいのはどれか．3つ選べ．
a 喫煙は危険因子である．
b 水晶体屈折率が低下する．
c 強度近視眼に多くみられる．
d 水晶体内にカルシウムが沈着する．
e 核の部分のクリスタリンの凝集による．

解説 a. 核白内障は，紫外線，喫煙，強度近視，硝子体手術後などが危険因子である．
b. 水晶体核部の屈折率が増加し，核性近視を生じることがある．
c. 強度近視眼は，核白内障の危険因子である．
d. 核白内障眼では Ca^{2+} 含有量が増加しているが，沈着はしていない．過熟白内障では，皮質の液化とカルシウム沈着がみられることがある．
e. 加齢とともに核部の α-クリスタリンが凝集する．

模範解答 a, c, e

カコモン読解 第23回 一般問題15

水晶体で正しいのはどれか．3つ選べ．
a 近紫外線を吸収する．
b 表皮外胚葉由来である．
c 水晶体内部は K^+ 濃度が高い．
d 前囊下には重層の水晶体上皮がある．
e アトロピン硫酸塩点眼で前方に移動する．

解説 a. 水晶体には，波長300〜400 nmの近紫外線が吸収される．
b. 水晶体は表皮外胚葉由来である．
c. 透明な水晶体では，周囲の房水や硝子体に比べて，水分含有量は少なくカリウムイオン濃度が高いが，混濁水晶体ではカリウムイオン濃度が減少する．
d. 前囊下には単層の水晶体上皮がある．
e. 副交感神経抑制薬であるアトロピンは毛様体筋の収縮を抑制し，調節を抑制しており，水晶体はフラットに保たれるが，水晶体位置に変化はない．

模範解答 a, b, c

カコモン読解 第23回 一般問題38

後囊下白内障で正しいのはどれか．2つ選べ．
a 若年者にはみられない．
b 早期からグレアが生じる．
c 暗所での視力障害が高度になる．
d 水晶体起因性緑内障のリスクが高い．
e 副腎皮質ステロイド使用患者にみられることが多い．

| 解説 | a, e. 後嚢下白内障は，副腎皮質ステロイド使用者に多くみられ，若年者でもみられる．

b, c. 早期からグレアを生じ，明所での視力障害が高度になる．

d. 水晶体起因性緑内障のリスクは高くない．成熟白内障などでは，膨隆した水晶体による瞳孔ブロックによる閉塞隅角緑内障や，過熟白内障において，水晶体過敏性緑内障になることがある．

| 模範解答 | b, e

| カコモン読解 | 第23回 一般問題39

球状水晶体を合併するのはどれか．3つ選べ．
a Lowe症候群　　b Marchesani症候群　　c Marfan症候群
d Werner症候群　　e ホモシスチン尿症

| 解説 | a, b, c. 小水晶体症は球状水晶体を生じる．しばしば，Weill-Marchesani症候群にみられる．まれにLowe症候群，Marfan症候群でもみられる．

d. Werner症候群は，常染色体劣性の遺伝性疾患．思春期以降に白内障を合併するが，球状水晶体ではない．

e. ホモシスチン尿症では，水晶体亜脱臼が特徴的である．

| 模範解答 | a, b, c

| カコモン読解 | 第23回 一般問題57

白内障を伴うのはどれか．3つ選べ．
a Fisher症候群　　b Sturge-Weber症候群　　c Wilson病
d 筋緊張性ジストロフィ　　e 低カルシウム血症

| 解説 | a. 急性の外眼筋麻痺，運動失調，腱反射消失を三徴とする免疫介在性ニューロパチーである．白内障は生じない．

b. 脳内の軟膜血管腫と，顔面のポートワイン母斑，眼の緑内障を有する神経皮膚症候群の一つである．白内障は生じない．

c. ひまわり状白内障（sunflower cataract）を呈する．

d. 水晶体表層皮質に多染性の玉虫色の混濁を呈し，徐々に後嚢下から全皮質白内障に進行する．

e. 慢性低カルシウム血症では爪や歯牙の異常，白内障，骨病変がみられる．

| 模範解答 | c, d, e

カコモン読解 第24回 一般問題33

誤っている組合せはどれか．
a 喫煙—————————核白内障
b 紫外線————————皮質白内障
c 硝子体手術———————核白内障
d 副腎皮質ステロイド———後嚢下白内障
e アミオダロン塩酸塩———前嚢下白内障

[解説] a, c．核白内障は，紫外線のUV-A波（320〜400 nm），喫煙，強度近視，硝子体手術後などが危険因子としていわれている．
b．紫外線のUV-B波（300〜320 nm）は，皮質白内障の発症の危険因子である．
d．副腎皮質ステロイドの使用は，後嚢下白内障の危険因子である．
e．抗不整脈薬であるアミオダロンの使用により，水晶体では前極部の星状の色素沈着を呈する．

[模範解答] e

カコモン読解 第24回 一般問題34

加齢水晶体で増加するのはどれか．2つ選べ．
a α-クリスタリン   b グルタチオン   c 不溶化蛋白
d 水晶体線維数   e 水晶体上皮細胞密度

[解説] a, c．水晶体の蛋白質は，大きく水溶性蛋白質と不溶性蛋白質に分けられる．加齢とともに不溶性蛋白質が増加する．若年者の水晶体の80％は水溶性蛋白質であり，そのほとんどがα-，β-，γ-クリスタリンと呼ばれる構造蛋白質からなる．加齢によりα-クリスタリンは凝集し，不溶性蛋白質に変化するため，減少する．
b．水晶体は，加齢により還元型グルタチオンが減少し，酸化型に変化する．
d．水晶体上皮細胞は，赤道部の弓状帯で水晶体線維へと分化し，新しくできた水晶体線維は次々と古い線維の上に積み重なり，終生，水晶体線維は増殖する．
e．水晶体上皮細胞密度は，加齢により減少する．

[模範解答] c, d

> **カコモン読解** 第25回 一般問題4
>
> 水晶体で正しいのはどれか．
> a 重量は2gである．　　b 神経外胚葉由来である．
> c 非球面凸レンズである．　　d 嚢の厚さは均一である．
> e 嚢は能動輸送を行う．

解説　a．成人の水晶体は，重量 255mg である．
b．水晶体は表皮外胚葉由来である．
c．水晶体は球面の凸レンズである．
d．水晶体嚢の厚さは，前赤道部増殖帯付近で一番厚く，後嚢中央部では一番薄くなっている．
e．水晶体嚢は，前嚢部の上皮細胞では能動輸送を行い，Na^+/K^+-ATPase 活性が高い．また，Ca^{2+}-ATPase による Ca^{2+} の輸送も行っている．

模範解答　e

> **カコモン読解** 第25回 一般問題37
>
> 糖尿病白内障の発症機序で正しいのはどれか．3つ選べ．
> a 蛋白の糖化　　b 酸化ストレス　　c 炎症性細胞浸潤
> d ポリオールの蓄積　　e 血管内皮増殖因子（VEGF）増加

解説　糖尿病白内障の成因となる主なものには，アルドース還元酵素（AR）を律速酵素とするポリオール経路の活性化によるポリオールの蓄積，蛋白糖化最終産物（advanced glycation end products；AGEs）の蓄積，酸化ストレスによる説などがいわれている．
　炎症性細胞の浸潤や血管内皮増殖因子（vascular endothelial growth factor；VEGF）増加は，糖尿病網膜症の発症機序である．

模範解答　a，b，d

（久保江理）

Zinn 小帯

Zinn 小帯の起着

　Zinn 小帯（zonules of Zinn）は 1 ～ 数 μm の微細線維（microfibril）の束であり，その性質は弾性線維と似た特徴をもつ．Zinn 小帯の起始は，毛様体ひだ部（pars plicata）や毛様体扁平部（pars plana）など，さまざまな部位から起こる（**図 1**）．Zinn 小帯は毛様体突起の谷の間を走り，水晶体囊に付着している．その付着部位から前部 Zinn 小帯（anterior zonule），赤道部 Zinn 小帯（equatorial zonule），後部 Zinn 小帯（posterior zonule）の三つの名称に区分される（**図 2**）．神経堤由来の毛様体と表面外胚葉由来の水晶体とを結ぶ Zinn 小帯の発生は不明である．

Miyake-Apple view

　Zinn 小帯は，虹彩の存在により細隙灯顕微鏡を用いて直接観察することはできない．一方，Zinn 小帯を観察するための組織標本作製では，脱水や固定および乾燥により試料の収縮および変形が引き起

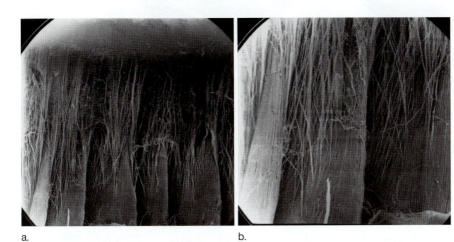

a.　　　　　　　　　　　b.
図 1　Zinn 小帯の走査型電子顕微鏡写真（白色家兎眼）
a. Zinn 小帯は毛様体から水晶体に付着する．
b. Zinn 小帯（毛様体拡大）．Zinn 小帯は毛様体のさまざまな部位から起こる．

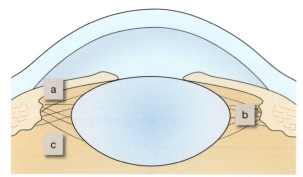

図2 Zinn小帯の名称
Zinn小帯は水晶体に付着する位置により，前部Zinn小帯（a），赤道部Zinn小帯（b），後部Zinn小帯（c）に区分される．

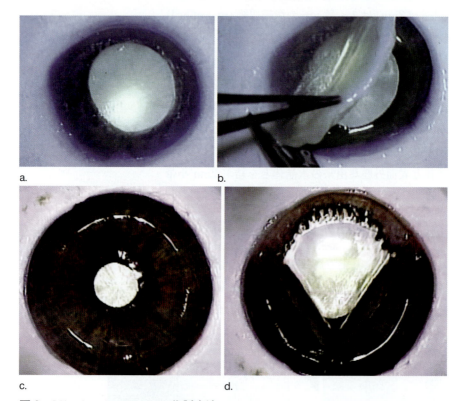

図3 Miyake-Apple view作製方法（ヒト眼）
眼球を半割し硝子体を残してプレパラートに接着する（a）．次に角膜を切除し（b），虹彩を除去する（c）．これにより水晶体とZinn小帯と毛様体との関係を観察した（d）．

こされ，解剖学的研究に精度を欠くことがある．さらにZinn小帯は硝子体の線維と密に接着しており，これとの分離過程でZinn小帯は壊れやすい．つまり，Zinn小帯は非常に繊細であるため，形態学的研究は難しいとされてきた．

そこでMiyake-Apple view（posterior video analysis法）[1]を応用して，水晶体とZinn小帯と毛様体との関係を観察した（図3）．この観察方法では，手術用顕微鏡からの画像（anterior view）と裏面

文献はp.422参照．

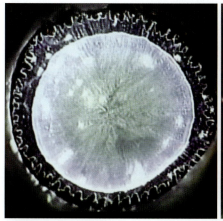
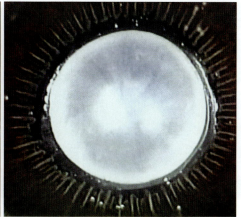
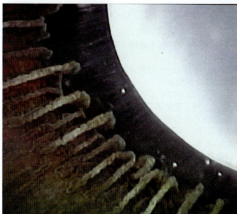

図4 Miyake-Apple view による観察
a. anterior view（ヒト眼）．毛様体，Zinn 小帯，水晶体との関係を視認できる．
b. posterior view（ヒト眼）．
c. posterior view（b の拡大）．

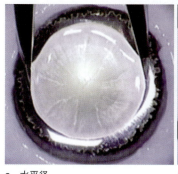
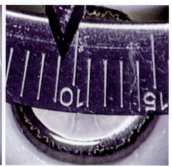

a. 水平径　　　　b. 垂直径　　　　c.

図5 水晶体の生体計測（ヒト眼）
水平径 9.74±0.33 mm（9.0〜10.9 mm），垂直径 9.66±0.32 mm（8.9〜10.7 mm）．対象は角膜移植用眼球 232 眼（16〜100 歳）．

のビデオカメラからの画像（posterior view）との2方向から観察することができる（図4）．そして，この方法は解剖学で最も望ましい生体内での眼球の生体計測に特化していた（図5）．さらに，この観

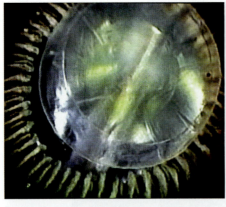
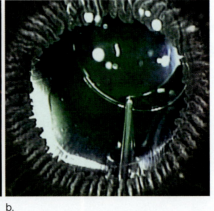
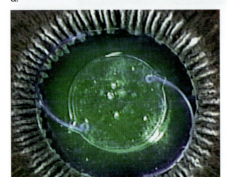

図6 白内障手術操作中に起こりうる Zinn 小帯への手術侵襲
a. PEA 操作(ヒト眼). 水晶体を破砕するのに十分な超音波を発振せずにチップ操作すると, チップ挿入部位の Zinn 小帯は引き伸ばされ, 強い手術侵襲が加わる.
b. IOL 挿入(ヒト眼). コンプレッション法による IOL 挿入では, 挿入部位の Zinn 小帯が引き伸ばされ, Zinn 小帯断裂の危険性もある.
c. IOL 挿入眼(ヒト眼). IOL 挿入眼は Zinn 小帯に侵襲がないように思うが, 全長13mm の IOL ループは毛様体に接着し, Zinn 小帯は縮んでいる.
PEA : phacoemulsification and aspiration

察方法を応用すると白内障手術操作と Zinn 小帯への手術侵襲には密接な関係があることがわかる(図6).

水晶体前囊と前部 Zinn 小帯

走査型電子顕微鏡で前部 Zinn 小帯を観察した. 前部 Zinn 小帯は直接前囊に付着するのではなく, 前囊表面に複数本に分岐しながら前囊に溶け込むように付着する(図7). さらに IOL (intraocular lens;眼内レンズ) 挿入眼の走査型電子顕微鏡写真では, IOL ループ部位の Zinn 小帯は短縮していた(図8). 次に, ヘマトキシリン-エオジン(H-E)染色で水晶体前面を染色した. 前部 Zinn 小帯は染色できたが, 水晶体皮質の混濁のためその付着部を詳細に観察できなかった(図9).

これまでの形態学研究のアプローチでは生体に最も近い状態で前部 Zinn 小帯を観察することができなかった. しかしながら, この問題を Miyake-Apple view 法で解決できた. まず, ヒト眼水晶体に小

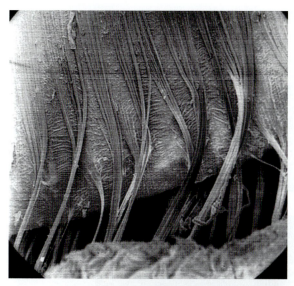

図7　前部 Zinn 小帯の前嚢付着部の走査型電子顕微鏡写真（ヒト眼）
前部 Zinn 小帯は複数本に分岐しながら前嚢に溶け込むように付着する．

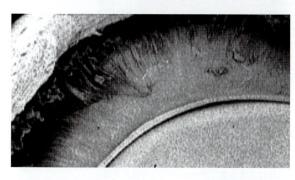

図8　眼内レンズ挿入眼の走査型電子顕微鏡写真（ヒト眼）
IOL ループ部位の Zinn 小帯は短縮している．

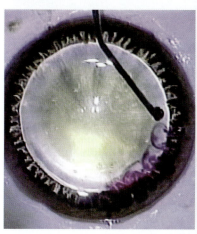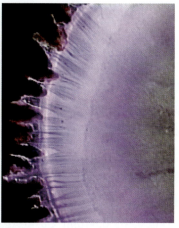

図9　前部 Zinn 小帯の手術用顕微鏡写真（ヒト眼）
前部 Zinn 小帯は H-E 染色で染められる．

さな CCC（continuous curvilinear capsulorrhexis）を作製し，PEA（phacoemulsification and aspiration）法で水晶体内容を除去する．そして前嚢下の水晶体上皮細胞を低吸引圧で吸引除去する．次に

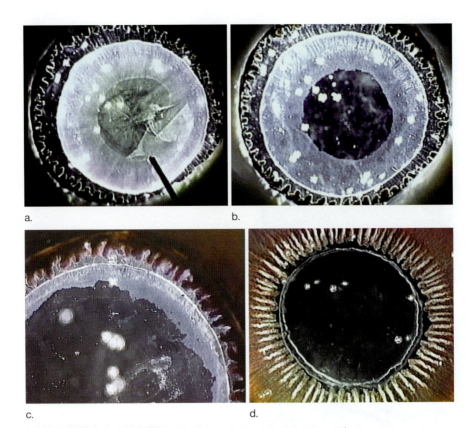

図10 前部 Zinn 小帯観察のための Miyake-Apple view 法（ヒト眼）
a. CCC 窓から PEA 法で水晶体内容を除去.
b. 前囊下の水晶体上皮細胞を低吸引圧で吸引除去.
c. anterior view. キャリパーで計測しながら，もとの水晶体の大きさまで囊内に粘弾性物質を充填.
d. posterior view.

キャリパーで計測しながら，もとの水晶体の大きさまで囊内に粘弾性物質を充填して膨らませる．この結果，正常な水晶体と前部 Zinn 小帯付着部との関係を視認することができた（図10）．前部 Zinn 小帯は水晶体前囊に対し規則正しく並んで付着している．前部 Zinn 小帯の前囊付着部と水晶体赤道部との距離は 1.42±0.24 mm，前囊付着部と毛様溝との距離は 2.22±0.24 mm であった（図11）．水晶体前囊には Zinn 小帯が付着する領域と付着しない領域がある．前部 Zinn 小帯の付着のない前囊面の領域は anterior capsular zonular free zone と呼ばれ，その直径は 6.86±0.36 mm である（図12）．この zonular free zone の直径は，加齢とともに小さくなる[2]．後部 Zinn 小帯付着部は硝子体線維が密に絡み合い，その付着部を客観的に示すことは難しいが，この方法を用いた手術用顕微鏡観察では前部 Zinn 小帯付着部と対称的な位置関係であった．

Zinn 小帯の強度・張力を測定する試みは少ない．白色家兎眼の水

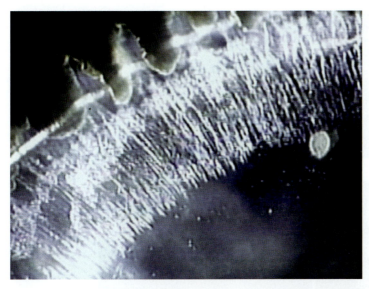

図 11　前部 Zinn 小帯の前嚢付着部（ヒト眼）
前部 Zinn 小帯は水晶体前嚢に対し，規則正しく並んで付着している．

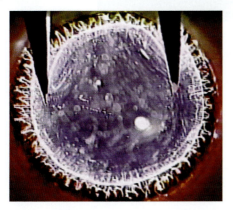

図 12　anterior capsular zonular free zone（ヒト眼）
前部 Zinn 小帯が付着しない水晶体前嚢領域の直径は 6.86±0.36 mm である．

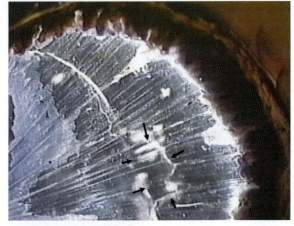

a.

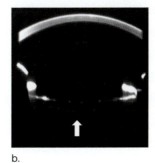

b.

図 13　Zinn 小帯の牽引伸展実験（ヒト眼）
水晶体嚢を牽引すると Zinn 小帯は伸展する．Wieger 靱帯が破れた部位から硝子体は脱出する（a，矢印）．EAS-1000 像では Berger 腔がわかる（b，矢印）．

晶体に圧力を加え Zinn 小帯を断裂させて硝子体が脱出するまでには，正常眼圧の約 8 倍の圧力が必要であることを示した実験報告もある（**図13**）[3,4]．

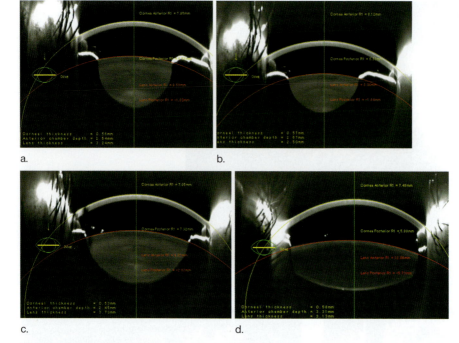

図14 Sheimpflug slit-lamp photogragh 像（EAS-1000，水晶体前面曲率半径解析ソフト）

Zinn 小帯の機能的役割は調節機能の伝達を担っている．調節は屈折力の変化であるが，そのほとんどは水晶体前面曲率半径の変化による．
a. 遠方視（無調節，38歳）．前面曲率半径 9.58 mm．
b. 近方視（調節，38歳）．前面曲率半径 8.0 mm．
c. 遠方視（トロピカミド処置後，38歳）．前面曲率半径 9.82 mm．
d. 遠方視（無調節，6歳）．前面曲率半径 12.04 mm．

Zinn 小帯の機能

　Zinn 小帯と調節には密接な関係がある．Zinn 小帯の機能的役割は，毛様体の収縮・弛緩を水晶体に伝える，いわゆる調節機能の伝達を担っている．調節は屈折力の増加であるが，そのほとんどは水晶体前面の曲率増加によるものである．その機序は von Helmholtz による弛緩説が有力である．弛緩説によれば，毛様体が収縮すると Zinn 小帯は弛緩し，水晶体は弾性によりその厚さを増すとともに水晶体前面曲率半径も小さくなり，屈折力は増加する．

　同一眼（38歳）での計測で，無調節状態での水晶体前面曲率半径は 9.58 mm だが，調節状態では 8.0 mm と小さくなり，調節麻痺薬（トロピカミド）処置後は 9.82 mm と大きくなった．6歳の無調節状態では 12 mm であり，加齢とともに Zinn 小帯の緊張度は変化する（図14）．

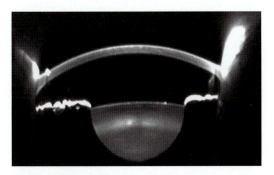

図15 落屑症候群（EAS-1000）
前嚢上の輝度が高い点は落屑物である．35例を比較検討したところ，水晶体前面曲率半径は落屑症候群が8.1mmに対して健常眼は9.8mmと落屑症候群で有意に小さく，前房深度も落屑症候群が2.2mmに対して健常眼は2.6mmと落屑症候群で有意に浅い．これにより落屑症候群は，健常眼と比べてZinn小帯の牽引力が弱いことを示すことができた．

カコモン読解 第20回 一般問題92

白内障術後に前嚢収縮を来しやすいのはどれか．3つ選べ．
a 黄斑円孔　　b ぶどう膜炎　　c 落屑症候群　　d 網膜色素変性
e 加齢黄斑変性

解説　白内障術後の創傷治癒過程で，前嚢と眼内レンズ光学部に挟まれた領域が混濁し，前嚢切開縁が求心性に収縮する症例を経験することがある．これは，その領域の水晶体上皮細胞が線維芽細胞様に変化して線維性混濁が生じるためである．その後，線維性混濁は収縮して前嚢切開窓面積を小さくする．

前嚢切開窓が瞳孔径より小さく収縮すると，それによる視力低下，霧視，グレア，眼底観察困難などが問題となる．術後3か月経過した時点で炎症所見を認めない症例に限り，Nd-YAGレーザーで水晶体前嚢を放射状に十字切開する非観血的手術を施行する．

キーワードは①血液房水柵[*1]の破綻，②Zinn小帯の脆弱[*2]，③小さな前嚢切開（CCC）[*3]である．ぶどう膜炎は血液房水柵の破綻，落屑症候群はZinn小帯の脆弱，網膜色素変性では血液房水柵の破綻とZinn小帯の脆弱が関係している．

模範解答　b, c, d

（坂部功生）

[*1] 眼球にはホメオスタシス維持の機構として血液眼内関門がある．血液と房水との間のバリア機構である血液房水柵は，水晶体の代謝と透明性の維持を担う．血液房水柵の弱いぶどう膜炎患者，糖尿病患者や侵襲の強い手術手技後では前嚢収縮をきたしやすい．

[*2] 落屑症候群（図15），網膜色素変性，アトピー性皮膚炎，外傷，強度近視，高齢に伴う白内障にZinn小帯の脆弱を経験する．

[*3] 小さなCCCは前嚢収縮をきたしやすい．CCCはzonular free zone内が理想であるが，その対称性と位置も重要である．中心を外れた非対称の前嚢切開は，術後に不均等な前嚢収縮をきたし視機能の低下が生じることもある．閉塞隅角緑内障眼の水晶体前面曲率半径は6.3mmであり，健常眼の9.8mmと比べて小さい．このためCCCは外に流れやすくなり，CCCを成功させるため切開が小さくなる．前嚢の収縮を予測し，IOL挿入後にCCCを大きくするとよい．

硝子体

硝子体の発生

胎生5週，第1次硝子体が硝子体血管系とともに発育する．第1次硝子体は間葉と外胚葉に由来し，眼杯の中央を走行する硝子体動脈が前方で網状に分枝して水晶体後面を覆う（図1a）．胎生6週，第1次硝子体の硝子体原線維が，水晶体，網膜および視神経乳頭に相当する部位に強く接着する．胎生6週後期になると第2次硝子体が発生し，第1次硝子体を内側へと押し込むようにして発育していく．第2次硝子体の線維は第1次硝子体の線維よりも細く，密なネットワークを形成するため第1次硝子体との境界は明瞭である．

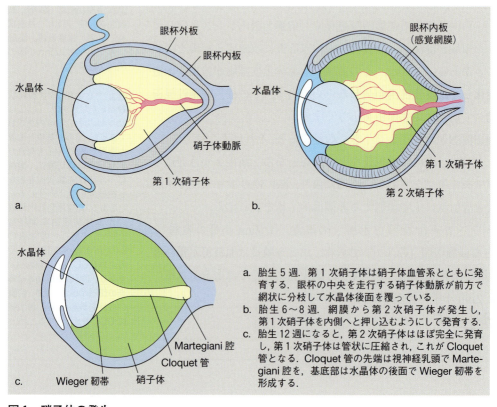

a. 胎生5週．第1次硝子体は硝子体血管系とともに発育する．眼杯の中央を走行する硝子体動脈が前方で網状に分枝して水晶体後面を覆っている．
b. 胎生6〜8週．網膜から第2次硝子体が発生し，第1次硝子体を内側へと押し込むようにして発育する．
c. 胎生12週になると，第2次硝子体はほぼ完全に発育し，第1次硝子体は管状に圧縮され，これがCloquet管となる．Cloquet管の先端は視神経乳頭でMartegiani腔を，基底部は水晶体の後面でWieger靭帯を形成する．

図1 硝子体の発生

第2次硝子体の原線維は，同時期に厚みを増す網膜の表層に出現することから，網膜からの産生が推測される．胎生8週，完成された硝子体動脈と第1次硝子体を囲い込むようにして第2次硝子体の発育は続く（図1b）．第1次硝子体と第2次硝子体は，ともにヒアルロン酸やコンドロイチン，デルマタン硫酸など，同じようなグリコサミノグリカンを含有しており，その含有量は胎生7～9週にピークを迎え，その後は減少する[1]．ちょうどこの頃，硝子体中のビタミンCも増加し，硝子体の粘度を制御している[2]．硝子体のヒアルロン酸やコラーゲンは，胎生初期は硝子体中の間葉系細胞から産生され，次第に網膜や毛様体から産生されるようになる[3,4]．胎生12週から新生児期にかけてのヒアルロン酸の産生細胞としては，Müller細胞が同定されている[5]．硝子体コラーゲンは，胎生初期はIII型コラーゲンが主だが，胎生8週頃にはII型コラーゲンに置き換わる[3]．胎生12週になると，第2次硝子体はほぼ完全に発育し，第1次硝子体は管状に圧縮され，これがCloquet管となる（図1c）．Cloquet管の先端は視神経乳頭でMartegiani腔を，基底部は水晶体の後面でWieger靱帯を形成する．

文献はp.422参照．

硝子体の構成成分と産生，代謝

　硝子体は95～99％の水と，コラーゲンやヒアルロン酸などの高分子蛋白から構成されている．成人の硝子体コラーゲンは約75％がII型コラーゲンであるが，ほかにV/XI型コラーゲンやIX型コラーゲンも同定されており，これら数種類のコラーゲン線維が合わさって束となっている（図2）[6]．主な硝子体コラーゲンである硝子体II型コラーゲンは，関節軟骨のII型コラーゲンと類似している．そのため，II型コラーゲンの遺伝子異常であるStickler症候群では，眼球と関節軟骨に発達異常をきたす．硝子体ゲルはコラーゲン線維の骨格に分子量約30,000のヒアルロン酸が絡みつくようにして形成されている[7]．ヒアルロン酸は大量の水を保持して粘性を高めており，硝子体のゲル構造の維持に不可欠である．

　成人眼における硝子体の産生や代謝は不明な点が多い．網膜から分泌されたII型プロコラーゲンはII型コラーゲンに変化する際に両末端が外れる．この分枝鎖の一つであるC-プロペプチド（pCOL-II-C）は，コラーゲン産生量の指標とされている．硝子体手術や硝子体手術後の硝子体液吸引術で採取される硝子体ゲルからは，pCOL-II-Cが同程度の濃度で同定される（図3）[8]．このことから成

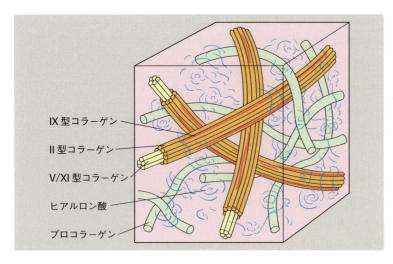

図2 硝子体の構造

硝子体は 95〜99％ の水と，コラーゲンやヒアルロン酸などの高分子蛋白から構成されている．成人の硝子体コラーゲンは約 75％ がⅡ型コラーゲンであるが，V/XI 型コラーゲンやIX型コラーゲンなど，数種類のコラーゲン線維が合わさって束となっている．コラーゲン線維の骨格に分子量約 30,000 のヒアルロン酸が絡みつき，大量の水を保持して粘性を高め，硝子体のゲル構造を維持している．

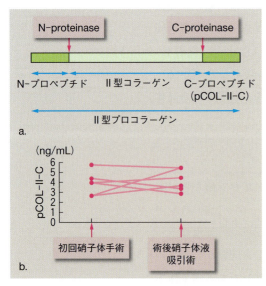

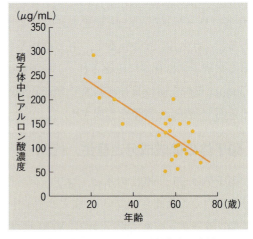

図3 硝子体中のⅡ型コラーゲン産生マーカーの測定

a. 網膜から分泌されたⅡ型プロコラーゲンはⅡ型コラーゲンに変化する際に両末端が外れる．この分枝鎖の一つである C-プロペプチド（pCOL-Ⅱ-C）は，コラーゲン産生量の指標とされている．
b. 硝子体手術中と硝子体手術後の硝子体液吸引術で採取される硝子体ゲルからは，C-プロペプチドが同程度の濃度で同定される（ELISA で測定）．このことから，成人眼でも一定のⅡ型コラーゲンが分泌されている可能性がある．ただし，硝子体切除後に硝子体ゲルが再構築されることはない．

ELISA：enzyme-linked immunosorbent assay
(b/Itakura H, et al：Vitreous collagen metabolism before and after vitrectomy. Graefes Arch Clin Exp Ophthalmol 2005；243：994-998.)

図4 硝子体中ヒアルロン酸濃度と年齢

硝子体手術で得られた硝子体サンプル（硝子体ゲル）中のヒアルロン酸濃度を ELISA で測定．硝子体中のヒアルロン酸濃度は加齢とともに減少していた．
(Itakura H, et al：Decreased vitreal hyaluronan levels with aging. Ophthalmologica 2009；223：32-35.)

人眼でも一定のⅡ型コラーゲンが分泌されている可能性があるが，硝子体切除後に硝子体ゲルが再構築されることはない．硝子体中のヒアルロン酸濃度は，剖検眼の検索では，成長とともに濃度を増し，

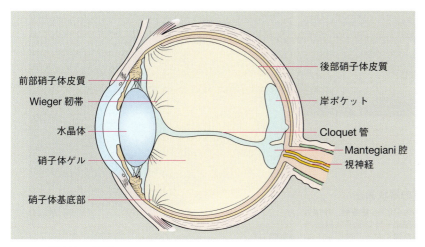

図5 硝子体の構造
成人の硝子体は，硝子体ゲルと液化した硝子体，そして硝子体皮質（vitreous cortex）からなる．硝子体皮質は，硝子体基底部（vitreous base）より前方の前部硝子体皮質（anterior vitreous cortex）と，それよりも後方の後部硝子体皮質（posterior vitreous cortex）とからなる．硝子体基底部では，硝子体線維が毛様体の基底膜に垂直に入り込むように走行しており，網膜と硝子体の接着が最も強固である．前部硝子体皮質は，Wieger 靱帯により水晶体後面と接着している．黄斑前には，生理的な液化腔（後部硝子体皮質前ポケット：岸ポケット）がある．第1次硝子体の遺残である Cloquet 管は，水晶体後面から視神経乳頭に伸びている．Cloquet 管とポケットとの間には隔壁が存在し，隔壁の前方部には両者を連絡する通路がある．

成人後はあまり変わらないと報告されている．一方で，硝子体手術で得られたサンプルでは，硝子体ゲル中のヒアルロン酸濃度は加齢で減少する（**図4**）[9]．硝子体ゲルは完全な液体ではないため，硝子体サンプルの採取方法や測定方法によって結果が異なると考えられる．

硝子体の構造

硝子体は，眼球の約8割に相当する容積，約4mLの透明なゲル構造をもつ組織である．成人の硝子体は，硝子体ゲルと液化した硝子体，そして硝子体皮質（vitreous cortex）からなる．硝子体皮質は100～300μmの厚みで網膜や毛様体に接着し，硝子体細胞（hyalocyte）を含んでいる．この硝子体細胞は，貪食作用の機能を有するとともにヒアルロン酸を合成することが知られている．

硝子体皮質は，コラーゲン線維の濃度が密になっており，網膜から剝離すると膜状にみえることから，便宜上，硝子体膜と呼ばれることもある．硝子体皮質は，硝子体基底部（vitreous base）より前方の前部硝子体皮質（anterior vitreous cortex）と，それよりも後方の後部硝子体皮質（posterior vitreous cortex）とからなる．硝子体基底部は，鋸状縁の前方1～2mmと後方2～3mmとの間の帯状の毛様体扁平部，網膜および硝子体で構成される．この部分では，硝

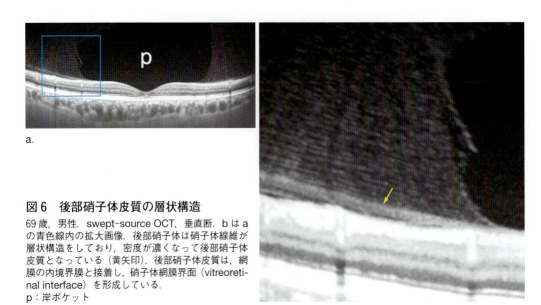

図6 後部硝子体皮質の層状構造
69歳，男性．swept-source OCT，垂直断．bはaの青色線内の拡大画像．後部硝子体は硝子体線維が層状構造をしており，密度が濃くなって後部硝子体皮質となっている（黄矢印）．後部硝子体皮質は，網膜の内境界膜と接着し，硝子体網膜界面（vitreoretinal interface）を形成している．
p：岸ポケット

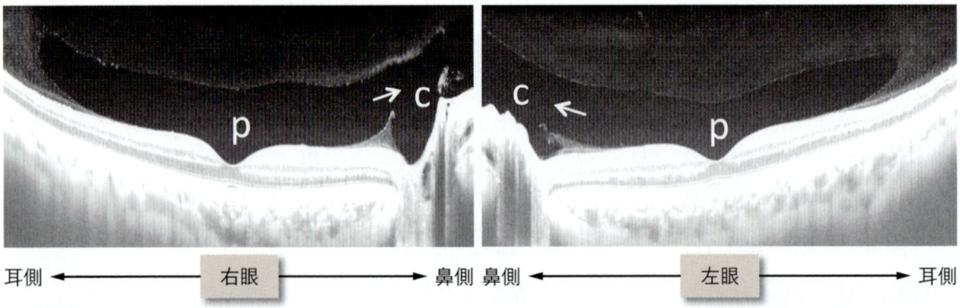

図7 成人の岸ポケットのOCT画像
swept-source OCT（DRI OCT-1，トプコン）で撮影．岸ポケットは水平断（a）では舟のような形で，左右ほぼ対称である．鼻側の岸ポケットとCloquet管との隔壁の前方には両者を連絡する通路（矢印）がある．垂直断（b）では，岸ポケットの上方は下方よりも前方に膨らんでいる．
p：岸ポケット，c：Cloquet管．

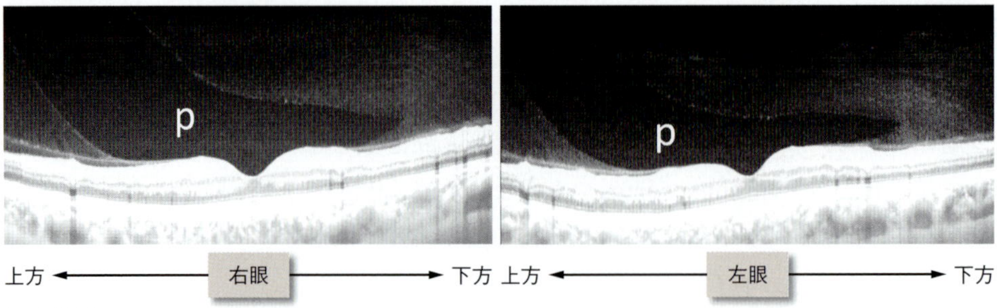

子体線維が毛様体の基底膜に垂直に入り込むように走行しており，網膜と硝子体の接着が最も強固である（図5）．前部硝子体皮質は，Wieger靱帯により水晶体後面と接着している．光干渉断層計（opti-

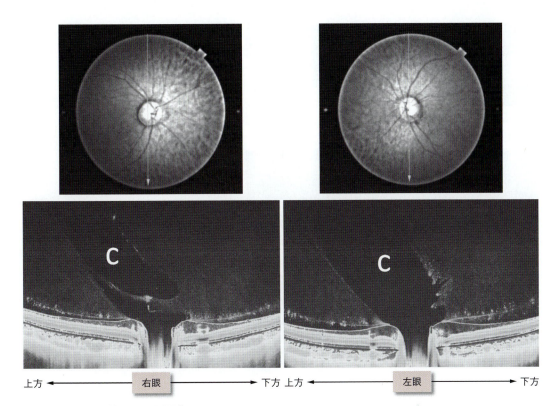

図8 Cloquet 管の OCT 画像（垂直断）
swept-source OCT（DRI OCT-1，トプコン）で撮影．両眼ともに，視神経乳頭から前方に向かって Cloquet 管（c）が伸びている．

cal coherence tomography；OCT）で観察すると，後部硝子体は硝子体線維が層状構造をしており，密度が濃くなって後部硝子体皮質となっている（**図6**）．後部硝子体皮質は，網膜の内境界膜と接着し，硝子体網膜界面（vitreoretinal interface）を形成している．

岸ポケット

ヒトの目の硝子体には，黄斑前に生理的な液化腔があり，これを後部硝子体皮質前ポケット（岸ポケット）という（**図6**）[10]．ポケット後壁をなす皮質は加齢とともに黄斑を牽引し，黄斑円孔や黄斑上膜，硝子体黄斑牽引症候群などの硝子体網膜界面病変の原因となる．OCT の進化により，生体眼の硝子体ゲルや岸ポケットの断面を観察できるようになった．坐位にて swept-source OCT（SS-OCT）でポケットを観察すると，水平断では扁平な舟形で，垂直断では上方に膨らんでいる（**図7**）[11]．一方，Cloquet 管は，視神経乳頭から前方に伸びている（**図8**）．Cloquet 管とポケットとの間には隔壁が存在するが，成人では 90％ 以上の頻度で隔壁の前方部に両者を連絡

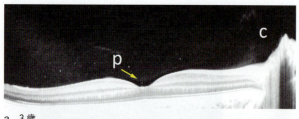

a. 3歳

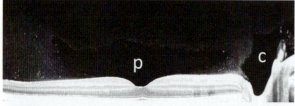

b. 5歳

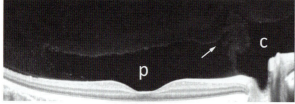

c. 8歳

図9 小児の岸ポケット(swept-source OCT 画像)

岸ポケット(p)は生後,黄斑前に裂隙のように出現し(黄矢印),成長とともに深さ方向に膨らんで舟形を呈する.岸ポケットと Cloquet 管(c)との連絡通路は 3〜4 歳では観察できないが 5 歳以降に観察され始め(白矢印),成長とともに観察頻度が増す.岸ポケットと Cloquet 管の連絡通路は後天的に形成されると推測される.

する通路が観察される.房水が Cloquet 管を介してポケットへ流入する経路が存在するとしたら,白内障手術後などに前房中の炎症が黄斑部に影響する機序にも関与するかもしれない.ポケットは 3 歳児において裂隙のように出現し,成長とともに深さ方向に膨らんで舟形を呈する.また,ポケットと Cloquet 管との連絡通路は 4 歳までは観察できず,5 歳から出現して,成長とともに観察頻度は増加し,11 歳では 50% で観察される(図9)[12,13].

後部硝子体剥離の進展

OCT で後部硝子体皮質を観察することで,後部硝子体剥離(posterior vitreous detachment;PVD)の Stage を判定できる.また,硝子体手術の前に細隙灯顕微鏡検査で PVD の有無が判定しにくい場合も,OCT で硝子体ポケットの全貌または後壁の硝子体皮質が観察できれば,後部硝子体は未剥離と判定できる.ポケットの後壁は,加齢とともに黄斑周囲から徐々に剥離し(Stage 1:paramacular PVD),やがて傍中心窩 PVD(Stage 2:perifoveal PVD)となり,さらにポケットごと中心窩から離れ(Stage 3:vitreofoveal separation),最後に視神経乳頭から剥離して完全 PVD(Stage 4:complete PVD)

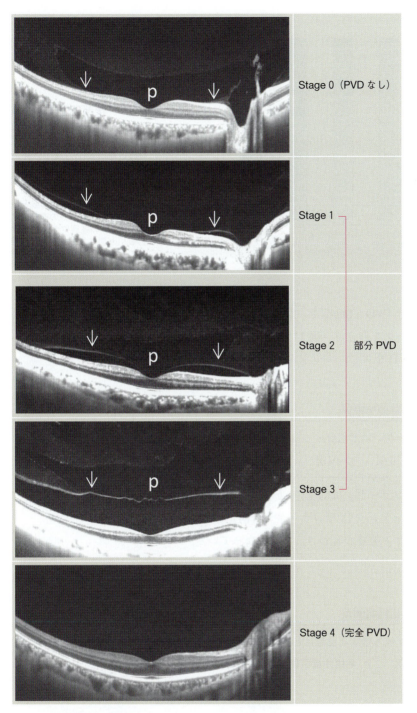

図 10　後部硝子体剝離（posterior vitreous detachment；PVD）の進展
　　　（swept-source OCT 画像）

岸ポケット（p）の後壁（矢印）は加齢とともに黄斑周囲で厚みを増し，徐々に剝離する（Stage 1：paramacular PVD）．やがて傍中心窩 PVD（Stage 2：perifoveal PVD）となり，さらに岸ポケットごと中心窩から離れ（Stage 3：vitreofoveal separation），最後に視神経乳頭から剝離して完全 PVD（Stage 4：complete PVD）となる．Stage 1〜3 は，完全 PVD に至る前段階の部分 PVD である．完全 PVD を生じると，OCT 画像上，網膜の前方から硝子体ゲルの反射がなくなる．

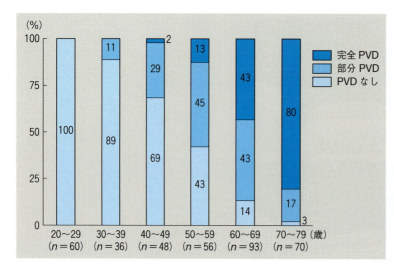

図11 後部硝子体剥離の進展と年齢分布
（健常眼）
強度近視でなくとも，すでに30歳代から部分PVDが始まっていることがある．50～60歳代で部分PVDが好発し，黄斑円孔や裂孔原性網膜剝離の好発年齢と一致している．これらの疾患の発症にPVDの進展に伴う硝子体の牽引が関与していることを示唆している．

に至る（図10)[14]．部分PVD（Stage 1～3）から完全PVDへの進展は50～60歳代にピークを迎える（図11）が，強度近視眼では正視眼より早期に部分PVDを生じ，完全PVDへ進展する[15]．

> **カコモン読解** 第18回 一般問題2
>
> 硝子体を構成するコラーゲンはどれか．
> a Ⅰ型　b Ⅱ型　c Ⅲ型　d Ⅳ型　e Ⅴ型

解説 成人の硝子体コラーゲンは約75％がⅡ型コラーゲンであるが，他にⅤ/Ⅺ型コラーゲンやⅨ型コラーゲンも同定されており，これら数種類のコラーゲン線維が合わさって束となっている．

模範解答 b，(e)

> **カコモン読解** 第20回 一般問題6
>
> 網膜と硝子体との接着が最も強固な部位はどれか．
> a 中心窩　b 網膜動脈　c 毛様体扁平部　d 視神経乳頭周囲　e 乳頭黄斑線維束

解説 網膜と硝子体は，硝子体基底部，Wieger靭帯，視神経乳頭周囲，黄斑部，網膜の主要血管で強く接着している．特に硝子体基底部では，硝子体線維が毛様体の基底膜に垂直に入り込むように走行し，網膜と硝子体の接着が最も強固である．

模範解答 c

> **カコモン読解** 第20回 一般問題14
>
> 硝子体で正しいのはどれか．
> a 無細胞である．
> b 80％が水分である．
> c 50代から液化が始まる．
> d コラーゲンはⅡ型が主である．
> e コラーゲン線維の規則的配列によって透明性を保つ．

解説 a．硝子体には硝子体細胞（hyalocyte）が存在し，主に後部硝子体皮質内に分布する．硝子体細胞は貪食作用の機能を有するとともにヒアルロン酸を合成することが知られている．
b．硝子体は95～99％の水と，コラーゲンやヒアルロン酸などの高分子蛋白から構成されている．
c．硝子体の液化は若年からすでに生じている．強度近視眼では正視眼よりも液化が早く，20歳代で後部硝子体剝離の初期変化を生じていることもある．
d．硝子体を構成するコラーゲンは約75％がⅡ型コラーゲンである．
e．硝子体ゲルはコラーゲン線維の骨格に高分子ヒアルロン酸が絡みつくようにして形成されている．ヒアルロン酸は大量の水を保持して粘性を高め，硝子体のゲル構造を維持している．規則的配列によって透明性を保っているわけではなく，ゲル構造が変化し液化しても硝子体は透明なままである．

模範解答 d

> **カコモン読解** 第20回 一般問題42
>
> 特発性黄斑上膜の形成に関与するのはどれか．2つ選べ．
> a Weiss環　　b Müller細胞　　c 網膜神経線維
> d 後部硝子体皮質　　e 網膜色素上皮細胞

解説 後部硝子体皮質前ポケットの後壁に相当する後部硝子体皮質が，加齢に伴う変化で網膜を牽引し皺襞を形成すると，ものがゆがんで見えるなどの変視症を生じる．これが特発性黄斑上膜である．後部硝子体が未剝離のまま，黄斑と接着したポケットの後壁が網膜を牽引している症例と，完全後部硝子体剝離（完全PVD）を生じた際に網膜側にとり残されたポケットの後壁が黄斑をゆがませている症例とがある．後部硝子体皮質が視神経乳頭縁から剝離して完全

PVDの状態となるが，細隙灯顕微鏡検査ではWeiss環が観察され，OCTでは網膜の前方から硝子体ゲルの反射がなくなる．

【模範解答】 a, d

カコモン読解　第21回　一般問題10

網膜硝子体の解剖で正しいのはどれか．
a 後部硝子体剥離は近視眼ではまれである．
b 硝子体は主にタイプIコラーゲンからなる．
c 硝子体基底部は硝子体と毛様体扁平部の付着部である．
d 3歳児は角膜輪部から毛様体後極端まで通常1mmである．
e 硝子体ゲルが最も強く網膜と付着するのは硝子体基底部である．

【解説】　a．近視眼では正視眼よりも硝子体が液化しやすく，後部硝子体剥離も生じやすい．

b．硝子体を構成するコラーゲンは約75％がII型コラーゲンである．

c．硝子体基底部（vitreous base）は，毛様体扁平部とその後方の網膜の部位に付着している硝子体の基底部であり，鋸状縁の前方1～2mmと後方2～3mmとの間に相当する．すなわち，硝子体と毛様体扁平部の付着部のみならず，それよりも後方の周辺部網膜と硝子体との付着部も含んでいる．

d．毛様体は前方のひだ部と後方の扁平部とからなる．成人の毛様体ひだ部の後端は角膜輪部から2～2.5mm，毛様体扁平部の後端（網膜鋸状縁）は角膜輪部から鼻側で5mm，耳側で7mm，平均6mmの距離がある．3歳児では，眼球の大きさはすでに成人近くまで発育している．

e．硝子体ゲルが最も強く網膜と接着するのは硝子体基底部である．

【模範解答】 e

カコモン読解　第23回　一般問題7

成人正視眼の硝子体腔平均容積はどれか．
a 1ml　　b 2ml　　c 4ml　　d 8ml　　e 12ml

【解説】　硝子体は，眼球の約8割に相当する容積，約4mLの透明なゲル構造をもつ組織である．

【模範解答】 c

（板倉宏高）

7. 網膜，脈絡膜

網膜

文献は p.423 参照.

眼の発生と基本構造

　眼の起源は神経外胚葉で脳と発生を同じくしており，眼は脳の一部であるといえる．脳は胎生3週頃に外胚葉層が陥没して神経溝が形成され，4週初めになると神経溝が閉鎖して管状の神経管ができることに始まる．神経管は頭側は脳胞へ，尾側は脊髄へと分化していく．胎生3週から4週にかけて原始脳胞の前方から前外方に向かって両側に突起を生じ，原始眼胞，第1次眼胞（optic vesicle）と呼ばれる眼球の原基となる．眼胞と前脳の間は，くびれて眼杯茎となる．胎生4週頃，この眼胞の外側前壁は次第に眼杯内に陥入して後壁に近づき，二重壁からなる杯状の形態をとり，第2次眼胞または眼杯と呼ばれる構造をなす．この二重壁はともに神経外胚葉に由来する細胞層からなり，後に網膜と網膜色素上皮層へと分化していく．これら前壁由来の内板と後壁由来の外板はともに上皮性細胞としての性質をもち，細胞の先端部には微絨毛があり基底部には基底膜をもっており，隣接する細胞は接着装置で接合している．また，この過程で眼杯外側に位置する体表外胚葉が眼杯内にとり込まれ，眼杯内に陥入して水晶体小胞となる．水晶体小胞は胎生5週には水晶体を形成する．また，眼杯の下方には眼杯裂と呼ばれる溝が形成され，硝子体動脈が眼杯内に進入し，溝は胎生7週頃には閉鎖することになる．硝子体動脈は初期には硝子体と水晶体を栄養するが，出生前には硝子体中の前部は消退し，後部は網膜中心動脈となる．また，眼杯の前方1/5では内板と外板が前方に延長し網膜毛様体部を形成し，さらに延長すると網膜虹彩部となる．これらは後にそれぞれ毛様体上皮細胞，虹彩上皮細胞へと分化する．ここでも内板，外板由来の細胞は2層構造を保っており無色素上皮細胞層と色素上皮細胞層をなす．眼杯の前方への延長の過程で，外側には中胚葉由来の線維血管組織が形成されて，それぞれ脈絡膜，毛様体，虹彩となる（表1）.

表1　眼組織の発生起源

神経外胚葉 (neuroectoderm)	網膜（神経網膜，網膜色素上皮） 虹彩上皮，毛様体上皮 瞳孔括約筋，瞳孔散大筋 硝子体（第1次，第2次，第3次） 視神経（神経線維，神経膠細胞）
体表外胚葉 (surface ectoderm)	水晶体 角膜上皮，結膜上皮，眼瞼表皮 涙腺，涙嚢，鼻涙管 睫毛，マイボーム腺
神経堤細胞 (neural crest cells)	角膜実質，角膜内皮，強膜 虹彩実質，毛様体実質，毛様体筋，脈絡膜 隅角線維柱帯 硝子体（第1次，第2次） ぶどう膜，皮膚のメラノサイト 視神経鞘（髄膜） 眼窩骨壁
間葉 (mesoderm)	血管 外眼筋，眼輪筋，眼瞼挙筋，瞼板筋 眼瞼，眼窩の脂肪，結合組織

（丸尾敏夫ら編：眼科学．東京：文光堂；2002．）

網膜の発生

　眼杯は神経外胚葉由来の2層の細胞層から始まり，内板は視細胞，水平細胞，双極細胞，アマクリン細胞，神経節細胞，Müller細胞に分化して神経網膜（感覚網膜）となり，外板は1層の網膜色素上皮層へと分化していく．内板では原始神経上皮が活発に分裂を繰り返し，胎生15週頃より神経節細胞が分化，これに続いて水平細胞，錐体，アマクリン細胞，杆体，Müller細胞，双極細胞といった順番で分化が進行し，網膜内での移動を繰り返して成熟した網膜の層構造を形づくる．視細胞やMüller細胞と網膜色素上皮は分化した後も先端側を突きあわせたような位置関係となっており，これらの間（網膜下腔）は脳室腔へと連続した構造である．成熟した網膜下腔は視細胞と網膜色素上皮の間で視物質の再利用や栄養因子の分泌に重要な空間であるが，一度この細胞層が離開すると網膜剥離となる．一方，網膜の内境界膜は内板由来のMüller細胞の基底膜であり，Bruch膜は外板由来の網膜色素上皮細胞の基底膜を構成する．また，硝子体動脈由来の網膜中心動脈からは，胎生4か月頃に視神経乳頭より網膜周辺部へと血管伸長が始まり，出生前には周辺部鋸状縁まで達し神経網膜への血管支配が完成する．未熟児網膜症は網膜局所の酸素分圧の変化により，この血管成熟の過程が障害される

ことで，未発達な生理的血管と代償的異常新生血管を生じたものである（本巻の p.3 の図 2, 3，p.250 の図 1 参照）．

網膜の解剖・機能

　網膜は眼球壁の内層を構成し，内側では硝子体に，外側では脈絡膜に接している．発生学的には，広義の網膜は内層の感覚網膜または神経網膜と外層の網膜色素上皮細胞とに大別される．

　光学顕微鏡では感覚網膜と網膜色素上皮を合わせて，大きく 10 層の構造が認識できる（**表 2**）．細胞核が集まる部位が顆粒状にみえることから細胞核を含む細胞体が分布する位置を顆粒層と呼び，これらの細胞が突起を伸ばしシナプスを形づくる部位が網状，線維状にみえることから網状層と呼んでいる（**図 1**）．感覚網膜を構成する細胞は大別すると，神経細胞，グリア細胞，血管系の細胞に分けることができる．

神経細胞：視細胞（photoreceptor cell），双極細胞（bipolar cell），水平細胞（horizontal cell），アマクリン細胞（amacrine cell），神経節細胞（ganglion cell）がある．視細胞には暗所で光覚をつかさどる杆体細胞と明所で色覚をつかさどる錐体細胞がある．ヒトの網膜には 1 眼につき約 1 億個の杆体細胞，600～700 万個の錐体細胞がある．

グリア細胞：Müller 細胞と星状膠細胞（astrocyte）に大別される．Müller 細胞は細胞核を内顆粒層にもち，外境界膜から内境界膜まで突起を伸ばす巨大な細胞で，解剖学的にも機能的にも網膜の柱となる細胞である．

　内境界膜は網膜内層を覆う膜様構造で，Müller 細胞が形成した基底膜である．内境界膜は硝子体側は比較的平滑であり硝子体と接しているが，網膜側は Müller 細胞の足突起に密着するように凹凸がある．内境界膜は後極部で 2.5～3.5 μm と厚みがあるが周辺部では 1.5 μm と薄くなる．また，黄斑部や視神経乳頭，網膜大血管周囲では薄くなっていると考えられている．基底膜である内境界膜があることでグリア細胞や神経細胞の生存に有利に働き，構造的にも網膜を裏打ちすることで物理的な網膜の強さ，構造維持に働いていると考えられている．また加齢や糖尿病などの病態がグリア細胞の代謝に反映して，内境界膜の厚みや分子生物学的性質が変化しうる．さまざまな網膜硝子体疾患の発生には，内境界膜の内外つまり網膜と硝子体との界面での細胞・細胞外基質が大きな役割を果たす．黄斑上膜，

表 2　網膜の層構造
（内層からの順）

内境界膜 (inner limiting membrane)
神経線維層 (nerve fiber layer)
神経節細胞層 (ganglion cell layer)
内網状層 (inner plexiform layer)
内顆粒層 (inner nuclear layer)
外網状層 (outer plexiform layer)
外顆粒層 (outer nuclear layer)
外境界膜 (outer limiting membrane)
杆体錐体層 (rod and cone layer)
網膜色素上皮層 (retinal pigment epithelium)

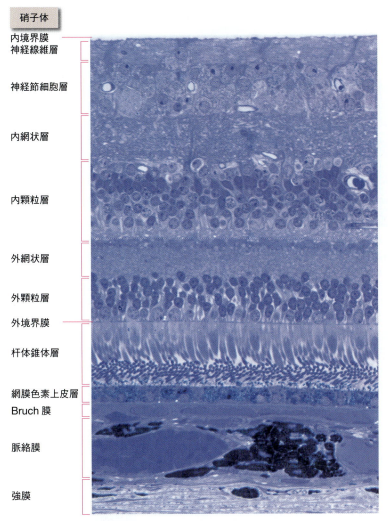

図1 ヒト網膜の層構造
硝子体，網膜全層，網膜色素上皮層，脈絡膜，強膜の位置関係を示す．

　黄斑円孔，糖尿病網膜症，増殖硝子体網膜症などの疾患では，網膜硝子体界面で細胞の増殖・収縮や，硝子体皮質などの細胞外基質の変化や収縮が起こる．この過程で内境界膜は基底膜として細胞増殖の足場となり，引き続いて起こる内境界膜自身の収縮などの変化を生じて病態の形成に関与する．硝子体手術では残存硝子体や増殖膜とともに内境界膜を剝離することで，網膜への牽引や変形などの機械的変化や代謝異常や浮腫などの機能的変化の改善を目指している（**図2, 3**）．
　これに対し外境界膜は実際には膜構造はもたないが，Müller細胞の足突起と視細胞が密に接着装置で接合しており，膜様にみえることから外境界膜と呼ばれている．この細胞接着があることで外境界

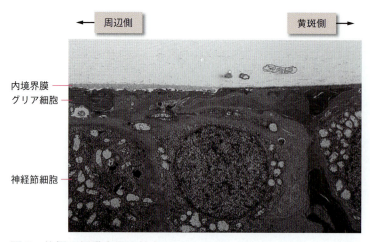

図2　後極の網膜内層の拡大
内境界膜はグリア細胞の足突起の基底膜として網膜最内層を形づくる．内境界膜は部位によって厚さが異なり，黄斑近傍では薄くなっている．

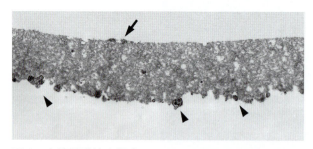

図3　内境界膜摘出標本
硝子体手術時に brilliant blue G（BBG）を用いて染色後に剥離した．内境界膜の全層が剥離されている．硝子体側は平滑であるが，一部に残存皮質や遊走した細胞がみられる（矢印）．網膜側は Müller 細胞の足突起を反映して凹凸があり，一部に足突起の小片が付着している（矢頭）．

膜は網膜への細胞生物学的保護機能を発揮し，視細胞障害時には障害された視細胞を網膜下腔へ排出したり，排出された視細胞外節や出血などの不要な蛋白や炎症細胞の網膜内への移動を抑制し，網膜の恒常性維持に貢献している（**図4, 5**）．

星状膠細胞は神経節細胞層や神経線維層，特に血管周囲に多くみられる細胞である．これらの細胞も神経細胞の栄養や炎症の修飾，組織修復に働き，神経，血管組織の維持に貢献している．

網膜の機能

ヒト網膜は倒立網膜と呼ばれ，光刺激は一度網膜を通り抜けて網膜外層に位置する視細胞の光受容体を刺激することになる．光は光受容体，視細胞外節の形質膜円板に存在する視物質を刺激し，膜電

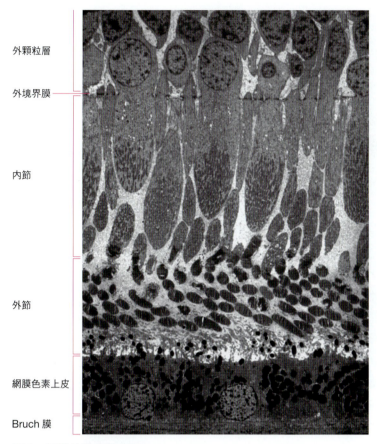

図4 網膜外層の拡大図
発生段階で眼胞を形成した内板，外板はそれぞれ網膜，網膜色素上皮へと分化し，先端部側同士を内側にして向かいあっている．視細胞は光受容体である外節を伸ばし，網膜色素上皮は微絨毛を伸ばして咬みあっている．

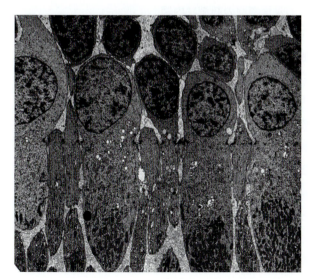

図5 外境界膜部の拡大写真
拡大写真では，外境界膜は実際は膜ではなくて視細胞（濃くみえる細胞）とMüller細胞（淡くみえる細胞）が接着装置で密に接着して膜様にみえることがわかる．

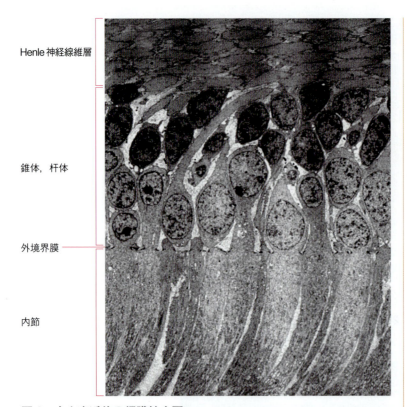

図6 中心窩近傍の網膜拡大図
1次ニューロンの錐体，杆体から2次ニューロンの双極細胞に向けて Henle 神経線維層と呼ばれる軸索突起が伸びている．

位を発生させることで視細胞を過分極させる．外顆粒層を形づくる1次ニューロンである視細胞の刺激は，外網状層でシナプスを経由し，内顆粒層に位置する双極細胞に伝わる．双極細胞の刺激は内網状層でシナプスを経由し，神経節細胞に伝わり神経節細胞の長い軸索突起である神経線維，視神経を経て外側膝状体でシナプスを経由し脳へと伝わる．また，この過程で双極細胞やアマクリン細胞によって信号伝達に修飾が加えられ，網膜内でもコントラスト増強など高次信号が処理されることとなる．網膜では，細胞間の刺激伝達物質としてグルタミン酸が分泌，受容される．

　また，ヒトでは倒立網膜であるので，視細胞より内層の網膜に高次ニューロンである双極細胞や神経節細胞，これらの細胞を栄養する血管が分布すると光の通過を妨げることで網膜の視力，分解能が低下する恐れがある．このためサルやヒトでは黄斑，中心小窩といった構造を発達させることで，この問題点を解決している．中心小窩とは黄斑中心の直径300～500μmの部位で，光の通過を妨げる網膜の内層や血管を外側周囲に回避し網膜外層のみから構成されてい

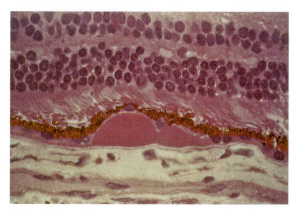

図 7　ドルーゼン
(猪俣　孟：眼の組織・病理アトラス．東京：医学書院：2001．
p.216．図 2.)

る．網膜外層の視細胞だけであれば，脈絡膜血管から十分に栄養され必ずしも網膜血管を必要としない．また，中心視力を高めるために中心小窩には視細胞錐体が密集した構造をとっている．このため中心小窩の視細胞に限っては周囲に分布する双極細胞とシナプスを形成するために長い軸索を伸ばす必要があり，これらの神経線維の集合がヘンレ（Henle）神経線維層であり中心窩周囲の網膜が肥厚する解剖学的要因となっている（図 6）．

　視細胞が恒常性を維持するうえで，最も重要な視物質の再利用や栄養因子の供給といった役割を行うのが網膜外層に接する網膜色素上皮細胞である．視細胞は外節に視物質を含む円板膜を 1,000〜2,000 枚もち，毎日その約 10％ を網膜下腔へ脱落排出している．網膜色素上皮細胞は脱落した外節を認識し先端部にある微絨毛でこれを貪食し，リソソームといった加水分解酵素の入った細胞内小器官を用いて消化し，視物質のリサイクルに貢献している．しかし長期にわたるこれらの過程では，次第に消化しきれなかった残渣物はリポフスチン顆粒として蓄積し，高齢者でみられるドルーゼン形成を招くことになる（図 7）．

カコモン読解 第 18 回 一般問題 8

視細胞で正しいのはどれか．2 つ選べ．
a　外節形質膜に視物質を持つ．　　b　光を吸収すると脱分極する．
c　暗時に Na^+ チャンネルが閉じる．　　d　Ca^{2+} が cGMP の産生を抑制する．
e　神経伝達物質はグルタミン酸である．

解説 視細胞の生理についての問題である．

a．視物質は，視細胞のなかでも最も外側，色素上皮側の外節の形質膜にオプシンと呼ばれる膜貫通蛋白に組み込まれている．
b．視細胞は，光を受容すると次のNa^+チャネルの働きで過分極性の受容体電位を発生する．
c．暗時には視細胞外節のNa^+チャネルは開口し，明時には閉鎖する．
d．Ca^{2+}によってグアニル酸シクラーゼの活性が抑制される．
e．網膜では視細胞，双極細胞，神経節細胞間で神経伝達物質としてグルタミン酸がある．

模範解答 a, e

カコモン読解 第19回 一般問題9

1眼当たりの視細胞数はどれか．
a 1×10^6　b 1×10^7　c 1×10^8　d 1×10^9　e 1×10^{10}

解説 諸説があるが，ヒトの網膜には1眼につき約1億個の杆体細胞，600〜700万個の錐体細胞があると考えられている．

模範解答 c

カコモン読解 第19回 一般問題10

網膜の細胞で誤っているのはどれか．
a 視細胞は内節と外節を有する．
b 水平細胞はグリア細胞である．
c 双極細胞は視細胞とシナプスを形成する．
d 神経節細胞の軸索が神経線維層を形成する．
e 網膜色素上皮細胞は視細胞外節を貪食する．

解説 網膜視神経の構成細胞についての設問である．

a．視細胞は核を有する細胞質の外側，色素上皮側に内節，外節と呼ばれる構造をもち，光受容体としての機能を発揮する．
b．水平細胞は網膜中層に分布する神経細胞であり，アストロサイトやMüller細胞がグリア細胞に分類される．
c．双極細胞は2次ニューロンであり，1次ニューロンの視細胞，3次ニューロンの神経節細胞とシナプスを形成する．
d．神経節細胞は長い1本の軸索をもち，これが神経線維層，さら

には視神経を構成する.
e. 視細胞は外節に視物質を含む円板膜を1,000〜2,000枚もち,毎日その約10％を脱落排出し,色素上皮細胞はこれを貪食することで,視物質のリサイクル,視細胞の恒常性維持に貢献している.

模範解答 b

カコモン読解 第19回 一般問題11

網膜内顆粒層の最も内側に核があるのはどれか.
a Müller細胞　　b 視細胞　　c 水平細胞　　d 神経節細胞
e アマクリン細胞

解説 網膜構成細胞の網膜内局在についての設問である.顆粒層とは網膜構成細胞の細胞質の核が集合している部位を指し,その様子が顆粒状にみえるために名づけられた.これに対し網状層とは,細胞突起やシナプスが集合している部位で線維,網状を呈するために名づけられた.内顆粒層にはアマクリン細胞,双極細胞,水平細胞などの神経細胞やMüller細胞などのグリア細胞が局在し,アマクリン細胞は比較的内層に,水平細胞は外層に分布する.

模範解答 e

カコモン読解 第19回 臨床実地問題1

成人の最周辺部網膜を図に示す.矢印の部位はどれか.
a 内顆粒層
b 外顆粒層
c 視細胞層
d 神経線維層
e 神経節細胞層

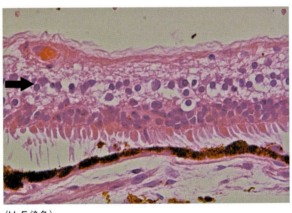
（H-E染色）

解説 成人の最周辺部網膜の構造を問う問題である.周辺部においても網膜の基本的な層構造は保たれている.

模範解答 a

カコモン読解　第20回　一般問題11

視細胞外節の円板膜全体が置き換わる期間はどれか．
a 1分　　b 1時間　　c 1日　　d 10日　　e 100日

解説　視細胞の生理についての問題である．視細胞は外節に視物質を含む円板膜を1,000〜2,000枚もち，毎日その約10％を脱落排出している．それに伴い内節側から新たな円板膜が新生供給され，全体としては10日から2週間で置き換わっている．

模範解答　d

カコモン読解　第20回　一般問題37

病変と部位の組合せで正しいのはどれか．
a 軟性白斑―――――外網状層
b 硬性白斑―――――網膜神経線維層
c 点状出血―――――視細胞層
d ドルーゼン――――内顆粒層
e 囊胞様黄斑浮腫―――Henle膜

解説　糖尿病などの網膜症にみられる各所見と病理学的裏づけを問う問題である．

a．軟性白斑は白色，境界不鮮明な病変として観察され，視神経乳頭周囲やアーケード血管周囲に好発する．網膜毛細血管症の閉塞による神経線維層の微小梗塞，循環障害と考えられている．

b．硬性白斑は境界鮮明な黄白色病変として観察され，後極部の網膜内，時に網膜下に局在する．網膜血管透過性亢進により血液中の血漿成分，脂質が血管より漏出し析出したもので，神経線維層や黄斑部のHenle層にみられる．

c．点状出血は網膜毛細血管網からの出血で，近傍の網膜内網状層，外網状層に分布する．

d．ドルーゼンは網膜下もしくは色素上皮化に沈着した黄白色隆起病変であり，細胞からの老廃物，脂質などの沈着物と考えられている．加齢により増加し加齢黄斑変性の前駆病変である．

e．囊胞様黄斑浮腫とは黄斑周囲の血管透過性亢進により黄斑部のHenle層および内層に浮腫をきたした状態で，しばしば検眼鏡，血管造影検査，光干渉断層計によって囊胞様に液体貯留を認めるものである．

模範解答　b, e

カコモン読解 第20回 臨床実地問題1

網膜の組織像を図に示す．矢印の範囲に存在するのはどれか．

a 網膜血管
b 水平細胞
c 神経節細胞
d アマクリン細胞
e Müller細胞

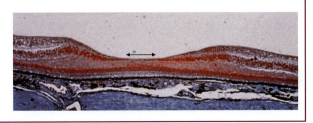

解説 臨床的中心窩，解剖学的中心小窩の解剖に関する問題である．中心小窩では光学的解像力を確保するために，網膜は視細胞とこれを支持するMüller細胞のみから構成される．

模範解答 e

カコモン読解 第21回 一般問題2

網膜の興奮性神経伝達物質はどれか．
a γアミノ酪酸（GABA）   b オルニチン   c グルタミン酸
d ドーパミン   e ノルアドレナリン

解説 網膜では視細胞，双極細胞，神経節細胞間で興奮性神経伝達物質としてグルタミン酸が知られている．

模範解答 c

カコモン読解 第21回 一般問題82

網膜振盪で障害される部位はどれか．2つ選べ．
a 神経線維層   b 神経節細胞層   c 内顆粒層   d 視細胞層
e 網膜色素上皮層

解説 網膜振盪は主に鈍的外傷による網膜外層の障害で，視細胞層，網膜色素上皮層に浮腫をきたした状態と考えられている．

模範解答 d, e

カコモン読解 第22回 一般問題10

黄斑色素で正しいのはどれか．3つ選べ．
a 中心窩に最も多い．   b リポフスチンに由来する．   c 主として網膜色素上皮にある．
d 短波長可視光のフィルタ効果になる．   e 緑黄色野菜の摂取が色素量に影響する．

解説 黄斑色素は黄斑部を中心に網膜内に分布するルテイン，ゼアキサンチンなどのキサントフィル，カロテノイド色素を指し，黄色調を呈する．

模範解答 a, d, e

カコモン読解 第22回 一般問題85

日光網膜症で障害される部位はどれか．2つ選べ．
a 脈絡膜　　b 外顆粒層　　c 視細胞外節　　d 網膜色素上皮細胞　　e Bruch膜

解説 日光網膜症では熱作用や光化学作用により，視物質や色素を含む，視細胞外節，網膜色素上皮細胞の障害をきたしうる．光障害の程度により一過性のものから永続的な視力障害を起こすこともある．

模範解答 c, d

カコモン読解 第23回 一般問題10

Bruch膜を構成するのはどれか．3つ選べ．
a 内境界膜　　b 外境界膜　　c 弾性線維層
d 網膜色素上皮基底膜　　e 脈絡膜毛細血管基底板

解説 Bruch膜は網膜色素上皮と脈絡膜を境する細胞外基質の膜様構造であり，網膜色素上皮基底膜，弾性線維層，脈絡膜毛細血管基底板の複合体からなっている．

模範解答 c, d, e

カコモン読解 第26回 一般問題9

キサントフィルはどれか．2つ選べ．
a カロチン　　b ルテイン　　c レチナール　　d アントシアニン　　e ゼアキサンチン

解説 ルテイン，ゼアキサンチンはカロテノイドであるが，キサントフィルに分類される．カロチンは植物に存在するカロテノイドで炭素と水素のみで構成されビタミンAに代謝されうる．レチナールもビタミンAに分類され，視物質として働く．アントシアニンは植物に多く存在するフラボノイドで，抗酸化作用をもつことから最近注目を集めている．

模範解答 b, e

（久冨智朗）

OCT画像と網膜組織の対応

健常眼における黄斑部OCT画像と網膜組織

　光干渉断層計（optical coherence tomography；OCT）の進歩・普及により，組織切片に近い画像を見ながらの診療が可能となった．**図1**はtime-domain OCTであるOCT 3000による後極部水平断である．**図2**がspectral-domain OCTであるSpectralis®による後極部の水平断・垂直断で，それぞれ50枚加算平均している．**図3**のアズール染色をしたヒト眼組織切片と同様の構造を示している[1]．

文献はp.423参照．

層の反射強度：OCT像と組織切片は同様の層状構造を示している．しかし，組織切片で濃染されている顆粒層はOCT像では低反射層になっており，逆に組織切片で淡染された神経線維層と網状層が高反射層になっている（**図2, 3**）．網膜では神経線維成分が多いところ（神経線維層，内・外網状層）では反射波が大量に発生する一方，細胞体から構成されている層（神経節細胞層，内・外顆粒層）では反射波の発生が少なく，OCTでは低反射で表現される．

神経線維層（NFL）：線維の方向が測定光に対し直角であるために高反射になる．水平断では非対称となる．黄斑の乳頭寄りは厚い神経線維層を示すのに対し，中心窩の耳側はrapheに相当し，神経線維層が薄い領域となる．これに対し垂直断では対称な厚みとなる（**図2**）．このため緑内障などで神経線維層の評価を行うときは，垂

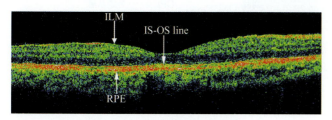

図1　OCT 3000における正常網膜水平断
ILM：内境界膜，IS/OS line：視細胞内節外節接合部，RPE：網膜色素上皮
（大音壮太郎：網膜のOCTを読む．あたらしい眼科 2014；31：1763-1770.）

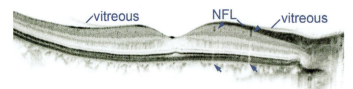

a. 水平断. 血管（矢頭）によるシャドー（矢印）がみられる.

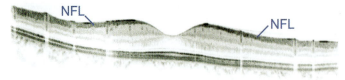

b. 垂直断. 神経線維層は対称性を示す.

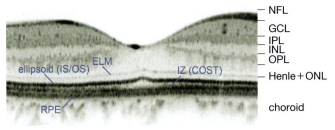

c. 水平断拡大像.

図2 Spectralis® における正常網膜黄斑部

NFL： nerve fiber layer
　　　（神経線維層）
GCL： ganglion cell layer
　　　（神経節細胞層）
IPL： inner plexiform layer
　　　（内網状層）
INL： inner nuclear layer
　　　（内顆粒層）
OPL： outer plexiform layer
　　　（外網状層）
ONL： outer nuclear layer
　　　（外顆粒層）
ELM： external limiting membrane
　　　（外境界膜）
IS/OS：視細胞内節外節接合部
RPE： retinal pigment epithelium
　　　（網膜色素上皮）
IZ： interdigitation zone
COST：錐体細胞外節先端
（大音壮太郎：網膜の OCT を読む. あたらしい眼科 2014；31：1763-1770.）

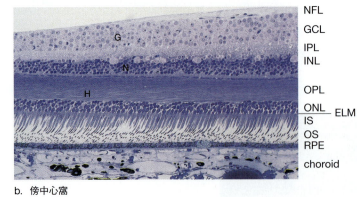

a. 中心窩

b. 傍中心窩

図3 ヒト眼網膜の組織切片
　　　（アズール染色）

NFL： 神経線維層
GCL, G：神経節細胞層
IPL： 内網状層
INL, N： 内顆粒層
H： Henle 層
OPL： 外網状層
ONL： 外顆粒層
ELM： 外境界膜
IS： 視細胞内節
OS： 視細胞外節
RPE： 網膜色素上皮
（岩崎雅行ら：中心窩〈黄斑〉の構築. 臨床眼科 1986；40：1248-1249.）

直断を用いて読影するのがよい（図4）.

顆粒層と網状層（GCL, IPL, INL, OPL, ONL）：中心窩外では神経線維層（NFL）の外側に中等度反射の神経節細胞層（GCL），高

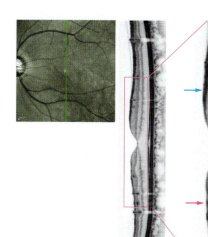

図4 緑内障症例における垂直断での対称性破綻

健常眼の垂直断では神経線維層・神経節細胞層とも対称性を示すが,緑内障では対称性の破綻を生じ,局所的な菲薄化を生じる(赤矢印部位は,対側の青矢印部位に比べ菲薄化している).

反射の内網状層(IPL)を認める.次に低反射の内顆粒層(INL)が存在し,さらには高反射の外網状層(OPL),低反射の外顆粒層(ONL)と続く(図2).中心窩には錐体系の視細胞が集中している.中心窩では低反射の外顆粒層が網膜のほとんどの層を占めており,表層にわずかなHenle線維層を認めるだけである.

Henle線維層の可視化と外顆粒層(ONL):Henle線維層の神経線維は黄斑周辺に向かうにつれ前方に向かう傾斜をもつため,測定光は線維に対してやや斜めに入り低反射となり,低反射な外顆粒層に埋もれて区別がつかない.しかし,瞳孔の端から光を入れ光軸と網膜面が傾斜するとHenle線維層の反射が強まり高反射層として見えるようになる(図5).漿液性網膜剥離などで網膜が傾斜しているときもHenle線維層が見えるようになる(図6).このように外顆粒層と思われる低反射の中に外網状層のHenle線維層が含まれているため,実際は見かけより薄く,中心窩外で外顆粒層厚の評価をするときは注意が必要である.また,網膜が傾斜したときに可視化されるHenle線維層の反射を異常所見と間違わないように注意する.

外境界膜(ELM):外境界膜は膜ではなく,視細胞とMüller細胞の接合部に相当するが,光学顕微鏡では連続したラインに見える(図3).視細胞内節と外節は外境界膜から外側に突出している.time-domain OCTではスペックルノイズのため外境界膜の可視化は困難であったが(図1),spectral-domain OCTでは加算平均によるスペックルノイズ除去効果で,外境界膜が可視化される(図2).外境界膜の外側が視細胞内節および外節に相当するため,視細胞層

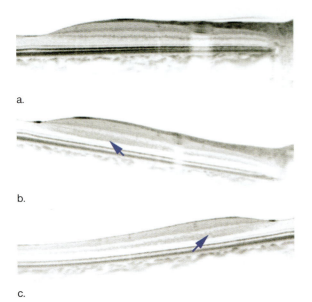

a.

b.

c.

図5 傾斜によるHenle線維層の可視化
網膜面に傾きがないとHenle線維層は可視化されないが(a), 測定光が瞳孔の鼻側もしくは耳側を通ると網膜像が傾斜し, Henle線維層(矢印)が描出される(b, c).
(大音壮太郎:網膜のOCTを読む. あたらしい眼科 2014;31:1763-1770.)

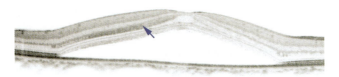

図6 傾斜によるHenle線維層の可視化(中心性漿液性脈絡網膜症)
漿液性網膜剥離により網膜が傾斜し, Henle線維層(矢印)が可視化される.
(大音壮太郎:網膜のOCTを読む. あたらしい眼科 2014;31:1763-1770.)

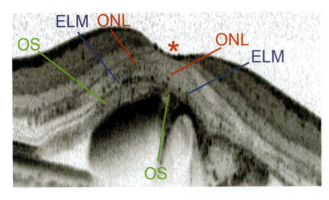

図7 網膜外層障害症例での各層の同定
滲出型加齢黄斑変性で網膜下出血をきたし, 網膜外層が障害されている. 複雑な構造を示すが, 外境界膜(external limiting membrane;ELM)をたどることにより, 網膜各層を同定することができる.
ONL:外顆粒層
OS:視細胞外節
＊中心窩

が障害された病理眼でも外境界膜をたどることにより網膜各層を同定することができる(図7).

網膜外層:OCT 1およびOCT 2モデルで網膜色素上皮層(retinal

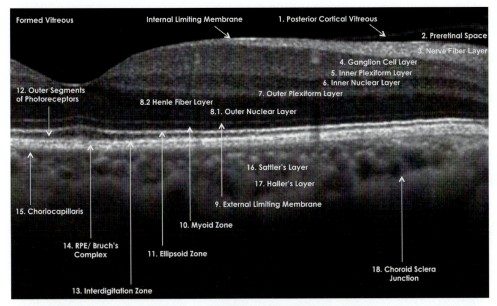

図8 The IN OCT Consensus により提唱されている OCT 用語
(Staurenghi G, et al：Proposed lexicon for anatomic landmarks in normal posterior segment spectral-domain optical coherence tomography：the IN・OCT consensus. International Nomenclature for Optical Coherence Tomography 〈IN・OCT〉 Panel. Ophthalmology 2014；121：1572-1578.)

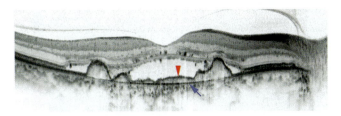

図9 Bruch 膜分離所見
ポリープ状脈絡膜血管症例で，脈絡膜新生血管に対応する部位では，網膜色素上皮（矢頭）と Bruch 膜（矢印）が分離されている．

pigment epithelium；RPE）と考えられていた網膜外層の高反射層は OCT 3000 では二層に分離された．内側の層が視細胞内節・外節接合部（IS/OS），外側の層が RPE であるとされた（**図1**）．さらに spectral-domain OCT では IS/OS と RPE の間にさらに 1 本の高反射帯を認め，錐体細胞の外節の先と推測され cone outer segment tip（COST）と呼ばれてきた（**図2**）．

しかし近年，視細胞内節外節に見える高反射ラインが正確にはどの解剖学的な構造を反映しているかが議論の対象となっている．Spaide と Curcio は網膜の組織学的文献を精査し視細胞のスケールモデルを作成し，Spectralis® の B スキャン画像と比較した[2]．その結果によると，IS/OS ラインは視細胞内節の ellipsoid に相当し，

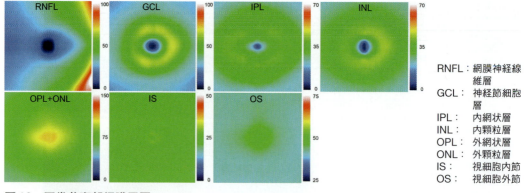

図10 正常黄斑部網膜層厚
(Ooto S, et al：Effects of age, sex, and axial length on the three-dimensional profile of normal macular layer structures. Invest Ophthalmol Vis Sci 2011；52：8769-8779.)

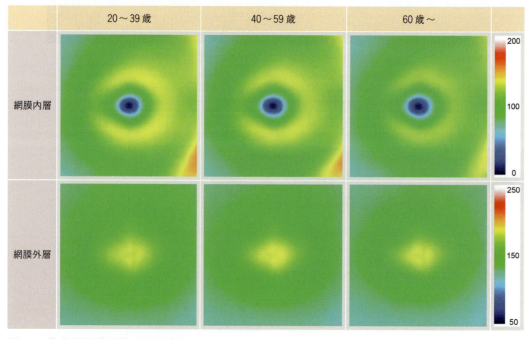

図11 黄斑部網膜層厚の加齢変化
網膜内層（NFL〜INL）は加齢に伴い菲薄化するが，網膜外層（OPL〜OS）は厚みが保たれる
(Ooto S, et al：Effects of age, sex, and axial length on the three-dimensional profile of normal macular layer structures. Invest Ophthalmol Vis Sci 2011；52：8769-8779.)

COSTラインは錐体細胞外節終端の sheath（＝cone sheath＝contact cylinder）に相当することを示した．2014年に"Ophthalmology"に掲載された"The IN OCT Consensus"ではそれぞれ ellipsoid zone（EZ）[*1]，interdigitation zone（IZ）[*2] と呼ぶことが提唱されている（図8）[3]．RPEは健常眼では Bruch 膜と一体となり，RPE/Bruch's complex として1本のバンドとしてみられるが，病理眼においては Bruch 膜が分離して認められる（図9）．

[*1] **ellipsoid zone**
視細胞内節の ellipsoid zone にはミトコンドリアが多く存在し，OCT で高反射のバンドとなる．

[*2] **interdigitation zone**
錐体細胞外節先端は RPE の先端突起に内包され，OCT で高反射のバンドを形成する．

日本人の正常黄斑部網膜厚

　日本人の正常黄斑部網膜厚に関する研究について紹介する．国内7施設の共同研究として，3D-OCT（トプコン）を用いて日本人健常眼の黄斑部網膜厚を測定し，正常黄斑部網膜厚に関与する因子について検討したところ，男女間で黄斑部平均網膜厚に差を認め（男性の平均網膜厚＞女性の平均網膜厚），男性では年齢に相関して中心窩以外の黄斑部網膜厚が減少することが示された[4]．網膜厚に年齢・性別が関与していることは大変興味深い．網膜厚の検討には，年齢・性別による補正が必要であると考える．

　さらに網膜各層の厚みを算出した．視細胞から神経節細胞は中心窩を中心に眼底全体に2次元的に対称性が高く密度分布し，多層ネットワークを形成する（**図10**）[5]．神経線維層は鼻側に偏位した視神経乳頭に神経節細胞の軸索である神経線維が集まるため上下のみ対称性が高く，耳鼻側は対称性がない．網膜各層と年齢との関係を調べたところ，網膜内層は年齢とともに菲薄化するが，網膜外層は厚みが保たれることが明らかとなった（**図11**）．組織学的にも年齢とともに神経節細胞は減少するが錐体細胞数は不変であることが報告されており，OCTによる検討は組織所見と一致する結果といえる．

カコモン読解　第22回 臨床実地問題3

66歳の男性．糖尿病の眼底検査を希望して来院した．右眼眼底写真と矢印の部位を横断するOCT像を図A，Bに示す．矢印の所見はどれか．

a 軟性白斑　　b 硬性白斑　　c ドルーゼン　　d 網膜下出血　　e 網膜色素上皮剥離

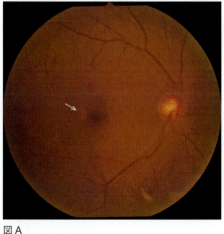
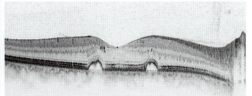

図A　　　　　　　　　　　　図B

解説 所見の色調から，aの軟性白斑，bの硬性白斑，dの網膜下出血は否定的であるが，OCT所見からもこれらは区別できる．軟性白斑は網膜表層レベルの病変，硬性白斑は網膜内〜網膜下レベルの病変，網膜下出血は網膜下レベルの病変である．OCT所見では正常部位からRPE/Bruch's complexをたどっていくとRPEの隆起であることがわかり，RPE下の病変である．下部ではBruch膜が分離して認められる（図12, 青矢頭）．なお，赤矢印部位（図12）は前述した，傾斜により可視化されたHenle層であり，異常所見ではない．

RPE下病変のcのドルーゼン，eの網膜色素上皮剥離が鑑別となるが，ドルーゼンはOCTでは内部がドルーゼン物質による比較的均一な中等度反射像を示すことが多い（図13）．漿液性色素上皮剥離では内部は低反射で，眼底所見・OCT所見とも一致する．なお，RPEの隆起の頂点付近に高反射所見がみられるが（図12, 赤矢頭），RPEの増殖によるhyperpigmentationと考えられ，漿液性色素上皮剥離にしばしば認められる所見である．

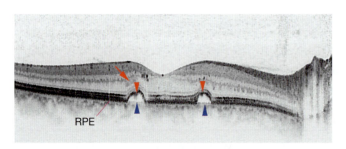

図12 "カコモン読解"の解説図（第22回 臨床実地問題3）

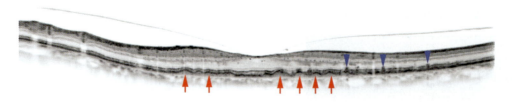

図13 ドルーゼンのOCT所見
軟性ドルーゼン（赤矢印）はRPE下に中等度反射物質として認められる．なお，この症例ではreticular pseudodrusen（青矢頭）も認められる．

模範解答 e

カコモン読解 第22回 臨床実地問題22

43歳の男性．3週前から右眼中心暗点と視力低下とを自覚したため来院した．視力は右0.5（矯正不能），フルオレセイン蛍光眼底造影写真を図A，Bに示す．この患者のOCT像は図Cのどれか．
a ⓐ　　b ⓑ　　c ⓒ　　d ⓓ　　e ⓔ

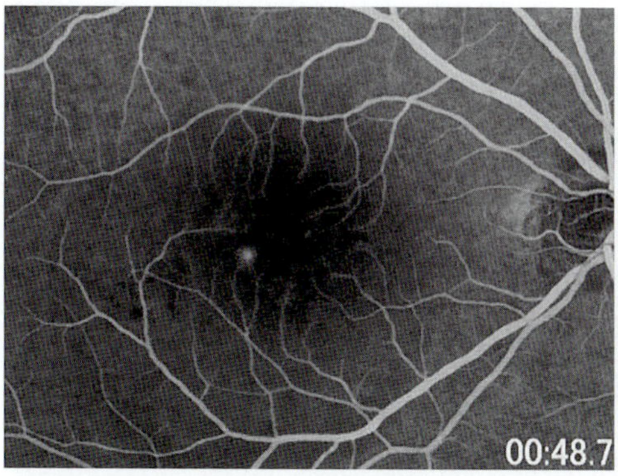

図A

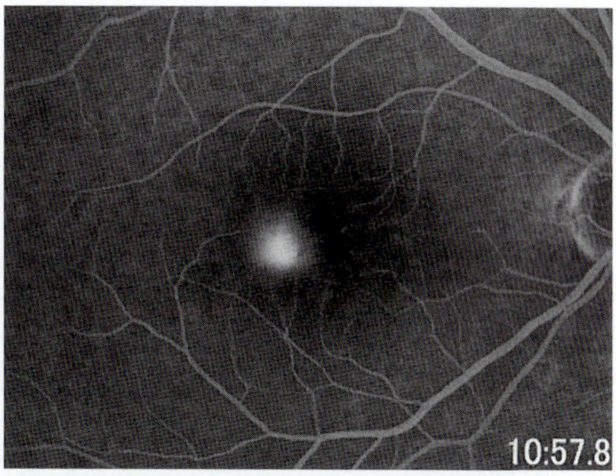

図B

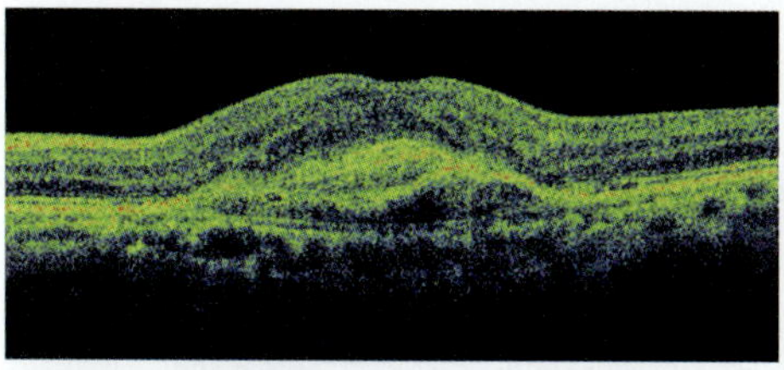

図Cⓐ

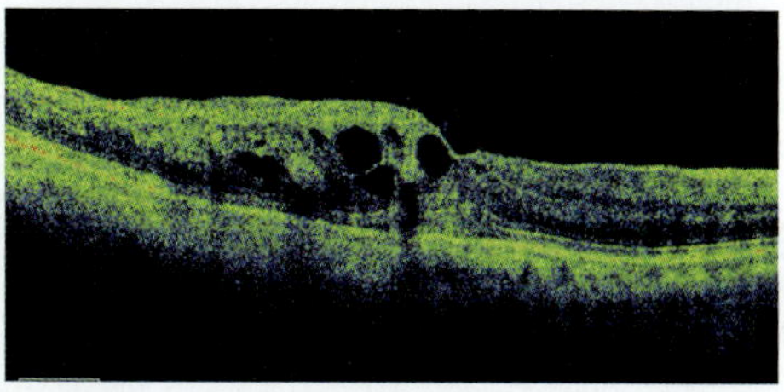

図Cⓑ

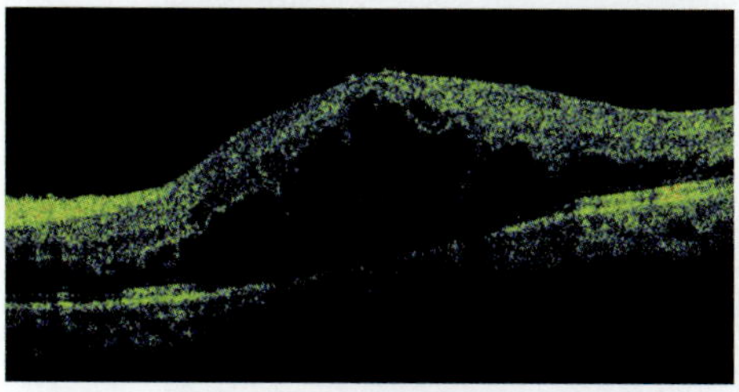

図Cⓒ

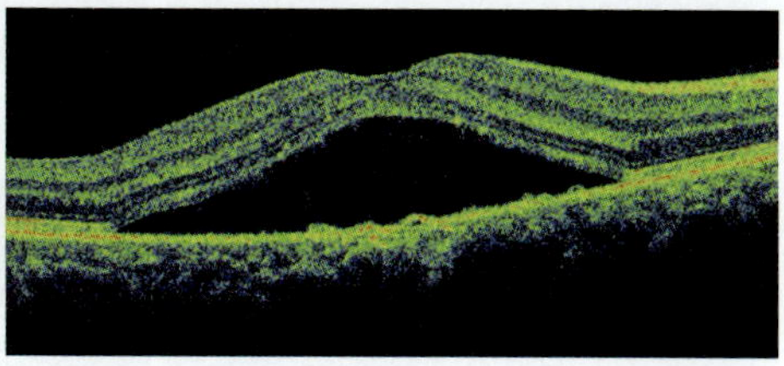

図Cⓓ

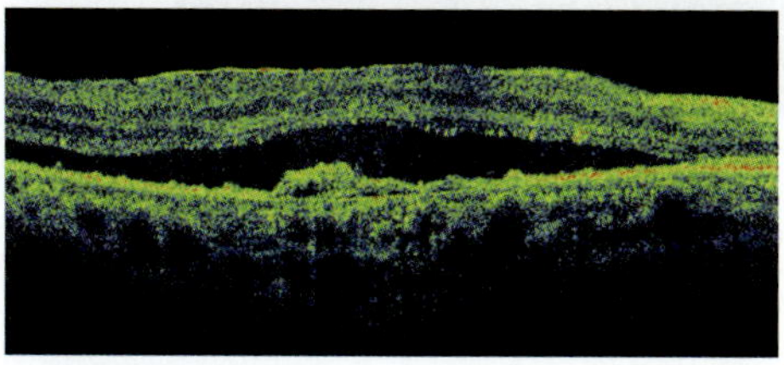

図Cⓔ

解説　図Aはフルオレセイン蛍光眼底造影の早期であり，RPEからの蛍光漏出点を認める．図Bの後期像では蛍光漏出が拡大し，ink blotパターンを示す．脈絡膜新生血管（choroidal neovascularization；CNV）の存在を示唆する所見はなく，中年男性・症状から

中心性漿液性脈絡網膜症 (central serous chorioretinopathy；CSC) が最も考えられる．

a. RPE の上下に病変を認める．RPE 下は線維性色素上皮剥離（矢頭），RPE 上は新生血管成分，網膜下出血やフィブリンと考えられ（矢印），滲出型加齢黄斑変性の OCT 像である．

b. 囊胞様黄斑浮腫，網膜浮腫を認める（矢印）．中心窩には網膜下出血と考えられる高反射物質が存在する（矢頭）．網膜浮腫・網膜内層障害が片側に偏っており，網膜静脈分枝閉塞症の OCT 像と考えられる．

c. 広範な黄斑浮腫を認める．RPE は浮腫によるブロックのため信号が減弱しているが，隆起はなく RPE 下の病変はなさそうである．高度の黄斑浮腫で，網膜中心静脈閉塞症などが疑われる．

d. 漿液性網膜剥離 (serous retinal detachment；SRD) を認め，CSCの OCT 像である．小さな色素上皮剥離を認め（矢頭），図 A，B の蛍光漏出部位に一致し，この症例の OCT 像と考えられる．

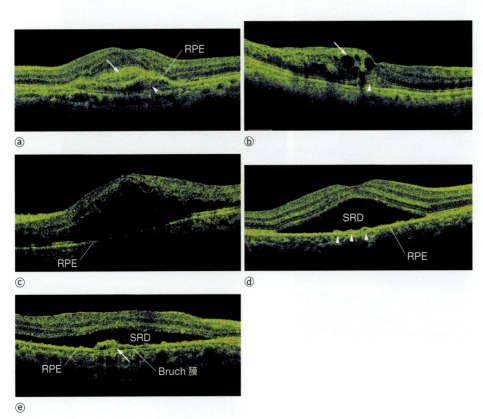

図 14 "カコモン読解" の解説図（第 22 回 臨床実地問題 22）
RPE：retinal pigment epithelium（網膜色素上皮層）
SRD：serous retinal detachment（漿液性網膜剥離）

e. SRDを認めるが，RPEの隆起があり，RPEとBruch膜の間に中等度反射を認め，CNVと考えられる（矢印）．滲出型加齢黄斑変性（Type 1 CNV）のOCT像である．

模範解答 d

カコモン読解 第23回 臨床実地問題7

黄斑の組織写真を図に示す．光干渉断層計（OCT）で内節外節接合線（IS-OS line）に対応する部位はどれか．

a ⓐ
b ⓑ
c ⓒ
d ⓓ
e ⓔ

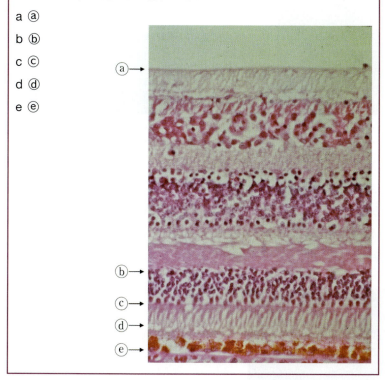

解説 aは内境界膜，bは外顆粒層・外網状層の境界，cは外境界膜，dは視細胞内節外節接合部，eは網膜色素上皮に相当する．しかし前述したとおり，近年ではIS/OS lineと考えられていたバンドは視細胞内節のellipsoid zoneに相当することが報告され，dのやや上方に対応する．

模範解答 d

カコモン読解　第23回 臨床実地問題21

58歳の女性．人間ドックで左眼眼底の異常を指摘されて来院した．視力は左1.5（矯正不能）．初診時の左眼眼底写真とOCT像とを図A，Bに示す．適切な対応はどれか．
a 経過観察　　b 硝子体手術　　c レーザー光凝固　　d 硝子体内ガス注入
e 副腎皮質ステロイド硝子体内注射

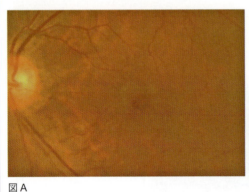

図A　　　　　　　　　　　　図B

解説　眼底写真では中心窩周囲に軽度の黄斑上膜を認め，楕円形の偽黄斑円孔の所見である．OCTでも軽度の黄斑上膜（図15，矢頭）を認め，中心窩にはみられない．偽黄斑円孔は，視力良好で自覚症状に乏しい場合は経過観察とするのが最も適切と考えられる．変視症の強い症例，視力低下症例に対しては硝子体手術が考慮される．

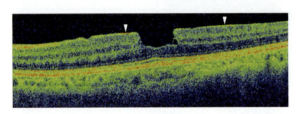

図15　"カコモン読解"の解説図（第23回 臨床実地問題21）

模範解答　a

カコモン読解　第23回 臨床実地問題26

24歳の男性．視力低下を主訴に来院した．右眼眼底写真とOCT像とを図A，Bに示す．考えられるのはどれか．
a Coats病　　b 若年網膜分離症　　c 錐体ジストロフィ　　d 卵黄状黄斑ジストロフィ
e 家族性滲出性硝子体網膜症

7. 網膜, 脈絡膜　287

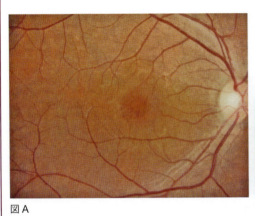
図A

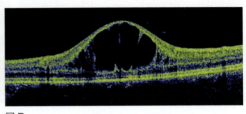
図B

[解説] 眼底写真で黄斑部に車軸様（spoke-wheel）の特徴的な紋様を認め，OCTでは黄斑部に嚢胞様腔，網膜分離を認める．先天網膜分離症もしくは若年網膜分離症の所見である．

[模範解答]　b

[カコモン読解] 第23回 臨床実地問題35

35歳の男性．右眼の視力低下を主訴に来院した．視力は右0.2（矯正不能）．右眼眼底写真と黄斑部OCT像とを図A，Bに示す．適切な対応はどれか．
a 経過観察　b 副腎皮質ステロイド内服　c 光線力学療法　d 硝子体手術　e 黄斑バックル

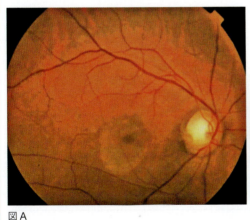
図A

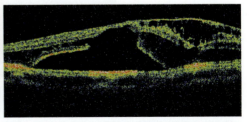
図B

[解説] 眼底写真にて乳頭部にピット（図16，矢印）を認め，漿液性網膜剝離をきたしている．OCTにて網膜分離様の網膜内液所見を認め，特に視神経乳頭近傍の内層網膜に強い（図16，矢印）．中心窩は外層半層円孔をきたしている（図16，矢頭）．これらはすべて視神経乳頭ピット黄斑症候群の所見である．本疾患に対しては，光

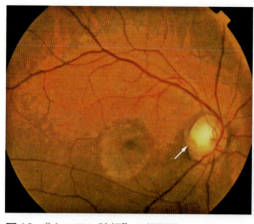
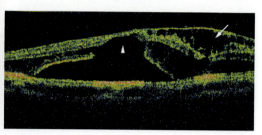

図16 "カコモン読解"の解説図（第23回 臨床実地問題35）

凝固治療，硝子体内ガス注入，黄斑バックル治療の報告が行われてきたが，近年では硝子体手術の有効性が示されている．特にレーザー治療やガス注入を併用せず，硝子体手術により後部硝子体剝離を作製させるか[6]，もしくは内層網膜切開を行い網膜内への内液の動態を変える手法により良好な成績が得られることが報告されている[7]．

模範解答 d

カコモン読解 第24回 臨床実地問題4

正常眼の黄斑部OCT像を図に示す．視細胞内節外節接合部はどこに相当するか．

a ⓐ
b ⓑ
c ⓒ
d ⓓ
e ⓔ

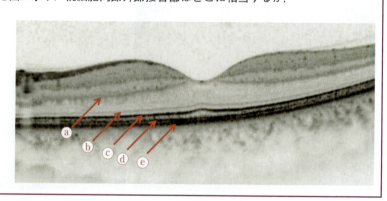

解説 aは外網状層，bは外境界膜，cはellipsoid zone（以前は視細胞内節外節接合部〈IS/OS line〉と呼ばれていた），dはinter-digitation zone（以前は視細胞外節先端〈COST line〉と呼ばれていた），eはRPE/Bruch's complexである．

模範解答 c

（大音壮太郎）

クリニカル・クエスチョン

眼底自発蛍光の意義について教えてください

Answer 眼底自発蛍光（fundus autofluorescence；FAF）撮影は造影剤を使用せず非侵襲的に網膜色素上皮（retinal pigment epithelium；RPE）や視細胞の変化を評価できる検査法であり，近年さまざまな FAF 異常所見と疾患との関連が注目されています．疾患によっては異常所見から病変部位の範囲や罹病期間を推測することが可能で，診断や経過観察のための検査として非常に有用です．

眼底自発蛍光の原理と異常

青色から緑色を励起光とする自発蛍光（autofluorescence；AF）は主に RPE 内のリポフスチンに由来する[*1]．リポフスチンの主成分は N-retinylidene-N-retinylethanolamine（A2E）と呼ばれる物質で視覚サイクルに存在するレチナールの代謝産物である．リポフスチンは加齢とともに増加し RPE 内に蓄積するため，一般に FAF は加齢とともに増強する．健常眼において，網膜血管は血液内のヘモグロビンによる励起光の吸収により暗く描出され，視神経乳頭は蛍光物質がないため暗く描出される．青色光では，キサントフィルが多い黄斑部も蛍光がブロックされるため周囲より暗くなる．

[*1] 眼底自発蛍光の種類と特徴

	AF	IR-AF
励起光	青色光（488 nm） 緑色光（532 nm）	赤外光（787 nm）
蛍光物質	リポフスチン	メラニン顆粒

表1 眼底自発蛍光の異常

	眼底自発蛍光	ブロック
過蛍光（白）	増加（RPE 内のリポフスチン） Best 病 成人型卵黄様黄斑ジストロフィ Stargardt 病（周辺部） Type 2 CNV	低下（網膜の菲薄化，欠損） 黄斑円孔
低蛍光（黒）	減少（RPE 異常・萎縮） 萎縮型加齢黄斑変性 網膜色素変性 網膜色素上皮裂孔*	増加（出血などのブロック） 網膜下出血** 硬性白斑

* 網膜色素上皮裂孔で RPE が rolling している部分は過蛍光となる．
** 網膜下出血は時間が経つと過蛍光を呈することがある．
ドルーゼンは過蛍光〜低蛍光のさまざまな所見を示す．
RPE：retinal pigment epithelium（網膜色素上皮）

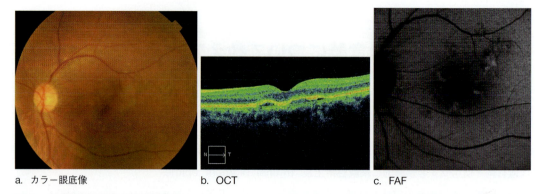

a. カラー眼底像　　b. OCT　　c. FAF

図1　加齢黄斑変性の前駆病変（78歳, 女性）
黄斑部の周囲をとり囲むように軟性ドルーゼンやRPEの色素異常を認める. OCTでは軽度の網膜色素上皮剝離を認めるが, 明らかな新生血管を認めない. それらの異常に一致して斑状あるいは線状の過蛍光を認める.

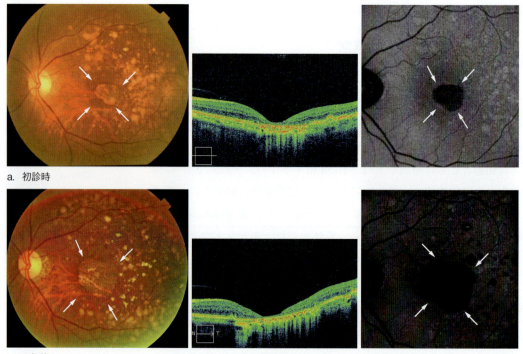

a. 初診時

b. 5年後

図2　萎縮型加齢黄斑変性（66歳, 女性）
左図：カラー眼底像, 中図：OCT, 右図：FAF.
地図状萎縮に一致した低蛍光, およびドルーゼンに一致した過蛍光を認める. OCTではRPEの欠損, 網膜の菲薄化が認められる. 5年後には低蛍光領域が拡大（b, 矢印）しており, それとともに地図状萎縮も拡大している. ドルーゼンの部位も低蛍光となっている.

　加齢, 酸化ストレス, 光線曝露などにより細胞がストレスを受けるとリポフスチンがRPE内に蓄積するため, その部位のFAFは過蛍光を呈する. また, ドルーゼンやRPEの機能低下に伴い過蛍光を呈することもあり, さらに病態が進行してRPEが萎縮すると低蛍光

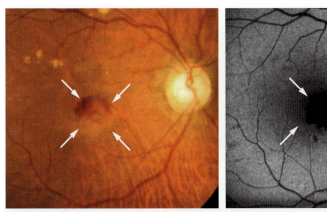

a. カラー眼底像　　　　　　　　　　b. FAF

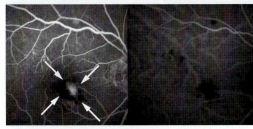
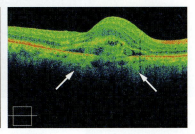

c. FA/IA 蛍光眼底造影（左図：FA，右図：IA）　　d. OCT

図3　滲出型加齢黄斑変性（83歳，女性）
黄斑部に網膜下出血を伴う Type 2 CNV を認める．FAF は CNV に一致して低蛍光を示し，網膜下出血によるブロックも認められる．

となる（**表1**）．視細胞外節に存在する A2E の前駆物質 phosphatidyl-prydinium bis-retinoid（A2PE）もまた自発蛍光を発するため，網膜下への蓄積が起こると FAF で過蛍光として認められる．一方，網膜下出血や硬性白斑などにより RPE からの FAF がブロックされたりすると低蛍光となるが，古い網膜下出血は過蛍光を示すことがある．

FAF は，ほかにも近赤外光を利用したものもあり，近赤外光眼底自発蛍光（infrared fundus autofluorescence；IR-AF）と呼ばれる[*1]．IR-AF の自発蛍光の起源は RPE あるいは脈絡膜に存在するメラニンが主体であるといわれている．IR-AF は，通常の AF ほどには普及していない．以下，各疾患の青色から緑色を励起光とする FAF（AF）の特徴について述べる．

加齢黄斑変性（age-related macular degeneration；AMD）

AMD では FAF はさまざまな病態を反映するため診療に非常に有用である．AMD では前駆病変として軟性ドルーゼンや RPE の異常がみられることが知られているが，前駆病変でもすでに FAF の異常

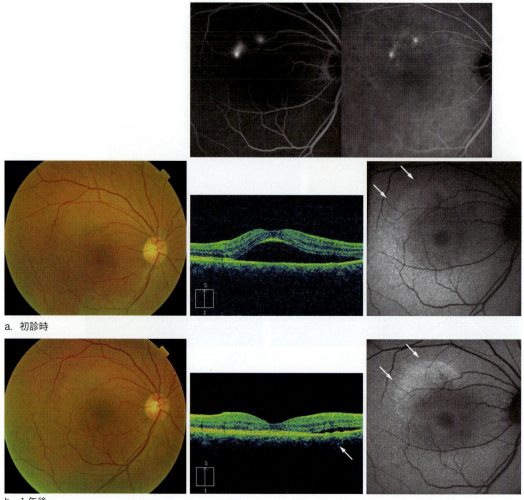

a. 初診時

b. 1年後

図4 慢性中心性漿液性脈絡網膜症（68歳, 男性）
左図：カラー眼底像, 中上図：FA/IA 蛍光眼底造影（左図：FA, 右図：IA）, 中下図：OCT, 右図：FAF.
カラー眼底像でははっきりとした異常は認めないが, FA/IA では蛍光色素の漏出を認め, その部位に一致して漿液性網膜剥離を認める. 漿液性網膜剥離が遷延した黄斑部上方（矢印）は過蛍光を呈する.

が認められる（図1）[1].

萎縮型 AMD では地図状萎縮（geographic atrophy；GA）が生じ, その周辺にドルーゼンを認めることが多い. GA は FAF で低蛍光となり, ドルーゼンは病期により異なる蛍光を示す（図2）. 萎縮型 AMD においては, GA に一致した明瞭な低蛍光領域の周囲をとり囲むようにさまざまのパターンの過蛍光所見を認め, 特有のパターンにおいて GA の拡大が進行しやすいことが報告されている[2].

滲出型 AMD において FAF はそれぞれの病態を反映する. Type 2 CNV（RPE 上の CNV〈choroidal neovascularization；脈絡膜新生血管〉）では FAF は CNV に一致して低蛍光を示すことが多く, CNV

文献は p.423 参照.

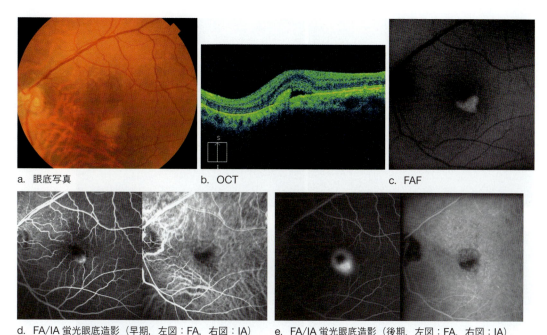

a. 眼底写真　　b. OCT　　c. FAF

d. FA/IA 蛍光眼底造影（早期，左図：FA，右図：IA）　　e. FA/IA 蛍光眼底造影（後期，左図：FA，右図：IA）

図5　成人発症卵黄様黄斑ジストロフィ（62歳，男性）
黄斑部の卵黄様物質が沈着している部分に一致して FAF では過蛍光を認める．OCT では網膜下に高輝度の物質の沈着が認められ，造影検査では FA で過蛍光，IA で低蛍光を呈する．

が存在する範囲を推測できる（**図3**）．occult CNV（RPE 下の CNV）では，病変に一致して低蛍光と過蛍光が混在した所見を呈する．CNV に伴う網膜下出血は FAF をブロックするため低蛍光となる．また漿液性網膜剝離（serous retinal detachment；SRD）は初期には，ブロックにより低蛍光を示す．網膜色素上皮裂孔が存在すると RPE の欠損部は低蛍光となり，RPE が rolling している部分は過蛍光となる．フルオレセイン蛍光眼底造影検査では色素上皮の欠損部は過蛍光となり，FAF と逆になることに注意する．

中心性漿液性脈絡網膜症

　中心性漿液性脈絡網膜症（central serous chorioretinopathy；CSC）は SRD を生じ，多くの症例では自然経過で治癒する．視力予後は一般に良好であるが，SRD が遷延化した症例では視力予後が悪いこともある．このような慢性 CSC では，時に広範な RPE の変性を伴う．RPE が変性している部分は FAF で過蛍光を，萎縮すると低蛍光を示すため，FAF の異常の程度と範囲から罹患期間の推測が可能である（**図4**）．慢性 CSC では網膜下液が下方へ移動するため過蛍光に縁どられた帯状の低蛍光（atrophic tract）がみられることがあり，

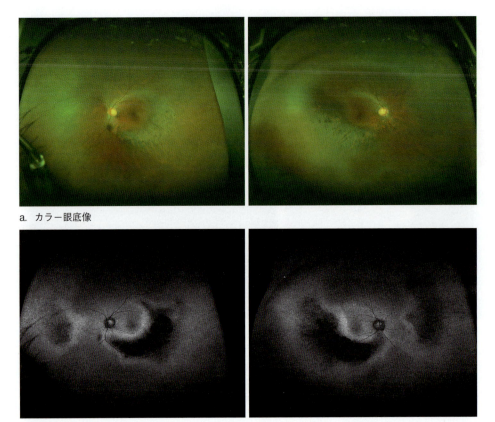

a. カラー眼底像

b. FAF

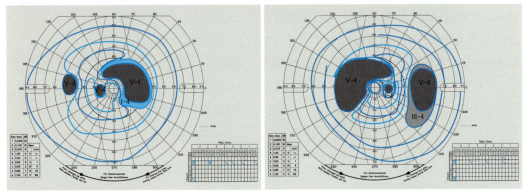

c. Goldmann 視野計による視野

図6 網膜色素変性症患者のFAF異常と視野（54歳，男性）
カラー眼底像で明らかな萎縮を認めない部分にもFAFでは低蛍光を認める．低蛍光を示す部分にほぼ一致して視野障害を認める．

SRDの遷延化を示唆する．

黄斑ジストロフィ

　黄斑ジストロフィは黄斑部に両眼性，進行性の機能障害をきたし，多くの疾患が遺伝性であると考えられており，FAFも特徴的な所見

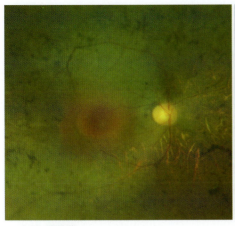
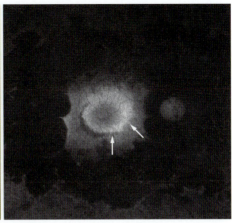

a. カラー眼底像　　　　　　　　　　　b. FAF

図7　網膜色素変性症患者のFAFにみられるAF ring
黄斑部周囲の異常過蛍光リング（AF ring）を認める.

を示すため診断に有用である．Stargardt病では，リポフスチンの蓄積により背景蛍光がブロックされる低蛍光所見（dark choroid）がよくみられるほか，黄斑萎縮に一致した異常蛍光を認める．Best病では特徴的な黄斑部の"卵黄様"と呼ばれる黄色円形の病変を認め，病変と一致してFAFは初期ではリポフスチン様物質の沈着により過蛍光を，のちにRPEが萎縮すると低蛍光を呈する．成人で発症する成人発症卵黄様黄斑ジストロフィはOCT所見や造影検査所見がAMDと区別がつきにくいことがあるが，このような際にFAFの卵黄様変性に一致した過蛍光は診断の助けとなる（図5）．

網膜色素変性

網膜色素変性では，夜盲，視野狭窄，視力障害および，網膜血管の狭小化，網膜色素上皮の萎縮，網膜電図の低下を認める．FAFは検眼鏡的に網膜色素上皮が萎縮している部分は低蛍光となる（図6）．また，黄斑部周囲に特徴的な異常過蛍光リング（autofluorescent ring；AF ring）を認めることがある（図7）．周辺FAFの異常と視野異常とは，おおむね相関するとされている[3,4]．

カコモン読解 第20回 一般問題40

眼底自発蛍光がみられるのはどれか．
　a メラニン　　b リポフスチン　　c キサントフィル
　d プロテオグリカン　　e インドシアニングリーン

[解説] a. メラニン：網膜色素上皮，および脈絡膜に含まれる色素．近赤外自発蛍光（IR-AF）の自発蛍光の起源は，網膜色素上皮あるいは脈絡膜に存在するメラニンに由来するとされている．

b. リポフスチン：視覚サイクルに存在するレチナールの代謝産物 *N*-retinylidene-*N*-retinylethanolamine（A2E）が主成分で，RPE に蓄積する．自発蛍光を発し，青色から緑色を励起光とする FAF で過蛍光を呈する．

c. キサントフィル：ルテイン，ゼアキサンチンなどのカロテノイド由来の色素の総称で，眼球では黄斑部に多く存在する．

d. プロテオグリカン：糖蛋白の一種で，網膜神経節細胞において軸索の伸長や再生に関与すると考えられている．

e. インドシアニングリーン：蛍光眼底造影に用いる造影剤．励起波長が近赤外領域にあり，蛍光の透過性が高いため，加齢黄斑変性をはじめとした網膜下に存在する脈絡膜血管病変の評価に用いられる．

[模範解答] a，b（一つだけ選ぶなら b と考える．）

(加藤亜紀，吉田宗徳)

網膜神経線維層厚の定量について教えてください

Answer 網膜神経線維層厚の定量は，当初緑内障診断への有用性が報告され，その後，緑内障進行やpreperimetric glaucoma（PPG）の診断の有用性が検討されています．網膜神経線維の変化は初期緑内障で顕著なため，特に初期の緑内障診断に有用です．

クエスチョンの背景

緑内障は視野異常に先行して構造異常が始まると考えられている（図1）[1]．この構造異常のなかでも特徴的な変化のひとつが，網膜神経節細胞の細胞死とその軸索である網膜神経線維の脱落である．神経線維の欠損（nerve fiber layer defect；NFLD）は眼底写真でも判別可能であるが，定性的な評価しかできなかった．神経線維層は網膜の内層にあること，周囲組織との判別が光学的に比較的容易であることから，網膜分層構造の自動検出に適しており，画像診断機器

文献は p.424 参照．

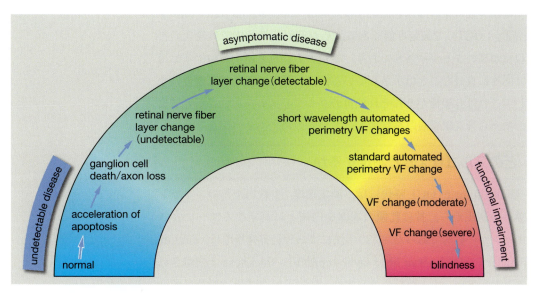

図1　2004年にWeinrebによって提唱されたシェーマ
緑内障は構造変化から機能障害，失明に至る連続体ととらえることが表されている．
VF：visual field
（Weinreb RN, et al：Risk assessment in the management of patients with ocular hypertension. Am J Ophthalmol 2004；138：458-467.）

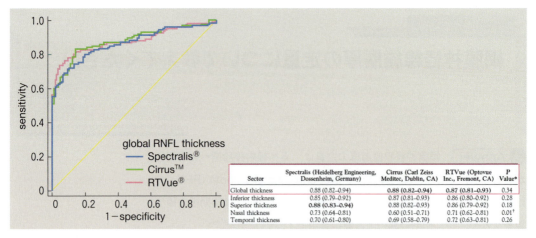

図2 SD-OCT で cpRNFL 計測の緑内障検出率を比較した報告（Spectralis®，Cirrus™，RTVue® で比較）
対象：緑内障 126 眼，健常人 107 眼を対象．緑内障は視野結果で定義．屈折±5D 未満．
方法：乳頭周囲 RNFL 厚測定．
検出力は，ほぼ同等であった．
(Leite MT, et al：Comparison of the diagnostic accuracies of the Spectralis, Cirrus, and RTVue optical coherence tomography devices in glaucoma. Ophthalmology 2011；118：1334-1339.)

の発展とともに各種診断機器で神経線維層厚の自動測定が可能となった．現在では，神経線維層厚の定量が緑内障の診断・進行評価に有用であることが広く知られるようになった．

アンサーへの鍵

網膜神経線維層厚は各種光干渉断層計（optical coherence tomography；OCT）で測定可能である．それぞれの機種内では測定の再現性が高いことが示されており，またどの機種も緑内障検出率はほぼ同等に良好なことは示されているが，機種間の数値に互換性はない．これは各機種がそれぞれ独自のアルゴリズムを用いて信号強度の差から神経線維層厚を見積もっているためである（図2, 3)[2]．

どのアルゴリズムで測定するか

time-domain OCT 時代には，測定速度（1 秒あたりのスキャン数）の制限から，神経乳頭の周囲を円周上に測定するサークルスキャンが一般的であった．この手法による神経線維層厚は，circumpapillary retinal nerve fiber layer（cpRNFL）thickness と記載されることが多い．サークルスキャンは，少ない A-スキャン数で乳頭全周を測定することが可能である半面，小さな NFLD とノイズとの判別が難しいという欠点がある．spectral-domain OCT（SD-OCT）時代になりスキャンスピードが飛躍的に向上し，現在ではラスタース

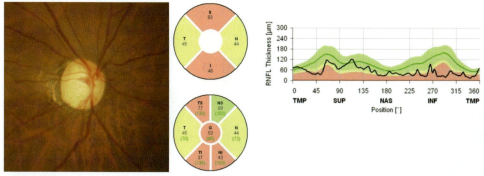

a. 眼底写真　　b. 乳頭周囲の網膜神経線維層厚（Spectralis®）

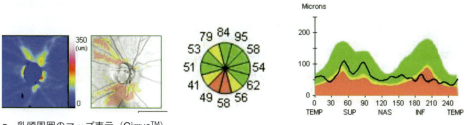

c. 乳頭周囲のマップ表示（Cirrus™）

図3　同一眼の機種別比較
70歳，女性の緑内障眼．眼底写真（a）とOCT結果．bはSpectralis®，cはCirrus™で撮像したもの．サークルスキャンの厚みマップや測定値に関連はあるものの互換性はない．

キャンを行い測定領域面を計測してマップ表示することが可能になった．マップ表示では神経線維の走行に沿ったNFLDを確認することができる．最近ではラスタースキャンを行った厚み表示が，サークルスキャンに比べ有利であるとの報告がされている（**図4**）[3]．

どの部位の神経線維層厚を測定するか

2000年代まではもっぱらcpRNFLを測定することが一般的であったが，最近では黄斑部の神経線維層厚（mRNFL）の重要性も認識されつつある．SD-OCT時代になり，RTVue®（Optovue）が黄斑部の神経線維層，神経節細胞層，内網状層の3層をganglion cell complex（GCC）として測定可能にし，緑内障診断に有用であることが報告された[4]．この報告の中では，GCCによる異常検出はcpRNFLでの異常検出と重複するものもあれば，それぞれの測定部位だけで異常が検出可能な症例も相当数あることから，緑内障検出において，GCCとcpRNFLとは相補的な役割があると報告されている．黄斑部の内層網膜測定は近視などで乳頭が変形した症例でも測定可能な症例も多く（**図5**）[5,6]，また固視点付近の内層網膜を測定するため，自覚的視機能との関連が強い．現在では各社の機種で

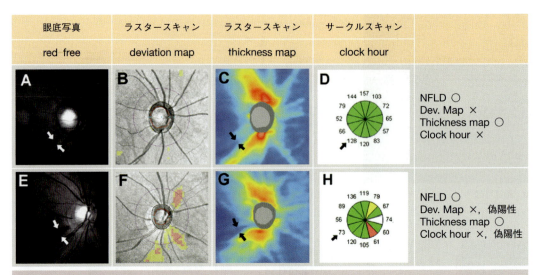

図4 眼底写真と乳頭サークルスキャン, ラスタースキャンとの比較
上段 A で認められる NFLD を検出できているのは, ラスタースキャンによる厚み表示 (thickness map, C) のみであった. また, 下段 E で認められる下方 NFLD を検出できているのは G のみで, ラスタースキャンによる deviation map やサークルスキャンによる clock hour 解析では NFLD と異なる部位の異常を表示している.
(Hwang YH, et al：Ability of cirrus high-definition spectral-domain optical coherence tomography clock-hour, deviation, and thickness maps in detecting photographic retinal nerve fiber layer abnormalities. Ophthalmology 2013；120：1380-1387.)

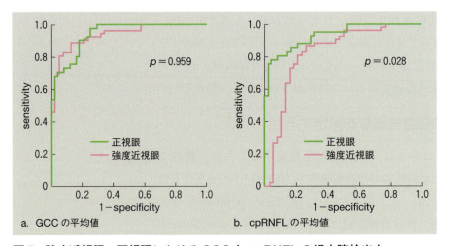

図5 強度近視眼, 正視眼における GCC と cpRNFL の緑内障検出力
GCC では正視眼と強度近視眼の緑内障検出力に有意差は認めなかった (a) が, cpRNFL 測定では強度近視眼の緑内障検出力は正視眼と比べ有意に低かった (b).
(Shoji T, et al：Impact of high myopia on the performance of SD-OCT parameters to detect glaucoma. Graefes Arch Clin Exp Ophthalmol 2012；250：1843-1849.)

GCC または黄斑部 RNFL が測定可能となっている. ただし, 中心窩には神経線維層はなく, 機能障害 (視野欠損) と対応させるには注意が必要である[7].

アンサーからの一歩

　現行の OCT による診断は各機種に内蔵されている正常眼データベースと比較し，カラーマップ表示していることが一般的であるが，神経線維層厚が薄い健常眼と緑内障初期眼はオーバーラップするため，この測定方法による緑内障検出の限界も指摘されている．緑内障初期には上下非対称性，左右非対称性が認められることから，僚眼比較や上下比較といった"自分自身の眼で"比較することが，より確実で早期からの異常検出につながることが報告されている[8]．データベースとの比較に加え，個人内比較を加えれば，より確実な異常検出プログラムが実現するかもしれない．

　緑内障進行評価に関しては 21 世紀に入り画像診断機器が著しく進歩したため，長期フォローされたデータは依然乏しい．近年，The United Kingdom Glaucoma Treatment Study（UKGTS）[*1] においてプロスタグランジン製剤の視野維持効果が発表されたが[9]，この報告では従来に比べ短い観察期間で視野を評価し，画像診断機器との関連も検討されている．神経線維層厚の定量と視野進行との関連が，今後さらに明らかになることが期待される．

まとめ

　神経線維層厚の定量が可能になり，緑内障診断，特に初期緑内障の検出には大きな武器となった．しかしながら，その計測法については上記のように"どのアルゴリズムで"，"どの場所を計測し"，"何と比べるか"は，まだ評価が定まっていない．

（庄司拓平）

[*1] **UKGTS**
The United Kingdom Glaucoma Treatment Study（UKGTS）は三重盲検化された（被検者，測定者に加え評価者も盲検化されている）厳格なデザインのもと，点眼薬に視野進行抑制効果があることを示した論文である．過去には点眼，レーザー治療，手術などで眼圧を下降すれば視野抑制効果があることは知られていたが，点眼薬のみの加療でプラセボ群と比較試験を行い，視野進行抑制効果を示した報告はなかった．主要アウトカムである視野抑制効果が近年発表になったが[9]，UKGTS では HRT や GDx，OCT などの各種画像検査や全身検査，24 時間血圧なども測定しており，今後これらの因子と緑内障進行の関連の有無が報告される予定である．

網膜と電気生理

網膜電図の記録法

　網膜電図（electroretinogram；ERG）は網膜に光が当たったときに生じる網膜神経の活動電位を記録したものである．ERGには，網膜全体の反応を記録する全視野ERGと，黄斑などの局所的な反応を記録する（多）局所ERGに大きく分けられる．光刺激の条件を変えることによりさまざまなERGが記録できる．しかし，各施設で独自の条件で記録すると波形の評価が難しくなるため，国際臨床視覚電気生理学会（International Society for Clinical Electrophysiology of Vision；ISCEV）が全視野ERGを記録する条件を提唱している．図1に示すのが，ISCEVのプロトコールに従った波形である．暗順応で比較的暗い光刺激で記録し杆体の反応をみる杆体応答（rod response：Dark-adapted 0.01），比較的強いフラッシュ刺激で杆体と錐体の反応を記録する杆体–錐体混合応答（combined rod-cone response：Dark-adapted 3.0），さらに強いフラッシュ刺激で記録するERG（combined responses to stronger flash：Dark-adapted 10.0もしくはDark-adapted 30.0）の3段階の刺激でERGを記録することが推奨されている．一方，明順応した状態でERGを記録すると杆体の反応が抑制され錐体系の反応が記録できるが，これはフラッシュ刺激による錐体応答（cone response：Light-adapted 3.0）と30Hz前後の光刺激で記録するフリッカ応答（Light-adapted 30Hz flicker）を記録することが推奨されている．しかし，わが国ではこのような刺激条件でERGを記録するのは煩雑なため，最も情報量の多い暗順応下で強い光刺激によるERGでのみ評価することも多い．全視野ERGの記録装置は，フラッシュ光源が眼前にあるもの，LEDが内蔵された光刺激と電極が一体型となったもの，コンタクトレンズ電極の代わりに皮膚電極を用いるものなどさまざまなものが使用されている．

　一方，網膜の局所反応を記録する装置としては局所ERGと多局所ERGがある．局所ERGは，赤外光で眼底を照らし，任意の部位

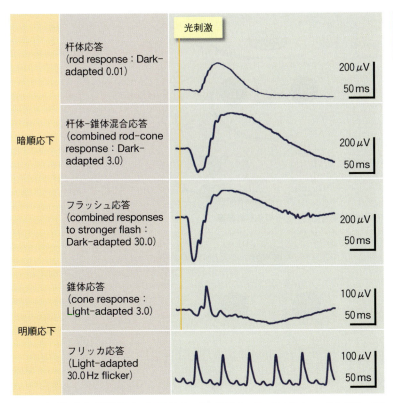

図1 国際臨床視覚電気生理学会（ISCEV）のプロトコールに従って記録した全視野 ERG

に光刺激を行い，その網膜の電位をみるものである．多局所 ERG はモニターに映し出されたランダムに白黒反転する刺激を見ながら ERG を記録し，その記録された反応を数学的に解析して多局所の網膜の反応を瞬時に求める．この項では，波形の解説はしないが，基本的には振幅の小さい部分が網膜機能の障害された部位と考えればよい．

網膜電図の波形の解釈

暗順応下のフラッシュ ERG（Dark-adapted 3.0, Dark-adapted 10.0 もしくは 30.0）：暗順応後にフラッシュ刺激によって得られる ERG 波形で，最も眼科医になじみがあり，多くの網膜機能の情報が含まれている．**図2a** に示すように健常者の ERG は a 波，b 波，律動様小波（OPs）から成り立つが，a 波の起源が視細胞である外層，b 波が双極細胞などの中層，律動様小波がアマクリン細胞などの中内層，とされており，波形の解析により網膜のどの層が障害されているか判断できる．注意すべきことは，全視野 ERG 波形では神経

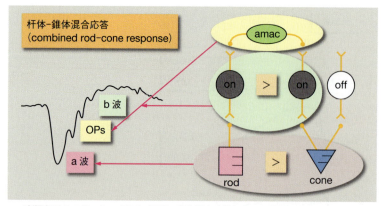

a. 暗順応下のフラッシュERG（杆体-錐体混合応答）とその波形の起源

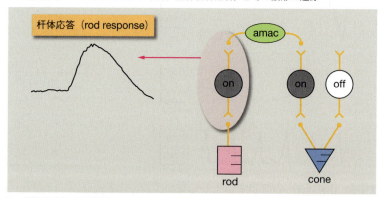

b. 杆体応答とその起源

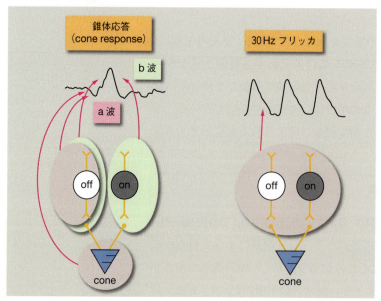

c. 錐体応答およびフリッカ応答とその起源

図2 ERGの波形

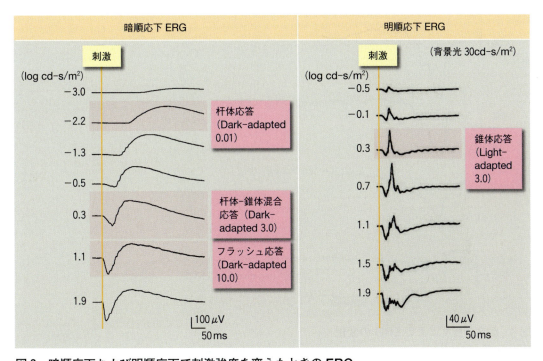

図3 暗順応下および明順応下で刺激強度を変えたときのERG
赤色枠で囲まれたERGがISCEVのプロトコールの杆体応答,杆体-錐体混合応答,フラッシュ応答,錐体応答に相当する.

節細胞の成分はとらえられないことと,暗順応下のERGのため反応は杆体系の反応が主であり,錐体系の異常はとらえにくいことである.

杆体応答:暗順応下に錐体の感度以下の弱い光刺激にERGを記録したものである.反応は杆体からのものであるが,波形自体は杆体細胞によるものではなく,杆体細胞の興奮を受容したon型双極細胞に由来している(**図2b**).したがって,杆体細胞機能障害およびon型双極細胞のどちらの機能障害によってもERGの振幅は減弱する.

錐体応答およびフリッカ応答:明順応を10分ほどしてからERGを記録するので,反応は錐体系由来である.錐体応答のa波の起源は,視細胞とoff型双極細胞由来であり,b波はon型双極細胞とoff型双極細胞由来とされている(**図2c**).錐体応答のb波の後に生じるphotopic negative response(PhNR)は神経節細胞由来として知られている.30Hzフリッカの反応のような高頻度刺激には杆体は反応できないため,30Hzフリッカ刺激が錐体反応をみるのに用いられる.30Hzフリッカ応答はon型双極細胞とoff型双極細胞の合わさった反応であり,視細胞の電位はあまり含まれていないとされる(**図2c**).

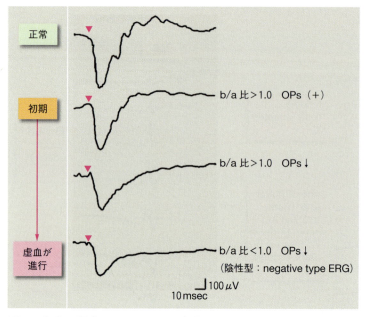

図4 虚血の程度によるERGの変化
(Hiraiwa T, et al：Preoperative electroretinogram and postoperative visual outcome in patients with diabetic vitreous hemorrhage. Jpn J Ophthalmol 2003；47：307-311.)

暗順応下および明順応下で刺激強度増加に伴うERGの変化：図3に暗順応下と明順応下に刺激を徐々に増大させた場合の網膜反応を示す．暗順応下では弱い刺激によりb波が生じ，刺激が強くなるとa波が出現し，刺激強度の増大とともにa波は大きくなる．ある程度以上刺激が強くなるとERGの振幅は頭打ちになる．明順応下のERGは錐体の感度は低いため，暗順応下のERGに比べて強い光刺激強度でERGは出現する．図3に示すように錐体ERGを徐々に強い刺激でERGを記録していくとb波の振幅は増大するが，さらに強くなると今度は逆に振幅が低下するという不思議な現象が知られている．刺激強度を横軸にとり，振幅を縦軸にとると，$0.7 \log cd\text{-}s/m^2$程度で振幅が最大になる．グラフにすると丘のようにみえることから，この特異な現象はphotopic hill現象と呼ばれている．

網膜電図が診断に役立つ疾患（1）虚血に関連する疾患

　網膜の血流において視細胞は脈絡膜の血流支配であるが，内顆粒層より内層は網膜動脈由来である．そのため，網膜動脈由来の血流が不足すると暗順応下のフラッシュ刺激では律動様小波が減弱し，その後，b波が減弱する（図4）．

網膜中心動脈閉塞症：網膜中層から内層は網膜中心動脈の分枝血管

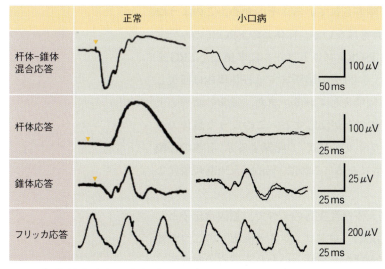

図5 杆体機能障害の患者（小口病）の ISCEV のプロトコールに準拠した全視野 ERG

から，外層は脈絡膜血管から栄養を受けている．網膜動脈が閉塞すると急性期には網膜内層が虚血壊死による浮腫を生じ，その後，網膜内層が菲薄化する．ERG は，視細胞由来の a 波は残存するが，双極細胞などの中内層由来の b 波や律動様小波はともに減弱し，暗順応下のフラッシュ刺激で b 波が a 波より小さい，いわゆる陰性型の波形がみられることもある．

糖尿病網膜症：糖尿病の網膜障害は網膜内層から生じ，初期には暗順応下のフラッシュ刺激で，律動様小波の減弱，進行すると b 波の振幅が減少する．虚血が進行すると陰性型の ERG になる（図4）．

網膜中心静脈閉塞症：糖尿病網膜症と同様に，進行すると律動様小波の減弱と b 波の振幅が減少する．

網膜電図が診断に役立つ疾患（2）網膜機能が全体に低下した疾患

網膜色素変性では視細胞の機能が著しく悪化するため，ERG には著しい減弱や消失がみられる．眼底所見に色素沈着が少なく，典型的でない症例は ERG によって診断される．それ以外の疾患である Stargardt 病などでは，視細胞障害の割合によって ERG の振幅は低下するため病態の把握に ERG は有用であるが，診断には有用ではない．

網膜電図が診断に役立つ疾患（3）杆体機能の低下した疾患

白点状眼底，小口病，ビタミン A 欠乏症などの疾患は錐体機能に

異常はないが，杆体機能が障害されている．そのため，このような疾患では錐体系のERGに異常はないが，杆体系のERGにのみ異常を認める．図5に小口病のISCEVプロトコールに準拠したERGを示す．通常のERG記録で行う20分の暗順応では杆体機能は回復しない．そのため杆体の反応は消失している．また，通常の暗順応下のフラッシュERGでは錐体のみが反応する．このような錐体のみ機能する網膜を，通常のフラッシュERGで記録すると，b波の振幅が小さくなりERGは陰性型になる．これは，photopic hill現象によるものである（前述）．

小口病：常染色体劣性の先天停在性夜盲の一つで，原因遺伝子として*SAG*（アレスチン）と*GRK1*（ロドプシンキナーゼ）の二つが知られている．眼底は，剥げかけた金箔様といわれる特有の眼底所見を示し，それが長時間の暗順応で消失するという水尾-中村現象が有名である．基本的に錐体機能は正常で，杆体機能は長時間の暗順応により回復するが，通常のERG記録で行う20分の暗順応では杆体機能は回復しない．

白点状眼底：常染色体劣性遺伝で，*RDH5*が原因遺伝子である．無数の小白点の眼底と暗順応の遅延が特徴である．非進行性夜盲症とされているが，中年以降に錐体ジストロフィを伴うことがある．暗順応下のERGは，3時間の暗順応にて正常に回復する．

網膜電図が診断に役立つ疾患（4）錐体機能の低下した疾患

杆体系の機能は残存しているため暗順応下のERGは保たれているが，錐体系のERGの振幅が減弱している．

錐体ジストロフィ：黄斑を中心に両眼の変性が認められることが多い．全視野ERGにて錐体系の反応が減弱していた場合は，錐体ジストロフィと診断される．錐体系のERGに加えて杆体系のERGも減弱している場合は錐体-杆体ジストロフィとなる．

杆体1色覚：常染色体劣性遺伝性の錐体機能が消失している疾患で，生後すぐから眼振が生じ，視力は0.1に満たないことが多い．ERGは錐体系の反応であるフリッカ応答と錐体応答は消失しているが，杆体系のERGはほぼ正常である．

網膜電図が診断に役立つ疾患（5）双極細胞レベルでの機能低下した疾患

完全型停在性夜盲，不全型停在性夜盲，先天網膜分離などが当て

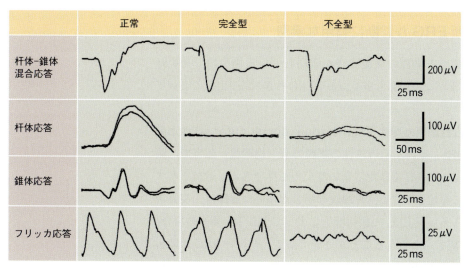

図6 完全型と不全型の停在性夜盲のISCEVのプロトコールに準拠した全視野ERG
杆体-錐体混合応答では両者とも陰性型の波形を示すが，不全型では杆体応答が残り，完全型では錐体系の反応がよい．
(Miyake Y, et al：Congenital stationary night blindness with negative electroretinogram. A new classification. Arch Ophthalmol 1986；104：1013-1020.)

はまる．これらの疾患は，暗順応下のフラッシュ刺激で陰性型のERGを示す．

完全型停在性夜盲：on型双極細胞の機能欠損による疾患で，小児からの視力不良や眼振によって眼科受診することが多い．X連鎖劣性遺伝形式のものが多く（原因遺伝子はNYX），夜盲があり，高度近視を伴うことが多い．ERGは杆体反応がなく，杆体-錐体混合応答で陰性型を示す．錐体系の反応はoff型双極細胞の機能が残っていることにより，振幅が保たれる（図6）．

不全型停在性夜盲：視細胞と双極細胞（on型off型含む）のシナプス機能不全と考えられている．これもX連鎖劣性遺伝形式のものが多い（原因遺伝子はCACNA1F）．小児からの視力不良で受診する患者が多いが，夜盲はほとんどなく眼底は正常である．視細胞の機能の異常はなく，杆体-錐体混合応答は陰性型を示す．双極細胞の機能は一部残っているため，ERGの振幅は小さくなるが消失はしない．錐体系の反応が小さいのが特徴である（図6）．

先天網膜分離：黄斑に車軸状の変化や周辺部の網膜分離がみられ，OCTで確認できることが多い．X連鎖劣性の遺伝形式をとり，原因遺伝子はRS1である．杆体-錐体混合応答は網膜中内層機能の障害のため陰性型となる．

(多) 局所 ERG が診断に有用な疾患

　眼底が正常で，網膜の機能障害が限局している場合は，全視野 ERG では異常がない場合も多く，局所 ERG や多局所 ERG によって診断される．

急性帯状潜在性網膜外層症（acute zonal occult outer retinopathy；AZOOR）：原因不明の急性の網膜外層（視細胞）障害で，眼底所見にほとんど異常をきたさない疾患の総称である．近視を有する若年女性に発症しやすく，片眼性の場合が多い．診断は，視野異常に一致する多局所 ERG の振幅低下によってされる．多くの場合，OCT などで異常をとらえることが可能である．全視野 ERG は障害の範囲が広いと振幅の低下がみられる．

オカルト黄斑ジストロフィ：眼底正常，全視野 ERG が正常，蛍光眼底造影でも異常がみられず，黄斑部局所 ERG や多局所 ERG の異常により診断される遺伝性の黄斑ジストロフィである．原因遺伝子のひとつとして *RP1L1* 遺伝子が同定されている．最近では OCT の解像度が上昇し，ほとんどの症例で，錐体視細胞外節先端部（interdigitation zone）や ellipsoid zone に異常がみられる．

カコモン読解　第 18 回　一般問題 16

疾患と ERG 所見の組合せで正しいのはどれか．3 つ選べ．
a Stargardt-黄色斑眼底群――――早期から平坦化
b 網膜中心動脈閉塞症――――陰性型
c 若年網膜分離症――――a 波の減弱
d 糖尿病網膜症――――早期から律動様小波の減弱
e 小口病――――b 波の減弱

解説　**a. Stargardt-黄色斑眼底群**：常染色体劣性遺伝を示す黄斑ジストロフィであり，*ABCA4* 遺伝子の異常が原因である．早期には黄斑変性＋フレックが主の所見となる．視細胞外節内にリポフスチンの主な成分である A2E が網膜色素上皮（retinal pigment epithelium；RPE）に蓄積し，この物質が細胞障害を引き起こすと考えられている．早期では，全視野 ERG は異常がみられないことも多い．眼底所見に加え，FA における dark choroid や眼底自発蛍光におけるフレックに一致する過蛍光も診断に有用である．
b. 網膜中心動脈閉塞症：ERG は，視細胞由来の a 波は残存する

が，双極細胞などの中内層由来のb波や律動様小波はともに減弱し，b波がa波より小さい，いわゆる陰性型の波形がみられることもある．

c．**若年網膜分離症**：フラッシュERGは網膜中内層機能の障害のため陰性型となる．

d．**糖尿病網膜症**：糖尿病の網膜障害は網膜内層から生じ，初期には律動様小波の減弱，進行するとb波の振幅が減少する．

e．**小口病**：活性化されたロドプシンが不活化されず，一度光刺激に曝露されると長時間杆体が機能しない疾患である．そのため通常の暗順応下のフラッシュERGでは錐体のみが反応する．このような錐体しか機能しない網膜を，通常のフラッシュERGで記録すると，b波の振幅が小さくなりERGは陰性型になる．

【模範解答】 b，d，e

【カコモン読解】 第19回 一般問題43

ERGが診断に有用なのはどれか．2つ選べ．
a Coats病　　b Stargardt病　　c 若年網膜分離症
d 無色素網膜色素変性　　e 卵黄状黄斑ジストロフィ

【解説】 a．**Coats病**：主に小児に発症する血管異常をきたす疾患．ERGは障害範囲により振幅が決まる．広範囲の滲出性網膜剥離を伴う場合ERGの振幅が減弱するが，診断に有用ではない．

b．**Stargardt病**：全視野ERGの所見は，初期には異常がみられないことも多いが，晩期には網膜色素変性のような著明な減弱を示すこともあるため，ERGは診断に有用ではない．

c．**若年網膜分離症**：暗順応下のフラッシュERGは網膜中層機能の障害のため陰性型となり，診断に有用である．

d．**無色素網膜色素変性**：網膜色素変性の眼底所見のなかで骨小体様色素沈着の所見を欠くものを無色素網膜色素変性と呼ぶ．遺伝形式はさまざまであり，網膜色素変性の初期で，色素沈着が顕著でないものをさすこともある．ERGは網膜色素変性同様に振幅の著しい低下がみられるため，ERGが診断に有効である．

e．**卵黄状黄斑ジストロフィ**：別名Best病とも呼ばれる．原因遺伝子は*Best1*とされている．網膜色素上皮のClチャネルに密接に関与しているベストロフィン蛋白質の異常により，網膜色素上皮の機能異常が生じ，リポフスチンが卵黄状に黄斑に蓄積する．EOGが診断

に有用であり，全視野 ERG は基本的に異常をきたさない．

模範解答 c, d

カコモン読解 第21回 臨床実地問題22

78歳の男性．起床時に右眼が見えないのに気付き来院した．視力は右手動弁（矯正不能），左1.0（矯正不能）．前眼部および中間透光体には軽度の白内障以外に異常を認めない．右眼眼底写真を図Aに示す．右眼から記録される ERG は図Bのどれか．

a ⓐ　　b ⓑ　　c ⓒ　　d ⓓ　　e ⓔ

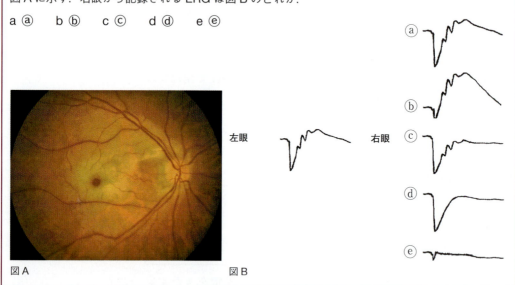

図A　　　　図B

解説 診断は，眼底所見と病歴より網膜中心動脈閉塞症と考えられる．ERG は，視細胞由来のa波は残存するが，双極細胞やアマクリン細胞などの中内層由来のb波や律動様小波は減弱し，潜時が遅れることが多い．

模範解答 d

カコモン読解 第21回 臨床実地問題24

22歳の女性．左眼に残像が見えるのを自覚して来院した．視力は右0.03（1.2×-8.50D），左0.02（1.2×-8.50D）．左眼眼底写真と視野および両眼の多局所 ERG の結果を図A，B，Cに示す．考えられるのはどれか．

a occult macular dystrophy
b 変性近視
c 球後視神経炎
d 網膜色素変性
e 急性帯状潜在性網膜外層症（AZOOR）

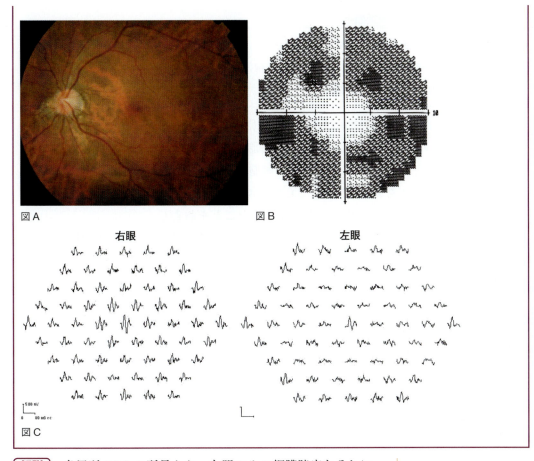

図A 図B

右眼 左眼

図C

解説 多局所ERGの所見から，左眼のみの網膜障害とそれに一致する視野障害の感度低下がみられる．眼底所見は，網膜機能異常をきたすような所見はみられない．

急性帯状潜在性網膜外層症（AZOOR）は，近視を有する若年女性に発症しやすいとされ片眼性の場合が多い．診断は，視野異常に一致する多局所ERGの振幅低下によって診断される．

occult macular dystrophyは遺伝性で両眼性のため，この疾患には当てはまらない．

変性近視は，高度近視による網脈絡膜の萎縮による視機能障害．眼底所見に近視様の変化はあるが，変性近視ではない．

球後視神経炎などの視神経障害では，多局所ERGの振幅は低下しない．

網膜色素変性は通常両眼性であり，眼底に網膜血管の狭細化がみられるため，眼底所見，多局所ERGの所見とも該当しない．

模範解答 e

> **カコモン読解** 第22回 一般問題9
>
> ERG b 波の発生に関与するのはどれか．2つ選べ．
> a 双極細胞　　b 神経節細胞　　c アマクリン細胞
> d 網膜色素上皮細胞　　e Müller 細胞

解説　b 波の起源は主に双極細胞で，Müller 細胞が多少関与していると考えられている．1980 年代には Müller 細胞が b 波の起源として考えられていたが，Kofuji らが，Müller 細胞の主なカリウムチャネルである Kir 4.1 をノックアウトしたマウスを作成し，ERG を記録すると b 波に大きな変化はみられなかったことを報告した[1]．このことから，現在では Müller 細胞は b 波に大きな影響は与えてないと考えられている．一方，on 型双極細胞の機能を薬物によってブロックした場合や，ノックアウトマウスにより on 型双極細胞の機能を喪失させると b 波の振幅が著しく減弱することから on 型双極細胞が ERG の b 波の主な起源と考えられている．神経節細胞の電位は，通常の ERG の波形には影響しない．

文献は p.424 参照．

模範解答　a, e（ただし，双極細胞が主である．）

> **カコモン読解** 第22回 一般問題37
>
> 多局所 ERG が診断に有用なのはどれか．
> a 白点状網膜症　　b 錐体ジストロフィ
> c 卵黄状黄斑ジストロフィ　　d オカルト黄斑ジストロフィ
> e Stargardt-黄色斑眼底

解説　眼底所見や全視野 ERG では診断が難しく，多局所網膜電図の異常により診断できる疾患はオカルト黄斑ジストロフィである．

模範解答　d

> **カコモン読解** 第22回 臨床実地問題19
>
> 20 歳の男性．小児期からの視力低下の精査を希望して来院した．視力は右 0.2（0.5×−9.00 D），左 0.2（0.6×−10.00 D）．右眼眼底写真と ERG の結果を図 A，B に示す．考えられるのはどれか．
> a 先天停在性夜盲　　b 若年網膜分離症　　c 錐体ジストロフィ　　d Goldmann-Favre 病
> e Stargardt-黄色斑眼底

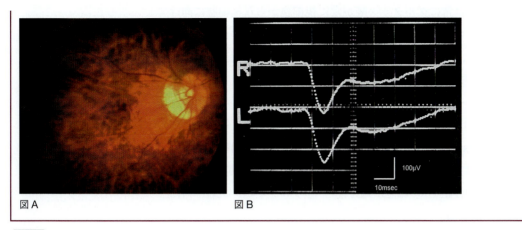

図A　　　　　　　　　図B

解説　眼底写真は近視性の変化を示し，ERG は b 波が a 波より小さい陰性型である．

　ERG が陰性型になるものは先天停在性夜盲と若年網膜分離症．若年網膜分離症は近視よりも遠視よりのことが多く，眼底所見で車軸様の変化をきたすことが多いため，この症例は近視をきたす先天停在性夜盲（完全型）が最も考えられる．

　錐体ジストロフィは黄斑に変性所見を認めることが多く，フラッシュ ERG は正常か，ある程度の振幅の減弱を認め，錐体 ERG の振幅が低下する．フラッシュ ERG が陰性型になることはない．

　Goldmann-Favre 病は，現在，青錐体過剰症候群（enhanced S-cone syndrome）とほぼ同義と考えられている．眼底所見は，黄斑に色素沈着を認め黄斑浮腫を認めることが多い．ERG は青錐体による反応のため，潜時の遅い b 波がみられる．これも陰性型にはならない．

　Stargardt-黄色斑眼底の特徴的な所見は黄斑変性＋フレックである．変性の目立たない初期には全視野 ERG が正常であることが多く，陰性型にはならない．

模範解答　a

カコモン読解　第 23 回　一般問題 14

杆体の光刺激に対する反応で正しいのはどれか．
a 暗電流が遮断される．　　b cGMP が合成される．　　c Na^+ チャンネルが開く．
d スパイク電位が発生する．　　e グルタミン酸を放出する．

解説　杆体は，暗所で暗電流が流れている．暗電流とは，光刺激がない状態で，視細胞外にて視細胞内節側から外節側へ電流が流れている状態のことである．このとき，視細胞は脱分極状態にある．

この状態では常にグルタミン酸が常に視細胞から双極細胞に向けて放出されている．スパイク電流は，神経節細胞やアマクリン細胞で主に発生し，杆体の反応では起こらない．以下に光刺激による杆体（外節細胞内）の反応を示す．
①光刺激→②ロドプシンの光受容→③ロドプシンが光学異性体に変異→④外節円板内のG蛋白活性化→⑤同じく外節円板内のPDE（phosphodiesterase）活性化→⑥cGMPが分解→⑦cGMPの減少によるNa⁺チャネルの閉鎖→⑧細胞内の電位陰性化→⑨暗電流の停止→⑩細胞が過分極→⑪グルタミン酸の放出の停止．

模範解答 a

カコモン読解 第 23 回 臨床実地問題 23

61歳の女性．両眼の視力低下を訴えて来院した．視力は両眼ともに0.2（矯正不能）．両眼の眼底写真と黄斑部 OCT および多局所 ERG の結果を図 A，B，C に示す．考えられるのはどれか．
a 球後視神経炎　　b 網膜色素変性　　c 加齢黄斑変性
d オカルト黄斑ジストロフィ　　e 急性帯状潜在性網膜外層症（AZOOR）

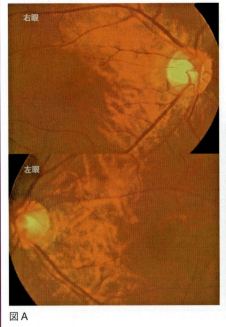

図 A

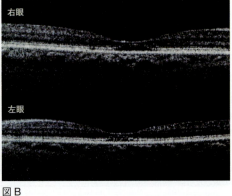

図 B

図 C

解説 眼底はほぼ正常，OCTにて中心窩のIS/OSの途絶がみられる．多局所ERGでは両眼中心部の振幅低下がみられる．両眼性の眼底に異常のみられない網膜疾患であり，オカルト黄斑ジストロフィと考えられる．

模範解答 d

カコモン読解 第24回 一般問題11

長時間の暗順応でb波が回復するのはどれか．
a Stargardt-黄色斑眼底　　b Usher症候群　　c 白点状眼底
d 網膜色素変性　　e 家族性滲出性硝子体網膜症

解説 長時間の暗順応でb波が回復する疾患はvisual cycleの遅延が生じる疾患である白点状眼底やビタミンA欠乏症，またphototransductionの異常による小口病が挙げられる．

白点状眼底は，ERGが特徴的で，20分の暗順応では暗順応下のフラッシュERGのa波，b波の振幅低下があるが，3時間暗順応させるとa波，b波ともに回復する．

Stargardt-黄色斑眼底，Usher症候群（網膜色素変性＋難聴），網膜色素変性は視細胞の変性疾患でERGのb波は暗順応により回復しない．家族性滲出性硝子体網膜症は網膜剥離による網膜障害でERGが悪くなることはあるが，ERGに直接異常をきたす疾患ではない．

模範解答 c

カコモン読解 第24回 臨床実地問題27

6歳の女児．生後から明るい場所でまぶしがる症状と眼振がある．視力は両眼ともに0.05（矯正不能）．ERGの結果を図に示す．診断はどれか．
a 網膜色素変性　　b 錐体ジストロフィ　　c 杆体1色覚（全色盲）
d オカルト黄斑ジストロフィ　　e Stargardt-黄色斑眼底

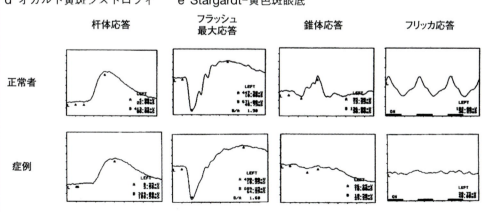

[解説] 杆体応答，フラッシュ最大応答は正常だが，錐体応答とフリッカ応答が消失していることから，錐体機能がほぼ完全に障害されている．生後よりまぶしがることから，進行性の錐体ジストロフィよりは，杆体1色覚と考える．

[模範解答] c

カコモン読解　第26回 一般問題13

ERGで正しいのはどれか．2つ選べ．
a　先天停在性夜盲では陰性型の波形になる．
b　錐体ジストロフィではフリッカERGが減弱する．
c　糖尿病網膜症では初期からa波に異常がみられる．
d　シリコーンオイル注入眼でも網膜機能を評価できる．
e　レーザー光凝固を広範囲に行っても振幅は低下しない．

[解説] 先天停在性夜盲は双極細胞の機能障害であり，視細胞由来のa波は正常でb波の振幅が減弱するため陰性型となる．

　フリッカERGは30 Hzの光刺激により記録するERGであり，このような高頻度の光刺激に杆体は反応できず，錐体のみの反応が得られる．したがって，錐体ジストロフィではフリッカERGが減弱する．

　糖尿病網膜症では網膜の内層から障害が進むため，初期には律動様小波の消失，続いてb波の減弱が起こる．

　シリコーンオイル眼では，網膜の電位の角膜への伝わりかたがシリコーンオイルの量などに左右されERGが変化するため評価ができない．

　レーザー光凝固を広範囲に行うと，網膜の視細胞が障害されるためa波の減弱と，それに伴いb波も減弱する．

[模範解答] a, b

（上野真治）

網膜の血管と血流

　糖尿病網膜症や網膜静脈閉塞症をはじめ，網膜血管の異常が病態に寄与する眼疾患が数多く存在するため，眼科医は日常診療や健康診断などで眼底検査をする際に必ず網膜血管を観察している．網膜血管の主な働きは，網膜組織に適切な血流を供給し，網膜組織の代謝活動を維持することにあるが，この網膜血管が普段どういった働きをして，網膜機能の恒常性の維持に寄与しているのかを考えることは，それら眼疾患の病態を理解するうえで非常に重要である．

網膜血管の解剖

　内頸動脈の第1分枝である眼動脈から分岐した網膜中心動脈から眼球全体の血流の約20％程度が網膜と視神経に供給され，網膜全体に複雑かつ精巧に張り巡らされた毛細血管網を経由して，最終的には網膜中心静脈に灌流される．視神経乳頭を出た網膜中心動脈は，主に上・下・鼻側・耳側の4象限に分岐する（図1）．一般的に，視神経乳頭上では，網膜静脈が動脈より鼻側にあることが多いとされる．黄斑部には視神経乳頭から直接細い細動脈と細静脈が走行することが多いが，ヒト眼では約25％で毛様動脈が直接黄斑部の血流を支配するとされる．網膜血管系の最大の特徴は，細動脈は毛細血管を経て，伴走する細静脈に灌流する，いわゆる最終動脈系である

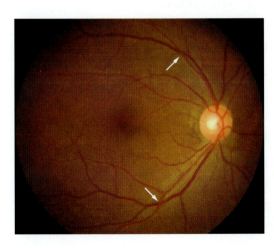

図1　健常成人の眼底写真（右眼）
矢印は動静脈交叉部で，網膜静脈分枝閉塞症の好発部位となる．

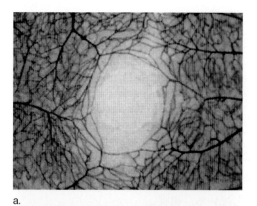
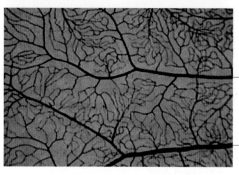

図2 若年成人の網膜血管の病理組織標本
a. 黄斑部．FAZ が認められる．
b. 周辺部網膜．網膜動脈の周囲には capillary free zone が認められる．
FAZ：foveal avascular zone（中心無血管領域）
(Schmetter L, et al, editors：Ocular Blood Flow. Heidelberg：Springer；2012. p.18.)

こととされる．動脈と静脈の交叉現象は数多く認められるが，多くは静脈の上を動脈が走行する．なお，この動静脈交叉部は，網膜静脈分枝閉塞症の好発部位であることは広く知られている．

網膜細動脈は視神経乳頭近傍で直径 $100\mu m$ の太さであり，内弾性板を有さず，5〜7層の血管平滑筋を有している．その後，分岐を繰り返しながら，赤道部では平滑筋層は2〜3層にまで減少するとされる．一方，網膜細静脈は視神経乳頭近傍では直径およそ $200\mu m$ で，広くペリサイト（壁細胞）が覆っている．網膜毛細血管の血管径はおよそ $3.5〜6\mu m$ で，網膜ではペリサイトと血管内皮細胞の割合が1：1とされ，非常に多くのペリサイトを有する器官である．網膜毛細血管は唯一中心窩には存在せず，中心無血管領域（foveal avascular zone；FAZ）と呼ばれる．FAZ は健常人では直径 $400〜500\mu m$ とされるが，この FAZ の拡大は視力予後に大きな影響を及ぼすことも知られている．また，動脈の周囲には毛細血管のない領域（capillary free zone）が存在する（図2）．

網膜血管系は，網膜の内層のみを支配し，視細胞層を含む網膜外層は脈絡膜血管に支配されており，網膜血流が低下しても網膜外層にはほとんど影響を及ぼさない．そのため，網膜内酸素分圧は，網

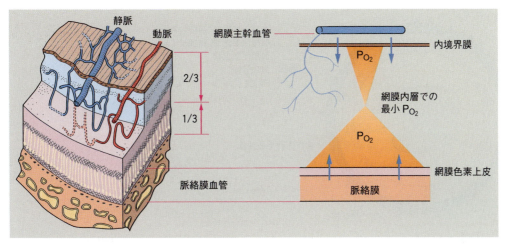

図3 網膜の血流支配と網膜組織分圧勾配
網膜内層2/3は網膜血管系,外層1/3は脈絡膜血管系によって支配されており,移行部で最も組織酸素分圧が低くなる.

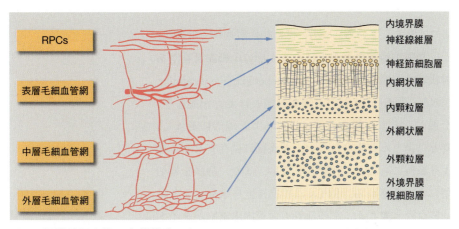

図4 網膜毛細血管の立体構造のシェーマ
網膜細動脈からRPCsならびに表層・中層・外層毛細血管に栄養されている.
RPCs:radial peripapillary capillaries(放射状乳頭周囲毛細血管)
(中尾新太郎ら:網膜血管の発生と構造. 白神史雄編. 専門医のための眼科診療クオリファイ 8 網膜血管障害. 東京:中山書店;2011. p.4. 図3.)

膜内層外層移行部で最も低くなると考えられる(**図3**).網膜内にはさらに(表層,中層,外層の)毛細血管網が張り巡らされ(**図4**),一本の網膜細動脈が支配領域にある毛細血管網の血流をすべて供給している.一般に,表層毛細血管は視神経節細胞層を,中層と外層はそれぞれ内外網状層において内顆粒層をはさみこむように内境界面と外境界面に存在する.前述の動静脈交叉部ではこれは例外で,深層を走る静脈は外顆粒層に達することもあるとされる.これは最近のOCTを用いたヒト眼での検討でも明らかになっている[1].この網膜毛細血管の重複構造は,網膜が薄くなり酸素需要も少なくなる

文献はp.424参照.

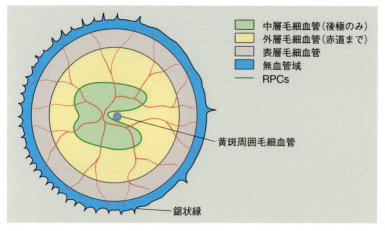

図5　RPCsのシェーマ
網膜における最表面の毛細血管網であり，黄斑部を囲むように馬蹄形をしている．
RPCs：radial peripapillary capillaries（放射状乳頭周囲毛細血管）
（桜庭知己：網膜血管の構造．眼科学プラクティス6 眼科臨床に必要な解剖生理．東京：文光堂；2005．p.209．図6．）

ため，最周辺部では消失している．一方，視神経乳頭近傍では逆に，網膜は最も厚く，網膜神経線維層の上にもう1層の毛細血管網がある．これが放射状乳頭周囲毛細血管網（radial peripapillary capillaries；RPCs）である（図5）．ほかの毛細血管網とは走行が異なり，網膜動脈から分岐し，上下耳側大血管に併走して直線的に走行し，ほかの毛細血管とはほとんど吻合しない．黄斑部には存在せず，また視神経乳頭より鼻側にもほとんど存在しない．また，静脈を横切るが動脈は横切らないとされる．RPCsは網膜神経を栄養すると考えられている．脳血管と同じく，網膜血管も血管内皮細胞がタイトジャンクションで結合し，大きな分子の透過が制限されており，血液網膜柵（blood-retinal barrier；BRB）が形成されている．血管をとり巻くアストロサイトと血管内皮のいずれの機能異常によっても容易にこのBRBの機能は低下すると考えられ，糖尿病黄斑浮腫などの病態に深くかかわっていると考えられる．

網膜血管の機能

網膜血管は生理学的にも細動脈・細静脈に分類される．細動脈は厚い平滑筋層を有しており別名，抵抗血管といわれ，全身血圧を規定する因子である末梢血管抵抗の大部分をつかさどる重要な器官である．いいかえると，細動脈の血管緊張の程度により全身血圧は変動し，組織への血液供給が決定する．このため，この部位の調節機構は非常に重要である．網膜血管は，糖尿病網膜症や網膜動脈・静

脈閉塞症，さらに網膜細動脈瘤など網膜疾患の病態の主座であるとともに，生体内で唯一非侵襲的に観察可能な細動脈であり，古くから動脈硬化の評価などにも用いられてきた．

一方，さらに末梢の毛細血管は，血液と周囲組織や細胞との間で物質交換が行われる重要な部位である．網膜毛細血管は無窓性毛細血管であり，血管内皮細胞はタイトジャンクションで接着し，物質の能動輸送を行うことで，網膜組織内への物質移行を選択的に行っている．また，糖尿病状態では毛細血管レベルでの病変から異常が始まるとされているため，網膜大血管のみならず毛細血管レベルの循環動態を把握することは，糖尿病網膜症や網膜静脈分枝閉塞症など網膜循環障害が関与する眼疾患の病態を考えるうえで重要である．

網膜循環動態の測定

網膜循環動態を評価するうえで最も広く用いられているのは，蛍光眼底造影検査である．1961年に開発されて以来[2]，現在でも網膜疾患の診断に必要不可欠な検査であることは論を待たない．蛍光眼底造影の読影法についてはここでは省略するが，この方法は造影剤を用いる侵襲的検査のため，悪心や皮疹，重篤な場合にはアナフィラキシーショックなどの副作用が起こることがあり，まれではあるが死亡例も報告されている．さらに，腎機能低下など全身状態不良例では施行できない場合もあり，造影剤を使わない非侵襲的な眼循環測定法として，これまでいくつかの測定機器・原理が開発されてきた．

非侵襲的血流測定法として世界で初めて開発されたのがレーザードップラ速度計（laser Doppler velocimeter；LDV）である．直径100～200 μm の網膜血管（第1分岐～第2分岐）にレーザー光を照射すると，血管内を移動する赤血球の移動速度に応じてドップラシフトが増加する．この変化を2方向からとらえることで，網膜血管内を流れる赤血球の移動速度（血流速度）の絶対値測定が可能である．いくつかの改良を重ねてつくられたLDV装置は，血流測定と同時にとり込んだ血管像のプロファイルから血管径を同時に測定でき，血流速度（mm/sec）と血管径（μm）の値から，循環動態を評価するうえで最も重要な網膜血流量の"絶対値"（μL/min）を測定できる[3]．このLDVはわが国（キヤノン社）で開発・販売されていたが，残念ながら現在製造中止になっており，入手が困難である．網膜血管内血流測定法として，こちらもわが国で開発されたレー

ザースペックルフローグラフィー（laser speckle flowgraphy；LSFG）が相対値ではあるものの網膜血管内血流を評価できると報告されており[4]，今後のさらなる発展が期待される．一方，最近になって光干渉断層計（optical coherence tomography；OCT）の原理を応用したドップラ OCT による網膜血流測定法の開発が進められている．Huang らのグループは，視神経乳頭を中心として二つの円を描くようにスキャンを行い，視神経乳頭から出た直後の網膜動脈・静脈の血流速度の絶対値を測定する方法を考案した[5]．血流速度測定と同時に血管径の測定を行うことにより，LDV と同様に血管径と血流速度から血流量の絶対値を算出できる．この方法の利点としては，視神経乳頭近傍のある太さ以上の血管はすべてとらえることができるため，上・下・鼻側・耳側すべての象限における血流量の総和（総網膜血流量）を測定することができる．しかし，基本的には速い速度には対応が困難なため，網膜静脈の血流しか測定できず，さらに測定および結果の解析に時間が掛かり，日常臨床で使えるレベルには達していない．現在，筆者らも含めいくつかのグループがドップラ OCT の開発にとり組んでおり，近い将来このドップラ OCT が臨床で広く用いられるようになれば，網膜循環動態の把握のみならず OCT 画像から得られる形態学的所見と比較検討することができ，眼循環研究のさらなる飛躍が期待される．

　さらに最近では，OCT 信号の位相変化や強度変化をもとに，血流の 3 次元画像を表示する OCT angiography が考案され，網膜微小血管構造の画像化が可能となった．すでにわが国でも市販化されている AngioVue™（Optovue）は，網膜の同一断面での複数枚の B スキャン画像を取得し，シグナル強度の変化量を運動対比として画像化することにより，動いている部分（すなわち血流）を可視化することが可能で，造影剤を用いずにフルオレセイン蛍光眼底造影（fluorescein angiography；FA）画像に類似した画像を取得できる．さらに，OCT angiography では任意の層の血流の様子を 3 次元的に分離して表示できる．従来の蛍光眼底造影検査では，特に深層毛細血管網や choriocapillaris は，ほかの層の血管網との重なりのため評価が困難であったが，AngioVue™ の黄斑部 angioflow 画像では，自動セグメンテーションにより，表層毛細血管網（superficial），深層毛細血管網（deep），網膜外層（outer retina），脈絡膜層（choroid capillary）が分けて表示され，乳頭周囲の最表層では前述の放射状乳頭周囲毛細血管（radial peripapillary capillaries；RPCs）が描出で

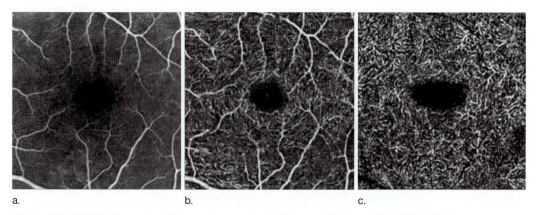

a.   b.   c.

図6 蛍光眼底造影 (a) と OCT angiography 表層 (b), 深層 (c) 造影所見の比較
(Spaide RF, et al：Retinal vascular layers imaged by fluorescein angiography and optical coherence tomography angiography. JAMA Ophthalmology 2015；133：45-50.)

きる（図6）[6]．筆者らもこの OCT angiography を用いて糖尿病網膜症患者において網膜毛細血管瘤・無灌流領域・新生血管を観察できることを報告しており，今後 OCT angiography の普及と日常臨床への応用が飛躍的に進むと期待される．

網膜血流と眼疾患（糖尿病網膜症における網膜循環動態の解析）

網膜循環障害が，その病態に深くかかわっている糖尿病網膜症を例にとり，網膜循環測定の臨床的意義について考える．糖尿病網膜症の病期と眼循環との関連については，これまでに主に1型糖尿病患者での報告がなされている．しかし，LDVを用いて網膜循環動態を評価しているにもかかわらず，網膜症早期には網膜血流が増加するという報告[7]と，逆に低下するという報告[8]があり，結果が一致していない．同じく1型糖尿病患者を経過観察した研究では，糖尿病発症早期には網膜血流量は減少するが，その後増加に転じるという2相性の変化も報告されており[9]，糖尿病における網膜血流の変化は複雑である．筆者らは2型糖尿病患者を対象とした網膜循環動態の解析を行い，網膜症のない病期ですでに網膜血流は低下し，単純網膜症でも血流は低下したままであることを明らかにした[10]．これらの結果から，糖尿病患者では，通常の眼科検査では異常を検出できない極早期から網膜循環が障害されていることが明らかとなった．また，このデータのサブ解析の結果から，血清クレアチニン高値が網膜血流低下の危険因子であることが明らかとなり，2型糖尿病患者の網膜血流低下には腎機能との関連が示唆された．そこで筆者らはこの腎機能と網膜循環との関連に着目し，さらなる臨床研究

を行った．対象は，網膜症を有さない，あるいは軽度の網膜症を有する2型糖尿病患者169人である．LDVを用いて，網膜血管径・血流速度・血流量を測定した．さらに，血清クレアチニン値と年齢から算出される推定糸球体濾過量（estimated glomerular filtration rate；eGFR）に基づき，CKD（chronic kidney disease）分類を行って，腎機能を評価した．その結果，CKD分類Stage 3の糖尿病患者では，CKDを有さない糖尿病患者よりも網膜血管径と血流速度が有意に低値であった[11]．これより，腎機能が低下した患者では網膜細動脈の収縮により網膜血流量がさらに低下する可能性が示唆された．腎血管における内皮機能障害がアルブミン尿や糸球体濾過量の低下に関与すると考えると，微小血管障害が網膜症・腎症の発症早期の共通した危険因子であると考えられる．

まとめ

網膜が本来の生理的機能を果たすためには，その需要を満たすだけの血流を安定して供給する必要があり，その異常は網膜機能障害に直結する．網膜循環動態を評価することは，病態を正しく把握するとともに，循環改善を介した新しい治療法の開発にも役立つと考えられる．そういった観点から，現在めざましい発展を遂げているOCT技術を応用した非侵襲的網膜循環評価法（ドップラOCTとOCT angiography）は，解決すべき問題点があるものの，眼科診療を変革する可能性を有しており，今後の発展に大いに期待したい．

カコモン読解 第20回 一般問題12

網膜中心動脈閉塞で最も障害される部位はどれか．
 a 内網状層　　b 外顆粒層　　c 内顆粒層　　d 視細胞層
 e 網膜色素上皮層

解説　網膜血管系は，網膜の内層のみを支配し，視細胞層を含む網膜外層は脈絡膜血管に支配されており，網膜血流が低下しても網膜外層には，ほとんど影響を及ぼさない．そのため，網膜内酸素分圧は網膜内層外層移行部すなわち内顆粒層で最も低くなると考えられる．

模範解答　c

> **カコモン読解** 第23回 一般問題1
>
> 正しいのはどれか．2つ選べ．
> a 眼動脈の一部は顔面の血管枝と吻合する．
> b 短後毛様動脈は1眼につき15〜20本存在する．
> c 前毛様動脈は強膜を貫いた後で大虹彩動脈輪となる．
> d 長後毛様動脈は視神経周囲でZinn-Haller動脈輪を形成する．
> e 網膜中心動脈は眼球の後方30mm付近から視神経の中に入る．

【解説】　大虹彩動脈輪：前毛様動脈は毛様体の前部で長後毛様動脈と吻合して，虹彩根部で大虹彩動脈輪を形成する．
Zinn-Haller動脈輪：強膜内で視神経乳頭をとり巻くように走行する短後毛様動脈の分枝．
　網膜中心動脈は眼球の後方10mm付近から視神経乳頭に入る．

【模範解答】　a, b

（長岡泰司）

血液網膜関門

血液眼関門の意義

　血液組織関門は，循環血液中から組織への物質透過を制限する生体の恒常性維持機構である．脳内では，血液脳関門（blood-brain barrier；BBB）が脳への薬物移送を制御しているのと同様に，眼球にも同様に血液眼関門（blood-ocular barrier；BOB）が存在し，薬物の選択的透過が行われ，眼球内の恒常性を維持している．BOBは，房水と眼組織の間で物質の出入りを制御している血液房水関門（blood-aqueous barrier；BAB）と，硝子体と網膜の間で物質の出入りを制御している血液網膜関門（blood-retinal barrier；BRB）からなる．BRBは，網膜血管内皮細胞で構成される内側血液網膜関門（inner blood-retinal barrier；inner BRB）と網膜色素上皮で構成される外側血液網膜関門（outer blood-retinal barrier；outer BRB）に分かれる（表1）．本項では，BRBについての基本的事項について述べる．

歴史的背景

　BBBの概念は，1913年にGoldmannらが，トリパンブルーを静脈内に投与しても全身組織は青く染まるにもかかわらず脳が染色されないことを報告したことから提唱された．Schnaudigerらは，網膜も染色されないことを発見し，その後にAshtonとCunha-Vatsは，ヒスタミンの眼内血管に対する効果を検討し，網膜血管はほかの眼組織に分布している血管と異なり，ヒスタミンを投与してもそ

表1　血液眼関門（BOB）の構成

血液眼関門 (blood-ocular barrier；BOB)	血液房水関門 (blood-aqueous barrier；BAB)	
	血液網膜関門 (blood-retinal barrier；BRB)	内側血液網膜関門（inner BRB）：網膜血管内皮細胞同士の密着結合
		外側血液網膜関門（outer BRB）：網膜色素上皮細胞同士の密着結合

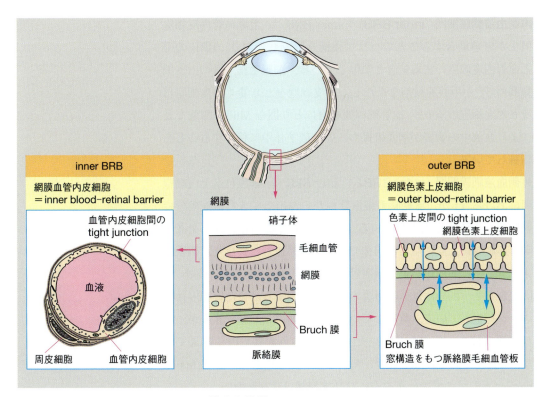

図1 inner BRB と outer BRB の構造的特徴
毛細血管内皮細胞と上皮細胞の2種類のバリア機構が存在し，inner BRB は，毛細血管内皮細胞同士が密着結合することでバリア機構を形成し，outer BRB は，網膜色素上皮細胞間における tight junction（TJ）が，脈絡膜毛細血管板から漏出してきた血液成分の網膜側への流入を阻止している．
BRB：blood-retinal barrier（血液網膜関門）

の透過性が変化しないことを報告した．Cunha-Vats と Maurrice は，ウサギの網膜血管において，血液中の物質が硝子体腔へ移動することを阻止する関門機構が存在し，網膜血管内皮のタイトジャンクション（tight junction；TJ）が各種物質の移動を制限していること，また硝子体腔の物質を眼外へ排出させる能動輸送機能が存在することを報告した[1]．以上のような歴史的背景をたどって，BRB の概念が提唱されてきた．

文献は p.425 参照.

解剖学的特徴（図1）

脳と網膜には毛細血管内皮細胞と上皮細胞の2種類のバリア機構が存在し，機能的にも類似している．バリアの堅固性は，脳＞網膜＞房水の順である．これはバリアを形成する各組織での内皮細胞の形態学的違いによるもので[2]，Toda らは，BBB および BRB の透過性を比較し，BRB の透過性は BBB より約4倍高いことを報告している[3]．

内側血液網膜関門（inner BRB）：inner BRB は，毛細血管内皮細胞同士が密着結合することでバリア機構を形成しており，BBB の毛細血管内皮細胞の密着結合と類似している．網膜毛細血管の内皮細胞間の TJ が中心的役割を果たし，内皮細胞をとり巻く内皮細胞自身と周皮細胞の基底膜，血管壁周囲を密にとり囲む Müller 細胞などにより血液中の物質が網膜組織あるいは硝子体中に移行することを制御している．

外側血液網膜関門（outer BRB）：outer BRB は，網膜色素上皮細胞間における TJ が，脈絡膜毛細血管板から漏出してきた血液成分の網膜側への流入を阻止している．BBB における脳脊髄液と血液を隔てる脈絡叢上皮細胞間と同様である．網膜血管と異なり，網膜色素上皮近傍にある脈絡膜毛細血管板には fenestration（窓）があり，隔壁を有し，20 nm 以上の物質の移動を制限する．また管腔内はアニオン荷電していて，荷電している物質の通過は制御できるが，バリア機構はないのでフルオレセインなどの色素は自由に透過できる．基底膜である Bruch 膜は，大きな分子のみ透過させる diffusion barrier としての機能はあるが，バリア機構は存在しない．

透過性機能

一般的に，組織細胞膜透過性には二つの異なった物質輸送メカニズムが存在する．物質の脂溶性や分子量などに従った受動拡散と，それら濃度勾配に反する能動輸送である．BRB においても同様の物質輸送メカニズムが存在する．

受動拡散：物質の脂溶性，分子量，荷電性によって規定される輸送メカニズムである．輸送される物質の脂溶性が高く分子量が小さい場合は，脂質分配説に従って行われる[4]．一般的に物質の透過性は，脂溶性が高く，分子量が小さく，極性がない物質が高い．水溶性物質の透過は，毛細血管壁に存在する micropore を通じて行われる．また，実験的自己免疫ぶどう膜炎では，病変が進行するほどバリアを通過する物質の分子量が大きくなることなどが報告されている．

能動輸送：濃度勾配に逆らって網膜の物質を血液中に排出する機能である．物質のとり込みや排出を担う機能性膜蛋白は，輸送担体（トランスポーター）と総称される．薬物トランスポーターは，ATP binding cassette（ABC）トランスポーターと solute carrier（SLC）トランスポーターの二つに大別される．ABC トランスポーターは細胞内 ATP（アデノシン三リン酸；adenosine triphosphate）を加水

分解し，それにより生じるエネルギーを駆動力として細胞内の物質を細胞外に排出する役割を担っている．現在まで55遺伝子，7種のサブファミリーに分類され，代表的なものとしてP-glycoprotein（P-gp）やmultidrug resistance associated protein（MRP）がある．SLCトランスポーターは，イオン勾配，膜内外の電位差などを駆動力として物質を細胞内に輸送する膜蛋白質で，現在まで47遺伝子，360ファミリーに分類され，代表的なものとしてorganic anion transporting polypeptide（OATP）やorganic cation transporters（OCTN）がある[5]．

バリア機能の評価

蛍光眼底造影検査：蛍光眼底造影は，BRBの機能を評価する最もなじみのある検査法である．フルオレセイン色素は分子量332で約60〜80%が血漿蛋白と結合する．遊離の色素は網膜毛細血管内皮細胞や網膜色素上皮細胞のTJを通過できないことがわかっており，これに相当する分子量の比較的小さい物質に対する網膜血管および網膜色素上皮のバリア機能が評価できる．インドシアニングリーン（indocyanine green；ICG）色素は，分子量775で，血漿蛋白と98%以上結合している．遊離の色素は，フルオレセインと異なり，蛍光が弱く検出できない．励起光，蛍光が800 nm付近の近赤外光なので，網膜色素上皮のフィルタ作用の影響を受けず，蛋白と結合したICG色素に対する網膜血管および脈絡膜血管のバリア機能が評価できる．

硝子体フルオロフォトメトリー法：細隙灯顕微鏡に入射してくる蛍光を，photoelectric multiplierを用いて後部硝子体のフルオレセイン濃度として解析する方法である．血漿中の遊離フルオレセインの総量に対する比率で算出されるが，水晶体や網脈絡膜の自発蛍光や，水晶体による蛍光散乱などのアーチファクトや硝子体変性などの個体差に注意が必要である．

血液網膜関門の障害

糖尿病網膜症やぶどう膜炎では，血管内皮増殖因子（vascular endothelial growth factor；VEGF）やサイトカインによるBRBの障害が知られている．表2に障害部位別の疾患を挙げる．糖尿病網膜症では，ストレプトゾトシンを用いて糖尿病を起こしたラット網膜において，罹病期間が長いほど血管内皮増殖因子の発現が強く，

表2　血液網膜関門の障害による疾患

内側血液網膜関門（inner BRB）	外側血液網膜関門（outer BRB）
糖尿病網膜症	中心性漿液性脈絡網膜症
網膜動脈瘤	網膜色素上皮剝離
網膜静脈閉塞症	網膜下新生血管
高血圧網膜症	網膜脈絡膜炎症性疾患
ぶどう膜炎	急性後部多発性斑状色素上皮症（APMPPE）

APMPPE：acute posterior multifocal placoid pigment epitheliopathy

BRBの障害が強いことが報告されている．ぶどう膜炎などの炎症性疾患では，T細胞の浸潤によりサイトカインが放出され，TJの異常が生じることが報告されている．そのほか，黄斑浮腫におけるプロスタグランジンの関与や，網膜静脈閉塞症などの血管性病変では，初期には血管内圧の上昇により血管内皮細胞間隙からの漏出が生じ，進行すると血管内皮細胞自体が変性し，不可逆性のバリア障害となることなどが報告されている．

（戸田良太郎，河津剛一）

網膜色素上皮

網膜色素上皮の解剖

発生と基本構造：網膜色素上皮は神経外胚葉由来の眼杯外板から発生し，同じく眼杯内板から発生する感覚網膜の視細胞外節と接している．網膜色素上皮は単層立方上皮であり，視神経縁から鋸状縁まで広がっている．網膜色素上皮の頂部（感覚網膜側）には長さ5～7μmの微絨毛が存在しており，その先端は感覚網膜の最外層である視細胞外節の間に張り巡らされ，いわゆる噛み合わせ構造（interdigitation）により感覚網膜と結合している．また，網膜色素上皮の能動的イオン輸送による網膜下腔の水分の吸収も，網膜色素上皮と感覚網膜の接着に寄与している．網膜色素上皮の基底部（脈絡膜側）はBruch膜の一部を形成している（図1）．光学顕微鏡（図2），電子顕微鏡（図3）で撮影したヒト網膜色素上皮の写真を示す．

　網膜色素上皮の細胞数は成人で約500万個であり，正常状態では基本的に増殖することはない．ただし，硝子体手術や重症な眼外傷などにより損傷を受けると後述の血液網膜関門の破綻をきたし，血清成分が漏出する．血清成分に含まれるさまざまな増殖因子やトロンビンに曝露されると網膜色素上皮の増殖が始まり，網膜下や硝子

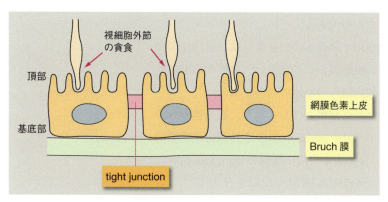

図1　網膜色素上皮の模式図
網膜色素上皮の頂部に存在する微絨毛と視細胞外節は噛み合わせ構造(interdigitation)により結合している．網膜色素上皮細胞同士は，tight junctionにより結合している．網膜色素上皮の基底部はBruch膜と接している．

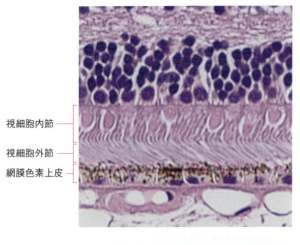

図2　光学顕微鏡により撮影した健常ヒト網膜（H-E染色）

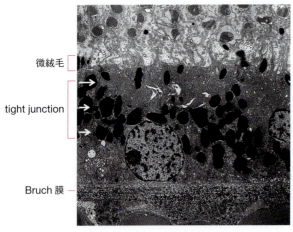

図3　電子顕微鏡により撮影した健常ヒト網膜色素上皮

体腔内に増殖膜を形成し，失明の原因となりうる増殖硝子体網膜症に至る（図4）[1]．また，網膜色素変性（retinitis pigmentosa；RP）の眼底に認められる色素沈着は，網膜色素上皮（およびマクロファージ）が感覚網膜内に遊走したものである．

血液網膜関門とtight junction：網膜への血液供給は，視細胞層や外顆粒層などの網膜外層への脈絡膜からの血流と，網膜中心動脈の分枝である網膜血管から網膜内層への血流の二つがある．

　血液網膜関門は大きく分けて2種類存在しており，脈絡膜からの血流には網膜色素上皮細胞のtight junctionによる外側血液網膜関門が，網膜血管からの血流には網膜血管内皮細胞のtight junctionによる内側血液網膜関門が，それぞれ関門の役割を果たしている（図5）．これら関門があることにより，分子量の大きな毒性物質や細菌などの外来物質の網膜内への侵入を防いでいるが，全身疾患や変性疾患，感染症などにより関門が破綻することも知られている[2,3]．

文献はp.425参照．

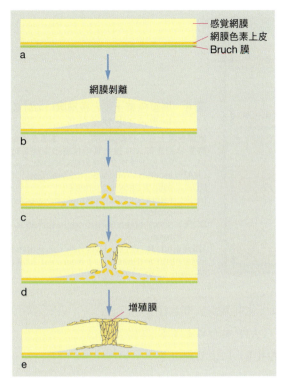

図4 増殖硝子体網膜症の発症のメカニズム
正常状態では網膜色素上皮細胞の増殖はみられないが（a），硝子体手術や外傷などで網膜剥離が起こると（b），血清成分に曝露されることで網膜色素上皮細胞の増殖が起こり（c），感覚網膜下や網膜上に移動し（d），増殖膜を形成する（e）．
(Chiba C, et al：The retinal pigment epithelium：an important player of retinal disorders and regeneration. Exp Eye Res 2014；123：107-114.)

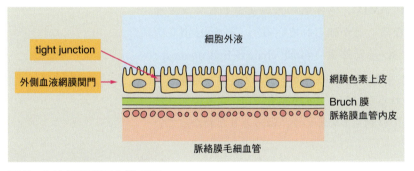

図5 血液網膜関門の模式図
脈絡膜からの血流は，外側血液網膜関門を介して網膜外層を栄養している．
(Cunha-Vaz J, et al：Blood-retinal barrier. Eur J Ophthalmol 2011；21〈Suppl 6〉：3-9.)

網膜色素上皮の機能

　網膜色素上皮の機能は，以下に示すように多岐にわたっている．
ビタミンAサイクル（レチノイドサイクル）：網膜色素上皮と視細胞において光刺激に応じて視物質の代謝と交換を行い，レチノイドサイクルを形成している（**図6**）．網膜視細胞が光を受容するとオプシンと結合していた 11-*cis* 型レチナールは全 *trans* 型レチナールに光学異性化され，ホスホジエステラーゼ（cGMP分解酵素）を活性

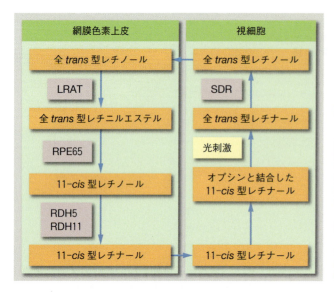

図6　網膜色素上皮と視細胞におけるレチノイドサイクル

網膜色素上皮と視細胞の間では，さまざまな酵素の働きにより視物質の代謝と交換を行い，レチノイドサイクルを形成している．
LRAT：lecithin：retinol acyltransferase
RDH：retinol dehydrogenase
RPE：retinal pigment epithelium-specific protein
SDR：short-chain dehydrogenase/reductase
(Blomhoff R, et al：Overview of retinoid metabolism and function. J Neurobiol 2006；66：606-630.)

化させる．これにより視細胞の興奮が惹起され，光刺激が伝導される．全 trans 型レチナールは視細胞外節円板からATP結合カセット輸送体（ATP-binding cassette transporter；ABCR）により排出される．ABCR遺伝子の変異はRP，加齢黄斑変性（age-related macular degeneration；AMD），若年者の黄斑変性として重要なStargardt病の原因となることが知られている[4]．全 trans 型レチナールは短鎖型脱水素/還元酵素（short-chain dehydrogenase/reductase；SDR）ファミリーにより全 trans 型レチノールに還元され，視細胞外へ輸送されるが，レチノイド結合蛋白により輸送されているのか，受動輸送で移動しているのか，はっきりとわかっていない．

　網膜色素上皮では，全 trans 型レチノールはビタミンAのトランス化酵素であるレシチン：レチノールアシルトランスフェラーゼ（lecithin：retinol acyltransferase；LRAT）により全 trans 型レチニルエステルに変換される．レチニルエステルはRPE65により11-cis 型レチノールに変換される．LRAT遺伝子やRPE65遺伝子の変異はLeber先天盲の原因となる[5,6]．11-cis 型レチノールはレチノール脱水素酵素（retinol dehydrogenase；RDH）により11-cis 型レチナールに変換され，視細胞に送られる．また，RDH遺伝子の変異は白点状網膜症の原因となる[7]．

視細胞外節の貪食：視細胞外節は内節にて生合成され，結合線毛により徐々に強膜側に移動し，最後には脱落する．それぞれの網膜色素上皮は30～50の視細胞外節と隣接しており，1日に10～15％の

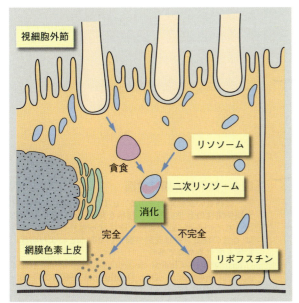

図7　網膜色素上皮による視細胞外節の貪食
視細胞外節は網膜色素上皮細胞膜上の受容体に認識された後にとり込まれ、リソソーム内の酵素により分解される．消化が不完全であった場合は、リポフスチンとして蓄積する．
(Kennedy CJ, et al：Lipofuscin of the retinal pigment epithelium：a review. Eye〈Lond〉1995；9〈Pt 6〉：763-771.)

外節が貪食され置き換えられている．脱落した視細胞外節は網膜色素上皮の細胞膜上にある CD36 受容体、受容体型チロシンキナーゼ（c-*mer* proto-oncogene tyrosine kinase；MERTK）、インテグリン受容体などにより認識され、細胞内へとり込まれる．このなかで、MERTK 遺伝子に変異がある Royal College of Surgeons ラット（RCS ラット）では視細胞外節の貪食が行われず網膜の変性をきたすことがわかっていたが、実際に一部のヒト RP 患者でも MERTK 遺伝子の変異がみつかっており、MERTK 遺伝子変異による視細胞外節の貪食障害がラットやヒトで網膜変性を起こす共通の病態となっていることが明らかになった[8]．とり込まれた外節は網膜色素上皮内で貪食胞となり、リソソーム由来の分解酵素により消化される．その際、完全に消化しきれなかった外節の残余物質がリポフスチンとなる（図7）[9]．加齢黄斑変性の初期では、加齢や光刺激により網膜色素上皮の貪食能が低下し、基底部より排出された deposit が Bruch 膜に蓄積し、ドルーゼンが形成される．ドルーゼンにマクロファージなどの炎症細胞が遊走し、炎症性サイトカインや血管内皮増殖因子（vascular endothelial growth factor；VEGF）が産生され、脈絡膜新生血管の形成に至る．

ポンプ作用： 感覚網膜では代謝の結果として多くの水分が産生され、さらに眼圧により硝子体から感覚網膜への水分の移動が促進され、これらの水分は網膜色素上皮のポンプ作用により排出されている．先述の通り、網膜色素上皮細胞は互いに tight junction により結

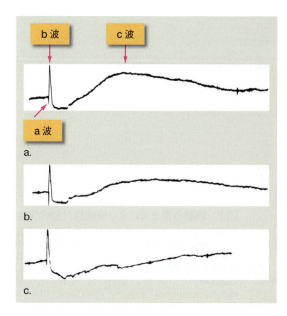

図8　健常眼の網膜電図
同一被検者の網膜電図である．a では角膜側陰性の a 波，角膜側陽性の b 波に続き，緩徐な角膜側陽性の c 波が検出されているが，c では，c 波ははっきりしない．これは，c 波の検出が眼球運動や瞬目の有無などにより容易に影響を受けるためである．
(Marmor MF：Clinical electrophysiology of the retinal pigment epithelium. Doc Ophthalmol 1991；76：301-313.)

合しており，水分は細胞間隙を移動できないため，主に網膜色素上皮の細胞膜を通じて脈絡膜側に移動する．網膜色素上皮の頂部の細胞膜に存在する Na^+/K^+-ATPase は，細胞内の Na^+ と細胞外の K^+ を交換することで，エネルギーを発生し，Na^+ の細胞内外の濃度勾配をつくる．この濃度勾配に従い，Na^+/HCO_3^- 共輸送体により HCO_3^- の，$Na^+/K^+/2Cl^-$ 共輸送体により K^+ と Cl^- の細胞内へのとり込みがそれぞれ促進される．また，基底膜側には HCO_3^-/Cl^- 交換輸送体があり，細胞内への Cl^- の取り込みを行っている．これらのイオン交換は濃度勾配のほか，浸透圧，酸塩基平衡などにより調節されている．細胞内 Cl^- 濃度の上昇により，水受容体であるアクアポリン 1 を介して網膜下腔から脈絡膜側へ水分移動が促進されると考えられているが，その詳しいメカニズムはまだ明らかになっていない[10]．

電気生理的な位置づけ：網膜色素上皮の頂部と基底部は電気的に隔絶されている．その電位差は経上皮電位（transepithelial potential；TEP）と呼ばれており，TEP はさまざまな電気刺激により変化する．健常眼の網膜電図（electroretinogram；ERG）では角膜側陰性の a 波，角膜側陽性の振幅の大きな b 波がみられ，続いて緩徐な角膜側陽性の c 波がみられる（**図8**）．網膜色素上皮は c 波の発生にかかわっている．視細胞が光刺激を受けると，上述の cGMP 分解酵素であるホスホジエステラーゼが活性化される．これにより細胞内の cGMP が分解されて濃度が減少し，cGMP 依存性の陽イオンチャネルが閉

じ，K⁺の視細胞外（主に網膜下腔）への流出が減少する．網膜下腔のK⁺の減少に伴い，網膜色素上皮の頂部は過分極を起こすが基底部の電位は変化せず，結果的にTEPが増大し角膜側を陽性とする波形になる．ただし，c波はMüller細胞の過分極による角膜側を陰性とする電位も含んでいるため，厳密には"c波＝網膜色素上皮機能"とはならない点に注意する*1．また，眼球電図（electro-oculogram；EOG）においてTEPは眼球常在電位の大部分を占めており，この電位を網膜色素上皮の機能評価に用いている[11]．

サイトカイン分泌：網膜色素上皮はさまざまなサイトカインを分泌し，網膜の恒常性の維持に貢献している．この項では臨床的に重要な色素上皮由来因子（pigment epithelium-derived factor；PEDF）とVEGFについて述べる．

PEDFはもともと網膜色素上皮の培養上清より発見された蛋白質であり，生体では網膜色素上皮の頂部から分泌される．作用としては血管新生抑制作用や神経保護作用がある．筆者らはPEDF遺伝子を搭載したウイルスベクターを先述の網膜変性モデルラットであるRCSラット網膜下に投与し，視細胞死が抑制されることを報告した[12,13]．現在，ヒトRP患者に対し，眼科領域ではわが国初となる遺伝子治療の臨床研究を行っており，効果や安全性の確認を行っていく予定となっている．

VEGFは網膜色素上皮の基底部から分泌され，胎生期の眼内の血管発育に重要な役割を果たしている．また，AMDや糖尿病網膜症，網膜静脈閉塞症などで新生血管や網膜浮腫など滲出性病変の形成にもかかわっていることはよく知られており，抗VEGF薬の硝子体内投与が標準治療として行われるようになった．現在，わが国において眼科領域で使用可能な抗VEGF薬は，ルセンティス®，アイリーア®，マクジェン®の3種類である．

> *1 網膜色素上皮由来のTEPのほうが大きいため，結果的に角膜側を陽性とする波形になる．

網膜色素上皮の分化誘導

ヒト幹細胞から網膜色素上皮への分化：近年ではES細胞やiPS細胞などの幹細胞から網膜色素上皮を分化誘導させる試みが行われ，下記条件を満たすような，形態学的・機能的に網膜色素上皮とほぼ同等の特徴を有する細胞の大量培養が可能となった[14,15]．

① 頂部，基底部の極性をもつ単層立方上皮
② tight junctionを構成する蛋白質であるZO-1の発現
③ 網膜色素上皮マーカー遺伝子（*RPE65*など）の発現

④ PEDF, VEGFを産生
⑤ マウスの眼球に移植するとレチノイドサイクルの一部として機能

　わが国でiPS細胞由来の網膜色素上皮シートを難治性のAMD患者に対し移植を行う世界初の臨床研究が実施され，今後の成果が期待される．

> **カコモン読解　第18回 一般問題9**
>
> 網膜色素上皮の機能で正しいのはどれか．3つ選べ．
> a 眼内温度を調節する．　　b 視細胞外節を貪食する．
> c 眼球常在電位を発生する．　d 網膜下腔に水を補給する．
> e ビタミンAサイクルを担う．

［解説］ a．眼内温度調節は血流が豊富な脈絡膜が担っている．よって，×．

b．網膜色素上皮は1日に視細胞外節のおよそ10％を貪食し，恒常性を保っている．よって，○．

c．眼球常在電位は網膜色素上皮由来である．よって，○．

d．陽イオン交換による能動輸送により，網膜下腔の水を吸収する．よって，×．

e．ビタミンAサイクルを担っている．よって，○．

［模範解答］ b, c, e

> **カコモン読解　第21回 臨床実地問題1**
>
> 網脈絡膜の組織像を図に示す．考えられるのはどれか．
> a 軟性白斑
> b 網膜剥離
> c 囊胞様黄斑浮腫
> d 脈絡膜新生血管
> e 硬性ドルーゼン

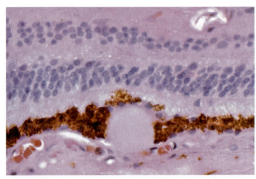

（H-E染色）

［解説］ a．軟性白斑は網膜の循環障害により形成されるが，主に網膜内層の神経線維層の病変であるため，写真とは合致しない．

よって，×．
b．網膜剝離では感覚網膜と色素上皮の分離がみられるが，写真ではそのような所見は認められず，写真とは合致しない．よって，×．
c．囊胞様黄斑浮腫は主に内層に形成される病変であり，写真とは合致しない．よって，×．
d．脈絡膜新生血管は網膜下や色素上皮下に形成されるため，部位は写真と一致する．しかし，病変内には細胞増殖が豊富にみられるはずであるが，写真の病変は内容が均一であり，合致しない．よって，×．
e．硬性ドルーゼンは網膜色素上皮下に均一な硝子様病変のことを指し，写真と合致する．よって，○．

模範解答 e

カコモン読解 第23回 一般問題6

血液眼関門に重要なtight junctionの構造を有する細胞はどれか．2つ選べ．

a 虹彩血管   b 毛様体色素上皮   c 毛様体血管
d 網膜色素上皮   e 脈絡膜血管

解説 血液眼関門は血液房水関門と二つの血液網膜関門からなる．血液房水関門は虹彩血管の内皮細胞間のtight junctionと毛様体の無色素上皮細胞間のtight junctionが担っている．二つの血液網膜関門のうち，外側血液網膜関門は網膜色素上皮のtight junctionが，内側血液網膜関門は網膜血管内皮細胞のtight junctionがそれぞれ担っている．

模範解答 a, d

（中武俊二，池田康博）

脈絡膜

脈絡膜の解剖

　脈絡膜は網膜と強膜の間に位置する，厚さ0.1〜0.3 mmほどの血管の豊富な組織である．網膜側からBruch膜，脈絡膜毛細血管板，実質，上脈絡膜に分けられる（図1）．Bruch膜は網膜側より，網膜色素上皮の基底膜，内膠原線維層，弾性線維板，外膠原線維層，脈絡膜毛細血管板の基底膜という五つの層から構成される．Bruch膜は弾性を有することで眼球の形状を保つのに役立つ．さらに網膜と脈絡膜の接着と物質の代謝にかかわるといわれる．すなわち，Bruch膜は血液網膜関門を構成する一つの因子となりうる．さらに加齢性変化や鈍的外傷などによりBruch膜が変性（図2）・断裂すると脈絡膜新生血管が網膜に進展することからわかるように，Bruch膜は網膜への血管侵入を防いでいる．

脈絡膜の発生

　視覚器の発生に重要な眼杯は，神経網膜と網膜色素上皮に分化することがよく知られている．では，網膜色素上皮より外側に位置する脈絡膜はどこから発生するのだろうか．眼杯の外側には，神経堤細胞由来の眼周囲間葉といわれる疎な結合組織が認められる．この

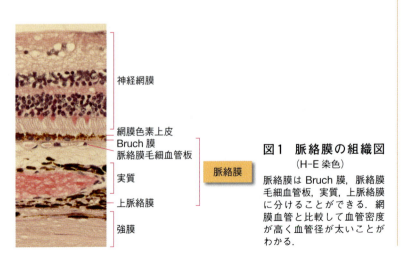

図1　脈絡膜の組織図
（H-E染色）
脈絡膜はBruch膜，脈絡膜毛細血管板，実質，上脈絡膜に分けることができる．網膜血管と比較して血管密度が高く血管径が太いことがわかる．

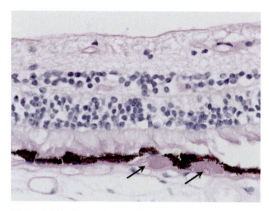

図2 脈絡膜の加齢性変化（PAS 染色）
加齢に伴い，Bruch 膜の肥厚や蛋白質の異常凝集（ドルーゼン，矢印）が観察されるようになる．
PAS : periodic acid-Schiff

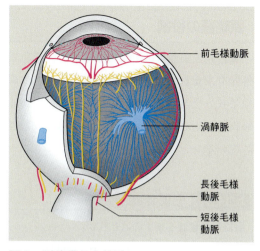

図3 脈絡膜の血管系
脈絡膜は3種類の動脈系（短後毛様動脈，長後毛様動脈，前毛様動脈）と1種類の静脈系（渦静脈）により循環される．

結合組織の網膜側が血管に富んだ脈絡膜に，その対側が結合組織に富んだ強膜に分化する[*1]．

脈絡膜の血管系

　脈絡膜の血管系は，動脈系と静脈系が大きく異なることが最大の特徴である．具体的には，脈絡膜は3系統の毛様動脈（短後毛様動脈，長後毛様動脈，前毛様動脈）から血流を受け，渦静脈から流出する（図3）．

1. 短後毛様動脈：主な脈絡膜血流を担う．15〜20本の動脈が視神経乳頭周囲で強膜を貫く．
2. 長後毛様動脈[*2]：耳側と鼻側に1本ずつ認める．主に毛様体の血流を担うが，一部の枝は脈絡膜にも達する．
3. 前毛様動脈：直筋に沿って走行し，付着部付近で強膜を貫通する．主に毛様体や虹彩の血流を担う．一部の枝は脈絡膜へも達する．

　毛様動脈は脈絡膜実質の動脈を介して，脈絡膜毛細血管板に大量の血液（網膜の約10倍）を供給している．脈絡膜毛細血管板の毛細血管の特徴は，管腔が広いことと，血管壁に多数の孔を認めることである．そのため，血管内の蛋白質やグルコースなどの栄養分は血管外に容易に流出して，網膜に達する．この血管の様子は，血管内容物が容易には流出することのない網膜血管とは対照的である．血管の周囲を周皮細胞がしっかりと覆い，血液網膜関門を形成していることが網膜血管の特徴である．

[*1] 虹彩や脈絡膜は神経堤（neural crest）細胞より発生する．

[*2] 長後毛様動脈は，眼底検査において3時9時方向の指標となる．

脈絡膜の役割

脈絡膜毛細血管板由来の血流は，網膜色素上皮細胞を介して網膜外層を栄養している．すなわち，活発に代謝している視細胞に酸素や栄養分を供給しているのは，脈絡膜であるといえる．さらに，脈絡膜の血流は眼内で集光した光の熱を放散させる役割があるといわれている．

カコモン読解　第18回 一般問題36

脈絡膜血管腫を来すのはどれか．
a Sturge-Weber症候群　　b von Hippel-Lindau病
c von Recklinghausen病　　d 太田母斑　　e 結節性硬化症

解説　a．脈絡膜血管腫は眼底検査ではサーモンピンクの色調をした腫瘍としてみられ，多くはSturge-Weber症候群に合併する．病変が黄斑に近く視機能に影響を及ぼす場合には，光凝固を行うことがある．Sturge-Weber症候群とは，顔面の三叉神経の領域にできる血管腫（**図4**），脳内の血管腫によって引き起こされる片麻痺や片側のけいれん発作，脈絡膜血管腫による上強膜圧上昇と眼圧上昇により引き起こされる牛眼や緑内障を主症状とする症候群である．顔面の血管腫は出生直後より認めるために，診断は容易である．緑内障手術には出血などの合併症が多いことが知られている．
b．von Hippel-Lindau病は小脳や網膜における血管腫を特徴とする疾患である．同じ血管腫とはいえ，部位は脈絡膜ではなく網膜（主に耳側）に認められる．
c．von Recklinghausen病は皮膚のカフェオレ斑，神経線維腫を主徴とする疾患である．虹彩面にLeisch noduleといわれる，虹彩実質より色の淡い円形の病変（神経線維腫の一つの所見）を認めることが多い．
d．太田母斑は主に片側の眼の周りに母斑が生じる疾患である．強膜もまた母斑により色素沈着を認める．Sturge-Weber症候群と同様に眼周囲の色素性病変であるという特徴があるものの，血管腫は生じない．
e．結節性硬化症は，脳・皮膚・腎臓・心臓・肺などさまざまな臓器に腫瘍性病変を生じる疾患で，てんかん・発達障害・血尿・不整脈などを生じることがある．眼科的には約50％の症例で網膜過誤

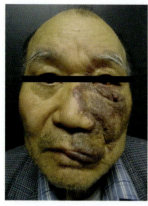 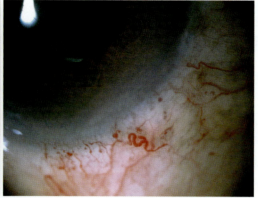

a.   b.

図4　Sturge-Weber 症候群の顔面および前眼部（67 歳，男性）
a. Sturge-Weber 症候群患者では顔面の三叉神経領域において血管腫が認められる．太田母斑のような色素沈着ではなく，色素部位が隆起していることがわかる．
b. 強膜および上強膜血管の蛇行や拡張も観察されることが多い．

腫を生じることが知られている．ただし，脈絡膜血管腫は生じない．

［模範解答］ a

［カコモン読解］ 第 19 回 一般問題 12

脈絡毛細管板で正しいのはどれか．2 つ選べ．
a 眼組織を保温する．　　b 血液眼関門を持つ．
c 毛細血管の管腔は狭い．　d 視細胞に酸素を供給する．
e 長後毛様動脈から血液が供給される．

［解説］ a. 脈絡膜の役割の一つは，眼球の保温ではなく，放熱にあると考えられている．
b. 脈絡膜の血管は透過性が高いことが，血液眼関門を有する網膜血管との違いの一つである．
c. 脈絡膜毛細血管板の管腔は広いため，血液が流れる際の抵抗が小さく，網膜血管よりも早く造影される理由の一つとなっている．
d. 脈絡膜毛細血管板は網膜色素上皮細胞層を介して視細胞に酸素を供給する．
e. 脈絡膜毛細血管板に血液を供給する主な血管は短後毛様動脈である．しかし，赤道部付近では長後毛様動脈の枝が，最周辺部では前毛様動脈の枝が合流している．

［模範解答］ d，e

（加治優一）

クリニカル・クエスチョン

生体眼で脈絡膜はどこまで観察できますか？

Answer 光干渉断層計（optical coherence tomography；OCT）を用いた場合，機種やその方式にもよりますが，おおむね800μm程度，最大で1,000μm程度の深さまで観察可能です．

クエスチョンの背景

　脈絡膜は全眼球の血流の約80〜90％を占めるとされており，視機能に直接的・間接的に何らかの影響をもたらしていることは間違いない．しかし，これまでインドシアニングリーン蛍光眼底造影以外に，直接的に脈絡膜を評価する方法はなかった．近年，光干渉断層計（OCT）による脈絡膜観察が試みられている．2008年にSpaideら[1]が市販のOCT装置を用いて脈絡膜を観察する方法を報告し，近視眼や中心性漿液性脈絡網膜症（central serous chorioretinopathy；CSC）などのさまざまな疾患で脈絡膜の評価を行った．また1,050nmの長波長光源（一般的な装置は850nm付近）を用いたswept-source方式による高侵達OCT（SS-OCT）を用いることでも可能であるが，この装置は市販化されているものの一般には普及しておらず，研究レベルでの使用が主である．いずれにしても，これまで観察不可能であった脈絡膜がOCTで非侵襲的に観察できるようになり，一気に注目を集めるようになった．

文献はp.426参照．

健常眼の観察

　通常，スペクトラルドメインOCTで黄斑部を観察しても脈絡膜ははっきりとは描出されないが（図1），脈絡膜に焦点を合わせて観察すると，通常，極端に肥厚した症例でなければ脈絡膜の内部構造を含めて全層の観察が可能となる（図2）．脈絡膜に焦点を合わせる方法は機種によって異なるが，測定装置をより近接させるか，脈絡膜観察モードへ切り替えるかで変更できる．健常眼の脈絡膜は，全体としては加齢により菲薄化することや，眼軸が長ければ長いほど，屈折度が近視側に傾くほど，薄くなることが示されている．Ikunoら[2]やMargolisら[3]が報告しているように，中心窩で最も厚く，鼻

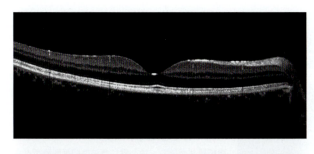

図1 健常眼のOCTによる通常撮影
網膜は詳細に描出されているが、脈絡膜ははっきりしない。

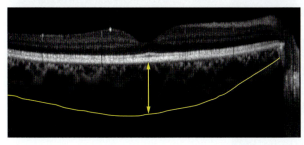

図2 健常眼の脈絡膜に焦点位置をずらしたOCTによる撮影（Spectralis® OCTのEDIモード）
脈絡膜が全層にわたって描出されている。中心窩下脈絡膜厚は438μm。
EDI：enhanced depth imaging

側より耳側が、下方より上方の脈絡膜のほうがより厚いとされる。一方で、脈絡膜は個体差が大きく、若年者でも脈絡膜が薄い例や近視眼でも肥厚している例もある。ただし、近年の脈絡膜OCTによる研究で、ある程度の基準となる数値は明らかとなってきており、SS-OCTではIkunoら[2]が354μm、Spectralis® OCTではMargolisら[3]が287μmと報告している。多数例の報告が注目されているBeijing Eye Studyでは、健常3,233眼の平均中心窩下脈絡膜厚は254μm（平均年齢65歳）[4]と報告されている。筆者らは自験例177眼で検討したところ、250μmであった[5]。ただ、筆者らの自験例における脈絡膜厚は65μmから455μmと、健常眼といっても個体差が大きいこと、各報告における対象の平均年齢や屈折値はそれぞれ異なっていることから、現在のところ脈絡膜厚の正常値はあくまで参考値である。

脈絡膜が肥厚する疾患での所見

脈絡膜が肥厚する疾患の代表は中心性漿液性脈絡網膜症（CSC、図3）、またはVogt-小柳-原田病（原田病、図4）であろう。筆者らが以前に報告した片眼CSC症例66例66眼における中心窩下脈絡膜厚の平均は414μmであり、そのうち最高値は670μmであった[5]。一方、原田病症例8例16眼の検討では平均中心窩下脈絡膜厚は805μmであったが、そのうち極端に肥厚していて測定不能であった症例は2例4眼であり、1,000μmとして計算した[6]。以上の結果か

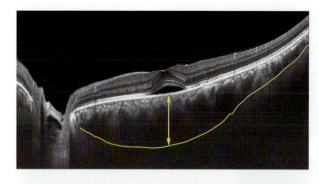

図3 中心性漿液性脈絡網膜症（CSC）のSS-OCT所見
脈絡膜が肥厚し，中心窩に漿液性網膜剥離がみられる．中心窩下脈絡膜厚は685μm．

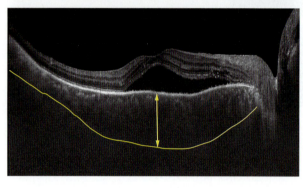

図4 Vogt-小柳-原田病のSS-OCT所見
脈絡膜の高度な肥厚と網膜色素上皮の波打ち所見がみられ，滲出性網膜剥離を生じている．中心窩下脈絡膜厚は745μm．

ら単純に考えると，800μmまでは測定可能であろう．加えて，CSCも原田病も急性期には黄斑部に網膜剥離を伴っており，そのブロック効果により，ある程度脈絡膜が観察しにくい状況になっていることを考えると，網膜に遮断するものがなければ1,000μm程度までは測定可能であろう．

脈絡膜はどこまで観察できるか？

以上の結果から，健常眼ではおそらく脈絡膜は1,000μmくらいまでは測定できると考えられる．ただし，現実的には健常眼の報告からもわかるように，個体差があるとはいえ健常眼で1,000μmに達することはまれなので，脈絡膜がどこまで観察できるかといえば，原田病で800μm程度というのが現在の答えになるであろう．前眼部・中間透光体の混濁がある症例や，黄斑部に出血や浮腫を伴っている症例では，当然，光もブロックされるためこの限りではない．今後，さらなる技術開発によりさらに深部まで観察できる可能性もあり，注目していく必要がある分野である．

強膜観察

解剖学的に脈絡膜のさらに後方には強膜がある．組織学的には強

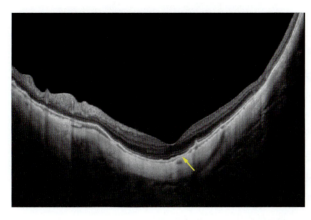

図5 強度近視眼のSS-OCT所見
脈絡膜は極度に菲薄化しており（矢印），その後方の強膜が全層にわたり観察できる．

膜は後極付近では1mm程度の厚みがあるとされており，通常OCTでは脈絡膜のさらに深部であるため，その表層の高反射として，つまり脈絡膜強膜境界として観察されるのみである．強膜が原因となる疾患はそれほど多くないため，強膜観察を必要とすることは少なく，しかも肥厚している場合にはエコーやCTを用いればある程度評価可能であることから注目されていない．ただし，最近の研究で強度近視眼ではOCTで強膜全層が観察できることが示されている（図5）[7-9]．筆者らは，SS-OCTを用いて強度近視眼では中心窩下脈絡膜厚が約50 μm と極端に菲薄化しているだけでなく，中心窩下強膜および視神経乳頭付近の厚みも平均330 μm 程度，中心窩から3mm上下耳側部位では250 μm 程度と，健常眼よりも菲薄化していることを報告した[9]．また，強度近視眼の一部にみられるdome-shaped macula症例では，中心窩下強膜厚は550 μm と，強度近視眼にしては厚いこともわかった．また傾斜乳頭症候群において，下方ぶどう腫の上縁が黄斑部を横断するような症例では，中心窩の網脈絡膜萎縮が生じ，漿液性網膜剥離や網膜色素上皮剥離が観察されることがあるが，このような症例で中心窩の強膜がその周囲と比較して相対的に肥厚していることが示されている[10]．これらのことは，これまでそれほど病態にかかわることはないと考えられてきた強膜も，疾患によって少なからず影響を与える可能性があることを示している．脈絡膜も症例によっては全層観察できないことがあり，現時点では健常眼ですら強膜を全層観察できないことを考えると時期尚早かもしれないが，今後の技術の進歩を期待したい分野である．

> **カコモン読解　第23回 一般問題9**
>
> 脈絡膜厚が薄くなるのはどれか．2つ選べ．
> a 加齢　　b 黄斑円孔　　c 眼軸長の増大
> d 中心性漿液性脈絡網膜症　　e Vogt-小柳-原田病

【解説】　a．加齢に伴い，Bruch膜内の水溶性コラーゲンが減少し透過性が低下するためリン脂質や中性脂肪が沈着し，Bruch膜は肥厚する．これにより脈絡膜-網膜色素上皮-視細胞間の栄養および代謝産物の輸送交換が不十分となり，網膜色素上皮細胞や脈絡膜毛細血管内皮細胞の細胞死が誘導される．同時に加齢によって血管自体の線維化や内皮細胞への脂肪沈着，さらには神経支配の変化によって脈絡膜毛細血管板および脈絡膜中大血管の血管腔径や血管密度が減少し，脈絡膜血流が低下していく．これらの結果として，加齢に伴い脈絡膜が菲薄化すると考えられている．

b．黄斑円孔では脈絡膜が菲薄化しているとの報告が散見される．今のところ，その原因ははっきりせず，観察研究の域を出ていないが，今後さらなる症例の蓄積によって証明されるかもしれない．ただ，現時点でははっきりとしたエビデンスがあるわけではなく，脈絡膜が薄い症例で黄斑円孔が起きる可能性を否定できず，原因論および結果論に決着がつかない段階である．

c．眼軸長の増大は加齢や近視よりも有意に脈絡膜厚を減少させることが示されている．これは健常眼において眼軸長と脈絡膜厚が負の相関を示すことから証明されている．これは強度近視眼でも同様で，前述したように，われわれが眼軸長26.5mm以上の強度近視眼における脈絡膜厚を検討した際には，平均中心窩下脈絡膜厚は50μm程度であった．

d, e．中心性漿液性脈絡網膜症とVogt-小柳-原田病は前述したように脈絡膜が肥厚していることを特徴とした疾患である．逆にいえば，治療によって脈絡膜厚を減少させることで，寛解を得られる疾患である．

　以上によって，現時点の解答はaおよびcである．

【模範解答】　a，c

（丸子一朗）

8. 視神経, 視路, 視中枢

視神経

視神経（optic nerve）は解剖学的には末梢神経に属する第Ⅱ脳神経であるが，発生母地（前脳から発生），構造（髄膜を付随），組織（髄鞘は乏突起膠細胞が形成する中枢性髄鞘）においては，視神経はまさに中枢神経系の一部である．このため，septo-optic dysplasia，うっ血乳頭，多発性硬化症など，視神経は中枢神経系と病態を共有するものが多い．

文献は p.426 参照．

視神経の構造

視神経は眼球から視交叉まで約 50 mm の長さで，眼内（1 mm），眼窩内（25〜30 mm），視神経管内（4〜10 mm），頭蓋内（10 mm）の四つの部位に分かれる．

眼内視神経（intraocular optic nerve）：視神経乳頭（optic nerve head，optic papilla）に相当する部位で，表層の直径は約 1.5 mm である．なお，optic disc は検眼鏡的な視神経乳頭の呼称である．眼内視神経はさらに，① 表在性神経線維層，② 前篩状板部，③ 篩状板部，④ 後篩状板部に分かれる．

1. 表在性神経線維層（superficial nerve fiber layer）：神経線維層が集簇する部位で，Bruch 膜より前方の網膜部である．中央部は陥凹し，乳頭陥凹を形成している．
2. 前篩状板部（prelaminar portion）：篩状板の前方部で脈絡膜レベルである．
3. 篩状板部（laminar portion）：視神経線維は強膜孔（scleral canal）を通過して，眼球外に出る．強膜孔には結合織が密な網目構造が存在し，篩状板（lamina cribrosa）と呼ばれている．篩状板は強膜の内層に連続している．
4. 後篩状板部（retrolaminar portion）：篩状板直後で眼窩内視神経に連続する．ここから髄鞘化が始まり，中枢性髄鞘の形成細胞である乏突起膠細胞（後述）が出現する．有髄神経のため視神経の直径は約 2 倍になり，約 3 mm に増大する（図 1, 2）．

眼窩内視神経（intraorbital optic nerve）：眼窩内視神経は眼球後

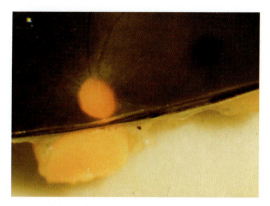

図1 摘出眼球の視神経乳頭付近での半割像
髄鞘化のため，眼球外の眼窩内視神経は視神経乳頭の約2〜3倍の太さとなっている点に注目．

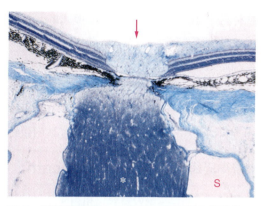

図2 視神経乳頭から眼窩内視神経の組織像（髄鞘染色，×50）
視神経は眼球内では無髄であるが，眼球を出ると髄鞘化（*）される．矢印：視神経乳頭，S：くも膜下腔（死後変化のため拡大している）

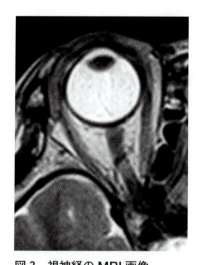

図3 視神経のMRI画像
MRIでは正常視神経はやや弯曲して描出される．これは，眼球後方から眼窩先端部までは約20mmであるのに対し，眼窩内視神経は25mmで，視神経は約5mmの余裕があるためである．眼球運動に際して，視神経の動きが制約されないようになっている．

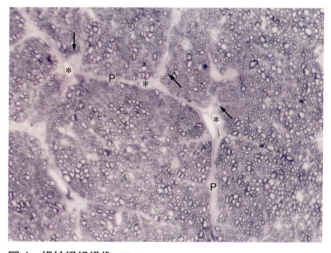

図4 視神経組織像（横断面，トルイジンブルー染色，×400）
P：軟膜中隔，矢印：星状膠細胞，*：血管

端から眼窩先端部の距離より長く，たわみがみられる．このため，眼球運動によっても視神経は過度な牽引を受けず，可動性をもっている（図3）．反対に眼球突出がある際には，画像上，視神経は直線化して描出される．

視神経は眼窩先端部では外眼筋が付着する総腱輪に包まれている．このため，視神経炎では眼球運動によって，視神経が牽引され，痛みを生じる．

視神経管内視神経（intracanalicular optic nerve）：視神経が蝶形骨の視神経管を通る部分で，強固に固定されている（後述）．このため，視神経の可動性がなく，周囲には空間的余剰がない．この構造特性が，視神経管部での外傷性視神経症の発生機序に関連している．
頭蓋内視神経（intracranial optic nerve）：くも膜下腔を走行し，上方には嗅索，前大脳動脈，外方には内頸動脈が存在する．

視神経鞘（optic nerve sheath）

視神経周囲には脳の髄膜に相当する，硬膜，くも膜，軟膜からなる視神経鞘が存在する．
硬膜：硬膜は，前方では強膜の外層2/3に連なっている．眼窩内視神経の硬膜は眼窩先端部の視神経管入口部で眼窩骨膜と融合し，視神経管内視神経周囲の硬膜となり，骨と強固に癒着している．視神経鞘の硬膜下腔は発達していない．
くも膜とくも膜下腔：くも膜と軟膜の間にはくも膜下腔があり，内腔は髄膜上皮細胞（くも膜表層細胞：髄膜腫の発生母地）に覆われており，脳脊髄液で満たされている．くも膜下腔には多数の結合組織性の梁柱（くも膜梁）が存在し，くも膜と軟膜をつないでいる．くも膜下腔は後篩状板部まできて，盲端となっており（図2），頭蓋内圧亢進では視神経乳頭部まで圧が波及し，うっ血乳頭をもたらす．
軟膜：軟膜内には視神経の栄養血管である軟膜血管叢がある．軟膜から視神経内部へは栄養血管を含む結合組織性の軟膜中隔が進入している（図4）．なお，頭蓋内視神経はくも膜下腔に位置し，軟膜のみで覆われている．

視神経の組織構造

視神経乳頭表層から篩状板部までは，以下に述べる特殊な組織構造を有する．また，眼窩内視神経の前方部は網膜中心動脈・静脈が中央を走行している．これ以外では，有髄神経となる眼内視神経後篩状板部，眼窩内，視神経管内，頭蓋内視神経の内部構造は基本的には同様で，有髄の視神経線維は軟膜中隔によって約1,000本ごとの束に分けられた構造となっている（図4）．
神経線維：網膜神経節細胞の長い軸索が集簇して，視神経を形成する．その神経線維の総数は100万〜120万である．全神経線維の約90％は小径線維で，乳頭黄斑線維は全体の1/3を占め，小径線維である．網膜小型神経節細胞（midget細胞）-外側膝状体小細胞経路

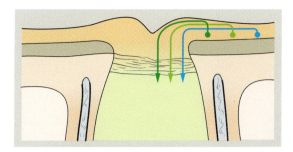

図5 視神経乳頭部の神経線維走行

（P系）は小径線維である．伝導速度は，太い神経線維のほうが速い．

視神経乳頭表層では，周辺網膜からの神経線維は網膜深層を走行し，視神経乳頭の周辺部に入る．対して，乳頭近傍の神経線維は網膜表層を走行し，視神経乳頭の中央に入る（図5）．

篩状板には多くの小孔があり，神経線維が通過している．乳頭上下端の篩（状）板孔はほかの部位より大きい．

グリア組織：視神経には，以下の3種類のグリア細胞が存在する．なお，網膜のグリア細胞であるMüller細胞は，視神経乳頭縁では星状膠細胞と接し，Müller細胞の突起である網膜内境界膜は星状膠細胞の突起である視神経乳頭表層の内境界膜と連続しているが，Müller細胞自体は視神経には存在しない．

1. **星状膠細胞（astrocyte）**：視神経乳頭部からすべての視神経部位に存在する主たるグリア細胞である．機能は神経の支持，組織修復，神経組織との境界形成，血液脳関門，栄養や代謝産物の物質輸送などである．

    視神経乳頭表層部には特殊なグリア組織が存在し，発見者の名前が付記されている[*1]．前篩状板部視神経内では星状膠細胞が神経線維を束ねている．眼窩内視神経では，グリア細胞を含む軟膜中隔が神経線維の束を分けている（図4, 6）．視神経内部のみならず視神経周辺にもグリア組織は存在し，網膜，脈絡膜，篩状板結合織，軟膜，軟膜中隔などの周囲組織との境界部を形成している．眼内視神経と周囲組織との境界部を形成する特殊なグリア組織にも発見者の名前が付記されている[*2]．眼窩内視神経以降の神経周囲と軟膜の間には，星状膠細胞とその突起からなるグリア組織（glial mantle）が存在する．

2. **乏突起膠細胞（oligodendrocyte）**：視神経の髄鞘は乏突起膠細胞が形成する中枢性髄鞘で，視神経は純粋な脳白質に相当する（図7）．なお，末梢性髄鞘はSchwann細胞が形成する．このた

[*1] **視神経乳頭表層部の特殊なグリア組織**

Elschnigの内境界膜
乳頭表層部を覆い，網膜の内境界膜と連続
Kuhntの中心陥凹
中心陥凹部にあるグリア組織
Elschnigの挿入組織
網膜中心動脈・静脈を包むグリア組織

[*2] **眼内視神経と周囲組織との境界部を形成する特殊なグリア組織**

Kuhntの中間グリア組織
視神経周囲と網膜の境界
Elschnigの境界組織
視神経周囲と脈絡膜の境界
Jacobyの境界組織
視神経周囲と脈絡膜・強膜の境界

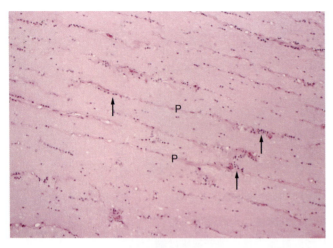

図6 視神経組織像(縦断面，ヘマトキシリン-エオジン染色，×100)
P：軟膜中隔，矢印：星状膠細胞

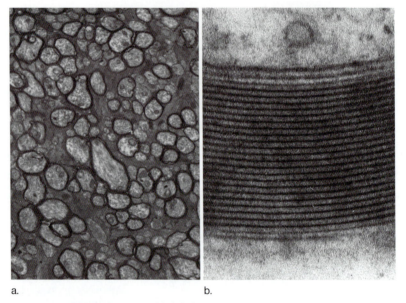

a.　　　　　　　　　　b.
図7 眼窩内視神経の電子顕微鏡像（a：×1,900，b：×71,000）
視神経軸索は髄鞘で覆われており（a），髄鞘は規則正しい層構造を呈している（b）．

め，中枢性髄鞘が標的となる多発性硬化症では視神経炎を合併する．乏突起膠細胞は視神経が有髄神経となる後篩状板部から出現し，眼窩内視神経から中枢側に存在する．
3. 小膠細胞（microglia）：視神経では多くはなく，貪食作用や免疫担当を担っていると考えられている．

視神経への血流供給

　眼動脈（ophthalmic artery）は内頸動脈が海綿静脈洞を出た直後に前床突起の内側で分岐し，視神経管内では視神経の外下方を走行

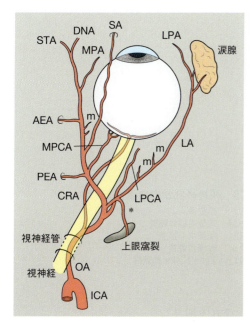

図8　眼窩内の動脈（右眼）

ICA：内頸動脈
OA：眼動脈
CRA：網膜中心動脈
LPCA：外側後毛様体動脈
MPCA：内側後毛様体動脈
LA：涙腺動脈
PEA：後篩骨動脈
AEA：前篩骨動脈
SA：眼窩上動脈
LPA：外側眼瞼動脈
MPA：内側眼瞼動脈
DNA：鼻背動脈
STA：滑車上動脈
m：筋枝
＊：中硬膜動脈への硬膜枝

（猪俣　孟監訳：視路．眼の臨床解剖学．東京：医学書院；1993．p.329-334．）

する．眼窩内で眼動脈は，網膜中心動脈（central retinal artery），後毛様体動脈（posterior ciliary artery），涙腺動脈，硬膜枝（上眼窩裂を通り，中硬膜動脈と吻合），後篩骨動脈，前篩骨動脈，筋枝，眼窩上動脈，内側眼瞼動脈，鼻背動脈（終枝），滑車上動脈（終枝）などを分岐する（図8）．

網膜中心動脈は眼動脈の第1分岐か第2分岐で，眼球後方約12mmで，眼窩内視神経の内下方から視神経内に入る．この視神経鞘の貫通部付近で，網膜中心動脈は軟膜血管系に枝を出す．貫通後，眼窩内視神経，眼内視神経後篩状板部では少数の枝を出すが，篩状板部，前篩状板部では枝を出さず，乳頭表層部では栄養血管を出している．

後毛様体動脈は通常2本の主幹血管（外側・内側）からなり，多くの枝（10～20本）に分かれる．ほとんどは短後毛様体動脈で，2本は長後毛様体動脈になる．短後毛様体動脈とそこから血流を受ける軟膜血管叢が前部視神経の主たる栄養血管である（図9）．この血管系の障害で虚血性視神経症が生じる．

眼内視神経（図9）

1. 視神経乳頭の表層部：網膜中心動脈からの枝が主たる栄養動脈である．毛様網膜動脈も，存在するときは関与している．
2. 前篩状板部：短後毛様体動脈と脈絡膜が供給源である．
3. 篩状板部：短後毛様体動脈から主に血流供給される．Zinn-Haller

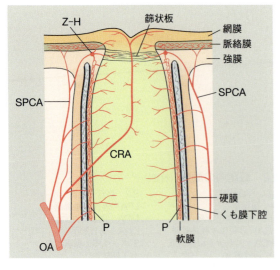

図9 視神経乳頭の血流分布
OA： 眼動脈
SPCA：短後毛様体動脈
CRA： 網膜中心動脈
P： 軟膜血管叢
Z-H： Zinn-Haller動脈輪

動脈輪が視神経周囲の強膜内に存在するときは，これも関与している．この動脈輪は短後毛様体動脈，軟膜血管叢，脈絡膜血管と吻合している．

4. 後篩状板部：軟膜血管叢からの血流供給が主体である．短後毛様体動脈から直接分岐した血管，Zinn-Haller動脈輪も関与している．網膜中心動脈も枝を出すが，わずかである．

眼窩内視神経：軟膜血管叢からの血流供給が主体である．軟膜血管叢へは主に眼動脈からの枝が直接きているが，視神経貫通前の網膜中心動脈，内直筋への筋枝，後毛様体動脈からの枝もきている．網膜中心動脈の視神経貫通部より前方では，視神経の中央に網膜中心動脈が枝を出しているが，わずかである．

視神経管内視神経：眼動脈の枝から血流を受けた軟膜血管叢が供給している．

頭蓋内視神経：内頸動脈の枝である上下垂体動脈や眼動脈から血流を受けた軟膜血管叢が潤している．

カコモン読解 第19回 一般問題2

視神経乳頭深層の栄養血管の由来はどれか．
a 眼角動脈　　b 前篩骨動脈　　c 後篩骨動脈　　d 上眼窩動脈
e 短後毛様動脈

解説 a．眼角動脈は顔面動脈の終枝で眼動脈の終枝の鼻背動脈と吻合し，鼻背に分布する．

b. 前篩骨動脈は眼動脈の枝で前篩骨孔を通り，前頭蓋窩に入り，篩骨篩板を通り，鼻腔，前頭洞，前篩骨洞に至る．
c. 後篩骨動脈は眼動脈の枝で後篩骨孔を通り，後篩骨洞に至る．
d. 上眼窩動脈（眼窩上動脈）は眼動脈から分かれ眼窩上孔（眼窩上切痕）を通り，前頭部皮膚，上眼瞼，前頭筋，眼輪筋に分布する．
e. 正解．視神経乳頭深層から眼窩内視神経は短後毛様（体）動脈から枝を受けた軟膜血管叢から主に血流を受けている．

【模範解答】 e

カコモン読解 第20回 一般問題7

篩状板近傍の視神経を栄養するのはどれか．2つ選べ．
a 軟膜動脈　　b 上強膜動脈　　c 網膜中心動脈
d 前毛様体動脈　　e 長後毛様体動脈

【解説】 a. 正解．後篩状板部の主たる血流供給は短後毛様体動脈からの軟膜血管叢である．
b. 上強膜動脈は前毛様体動脈から起こり，強膜，結膜に分布する．
c. 正解．網膜中心動脈は後篩状板部では少数の枝を出す．篩状板，前篩状板部では栄養しないが，視神経乳頭表層では血流供給する．
d. 前毛様体動脈は眼動脈からの筋枝から起こり，外眼筋，強膜，結膜を栄養し，長後毛様体動脈とともに大虹彩動脈輪を形成する．
e. 長後毛様体動脈は視神経周囲で強膜を貫き，強膜と脈絡膜の間（脈絡膜外腔）を前進し，毛様体，虹彩に分布する．

【模範解答】 a，c

カコモン読解 第22回 一般問題8

視神経乳頭に存在するのはどれか．2つ選べ．
a アストロサイト　　b アマクリン細胞
c オリゴデンドロサイト　　d Müller 細胞　　e Schwann 細胞

【解説】 a. 正解．視神経乳頭部の主体のグリア細胞である．
b. 網膜内細胞である．
c. 正解．視神経乳頭部のうち，髄鞘化が始まる篩状板直後の眼内視神経に存在する．
d. 乳頭表層の内境界膜は Müller 細胞の突起である網膜内境界膜に連続しているが，Müller 細胞自体は視神経乳頭には存在しない．

e. 末梢性髄鞘形成細胞である．

模範解答 a, c

カコモン読解 第25回 一般問題10

視神経の解剖で正しいのはどれか．2つ選べ．
a 乳頭上下端の篩板孔は他の部位より小さい．
b 視神経管内では眼動脈は視神経の中央を走る．
c 眼球後方から視交叉までの長さは約2cmである．
d 短後毛様動脈の障害により虚血性視神経症が起こる．
e 乳頭に近い網膜神経節細胞の神経線維ほど網膜表層を走行する．

解説 a．乳頭上下端の篩板孔は，ほかの部位より大きい．
b．眼動脈は，視神経管内では視神経の外下方を走行する．視神経の中央を走行するのは眼球後方約12mmで，眼窩内視神経内に入ってからである．
c．約50mmである．
d, e．正解

模範解答 d, e

カコモン読解 第26回 一般問題72

視神経線維で正しいのはどれか．2つ選べ．
a 髄鞘は伝導速度を速める． b 眼窩内視神経は無髄である．
c 一眼に約100〜120万本存在する． d 無髄神経線維は重なると白色になる．
e 細い神経線維の方が伝導速度は速い．

解説 a．正解．跳躍伝導のため伝導速度は速い．
b．眼内視神経が無髄で，篩状板部以降は有髄となる．
c．正解．
d．網膜内の神経線維は，正常では無髄で透明である．先天異常の有髄神経線維が網膜内に存在すると刷毛ではいたような白色病巣を呈する．
e．太い神経線維のほうが伝導速度は速い．

模範解答 a, c

（敷島敬悟）

クリニカル・クエスチョン

視神経乳頭の形状解析について教えてください

Answer 緑内障性視神経乳頭形状変化は陥凹の拡大，rim の菲薄化，乳頭周囲の網膜神経線維層の菲薄化に代表されます．従来は，これらの変化を検眼鏡的に，もしくは平面眼底写真で観察・評価していましたが，変化を定量化し，自動評価する目的で近年 spectral-domain OCT などの新しい画像解析装置が開発されており，臨床現場でも活躍しています．

緑内障による視神経乳頭形状変化

緑内障は慢性進行性に視神経の網膜神経節細胞やその軸索である網膜神経線維層（retinal nerve fiber layer；RNFL）が障害される疾患である．その結果，視神経の眼内への入り口である視神経乳頭の形状およびその周囲の RNFL 厚変化が緑内障の進行とともに観察される．視神経乳頭の rim の部分に網膜神経節細胞が集まっているため，緑内障が進行すると rim は菲薄化し，cup 部分が拡大する．また，乳頭周囲の RNFL は当然菲薄化する．

disc area：視神経乳頭の大きさは個人差が大きく，その平均面積はおおよそ $1.7 \sim 2.9\,mm^2$ と報告されている．平均乳頭面積の2標準偏差以上（およそ $4.1\,mm^2$ 以上）を巨大乳頭，2標準偏差以下（およそ $1.3\,mm^2$ 以下）を小乳頭と定義している．ただし，健常眼と緑内障眼の間に有意な乳頭の大きさの差はないとされているため，乳頭の大きさのみで緑内障を診断することは不可能である．小乳頭では rim 変化を検出しにくく，緑内障の診断が難しいこともあるので注意が必要である（図1）．

cup/disc ratio：健常眼の平均的な cup diameter/disc diameter（C/D）ratio（図2）は 0.4 であり，0.7 を超えるものは 5％以下，左右差が 0.2 を超えることは 3％以下といわれている．このため，C/D ratio＞0.7，C/D ratio の左右差＞0.2 であれば緑内障性障害を疑うべきである[*1]．しかし，cup area（面積）は disc area と相関するといわれており，大きい disc では cup も大きくなるため[2]，生理的な large cup の存在に注意する必要がある．視神経乳頭の rim の

[*1] 疫学調査などの際に視神経乳頭の緑内障性変化の定義を統一するため，Foster らは International Society of Geographical and Epidemiological Ophthalmology（ISGEO）診断基準を提唱している[1]．この基準では下記のどちらか，もしくは両方を満たし，かつ乳頭所見と一致した視野異常を呈する症例は緑内障性変化と診断している．
1. 垂直 cup/disc ratio または垂直 cup/disc ratio の左右差が健常人集団の 97.5 パーセンタイル値より大きい．
2. 上下極方向の rim/disc ratio が 0.1 未満．

文献は p.427 参照．

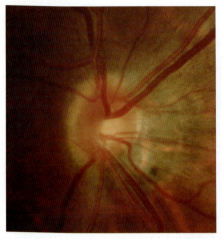

a.

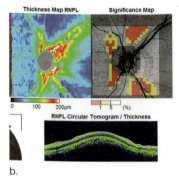
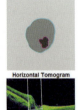
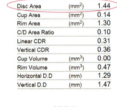
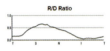

b.

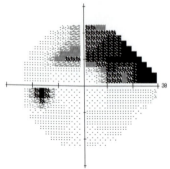

c.

図1 小乳頭症例（47歳，男性．左眼）
a. 人間ドックで視神経乳頭異常を指摘されて来院．眼底写真で観察すると乳頭陥凹が小さいため，rimの菲薄化の評価が難しい．
b. SD-OCTで解析するとdisc areaは1.44 m² と小さい．また乳頭周囲の上下の耳側に網膜神経線維層厚の菲薄化を認める．
c. 視野検査では上鼻側の視野欠損を認める．

厚みにはISNTの法則があるとされており，健常眼では下方＞上方＞鼻側＞耳側の順にrimの厚みが減っていくことが多い（**図3**）[3]*2．このため，下方のrimが上方のrimよりも薄い症例では緑内障を疑わなければならない．逆に，C/D比が大きくても**図4a**のように均一にcupが拡大している症例は，検査してみると乳頭周囲のRNFLや視野検査結果に異常がないことが多い．

retinal nerve fiber layer thickness：RNFLは網膜神経節細胞の軸索であり，緑内障の進行とともに菲薄化・欠損していく．RNFL

*2 日本人の眼には必ずしも当てはまらないことも報告されているが，下方＞上方が多いことには変わりない．

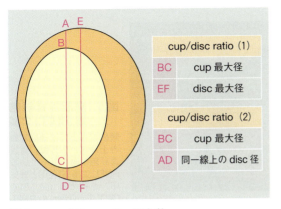

図2　cup/disc ratio の定義

cup/disc ratio の定義は二つある．①cup 最大径と disc 最大径の比，もしくは②cup 最大径と同一線上の disc 径の比．定義②が使用されることが多いが，まだ統一見解が得られていない．

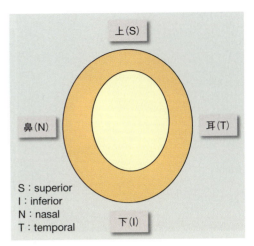

図3　ISNT の法則

健常眼では rim 幅が下方＞上方＞鼻側＞耳側となる．この法則から外れるときは緑内障を疑ってみる．

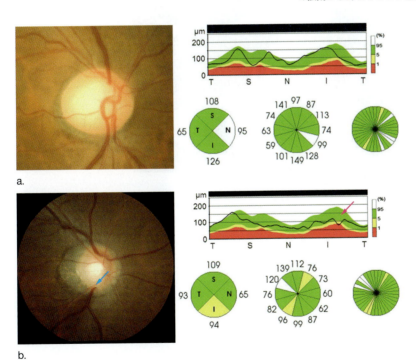

図4　large cup 症例と早期緑内障症例

a. large cup 症例．cup/disc ratio は 0.75〜0.8 と大きめだが，均一に拡大しており，rim は残存している．SD-OCT で乳頭周囲の RNFL を解析しても菲薄化している部位はなし．

b. 早期緑内障症例．cup/disc ratio は同じく 0.75 程度だが，下耳側の rim が菲薄化（青矢印）しており，SD-OCT でも下耳側の RNFL 菲薄化（赤矢印）が検出されている．

が欠損すると下の網膜が直接露出するため，RNFL に覆われた周囲と比較すると暗い領域として観察される（図5）．RNFL の欠損は健常者でも観察されることがあるが，多くは欠損部位をたどっていく

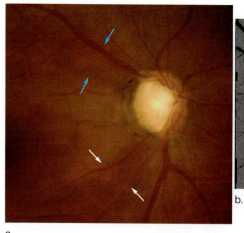
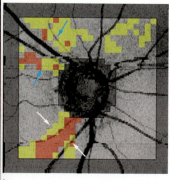

図5 網膜神経線維層（RNFL）欠損
眼底写真上で視神経乳頭の上耳側と下耳側に周囲より色が暗く写っているRNFL欠損（白矢印と青矢印）を認める（a）. SD-OCTでも同部位のRNFLの菲薄化（白矢印と青矢印）を確認できる（b）.

a.

b.

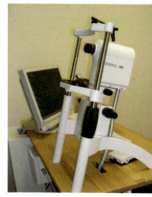

a. HRT II

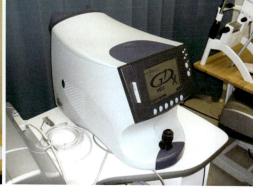

b. GDx VCC

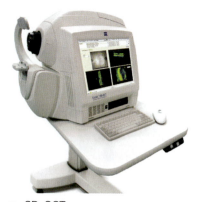

c. SD-OCT

図6 HRT II, GDx VCC, SD-OCTの外観

と乳頭縁まで達していないため鑑別が可能である．また，網膜中心静脈閉塞症，糖尿病網膜症，高血圧網膜症などの虚血性疾患でも局所的にRNFL欠損が生じるが，緑内障と異なって，時間経過に伴う欠損部位の拡大を認めない．

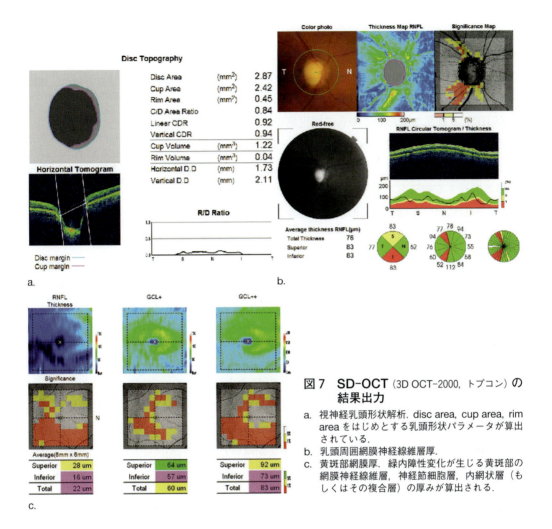

図7 SD-OCT（3D OCT-2000，トプコン）の結果出力
a. 視神経乳頭形状解析．disc area, cup area, rim area をはじめとする乳頭形状パラメータが算出されている．
b. 乳頭周囲網膜神経線維厚．
c. 黄斑部網膜厚．緑内障性変化が生じる黄斑部の網膜神経線維層，神経節細胞層，内網状層（もしくはその複合層）の厚みが算出される．

画像解析装置による視神経乳頭形状評価

　従来，緑内障性視神経乳頭形状変化や周囲のRNFL菲薄化は検眼鏡的に観察もしくは眼底写真などを用いて評価していたが，定量化が難しく，診察医の主観に左右されてしまうことも多かった．この問題を解消するために，近年さまざまな画像解析装置が開発されている．

　代表的な画像解析装置として視神経乳頭形状を測定するHeidelberg Retina Tomograph (HRT)，乳頭周囲のRNFLを測定するScanning Laser Polarimetry (GDx) や乳頭形状とRNFLをはじめとした網膜厚の両者を測定できるoptical coherence tomography (OCT) などが挙げられる（図6）．

　現在，特に緑内障分野で注目されているのが，従来のOCTより

はるかに速い撮影速度と高い画像解像度で解析が可能となっている spectral-domain OCT（SD-OCT）である．SD-OCT では，HRT と同様の disc area, cup area, rim area, C/D ratio などの視神経乳頭形状を計測することができる（**図 7a**）．ただし，乳頭縁や cup 部位の定義が HRT とは異なるため，両者の測定値の互換性はないので注意が必要である[4]．また，SD-OCT では，GDx VCC や従来の OCT で測定されていた，乳頭周囲の RNFL はもちろん（**図 7b**），黄斑部の緑内障と関連する網膜層の厚みを測定することも可能である．特に初期緑内障眼においては黄斑部の網膜変化を観察することも重要といわれている（**図 7c**）[5]*3．

[*3] 黄斑部の RNFL，網膜神経節細胞層（ganglion cell layer ; GCL），内網状層（inner plexiform layer ; IPL）が緑内障で影響を受けて菲薄化する．SD-OCT の解像度をもってしても IPL 厚は正確に測れないことも多いので，GCL と IPL の複合層もしくは RNFL, GCL, IPL の 3 層の複合層を用いて解析することが多い．

カコモン読解　第 19 回　一般問題 75

数値が大きいほど緑内障性視神経症の可能性が高いパラメータはどれか．2 つ選べ．
a　cup/disc area ratio　　b　disc area　　c　mean cup depth　　d　mean RNFL thickness
e　rim area

解説　緑内障眼では rim の神経節細胞が apoptosis などにより減少しているため，rim が菲薄化し，その反対に cup パラメータが拡大する．したがって，cup と正比例する cup/disc area ratio や mean cup depth が大きいほど緑内障性視神経症のリスクが高いといえる．disc area は直接緑内障性障害とは関係ない．また，mean RNFL thickness は緑内障性障害の進行とともに薄くなる．

模範解答　a, c

カコモン読解　第 26 回　一般問題 81

緑内障性視神経症の特徴的所見はどれか．3 つ選べ．
a　acquired pit　　b　bayonetting　　c　double ring sign　　d　overpass cupping　　e　saucerization

解説　**a．acquired pit**：acquired pit of the optic nerve（APON）のこと．篩状板と同じ深さで視神経乳頭が局所的に陥凹する所見．APON は pit から連続した網膜分離を伴うことも多く，固視点近傍の暗点の原因となることが多い．NTG（normal-tension glaucoma ; 正常眼圧緑内障）の患者に散見される所見ともいわれており，緑内障と無関係ではないが，"特徴的所見"というべきかは難しいところである．
b．bayonetting：bayonet は銃剣の意．銃に装着された剣と同じような角度で乳頭血管が走行すること．"下掘れ"とも呼ばれている．緑内障性の陥凹拡大が進行すると陥凹面積の拡大だけではなく，深

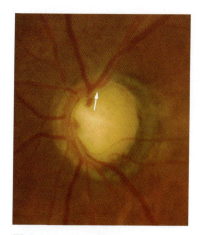

図8 bayonetting
79歳，女性．左眼の後期緑内障．上方の視神経乳頭血管が一度 rim の下を通り乳頭表面に出てくるのが観察できる（白矢印）．

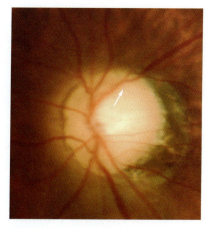

図9 saucerization
44歳，女性．左眼の初期緑内障．視神経乳頭の色合いだけを観察すると rim が保たれているようにもみえるが，血管の屈曲点を追っていくと上方の陥凹が浅く拡大している（白矢印）ことが観察できる．

さ方向の拡大も生じる．この3次元的陥凹拡大により，"下掘れ"が生じると，陥凹の底を走っている血管が一度 rim に隠れた部分を通った後に rim を乗り越えて乳頭縁を走行するため，血管があたかも乳頭縁から直接出てきているようにみえる（図8）．

c. **double ring sign**：視神経乳頭低形成の際に認められる乳頭を囲む強膜と色素性の輪．乳頭低形成は先天的変化であるため，緑内障性変化ではない．

d. **overpass cupping**：乳頭血管は本来陥凹の底を通り，rim の表面に沿って走行するが，陥凹が深くなりすぎると血管の支持組織が消滅し，血管が陥凹から浮いた状態で走行することになる．血管が陥凹にかかる橋のような構造になるため，overpassing と呼ばれる．

e. **saucerization**："皿状陥凹"．初期の緑内障性視神経乳頭では陥凹部が浅く均一に拡大し，乳頭の中央と乳頭縁の間にびまん性の浅い陥凹が皿のようにみえることから，このように呼ばれている．皿状陥凹は通常，下耳側（場合によっては上耳側）に認められる．初期の皿状変化の場合，rim の色調がまだ保たれたまま陥凹が拡大する．このため，平面の眼底写真のみで観察すると見落としてしまう可能性のある所見なので，注意が必要である．立体的に観察して，血管の屈曲点の位置で rim の辺縁を追うことによって正しい陥凹拡大の評価が可能となる（図9）．

模範解答 b, d, e

（齋藤　瞳）

視路

文献は p.427 参照.

視路とは

　眼球内に入った光は受容体である650万個の錐体と1億2,000万個の杆体で電気信号へ変換され，双極細胞を経て神経節細胞へ伝わる．神経節細胞の軸索は眼球外へ出て視神経を形成する．神経節細胞の軸索は視神経に入る際に，①黄斑部から直接乳頭に入る乳頭黄斑線維束，②視神経乳頭の上下から入る弓状線維，③鼻側から入る放射状線維の三つのパターンをとる．視神経は視交叉で視索となる．視索は外側膝状体へ達し，ニューロンを換え，視放線から後頭葉の視覚野に至る（図1）．

視神経

　網膜神経節細胞の軸索は，視神経乳頭から強膜篩状板を貫通して視神経となる．視神経線維は約100万本で眼内では無髄であるが，眼外に出ると有髄となる．視神経乳頭は約1.5mm，眼球後部の視神経の直径は約3mmである．視神経の長さは眼窩内30mm，視神経管内6mm，頭蓋内10mmで全長約50mmとなり視交叉に至る．

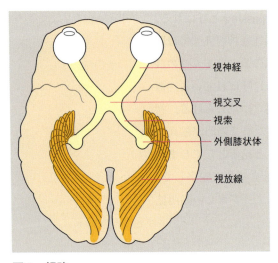

図1　視路

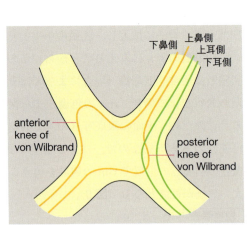

図2　視交叉

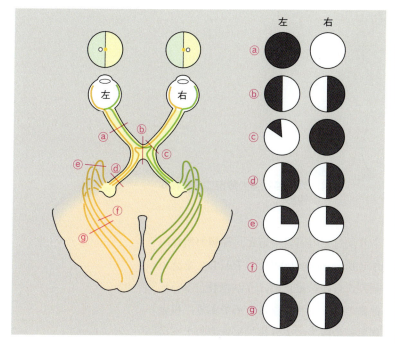

図3 視路の障害部位と視野

視交叉

　鼻側網膜からの線維は視交叉で交叉し反対側の視索に入り，耳側網膜からの線維は交叉せず同側の視索に入る．鼻側網膜のほうが耳側網膜より広いため，視交叉で交叉する線維は全体の約55％である．下鼻側からの線維は視交叉で反対側の視神経の上方へ少し入って anterior knee of von Wilbrand を形成し，上鼻側線維は同側の視索に入って posterior knee of von Wilbrand を形成し，対側の視索に入る（図2）．視交叉部の障害は両耳側半盲をきたす（図3 ⓑ）．視交叉より前方1〜1.5mm以内が障害されると anterior knee of von Wilbrand の障害により接合部暗点を生じる（図3 ⓒ）．近年では光干渉断層計（optical coherence tomography；OCT）による解析により，交叉線維の逆行性軸索変性である乳頭周囲網膜神経線維（circumpapillary retinal nerve fiber layer；cpRNFL）の水平成分の消失が観察されている．

視索

　視索とは，視交叉と外側膝状体の間の部分である．視索の90％は外側膝状体に達し，残りの10％は中脳の視蓋前域に入り，瞳孔反応

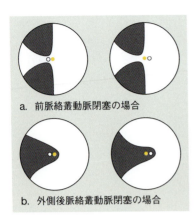

a. 前脈絡叢動脈閉塞の場合

b. 外側後脈絡叢動脈閉塞の場合

図4　外側膝状体の障害でみられる視野

に関与する．視索の障害により反対側の同名半盲と，健側の相対的瞳孔求心路障害（relative afferent pupillary defect；RAPD）を認める．これは交叉線維（鼻側網膜からの線維）のほうが総数が多いため，障害される神経線維が健側のほうが多くなるためである．視索の障害により，患側では耳側線維の障害により視神経乳頭の上下弓状萎縮が起こり，健側では鼻側線維の障害により帯状萎縮を生じる．OCTの解析により，cpRNFLの変化として検出できる．

外側膝状体

　外側膝状体は6層構造をとっている．1，4，6層は反対側の鼻側網膜から，2，3，5層は同側の耳側網膜からの線維が入り，シナプスを形成して後頭葉に線維を送る．外側膝状体は内頸動脈の分枝である前脈絡叢動脈と，後大脳動脈の分枝である外側後脈絡叢動脈から血流を供給されている．前脈絡叢動脈の閉塞では上下扇形の視野欠損（図4a），外側後脈絡叢動脈の閉塞では水平扇形の視野欠損を生じる（図4b）．両方の血管が障害されると同名半盲となる．

視放線

　視放線は外側膝状体から後頭葉視皮質まで至る線維である．下方視野（上方網膜）からの線維は視放線の上方を走行し，側脳室周囲を通り，直接後頭葉に達するが，上方視野（下方網膜）からの線維は視放線の下方を走行し，前方の側頭葉へループをつくり，その後，後方へ走る．このループはMeyer's loopと呼ばれ，その部位が障害されると同名上1/4盲となる（図3 ⓔ）．下方視野からの線維が障害されると同名下1/4盲となり（図3 ⓕ），視放線全体が障害されると完全同名半盲となる（図3 ⓖ）．

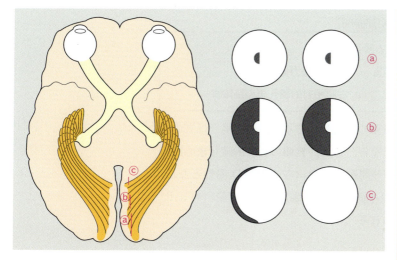

図5　後頭葉視皮質障害でみられる視野

後頭葉視皮質

　視放線は後頭葉皮質の鳥距溝の上下に至る．85％が半球内溝に埋まっている．網膜中心10°に対応する皮質が全体の50％を占め，後極付近に投影し，中央40％の皮質が網膜の10〜60°に対応する．前方10％皮質が網膜60〜90°に対応する．後極の病変では同名性の傍中心暗点となり（図5 ⓐ），中央の障害では黄斑が保たれる同名半盲となる（図5 ⓑ）．前方の障害では反対側の鼻側網膜周辺部からの視野のみ投影されるので，反対側の耳側のみの欠損となる（図5 ⓒ）．後頭葉障害で，黄斑部視野が温存されることがあり，黄斑回避と呼ばれている．これは，後頭葉皮質が後頭葉動脈と中大脳動脈による二重支配を受けていることと黄斑領域網膜の両側後頭葉への投射などが原因と考えられている．

カコモン読解　第19回　一般問題69

上方1/4同名半盲を来す障害部位はどれか．
a 視索　　b 外側膝状体　　c 側頭葉　　d 頭頂葉上部　　e 後頭葉

解説　下方視野からの線維は視放線の上方を走行し，直接後頭葉に達するが，上方視野からの線維は視放線の下方を走行し，側頭葉へのループをつくり（Meyer's loop），その後，後方に走る．そのため，この部位が障害されると同名上1/4盲となる．

模範解答　c

カコモン読解 第20回 一般問題66

右側の視索症候群にみられる所見はどれか.
a 右眼散瞳　　b 右同名半盲　　c 左眼視力低下
d 左眼視神経乳頭帯状萎縮　　e 右眼相対的瞳孔求心路障害

【解説】視索障害では反対側の同名半盲を示す.この場合は右の視索障害なので左同名半盲となる.また,健側の相対的瞳孔求心路障害（RAPD）がみられ,この問題の場合は左のRAPD陽性となる.視神経乳頭所見は,健側（本問題では左眼）において帯（バンド）状視神経乳頭の萎縮がみられる.

【模範解答】d

カコモン読解 第23回 一般問題76

直接および間接対光反射が左眼瞳孔で消失し,右眼瞳孔が正常であるときの病変部位はどれか.
a 右視神経　　b 左視神経　　c 右動脈神経　　d 左動脈神経
e 左後頭葉

【解説】対光反応の経路から考えて,視覚の求心路つまり視神経が障害される場合は,直接反応は消失しても間接反応は正常である.また,対光反応に関しては外側膝状体の前で分かれるため,外側膝状体が障害されても基本的には正常である.このことから考えて直接反応,間接反応ともに消失しており,対光反応の遠心路の障害であることがわかる.

【模範解答】d

カコモン読解 第26回 一般問題8

視交叉で交叉する神経線維の割合はどれか.
a 35%　　b 45%　　c 55%　　d 65%　　e 75%

【解説】耳側網膜より鼻側網膜のほうが広く,交叉線維のほうが非交叉線維より多く,健常人で交叉線維は55%とされている.ただし,白皮症においては交叉線維はより多いとされている.

【模範解答】c

（渡邊恵美子,溝田　淳）

中枢神経（III～VIII）

動眼神経[1-6)]

文献は p.427 参照．

動眼神経核：動眼神経の核群は中脳の上丘の高さで，中脳水道の腹側，中心灰白質の腹内側に位置する．中央には両側の上眼瞼挙筋を支配する副核，左右には，対側の上直筋を支配する副核，同側の内直筋，下直筋，下斜筋を支配する副核が並んでいる．これらの副核群の吻側に対光反射・近見反射をつかさどる副交感神経核であるEdinger-Westphal（E-W）核が位置する（図1, 2）．

　これらの核群は単眼の眼球運動（ひき運動）を制御するだけでなく，隣接する脳幹部やその他の中枢神経からの指令のもとに特定の両眼共同運動（むき運動）の中継を行う．たとえば，上直筋副核や下直筋副核は，内側縦束吻側間質核（rostral interstitial medial longitudinal fasciculus；riMLF），Cajal 間質核，後交連核などからなる中枢の指令のもと，両眼の垂直注視を行う（図3, 4）．内直筋副核には，内側縦束（medial longitudinal fasciculus；MLF）を介して対側

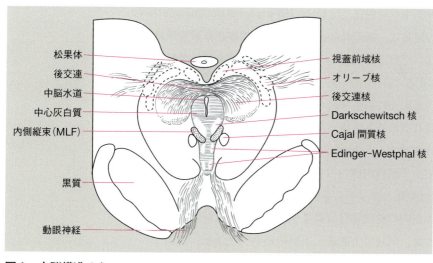

図1　中脳構造のシェーマ
MLF：medial longitudinal fasciculus（内側縦束）
(Miller NR, et al：Walsh and Hoyt's Clinical Neuro-Ophthalmology：The essentials. 2nd ed. Tokyo, Wolters Kluwer：Lippincott Williams & Wilkins；2008. Figure 17.16.)

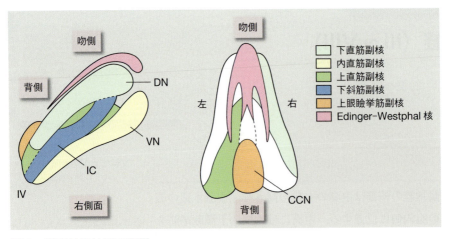

図2 動眼神経核群の配置
DN：背側副核　　VN：腹側副核　　CCN：正中尾側核
IC：中間柱　　　IV：滑車神経核領域
(Miller NR, et al：Walsh and Hoyt's Clinical Neuro-Ophthalmology：The essentials. 2nd ed. Tokyo, Wolters Kluwer：Lippincott Williams & Wilkins；2008. Figure 18.4.)

の外転神経核から水平注視の信号が送られる一方，側頭後頭連合野を主な中枢とし，上丘を介して中脳近見反応細胞で中継された，輻湊(両眼の内むき運動)に関する信号も伝えられる(**図3, 4**)．この内直筋副核の受ける二重支配のため，ヒトは同一距離にある物体の追視(滑性眼球運動と衝動性眼球運動)と距離の変化を伴う輻湊と開散運動を同時に行うことができる．また，これらの核群は前庭神経核からも直接・間接に入力を受け，頭位変動に対する眼位の代償運動である前庭眼反射や，連続的に運動する物体を捕捉して凝視するための視運動性眼振を可能にしている(**図4**)．

対光反射の入力情報は，網膜神経節細胞からの線維が視蓋前域核に投射後，シナプスを換え，同側のみならず，後交連を通って対側のE-W核に投射することで伝わる．E-W核からの副交感神経出力線維は以下に述べるように動眼神経の一部となり，毛様神経節でシナプスを換え，瞳孔括約筋と毛様体筋に向かう(**図5**)．

髄内線維：核群から出力した線維は規則正しい配列構造を保って，MLF，赤核，黒質，大脳脚内側の白質を通過し，左右の大脳脚の間(脚間窩)から末梢神経となってくも膜下腔に出る[7]．核から末梢神経となるまでの中脳内の動眼神経線維束を髄内線維とも呼ぶ．吻内側に副交感神経線維，尾側に上直筋・上眼瞼挙筋支配線維，内側から外側に向けて下直筋・下斜筋支配線維が並ぶ(**図6**)．

以上のような，核上性支配，核と髄内線維束の解剖から，中脳病変は特有の神経徴候を呈する．中脳背側病変では後交連，riMLF障

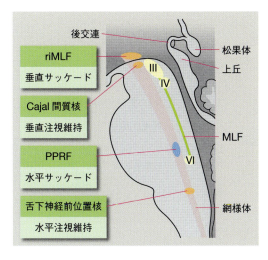

図3 脳幹部核上性中枢のシェーマ

(Schiefer U, et al, editors：Clinical Neuro-ophthalmology. Heidelberg：Springer-Verlag；2007. Fig.11.4.)

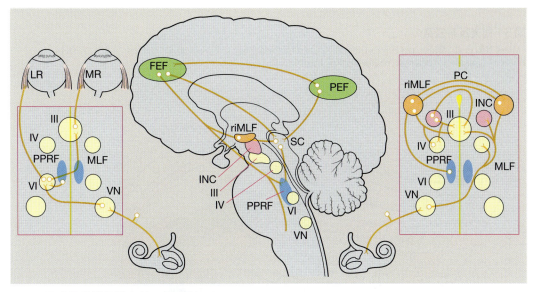

図4 眼球運動神経核と核上性中枢のシェーマ

FEF：前頭眼野　　　　III：動眼神経核　　　　PC：後交連
PEF：頭頂眼野　　　　IV：滑車神経核　　　　MLF：内側縦束
SC：上丘　　　　　　　PPRF：傍正中橋網様体　LR：外直筋
riMLF：内側縦束吻側間質核　VI：外転神経核　　MR：内直筋
INC：Cajal間質核　　　VN：前庭神経核

(Miller NR, et al：Walsh and Hoyt's Clinical Neuro-Ophthalmology：The essentials. 2nd ed. Tokyo, Wolters Kluwer：Lippincott Williams & Wilkins；2008. Figure 17.13.)

害により，上方注視麻痺，対光反射・近見反射解離，輻湊・後退眼振（上方注視負荷により，輻湊様の律動運動や眼球陥凹），斜偏位による上下複視，正面視での上眼瞼後退（Collier徴候）からなる症候群を呈する．動眼神経核単独障害では両側性眼瞼下垂，対側の上転障害，同側の内転・下転障害を示す．動眼神経線維束の髄内障害では，障害部位に一致した動眼神経部分麻痺を生じる．上直筋副核と

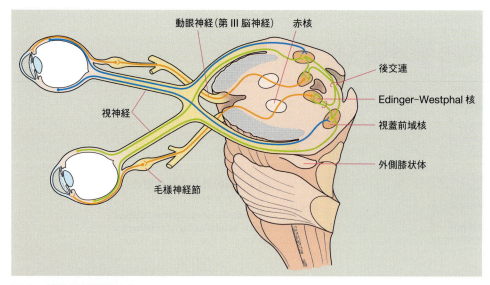

図5 対光反射経路のシェーマ
(Miller NR, et al：Walsh and Hoyt's Clinical Neuro-Ophthalmology：The essentials. 2nd ed. Tokyo, Wolters Kluwer：Lippincott Williams & Wilkins；2008. Figure 15.19.)

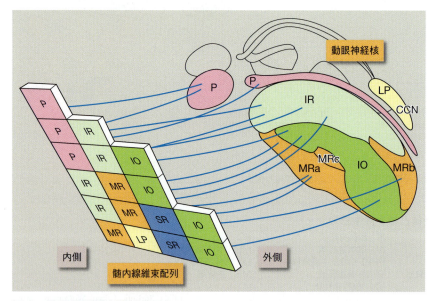

図6 動眼神経髄内線維束のシェーマ
P：瞳孔括約筋支配線維（副交感神経）　　MR：内直筋支配　　IO：下斜筋支配
LP：上眼瞼挙筋支配　　　　　　　　　　IR：下直筋支配
CCN：正中尾側核　　　　　　　　　　　SR：上直筋支配
(Ksiazek S, et al：Fascicular arrangement in oculomotor paresis. Am J Ophthalmol 1994；118：97-103.)

下斜筋副核由来の線維束が障害されれば，片眼の上転障害を呈することになり，後天性のdouble elevator palsyの原因となる．

末梢動眼神経：脚間窩からくも膜下腔に出た後，動眼神経は後大脳

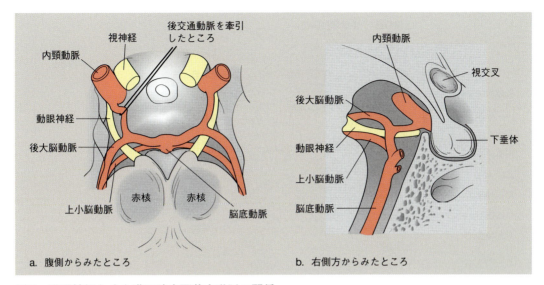

図7　動眼神経とくも膜下腔内頭蓋内動脈の関係
(Miller NR, et al：Walsh and Hoyt's Clinical Neuro-Ophthalmology：The essentials. 2nd ed. Tokyo, Wolters Kluwer：Lippincott Williams & Wilkins；2008. Figure 18.10.)

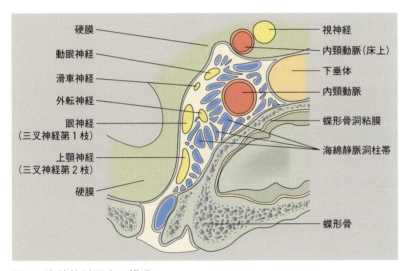

図8　海綿静脈洞内の構造
(Schiefer U, et al, editors：Clinical Neuro-ophthalmology. Heidelberg：Springer-Verlag；2007. Fig.10.11.)

動脈と上小脳動脈の間ならびに後交通動脈の外側方のくも膜下腔を斜台に沿って前進し，小脳テント縁付近で硬膜を貫いて海綿静脈洞の外側壁に入る（**図7**）．ちなみに，動眼神経の下に滑車神経，その下に三叉神経第1枝，次いで第2枝が走る．海綿静脈洞腔内には内頚動脈，内頚動脈に伴走する交感神経，ならびに外転神経が走る（**図8**）．

次いで，動眼神経は上眼窩裂を通って眼窩に入る．眼窩に入った直後（海綿静脈洞内で分岐するという説もある），上枝と下枝に分か

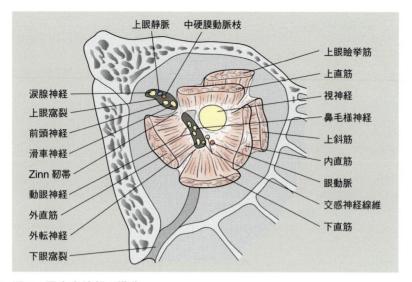

図9　眼窩先端部の構造
(Schiefer U, et al, editors：Clinical Neuro-ophthalmology. Heidelberg：Springer-Verlag；2007. Fig.9.3.)

れる（**図9**）．上枝は上眼瞼挙筋と上直筋，下枝は内直筋，下直筋，下斜筋を支配する．また，副交感神経線維は下斜筋枝から分かれ，毛様神経節に入り，ここで節後神経の短毛様体神経と換わって，毛様体と瞳孔括約筋を支配する．

　動眼神経は，脳底部で後大脳動脈と上小脳動脈の間を，海綿静脈洞前では内頸動脈と後交通動脈分岐部近傍を通るため（**図7**），これらの部位の動脈瘤により，不全ないし完全動眼神経麻痺を呈する．瞳孔括約筋支配線維は背内側に位置し，これらの動脈に近接しているので，動脈瘤ではまず瞳孔障害が生じる．頭痛を伴った瞳孔散大を主とした動眼神経麻痺をみたら，これらの動脈瘤を考え，直ちに脳神経外科を紹介しなければいけない．

　海綿静脈洞，上眼窩裂，眼窩先端部の障害では動眼神経のみならず複合神経麻痺を呈する（後述）．眼窩内では上・下枝に分岐しているので，対応する部分動眼神経麻痺を呈する．

滑車神経[1-6]

滑車神経の走行：滑車神経核は中脳尾側，下丘レベルの中心灰白質の腹内側に存在する．動眼神経核群の尾側，MLFの背側に位置する．脳神経で唯一背側からその末梢神経を出し，上髄帆前端で交叉し，対側の上斜筋を支配する（**図10**）．

　滑車神経は後床突起の後ろの位置で，海綿静脈洞の外側壁に入り，

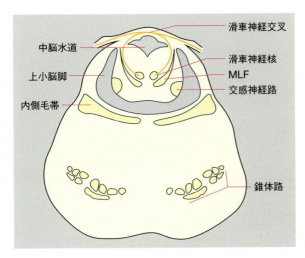

図10 滑車神経核領域のシェーマ
(Schiefer U, et al, editors: Clinical Neuro-ophthalmology. Heidelberg: Springer-Verlag; 2007. Fig.10.10.)

上眼窩裂を通って眼窩へ入り，上斜筋に至る（図8, 9）．

中脳背側に核が位置し，交叉性に神経を出すという独特の走行をとることから，核性ないし中脳内の病変では対側の滑車神経麻痺を，中脳背側を外から圧迫する病変では同側の滑車神経麻痺を呈する．

なお，滑車神経麻痺とその支配筋である上斜筋の麻痺は，必ずしも同義ではない．上斜筋麻痺は先天性と後天性があるが，後者の原因が滑車神経麻痺であるのに対して，前者は上斜筋欠損や付着異常なども含まれる．上斜筋の作用は主に下転と内旋であり，その機能不全により上斜視と複視が生じるが，先天性上斜筋麻痺の場合，上下複視を自覚するのに対して，後天性の場合，回旋複視を自覚する．先天性の場合や，後天性でも外傷による滑車神経麻痺では，両側性に障害されることがあり，この場合は上下偏位が目立たず，外方回旋が顕著となる．Hessチャートではほとんど異常が検出されず，大型弱視鏡による9方向眼位を行わなければならない．

滑車神経麻痺と視機能正常の相対的瞳孔求心路障害[8]：中脳背側には，対光反応入力線維が終末を送る視蓋前域が存在する（図5）．一側の視蓋前域には同側眼の耳側非交叉線維，対側眼の鼻側交叉線維が終末している．交叉線維と非交叉線維は，前者のほうが53：47で多いとされる．したがって，一側の視蓋前域障害では対側眼に相対的瞳孔求心路障害（relative afferent pupillary defect；RAPD）が生じる．ただし，後頭葉へ向かう自覚的視機能に関係する線維とは外側膝状体の手前で分枝しているため，視力や視野には異常はみられない．上述のように，中脳背側には滑車神経核が位置する（図11）．したがって，中脳背側内部に異常が生じると，滑車神経核と視蓋前域

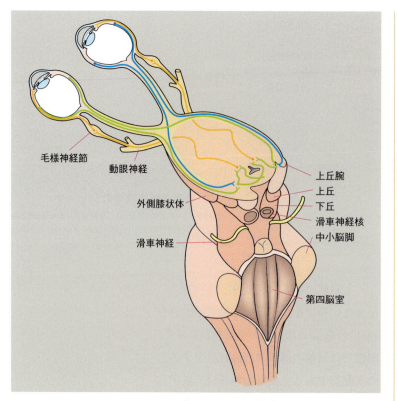

図11 中脳背側における動眼神経と滑車神経の配列
(Miller NR, et al：Walsh and Hoyt's Clinical Neuro-Ophthalmology：The essentials. 2nd ed. Tokyo, Wolters Kluwer：Lippincott Williams & Wilkins；2008. Figure 18.22.)

が同時に障害される．滑車神経は交叉性であるから，この場合，対側眼に滑車神経麻痺と視野・視力異常を伴わない RAPD が出現することになる．一方，中脳背側の外部から腫瘍などによる圧迫病変があると，すでに交叉を終えた末梢の滑車神経と，病変側の視蓋前域が障害を受ける．したがって，この場合，病変と同側眼の滑車神経麻痺と対側眼の RAPD を呈することになる．滑車神経麻痺をみた場合，たとえ視力・視野異常を伴わなくとも，RAPD の有無を評価することが重要である[8]．そして，RAPD がみられれば対側の中脳背側病変の存在を示唆する．さらに，滑車神経麻痺が RAPD と同側の眼にみられれば中脳背側内部病変を，対側眼にみられれば中脳背側を外部から侵す病変を疑う．

三叉神経[1-6]

三叉神経節と中枢：三叉神経は，咀嚼筋を支配する運動神経の要素と顔面の知覚をつかさどる感覚神経の要素を含む混合神経である．眼科領域に関係するのは後者である．側頭骨岩様部錐体先端の

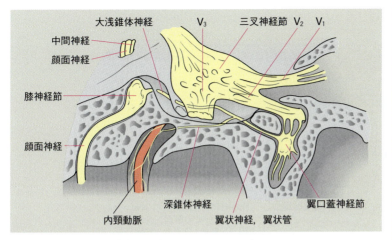

図 12 三叉神経節近辺の解剖
V₁：三叉神経第1枝（眼神経）　　　V₃：三叉神経第3枝（下顎神経）
V₂：三叉神経第2枝（上顎神経）
(Miller NR, et al：Walsh and Hoyt's Clinical Neuro-Ophthalmology：The essentials. 2nd ed. Tokyo, Wolters Kluwer：Lippincott Williams & Wilkins；2008. Figure 15.28.)

Meckel 腔に，知覚に関する神経線維を出す細胞体の集まりである三叉神経節が存在する（図12）．すなわち，動眼・滑車・外転神経のような運動神経と異なり，脳幹部の中枢神経内ではなく，この三叉神経節が顔面知覚の中継中枢として機能している．Meckel 腔は前方に海綿静脈洞，内側に内頸動脈があり，外側を硬膜で境されている．三叉神経節にある細胞体は末梢側ならびに中枢側に枝を出している．末梢枝は眼神経，上顎神経，下顎神経に分岐する（図12）．一方，中枢枝は，橋の背外側に位置する主知覚核（触覚・圧覚を中継），第3, 4頸髄に位置する脊髄路核（温痛覚を中継），中脳に位置する中脳路核（外眼筋の筋紡錘や咬筋における自己固有知覚を中継）に終末を送る（図13）．これらの核からは，三叉神経視床路などを通って視床の後内側腹側核でシナプスを形成し，最終的には頭頂葉に至る．

眼神経：三叉神経第1枝である眼神経は三叉神経節から出た後，海綿静脈洞の下方の外側壁に入る（図8）．海綿静脈洞の前方部分において，涙腺神経，前頭神経，鼻毛様神経に分枝して，上眼窩裂を通って眼窩内に入る（図9）．

　涙腺神経は三叉神経第2枝である上顎神経の分枝の一つ，頬骨側頭神経の分枝と合流する（図14）．頬骨側頭神経には副交感神経ならびに交感神経線維も含まれている．涙腺神経は涙腺，上眼瞼皮膚，結膜の知覚を支配する．

　前頭神経は滑車上神経と眼窩上神経に分枝する．前者は眼窩上縁

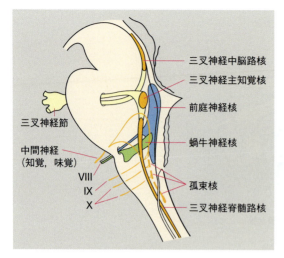

図13 三叉神経の知覚
中枢核

(Duus P〈花北順哉訳〉:神経局在診断―その解剖,生理,臨床―.東京:文光堂;1987. 図3.4.)

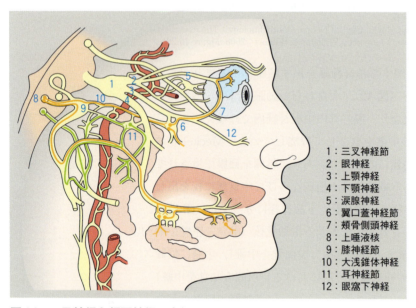

1:三叉神経節
2:眼神経
3:上顎神経
4:下顎神経
5:涙腺神経
6:翼口蓋神経節
7:頰骨側頭神経
8:上唾液核
9:膝神経節
10:大浅錐体神経
11:耳神経節
12:眼窩下神経

図14 三叉神経と顔面神経の走行
(Schiefer U, et al, editors : Clinical Neuro-ophthalmology. Heidelberg : Springer-Verlag ; 2007. Figure15.27.)

から前額の皮膚知覚を,後者は前額,上眼瞼,鼻側部の皮膚知覚,結膜,前頭洞の知覚を支配する(図15).

鼻毛様神経は,毛様神経節に分枝を出すものの,そこを素通りして,動眼神経副交感神経節後線維である短毛様体神経と連絡し,眼球の知覚を入力する.さらに前方まで進んだ鼻毛様神経は,2〜3本の長毛様神経を分枝する.虹彩,毛様体,角膜の知覚を入力するほか,交感神経線維を含み,瞳孔散大筋を支配する(図16).また,鼻毛様神経のほかの分枝は鼻や副鼻腔粘膜に分布する.

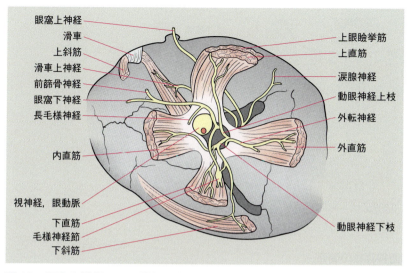

図 15 眼窩先端部に入る神経の集団
(Miller NR, et al:Walsh and Hoyt's Clinical Neuro-Ophthalmology:The essentials. 2nd ed. Tokyo, Wolters Kluwer:Lippincott Williams & Wilkins;2008. Figure 15.12.)

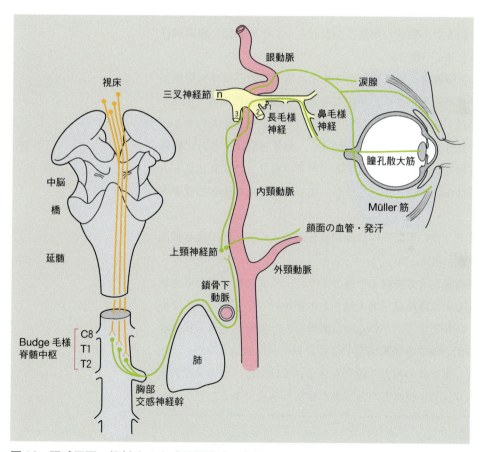

図 16 眼球周囲へ投射する交感神経線維の走行
(Miller NR, et al:Walsh and Hoyt's Clinical Neuro-Ophthalmology:The essentials. 2nd ed. Tokyo, Wolters Kluwer:Lippincott Williams & Wilkins;2008. Figure 15.5.)

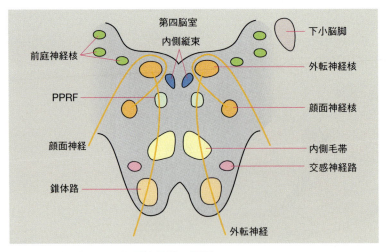

図 17　外転神経核と顔面神経核の関係
PPRF：paramedian pontine reticular formation（傍正中橋網様体）
(Schiefer U, et al, editors：Clinical Neuro-ophthalmology. Heidelberg：Springer-Verlag；2007. Fig.10.7.)

眼神経の三つの枝のうち，眼球の知覚にかかわる鼻毛様神経のみ筋円錐内を通るが，眼球の知覚にかかわらない涙腺神経と前頭神経は筋円錐外を通る（**図 15**）．

上顎神経，下顎神経：三叉神経第 2 枝である上顎神経は海綿静脈洞に入り，眼神経の下を走り，正円孔を通って眼表面に出る（**図 8**）．最終的に眼窩下神経となり，眼窩下方の顔面皮膚知覚を入力する一方，途中で頬骨神経を分枝する（**図 14**）．頬骨神経は，さらに頬骨顔面神経と頬骨側頭神経を分枝する．前者は頬骨上の皮膚知覚を入力し，後者は涙腺神経と合流しつつ，頬骨側頭付近の皮膚知覚を入力する．

三叉神経第 3 枝の下顎神経は海綿静脈洞に入らず，卵円孔を通過して側頭下窩に出る．

海綿静脈洞病変と三叉神経：上述のように，三叉神経のなかで海綿静脈洞を通るのは眼神経（第 1 枝）と上顎神経（第 2 枝）のみであり，また，角膜知覚にかかわるのは眼神経の分枝である鼻毛様神経である（**図 9**）．海綿静脈洞病変では複合神経麻痺を呈するが，三叉神経第 1 枝・第 2 枝の両方の障害も含まれていれば，海綿静脈洞後部病変であり，第 1 枝障害のみであれば前部病変である．

外転神経[1-6]

外転神経核は橋の第四脳室底の正中部に位置する（**図 17**）．顔面神経核がその腹外側にあり，その髄内線維が外転神経核を包むよう

に走行するため，橋障害では両神経はともに侵されることが多い．また，その近傍には三叉神経脊髄路もあるため，顔面の知覚麻痺も伴いやすい．

外転神経核からは末梢神経となって同側の外直筋を支配する線維と，MLFを経由して，対側の動眼神経内直筋副核へ核間線維を出す（図4）．傍正中橋網様体（paramedian pontine reticular formation；PPRF）の支配のもと，外転神経核は同側方向への水平注視中枢として働く．

外転神経は橋延髄移行部からくも膜下腔へ出た後，吻側へ向かい，斜台を上って硬膜を貫き，錐体突起の先端でGrüber靱帯の下をくぐった後，海綿静脈洞実質に入る（図8）．内頸動脈のすぐ外側を走り，動眼神経，滑車神経，三叉神経第1枝とともに，上眼窩裂を通って眼窩内に入り，外直筋に至る（図9，15）．

外転神経は走行が長いため，さまざまな原因で麻痺を生じ，脳圧亢進の影響も最も受けやすい．小児の後天性外転神経麻痺をみたら脳腫瘍，ことに橋のグリオーマを，先天性であればDuane症候群I型ないしMöbius症候群（外転神経麻痺＋顔面神経麻痺）を疑う．

橋内部の外転神経線維束の近傍には小脳橋角部があり，外転神経，三叉神経，顔面神経，聴神経が近接しているため，これらの神経の複合麻痺を呈する．海綿静脈洞内では，ほかの眼運動神経と三叉神経が外側壁内を走るのに対して，外転神経は唯一実質を走る．内頸動脈が近接しているので，頸動脈海綿静脈洞瘻では外転神経麻痺が最も起こりやすい．また，交感神経線維は内頸動脈に沿って進むため，外転神経麻痺に交感神経の麻痺であるHorner症候群を伴う場合は，海綿静脈洞病変を疑う（図8，16）．

顔面神経[1-6]

顔面神経は運動性要素と味覚に関する感覚性要素，ならびに涙液や唾液分泌に関する副交感神経の要素を含んでいる．眼科領域における顔面神経の生理的役割は，自発性瞬目に加えて，角膜反射，瞬目反射，涙液分泌が挙げられるので，ここではこれらに絞って記載する．

顔面神経の運動枝の核は，橋被蓋の外腹側（外転神経核より尾側）にある（図17）．神経線維は外転神経核の周囲を回り，橋下端の腹外側部から出て，内耳孔を通って膝神経節に入る（図14）．次いで顔面神経管を経て茎乳突孔を通って頭蓋骨を出る．ここから個々の

運動枝は顔面に広がる．瞬目をつかさどる筋肉である眼輪筋は側頭枝や頬骨枝に支配される．前額部の筋は核上性に両側性支配を受けるのに対して，ほかの表情筋は対側の皮質からの片側性支配を受ける．したがって，一側の大脳皮質の脳梗塞などの場合，額のしわ寄せは可能である．一方，核や末梢性の顔面神経麻痺では，同側の額のしわ寄せも損なわれる．

副交感神経線維の核は上唾液核であり，運動枝核の背側にある．内耳孔までは別の神経束（中間神経）を構成するが，そこから運動枝と一緒に膝神経節に入る．その後，大浅錐体神経となり運動枝と分かれ，翼口蓋神経節でシナプスを形成する．ここから三叉神経の分枝である頬骨側頭神経と合流して涙腺神経に至る（図14）．

三叉神経と顔面神経の連動により角膜反射が生じるので，顔面神経が障害されると角膜知覚は維持されても，角膜反射が消失する．また，上丘から視蓋延髄路を介して視覚入力とも連動しているので，強い光刺激でも瞬目が生じる．

顔面神経の髄内線維の走行と外転神経核は密接に関係しており，また錐体路も近接しているため，これらが橋において複合して障害されることがある．Foville症候群やMillard-Gubler症候群などがある．

聴神経[1-3]

第Ⅷ脳神経の聴神経は，内耳神経とも前庭蝸牛神経とも呼ばれる．聴覚をつかさどる蝸牛神経と平衡感覚をつかさどる前庭神経からなる．眼科領域で重要なのは，前庭神経であり，眼球運動神経と連動し，頭位変換を代償するように眼球を動かす前庭眼反射の入力線維となる．

半規管や卵形嚢，球形嚢にある受容器で感じた頭位情報は，内耳道にある前庭神経節に細胞体を有する双極細胞に伝えられる．その中枢枝が前庭神経であり，蝸牛神経とともに内耳孔を通って小脳橋角部で脳幹に入り，延髄橋移行部の前庭神経核とシナプスを形成する（図13）．前庭神経核から眼球運動神経核や上位中枢に線維を送り，頭位変換と反対の方向に眼球が動く前庭眼反射を形成する（図18）．

これを利用した検査が，Bielschowsky頭位傾斜試験と人形の目現象である．

Bielschowsky頭位傾斜試験：頭を受動的に左右どちらかに傾けると，逆方向に眼球が回旋する反射を利用したもので，主に上斜筋麻

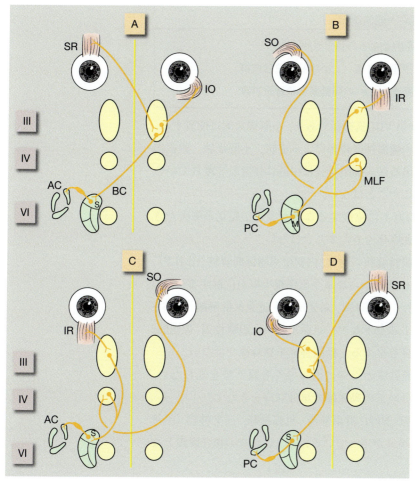

図18 前庭眼反射経路

A, B：興奮性入力	BC：腕結合	IR：下直筋
C, D：抑制性入力	S：上側前庭神経核	MLF：内側縦束
SR：上直筋	AC：前半規管	M：内側前庭神経核
IO：下斜筋	SO：上斜筋	PC：後半規管

(Miller NR, et al：Walsh and Hoyt's Clinical Neuro-Ophthalmology：The essentials. 2nd ed. Tokyo, Wolters Kluwer：Lippincott Williams & Wilkins；2008. Figure 17.26.)

痺の診断に使われる．すなわち，上直筋と上斜筋が内方回旋にかかわるので，上斜筋麻痺があれば，患側に頭を傾斜させると，代償性に上直筋作用が過剰となり，結果として上斜視が強調される．

人形の目現象：第1眼位から頭位を受動的に水平・垂直に動かした際に，正常であれば視線は正面視から動かない現象である（＝人形の目現象陽性）．末梢性眼球運動障害であれば，人形の目現象は損なわれる．すなわち，人形の目現象は陰性となる．

カコモン読解　第18回　一般問題57

動眼神経単独麻痺の原因となるのはどれか．
a 聴神経腫瘍　　b 下垂体腫瘍　　c 中脳背側症候群
d 内頸動脈後交通動脈瘤　　e 内頸動脈海綿静脈洞瘻

解説　a．聴神経は第VIII脳神経であり，小脳橋角部に位置する．外転神経・三叉神経・顔面神経障害による症状，小脳症状，頭蓋内圧亢進による症状が出るが，動眼神経は中脳に位置して離れているため，単独障害を起こすことはない．
b．下垂体は視交叉の直下に位置することが多く，視覚系障害をきたすが，動眼神経単独麻痺をきたすことはない．
c．中脳背側には，動眼神経核の吻側，内側縦束吻側間質核（riMLF），Cajal間質核，後交連核などからなる垂直注視中枢が位置する．この領域の障害により，上方注視麻痺，対光反射・近見反射解離，輻湊・後退眼振，斜偏位による上下複視，正面視での上眼瞼後退（Collier徴候）からなる症候群を呈する．動眼神経単独麻痺ではない．
d．動眼神経は後交通動脈の外側に沿ってくも膜下腔を進むため，内頸動脈後交通動脈分岐部の動脈瘤で単独麻痺をきたす．
e．海綿静脈洞には動眼神経，滑車神経，外転神経，三叉神経（眼神経，上顎神経），交感神経が走っているため，これらの複合麻痺となる．

模範解答　d

カコモン読解　第19回　一般問題72

Parinaud症候群で正しいのはどれか．3つ選べ．
a 眼瞼下垂　　b 上方注視麻痺　　c 輻湊後退眼振
d 瞳孔対光反射低下　　e 傍正中橋網様体障害

解説　Parinaud症候群は中脳背側症候群ともいう．中脳背側には，動眼神経核の吻側，内側縦束吻側間質核（riMLF），Cajal間質核，後交連核などからなる垂直注視中枢が位置する．松果体腫瘍や中脳背側梗塞などは核上性にこの領域を障害し，上方注視麻痺，対光反射・近見反射解離，輻湊・後退眼振，斜偏位による上下複視，正面視での上眼瞼後退（Collier徴候）からなる症候群を呈する．したがって，bの上方注視麻痺，cの輻湊後退眼振，dの瞳孔対光反射低下が正解となる．

aの眼瞼下垂は筋原性（先天性，加齢やコンタクトレンズなどによる腱膜性），神経筋接合部性（重症筋無力症），神経原性（動眼神経上枝麻痺による上眼瞼挙筋機能低下，交感神経麻痺によるMüller筋機能低下）に分類され，Parinaud症候群とは無関係である．

eの傍正中橋網様体はparamedian pontine reticular formation（PPRF）のことであり，橋にある水平注視の中枢である．したがってPPRFの障害では，同側への水平注視ができなくなる．

模範解答 b，c，d

カコモン読解 第20回 一般問題4

毛様体神経節に枝を出さないのはどれか．2つ選べ．
a 眼神経　b 滑車神経　c 交感神経　d 動眼神経
e 長毛様体神経

解説 毛様体神経節は眼球より1cm後方の視神経の外側にある径2～3mmの神経節であり，視神経と外直筋の間，眼窩先端に近く，眼動脈の耳側に位置する．動眼神経内の副交感神経線維はこの毛様体神経節でシナプスを換え，節後線維は短毛様体神経となり，瞳孔括約筋と毛様体筋を支配する．

毛様体神経節内ではシナプスを換えないが，ここを通過していく神経線維として，三叉神経の第1枝である眼神経，動眼神経の下斜筋枝，交感神経の枝がある．眼神経の分枝である鼻毛様体神経は長毛様体神経となり，毛様体神経節を素通りして角膜，毛様体，瞳孔散大筋の知覚をつかさどる．

したがって，毛様体神経節に枝を出さないのは，bの滑車神経とeの長毛様体神経である．

模範解答 b，e

カコモン読解 第20回 一般問題73

動眼神経下枝障害でみられるのはどれか．2つ選べ
a 下転障害　b 頭位傾斜　c 眼瞼下垂　d 極大散瞳
e 近見視力低下

解説 動眼神経は，眼窩に入った直後（海綿静脈洞内で分岐するという説もある），上枝と下枝に分かれる．上枝は上眼瞼挙筋と上直筋，下枝は内直筋，下直筋，下斜筋を支配する．また，副交感神経

線維は下斜筋枝から分かれ，毛様神経節に入り，ここで節後神経の短毛様体神経と換わって，毛様体と瞳孔括約筋を支配する．

a. **下転障害**：下枝支配のうち，下直筋は下転，下斜筋は上転作用があるが，前者の作用のほうが強いので下転障害が生じると考えられる．
b. **頭位傾斜**：滑車神経麻痺で生じる．
c. **眼瞼下垂**：上眼瞼挙筋は上枝支配なので障害されない．
d. **極大散瞳**：下枝には副交感神経線維が含まれていて，瞳孔括約筋と毛様体を支配している．前者が障害されるので散瞳するが，交感神経が刺激されているわけではないので，中等度散瞳となる．
e. **近見視力低下**：副交感神経線維障害による毛様体筋の障害により近見反射が低下し，近見視力が低下する．

模範解答　a, e

カコモン読解　第21回　一般問題1

大脳脚と同じ高さにあるものはどれか．2つ選べ．
a 赤核　　b 松果体　　c 動眼神経核　　d 外転神経核
e 顔面神経核

解説　大脳脚は中脳の腹側であるので，このレベルにあるものはaの赤核とcの動眼神経核である．bの松果体は，中脳水道の背側で上丘よりも吻側に位置する．dの外転神経核とeの顔面神経核は中脳より尾側の橋に位置する．

模範解答　a, c

カコモン読解　第22回　一般問題1

毛様体神経節の節前神経はどれか．3つ選べ．
a 外転神経　　b 交感神経　　c 三叉神経　　d 前頭神経
e 動眼神経

解説　毛様体神経節は眼球より1cm後方の視神経の外側にある径2〜3mmの神経節であり，視神経と外直筋の間，眼窩先端に近く，眼動脈の耳側に位置する．動眼神経内の副交感神経線維はこの毛様体神経節でシナプスを換え，節後線維は短毛様体神経となり，瞳孔括約筋と毛様体筋を支配する．毛様体神経節内ではシナプスを換えないが，ここを通過していく神経線維として，三叉神経の枝，

動眼神経の下斜筋枝，交感神経の枝がある．

　節前神経は，神経節でシナプスを形成し，節後線維に換わるものであるから，厳密には，動眼神経の副交感神経線維のみが節前神経である．すなわち e のみが正解と考えるのが妥当である．b の交感神経と c の三叉神経も毛様体神経節を通過するが，シナプスを形成しないので，節前神経とはいえないであろう．その意味で，不適切問題である．

模範解答　e（解答は一つしかないと考える．）

カコモン読解　第23回　一般問題74

中脳背側症候群で正しいのはどれか．2つ選べ．
a 片麻痺　　b 輻湊麻痺　　c 水平注視麻痺　　d シーソー眼振
e 対光反射近見反応解離

解説　中脳背側症候群は Parinaud 症候群ともいう（"カコモン読解　第19回 一般問題72"の解説を参照されたい）．輻湊は，側頭後頭連合野を主な中枢とし，上丘を介して中脳近見反応細胞で中継された信号が，内直筋支配亜核に伝えられる．輻湊反応は調節と縮瞳も同時に惹起するが，後者の中継中枢は E-W 核である．

a．**片麻痺**：片麻痺は半側の上下肢運動障害であり，まったく関係ない．

b．**輻湊麻痺**：中脳背側には輻湊の中枢も位置するので，障害される．

c．**水平注視麻痺**：橋の PPRF 障害ないし外転神経核の障害で生じる．中脳背側症候群は垂直注視障害である．

d．**シーソー眼振**：これは斜偏位表現型であるので，生じることがある．

e．**対光反射近見反応解離**："カコモン読解　第19回 一般問題72"の解説のとおり，中脳背側症候群で生じる．

模範解答　b, d, e（解答を二つには絞りがたい．強いて選ぶなら，b と e であろう．）

カコモン読解　第23回　一般問題93

球後麻酔で起こるのはどれか．2つ選べ．
a 散瞳　　b 光視　　c 眼瞼下垂　　d 瞬目抑制　　e 眼球陥凹

[解説] 眼球運動をつかさどる神経の無動化をきたす.

a. 散瞳：動眼神経を麻痺させるので，散瞳する.
b. 光視：視神経も軽度抑制されるので，視力低下は生じるが，光視は生じない.
c. 眼瞼下垂：動眼神経を麻痺させるので，眼瞼下垂が生じる.
d. 瞬目抑制：瞬目は顔面神経支配の眼輪筋の作用で生じる．球後麻酔では顔面神経は抑制されないので，瞬目は維持される.
e. 眼球陥凹：理論的には眼窩内の交感神経も抑制され，Horner症候群により，眼球の軽度陥凹が生じるが，一方で，眼窩内での麻酔薬浸潤による容積拡大や組織浮腫のため相殺される.

[模範解答] a，c

(中村　誠)

クリニカル・クエスチョン

眼・心臓反射について教えてください

Answer 眼・心臓反射とは，外眼筋の牽引や眼球の圧迫で引き起こされる，徐脈を主とした心拍動の異常をいいます．眼科手術，特に外眼筋を牽引する斜視手術時には，必ず注意しなければならない現象です．

眼・心臓反射の特徴

眼・心臓反射[*1]の求心路は三叉神経で，遠心路は迷走神経である．外眼筋の伸張受容器の刺激が長毛様体神経と短毛様体神経を経由して毛様体神経節に伝わり，三叉神経第1枝の眼神経から半月神経節を経て第四脳室底の三叉神経知覚核に達する．その後，網様体内で多シナプス経路を介して迷走神経内臓運動核の疑核と迷走神経背側核内側部に達し，迷走神経心臓抑制枝を経由して心臓に至る（図1）．

心拍動の異常は洞性徐脈が多いが，期外収縮や房室ブロックをは

[*1] 1908年にオーストリアのBernhard Aschnerと，イタリアのGiuseppe Dagniniにより，それぞれ独立して報告された現象である．

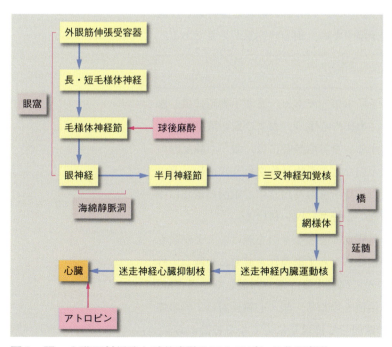

図1 眼・心臓反射経路と球後麻酔やアトロピンの作用部位

じめとする不整脈もある．これらの異常は，外眼筋の牽引や眼球の圧迫の数秒後に急速に出現するのが特徴で，原因をとり除くと通常は速やかに消失する．しかし，この数秒間に心停止に至ることもあり，注意を要する．自覚症状は，徐脈や血圧低下による悪心や失神であるが，全身麻酔下では心電図などのモニター上の所見でしか知ることができない．

眼・心臓反射は，斜視手術時の外眼筋の牽引や網膜剥離手術時の眼球の圧迫のような手術操作で引き起こされることが多い．しかし，まれには眼球内注射や急性緑内障発作，眼窩内血腫でもみられることがある[*2]．

危険因子

年齢別では，特に小児で起こりやすく，加齢とともに起こりにくくなる傾向がある．手術操作に関しては，急激に外眼筋の牽引や眼球の圧迫を行うと出現しやすい[1]．上眼瞼挙筋を含むいずれの外眼筋の牽引でも出現するが[2]，経験的には手術頻度が高いことや，手術時に牽引がより必要となる内直筋の操作時に起こることが多い．全身麻酔時には，ハロタン（halothane）を主とする麻酔薬が影響している可能性がある．また，麻酔の深度が浅い場合や自発呼吸時，低酸素血症や高炭酸ガス血症の状態で出現しやすい．さらに，心疾患や血管迷走神経発作の既往や，フェノチアジン系抗精神病薬やβ遮断薬服用下ではより危険性が増すため，細心の注意が必要である．

予防

危険因子を避けることが予防の第一である．まず手術時には，血管確保と酸素マスクの装着，血圧や心電図，および血中酸素分圧のモニタリングを確実に実施する．全身麻酔時には，眼・心臓反射の発生が予想される外眼筋の牽引などの手術操作を行う直前に，その旨を麻酔科医に伝える．また，局所麻酔時は常に心電図の変化に注意するとともに，変わりがないか患者に問い掛ける．

手術操作上の注意点は，外眼筋の急激な牽引を避けることが最も大切である．重篤な徐脈が起こったら手術操作を直ちに中断し，外眼筋の牽引を緩めると速やかに回復する．万一回復しない場合は，至急，麻酔科医や内科医に治療を委ねる．眼・心臓反射は，外眼筋の牽引を繰り返すと次第に減弱して再現しにくくなる特徴がある．そのため，一度高度の徐脈が起こっても，その後慎重に手術操作を

[*2] 逆にこの現象を利用して，一側の眼球を眼瞼上から静かに圧迫した前後の心拍数の差から副交感神経系の過敏状態を調べる，Aschner試験と呼ばれる自律神経機能検査がある．加齢により徐脈の程度が軽減するため，年齢ごとの正常値と比較して判定する．

文献は p.427 参照．

行えば，手術を中止しなければならない事態に陥ることはほとんどない．

予防処置としては，局所麻酔薬の球後注射による求心路系の毛様体神経節のブロックと，アトロピンによる遠心路系の迷走神経心臓接合部のブロックが知られている．いずれの方法でも眼・心臓反射を完全に抑制することはできないが，全身麻酔時に前投薬として体重1kg当たり0.01mgのアトロピン硫酸塩の静注や，2％リドカイン塩酸塩（キシロカイン®）の球後注射を加えることがある[3]．一方，局所麻酔下で斜視手術を行うときは，球後麻酔は必ず行ったほうが安全である．

〔石川　弘〕

眼窩，頭蓋の画像所見

眼窩部の正常画像

　眼窩部の診断にCT, MRIは不可欠な検査であり，異常を見逃さないためにも注意深い読影が要求される．そのためには，正常な眼窩部画像を理解しておくことが必要である．図1に2.5mm厚で撮影した眼窩部MRIの冠状断T1強調画像を示す．冠状断像では眼窩外上方に涙腺が描出され，また眼球に付着する6本の外眼筋と眼瞼挙筋を明確にとらえることができる．さらに上直筋と外直筋の間に存在する結合組織（SR-LR band）もこの撮像断面では描出可能である．また，血管系では上眼静脈および眼動脈が視神経と上直筋の間に描出され，上直筋の上方には三叉神経第1枝である前頭神経も描出される．

　球後視神経の評価は，通常のT1, T2強調画像よりもshort-tau inversion recovery（STIR）法または脂肪抑制併用のT2強調画像が有用である．STIR法は，脂肪抑制法の一つであるため眼窩内脂肪が低信号となり，水の遅い流れや炎症性浮腫などは高信号で示される．眼窩部冠状断において，視神経の軸索は低信号で，そして，その外側にあるくも膜下腔が髄液で満たされているため高信号で描出される．また，視神経の中心部に円形の高信号が一つまたは二つみられることがあるが，これはトランケーションアーチファクト[*1]と呼ばれるものであり，正常な既存構造ではない（図2）．

眼窩部画像の異常所見

　外眼筋が肥厚する代表的疾患は甲状腺眼症と眼窩筋炎である．両者の鑑別点は眼窩筋炎が眼球の筋付着部を含む筋肥大であるのに対し，甲状腺眼症では筋付着部は肥厚せず筋腹の肥厚が特徴的である．また，甲状腺眼症では上・下直筋と内直筋は肥厚しやすいが，外直筋肥厚はまれである．その他，IgG4関連眼疾患や悪性腫瘍の転移でも外眼筋肥厚を示すことがあり，IgG4関連眼疾患の場合は三叉神経の肥大を伴いやすい（図3）．

[*1] トランケーションアーチファクト
視神経軸索と髄液のように，境界の信号強度が極端に異なる境界がある場合に出現する人工所見の一つである．STIRまたはT2強調画像脂肪抑制併用で視神経を撮影する場合，MRIの画素数や画素の形状さらに磁場方向によって一つまたは二つの円形高信号が視神経内に出現することがある．

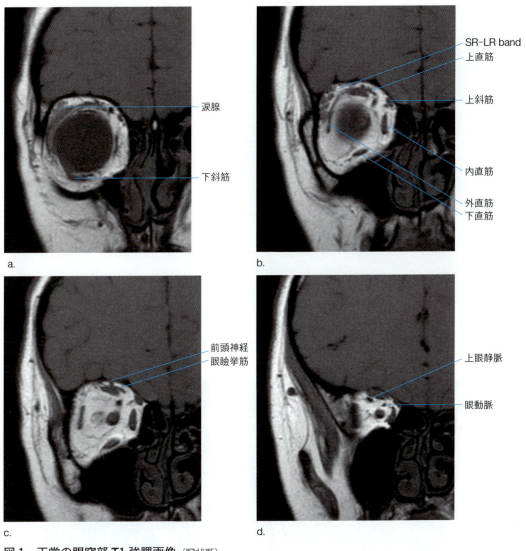

図1　正常の眼窩部T1強調画像（冠状断）
a, b, c, dの順に後方に向かう.

　球後視神経における急性期の主な変化としては炎症性，虚血性，浸潤性があり，STIR法と造影T1強調画像（脂肪抑制併用）の所見で鑑別していくのが有用である（**表1**）．視神経炎の所見としてはSTIR法で高信号を示し造影効果を有するのが特徴であるが（**図4**），抗アクアポリン4抗体陽性視神経炎と多発性硬化症で生じる視神経炎あるいは特発性視神経炎などの鑑別は画像上困難である．

　眼窩部腫瘍は，眼付属器由来のものから異所性のもの，さらには副鼻腔からの続発性腫瘍など多種多彩であるが，一般的にT1・T2強調画像の信号強度の違いで**図5**のようなフローチャートに分類される．大部分の腫瘍は，T1強調画像では脂肪に比べて低信号を示

表1　急性期における視神経のMRI画像所見

	STIR法（T2脂肪抑制併用でも可）	造影T1強調
炎症性変化	高信号	造影あり
虚血性変化	低信号	造影なし
浸潤性変化	高信号	造影あり

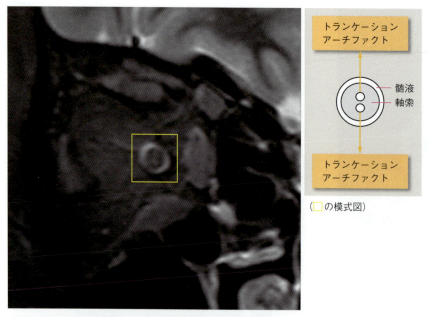

図2 STIR法で撮影した視神経の冠状断像
白色リング状に描出される軸索内の高信号は，トランケーションアーチファクトによるものである．
STIR：short-tau inversion recovery

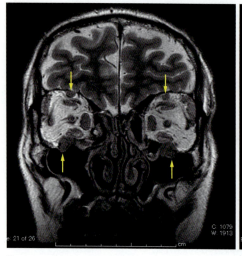
a.

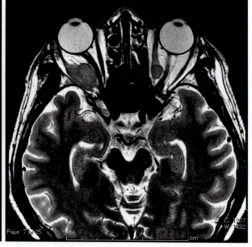
b.

図3 外眼筋の異常所見
a．61歳，男性．IgG4関連眼疾患．両側の外眼筋肥大に加え，三叉神経第1枝および第2枝の肥大も認める（矢印）．
b．75歳，男性．肺癌．右外直筋および左内直筋の筋腹の肥大（癌転移）を認める．

し，T2強調画像では外眼筋に比較的近い中等度信号を示すものと，外眼筋よりも信号強度が高く脂肪に近い高信号を示すものに分かれる．前者は組織学的に自由水の少ない細胞成分の高い腫瘍や線維成分を豊富に含む腫瘍に多くみられ，後者は血管性や嚢胞性腫瘍のよ

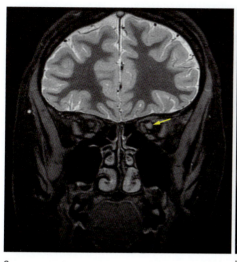
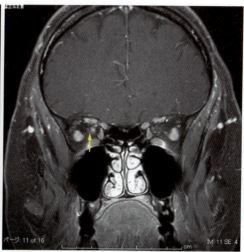

a.　　　　　　　　　　　　　　b.

図4　視神経炎のMRI所見
a. 25歳，女性．特発性視神経炎．STIR法において左視神経が高信号を示した（矢印）．
b. 58歳，女性．抗アクアポリン4抗体陽性視神経炎．造影MRIにおいて右視神経が造影効果を示した（矢印）．

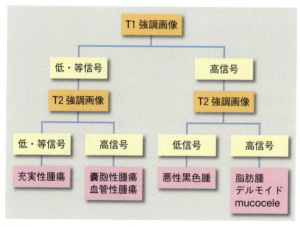

図5　MRIにおける眼窩部腫瘍の鑑別フローチャート

表2　眼窩腫瘍とその特徴的画像所見

出血性リンパ管腫	多房性の"ブドウの房様陰影"
海綿状血管腫	造影の濃染遅延（slow flow enhancement）
眼窩静脈瘤	仰臥位と腹臥位における腫瘤サイズの相違
視神経膠腫	視神経の拡大と下方への屈曲（downward kinking）
視神経鞘髄膜腫	電車軌道様所見（tram-track signまたはrail-road sign）

うに水溶成分を多く含む腫瘍にみられる．また，眼窩腫瘍のなかでほかにはない特徴的な画像所見を有するものがあるので，その画像所見を表2にまとめた．出血性リンパ管腫は，小児にみられる良性腫瘍でMRIにて多房性の"ブドウの房様陰影"を示し（図6a）[1]，しばしば腫瘍内にリンパ液と出血による液面形成をみる．海綿状血管腫は造影の濃染遅延を特徴とするため，ダイナミックMRIによる連続撮影が診断に有用である（図6b, c）[2]．眼窩静脈瘤は，眼窩静脈圧によって腫瘤の大きさが変化するため，仰臥位と腹臥位における画像所見が異なる．視神経膠腫，特にneurofibromatosis type 1に

文献はp.428参照．

みられる視神経膠腫は，視神経の拡大と下方への屈曲（downward kinking）を特徴とする（図 6d）[3]．視神経鞘髄膜腫は造影 MRI において視神経鞘が造影され，軸索は保存されるため，電車軌道様所見（tram-track sign または rail-road sign）を示す（図 6e）[4]．

眼窩部 CT は，MRI に比べて解像度が落ちるが，骨の変化を評価するには有用な検査法である．特に眼窩底骨折あるいは視神経管骨折，さらには眼内の石灰化などの診断に有用である．

頭蓋内の正常画像

中頭蓋窩（視交叉，海綿静脈洞）：視交叉はトルコ鞍内にある下垂体のすぐ上に存在するため，下垂体病変と視交叉の関係をみる際には冠状断および矢状断撮影が有用である．視交叉から視神経管までの距離に個人差があり，距離が長いと下垂体と視交叉の間隔が大きく，逆に距離が短いと下垂体との間隔が短い．また，T1 強調画像で下垂体の後部が高信号で描出されるのは下垂体後葉にあるバソプレッシンによるものとされており，正常な画像である．海綿静脈洞はトルコ鞍の両側に存在し，静脈洞壁内を走行する動眼神経は高速グラジエントエコー法で描出可能である．また，内頸動脈は flow void によってスピンエコー法では無信号で，高速グラジエントエコー法の spoiled gradient echo 法[*2]では高信号で描出される（図 7）．

大脳：灰白質（皮質および基底核）は T1 強調画像において濃い灰色を示し，白質よりも信号が低く，T2 強調画像では淡い灰色で白質よりも信号が高い．後頭葉における視路の描出では視交叉に平行な水平断画像で視索が良好に描出され，視中枢に存在する鳥距溝は矢状断で撮ると描出しやすい（図 8）．

脳幹：脳幹は中脳から延髄に至る広範な範囲であるが，脳幹部全体を把握するのであれば 3 mm 程度のスライス厚が良好な条件設定である．最近では高速グラジエントエコーを用いて撮像範囲のフォーカスを絞り，1 mm 以下のスライス厚で撮影する方法が脳神経描出に用いられている．眼科に関連する動眼神経や滑車神経，外転神経では神経の走行に沿った再構成をすることで描出が可能である（図 9）．

神経眼科に関連した頭蓋内異常所見

眼球運動障害や視覚障害をきたす頭蓋内病変としては，脳梗塞と脳腫瘍が大部分を占める．急性期脳梗塞の画像診断に拡散強調画像（diffusion-weighted image；DWI）は不可欠であり，DWI で高信

[*2] **spoiled gradient echo 法**
高速グラジエントエコー法の一つで MR アンギオグラフィーの元画像にも用いられる．動脈が高信号で描出され，脳神経などの頭蓋内微細構造の描出に優れている．

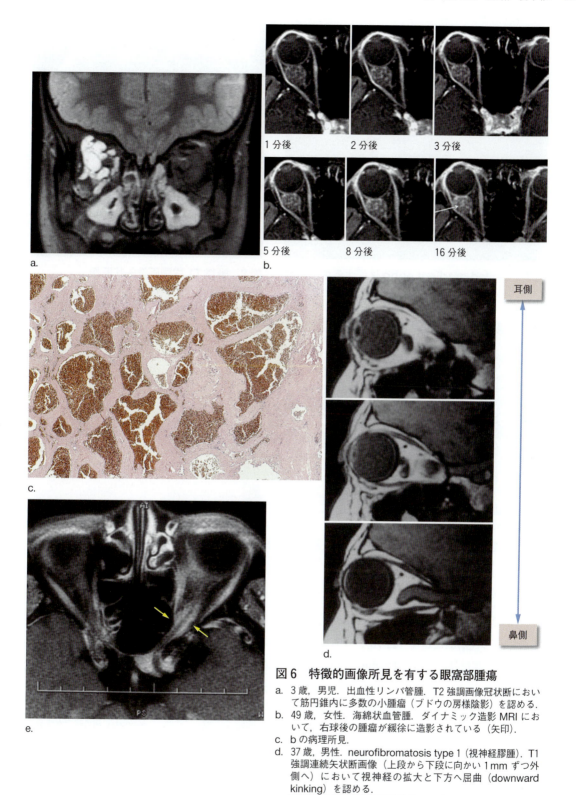

図6 特徴的画像所見を有する眼窩部腫瘍

a. 3歳,男児.出血性リンパ管腫.T2強調画像冠状断において筋円錐内に多数の小腫瘤(ブドウの房様陰影)を認める.
b. 49歳,女性.海綿状血管腫.ダイナミック造影MRIにおいて,右球後の腫瘤が緩徐に造影されている(矢印).
c. bの病理所見.
d. 37歳,男性.neurofibromatosis type 1(視神経膠腫).T1強調連続矢状断画像(上段から下段に向かい1mmずつ外側へ)において視神経の拡大と下方へ屈曲(downward kinking)を認める.
e. 52歳,女性.視神経鞘髄膜腫.脂肪抑制併用造影水平断において視神経鞘が造影され(矢印),軸索は造影されず,いわゆる電車軌道様所見(tram-track sign)を認める.

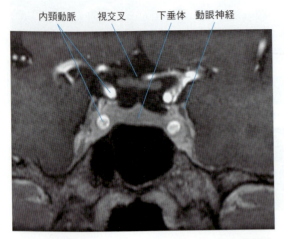

図7 spoiled gradient echo 法による中頭蓋窩冠状断像

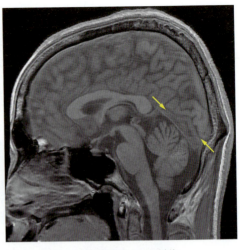

図8 頭部 T1 強調画像矢状断像
鳥距溝（矢印）が明瞭に描出されている．

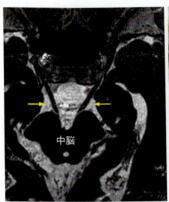

a. 0.4mm 厚の脳幹水平断

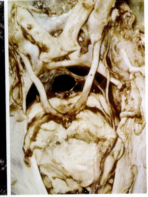

b. 解剖図

図9 高速グラジエントエコー法を用いた脳幹部画像
中脳腹側から脳槽を前方に走行し海綿静脈洞後部に入る動眼神経（a，矢印）がbの解剖図と同様の走行で画像に描出されているのがわかる．

号，ADC（apparent diffusion coefficient）マップ[*3] で低信号を示す場合は超急性期脳梗塞を（図10），一方 ADC マップで低信号を示さず DWI で高信号の場合（T2 shine-through と呼ぶ）は，比較的古い脳梗塞を示す．

多発性硬化症にみられる脱髄斑（MS plaque）を精査する際には，FLAIR 法（fluid attenuated inversion recovery 法）[*4] が描出に優れている．FLAIR 法は T2 強調画像の一種であるが，脳脊髄液の信号を減弱させるため脳内病変が視覚的にわかりやすい．脱髄斑は FLAIR 法で高信号を示し，水平断で撮影すると白質上に横長の楕円形を呈する特徴がある（図11）．

[*3] **ADC マップ**
2種類以上の傾斜磁場の異なる拡散強調画像からボクセルごとに計算された見かけの拡散係数値を表示した定量画像のことで，たとえば拡散が制限されている場合，ADC マップは低信号となる．

[*4] **FLAIR 法**
fluid attenuated inversion recovery 法の略で水成分を抑制した T2 強調画像と考えてよい．脱髄斑の描出や急性期脳梗塞の発見に有用である．したがって視神経炎をみた場合は，必ず FLAIR 法で頭部全体を撮影し脱髄斑の有無をチェックすべきである．

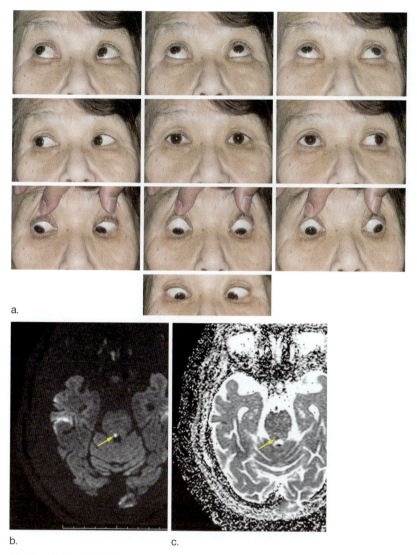

図10　急性期脳梗塞
73歳，女性．右MLF症候群の眼位9方向写真（a）．拡散強調画像において橋右背側部に高信号（b，矢印）を示し，ADCマップでは低信号（c，矢印）を示した．
MLF：medial longitudinal fasciculus（内側縦束）

　眼球突出や眼圧上昇，眼球運動障害などの眼症状を主とする頸動脈海綿静脈洞瘻（carotid-cavernous sinus fistulas；CCF）では，ダイナミック造影MRIにおいて海綿静脈洞の早期造影所見が確定診断となる[5]．さらに前方流出型CCFでは上眼静脈の拡張と早期造影所見（**図12**）を，一方，後方流出型CCFでは下垂体静脈洞の早期造影所見を認める．
　脳動脈瘤は生命予後に影響する重篤な脳疾患であるが，初発症状が視力低下，複視，眼瞼下垂の場合があり，眼科医にとっては見逃

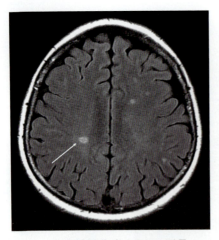

図11 多発性硬化症のMRI所見
33歳，女性．FLAIR頭部水平断において脱髄斑（矢印）を白質内に認めた．
FLAIR : fluid attenuated inversion recovery

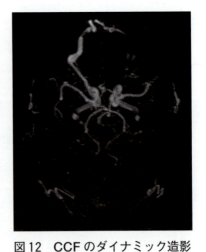

図12 CCFのダイナミック造影MRI所見
79歳，女性．右前方流出型CCF．造影開始直後の動脈相において右上眼静脈が造影されている．

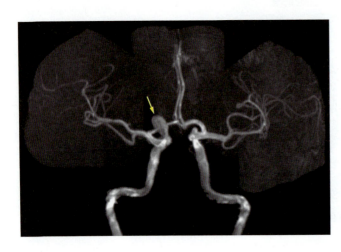

図13 内頸動脈-眼動脈分岐部動脈瘤のMRA所見
矢印のように右内頸動脈-眼動脈分岐部に動脈瘤が認められる．

すことのできない緊急を要する疾患である．特に内頸動脈-眼動脈分岐部動脈瘤では圧迫性視神経症を，内頸動脈-後交通動脈分岐部動脈瘤では瞳孔障害型の動眼神経麻痺を呈するので頭部MRI, MRA（magnetic resonance angiography）検査が重要である（図13）．

> **カコモン読解** 第19回 臨床実地問題7
>
> 81歳の女性．3週前から複視を自覚している．3日前から両眼の結膜が充血したため来院した．視力は両眼ともに0.7（矯正不能）．眼圧は右18mmHg，左16mmHg．両眼に軽度の白内障を認める．眼底に異常はない．眼窩CTを図に示す．適切な処置はどれか．

a 経過観察
b 副腎皮質ステロイド薬内服
c 放射線照射
d Krönlein 手術
e 脳外科的血管内手術

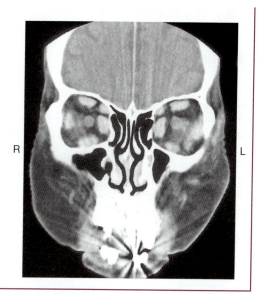

解説 図は眼窩部単純 CT で，左義歯によるアーチファクトが強く，眼窩の詳細がわかりづらい．この 1 枚の写真からは両側の内直筋，上斜筋，および右下直筋の肥大が読影できる．鑑別疾患としては甲状腺眼症と CCF であるが，CCF であれば通常片眼に起こるので両眼結膜充血が考えにくく，通常上眼静脈の拡張がみられるのだが，この画像ではその所見がない．したがって，甲状腺眼症の可能性が高いと考える．治療は副腎皮質ステロイド全身投与と放射線療法が有効である．

模範解答 b または c

カコモン読解 第 19 回 臨床実地問題 28

35 歳の男性．交通事故で左眼の周囲を強打したため来院した．視力は右 1.2（矯正不能），左 0.1（矯正不能）．前眼部と中間透光体および眼底に異常はない．頭部 CT を図に示す．骨折が認められるのはどれか．2 つ選べ．

a 前頭骨
b 左頬骨弓
c 左視神経管
d 左眼窩内側壁
e 左蝶形骨大翼

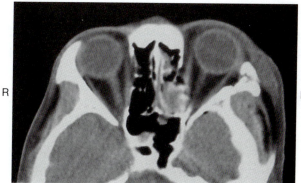

解説 図は眼窩部単純 CT 水平断である．左眼窩内壁骨折および左頬骨弓骨折を認める．

模範解答 b, d

カコモン読解 第20回 一般問題16

MRI T$_2$ 強調画像で最も高信号を認めるのはどれか．
a 血管　b 筋肉　c 脂肪　d 水晶体　e 硝子体

解説 T2 強調画像で最も高信号を示すのは水成分なので，最も水に近い e の硝子体が正解である．

模範解答 e

カコモン読解 第20回 臨床実地問題6

25歳の男性．オートバイで転倒し，右眉毛外側部を強打した．その直後から右眼の視力障害を自覚して来院した．視力は右手動弁（矯正不能），左1.2（矯正不能）．眼圧は右16mmHg，左17mmHg．前眼部と中間透光体および眼底に異常はない．頭部 CT 写真を図に示す．適切な治療はどれか．3つ選べ．

a 眼窩減圧術
b 視神経管開放術
c 眼窩底骨折整復術
d 高浸透圧薬静脈内投与
e 副腎皮質ステロイド薬大量投与

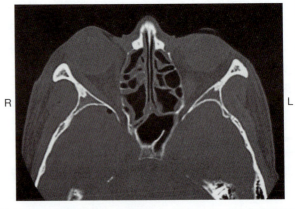

解説 図は骨条件で撮影した眼窩部 CT 水平断画像である．右中頭蓋窩で視神経管を構成する蝶形骨部にフリーエアを認め，視神経管骨折を示唆する所見である．したがって，視神経管骨折の治療を選択すればよい．

模範解答 b, d, e

カコモン読解　第20回 臨床実地問題7

77歳の女性．半年前から複視を自覚し，右眼の眼球突出も出現してきたため来院した．視力は右0.8（矯正不能），左0.7（矯正不能）．眼圧は両眼ともに正常．両眼に軽度の白内障を認める．眼球突出度は右18mm，左12mm（外眼角間距離110mm）．頭部MRI T_1，T_2 強調画像を図A，Bに示す．考えられるのはどれか．2つ選べ．

a 髄膜腫　　b 血管腫　　c リンパ腫　　d 視神経膠腫　　e 眼窩炎性偽腫瘍

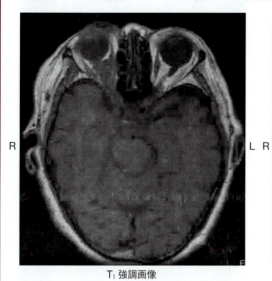

T_1 強調画像

図A

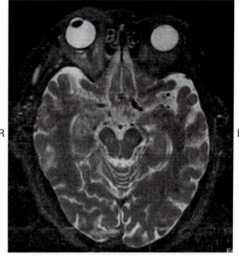

T_2 強調画像

図B

解説　図A，Bの頭部MRIは，S/N[*5]が悪く読影が困難であるが，右筋円錐内に広がる境界不明瞭な腫瘤陰影を認める．選択肢aの髄膜腫は視神経鞘から発生する視神経鞘髄膜腫が筋円錐内腫瘍の代表疾患で，電車軌道様所見を示すのが特徴的である．bの血管腫は筋円錐内に発生する良性腫瘍で海綿状血管腫が代表疾患であり，画像は境界明瞭な類円形を示し，造影において濃染遅延が特徴である．dの視神経膠腫はneurofibromatosis type 1の男児に多くみられる過誤腫で，視神経の下方屈曲（downward kinking）が特徴的である（図6参照）．リンパ腫と眼窩炎性偽腫瘍には特徴的な画像所見がなく，二つ選ぶとすればこの2疾患となる．

模範解答　c, e

[*5] **S/N**
信号対雑音比（signal to noise ratio）のことでS/Nが高ければMR信号におけるノイズの影響が小さく，S/Nが小さければ影響が大きい．S/Nが大きいことをS/Nがよい，小さいことを悪いともいう．

カコモン読解　第20回 臨床実地問題26

46歳の女性．右眼の視神経乳頭腫脹を指摘されて来院した．視力は両眼ともに1.2（矯正不能）．眼窩MRI写真の軸位断と冠状断とを図A, Bに示す．考えられる疾患はどれか．

a 視神経乳頭ドルーゼン
b 視神経炎
c 視神経周囲炎
d 視神経鞘髄膜腫
e 視神経膠腫

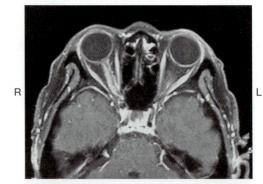

図A

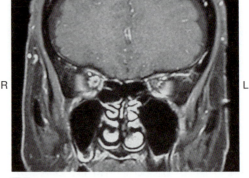

図B

解説　図は造影T1強調画像脂肪抑制法併用の眼窩部MRI写真で，右視神経鞘が造影されている所見である．軸位断では電車軌道様所見を示し視神経鞘髄膜腫が最も考えられるが，視神経周囲炎でもこのような画像所見を示す．視神経鞘髄膜腫では，萎縮した視神経乳頭上にopto-ciliary shunt vesselがみられることがあり，徐々に視力低下をきたすのが一般的である．症例では右眼の乳頭腫脹があるにもかかわらず視力が良好とあるので，軸索周囲の炎症（視神経周囲炎）の可能性もある．a, b, eではこのような画像所見は示さない．

模範解答　cまたはd

カコモン読解　第21回 臨床実地問題28

34歳の女性．数か月前から物が二重に見えるようになり，特に階段を降りるときに不安を感じることが多くなったため来院した．眼窩MRIを図に示す．みられる所見はどれか．2つ選べ．

a 上直筋の肥大
b 内直筋の肥大
c 下斜筋の肥大
d 涙腺の腫大
e 眼窩脂肪の増加

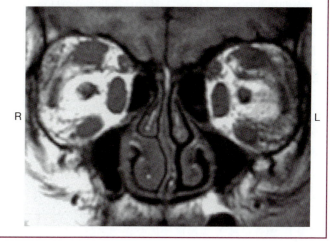

解説　図は眼窩部T1強調画像冠状断である．両側の上直筋，内直筋の肥厚がみられる．下斜筋（c）はこのスライス面では写っておらず，涙腺の腫大（d）はなく，眼窩脂肪の増加（e）はMRI画像ではわからない．

模範解答　a, b

カコモン読解　第24回 臨床実地問題31

35歳の女性．1か月前から左眼の視力低下を自覚し，徐々に進行してきたため来院した．視力は右1.0（矯正不能），左0.08（矯正不能）．対光反射は左眼直接で遅鈍かつ不十分．眼底は右眼に異常はなく，左眼に視神経乳頭の耳側退色を認める．冠状断と軸位断の頭部MRIを図A，Bに示す．考えられるのはどれか．

a 脳動脈瘤　　b 下垂体腺腫　　c 頭蓋咽頭腫　　d 副鼻腔嚢腫　　e Rathke嚢胞

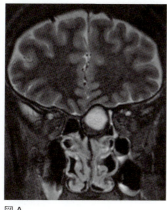
図A

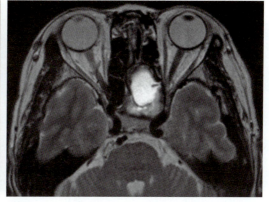
図B

【解説】 図Aは眼窩部T2強調画像（脂肪抑制併用）冠状断で，図Bは脂肪抑制のないT2強調画像軸位断である．左篩骨洞後方から蝶形骨洞にかけて高信号の腫瘤性病変を認める．脂肪抑制併用でも高信号が抑制されないことから，腫瘍は脂肪成分ではなく囊胞性（cystic）であることがわかる．脳動脈瘤はT2で低信号を示し，下垂体腺腫，頭蓋咽頭腫，Rathke囊胞は下垂体に発生する．

【模範解答】 d

カコモン読解 第25回 一般問題16

眼窩吹き抜け骨折（下壁骨折）の診断で有用なのはどれか．
a Caldwell法　　b Mayer法　　c Schuller法　　d Towne法
e Waters法

【解説】 頭蓋単純X線撮影法のなかで，眼窩下壁をみたいときはWaters法で撮影する．Caldwell法は前頭骨，Schuller法，Mayer法は錐体骨，Towne法は後頭蓋窩の撮影法である．

【模範解答】 e

カコモン読解 第25回 臨床実地問題8

49歳の女性．1か月前から両眼の視力低下を訴えて来院した．視力は右0.4（矯正不能），左0.5（矯正不能）．前眼部と中間透光体および眼底には異常はない．対光反射が直接・間接ともに遅鈍である．眼窩MRI脂肪抑制T_1強調画像の冠状断と軸位断を図A，Bに示す．まず行うべき対応はどれか．

a 経過観察　　b 副腎皮質ステロイド内服　　c ステロイドパルス療法　　d 眼窩放射線照射
e 眼窩減圧術

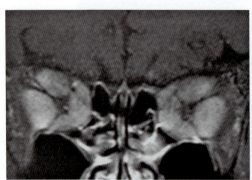
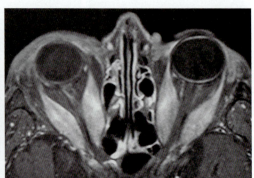

図A　　　　　　　　　　　図B

解説 画像では全外眼筋の著明な肥厚があり，圧迫性視神経症を示している．甲状腺眼症の重症例であると考えられる．両側の視力低下を認めるためステロイドパルス療法を早急に行い，改善がなければ眼窩減圧術を行う必要がある．

模範解答 c

カコモン読解 第25回 臨床実地問題9

65歳の男性．3か月前から徐々に右眼の充血を自覚し，2週間前からさらに増悪し，他人からも指摘されるようになったため来院した．視力は右1.0（矯正不能），左0.9（矯正不能）．両眼に軽度の白内障を認める．眼底に異常はない．眼窩MRI軸位断を図に示す．原因はどれか．

a 甲状腺眼症
b 上斜筋腫瘍
c 肥厚性硬膜炎
d 特発性眼窩炎症
e 内頸動脈海綿静脈洞瘻

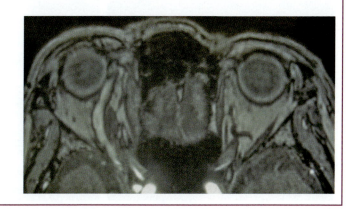

解説 図は造影 spoiled gradient echo 法で撮影しており，右上眼静脈の拡張が著明で右眼窩静脈灌流障害を示唆する所見である．眼窩内にほかの異常はみられず，a，b，d は否定できる．c の肥厚性硬膜炎の MRI 所見の特徴は，頭蓋内硬膜の肥厚を伴った造影所見である（**図14**）．問題の図では中頭蓋窩の硬膜に造影肥厚がないこ

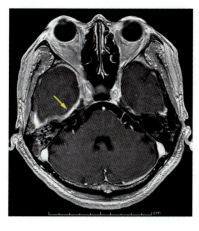

図14 肥厚性硬膜炎の画像所見
右中頭蓋窩に沿って造影された，肥厚した硬膜が描出されている（矢印）．

とと，肥厚性硬膜炎において上眼静脈の拡張は起きにくいことからcは除外できる．

模範解答 e

カコモン読解 第26回 臨床実地問題28

32歳の女性．両眼の視力低下を主訴に来院した．左眼眼底写真と眼窩CTを図A，Bに示す．診断はどれか．
a 脈絡膜骨腫　b 脈絡膜血管腫　c 眼内リンパ腫　d 脈絡膜悪性黒色腫
e 転移性脈絡膜腫瘍

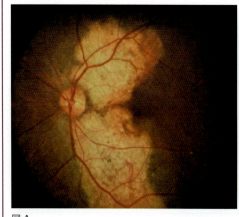
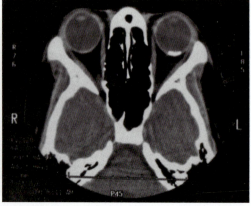

図A　　　　　　　　　　　図B

解説 図Aの眼底写真では後極部において上下に広がる網膜下あるいは脈絡膜の病変がみられ，図BのCT水平断において左眼後極部に一致した高吸収域の病変を認める．CT値は骨とほぼ同程度であり，脈絡膜骨腫と診断できる．

模範解答 a

カコモン読解 第26回 臨床実地問題36

29歳の男性．2週前に左眼の霧視と眼球運動痛を自覚した．視力は右1.5（矯正不能），左0.04（矯正不能）．左眼に中心暗点と相対的瞳孔求心路障害を認める．眼球運動に異常はない．前眼部と中間透光体および眼底に異常はない．全身には神経学的な異常を認めない．眼窩部MRIと頭部MRI（FLAIR）写真を図A，Bに示す．この症例で正しいのはどれか．
a 再発の可能性は低い．　b 視力予後は不良である．
c 眼窩部MRIはT_2強調画像である．　d 副腎皮質ステロイド内服療法の適応である．
e 将来的に過半数が多発性硬化症へ移行する．

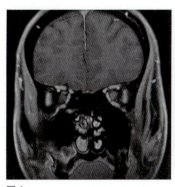
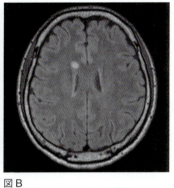

図A　　　　　　　　図B

解説　図Aは眼窩部造影T1強調画像（脂肪抑制併用）冠状断である．左球後視神経が造影されている．図BはFLAIR法による頭部水平断で，右大脳白質に横長に楕円形の高信号が認められ脱髄斑を示唆する所見である（**図11参照**）．したがって，診断は球後視神経炎が最も考えられる．多発性硬化症への移行率は脱髄斑が一つでもあれば56％といわれ，再発率が高くステロイドパルス療法が適応である．

模範解答　e

カコモン読解　第26回 臨床実地問題37

54歳の女性．難治性の左眼充血を訴えて来院した．前眼部写真とMRI画像とを図に示す．他に認められる所見はどれか．2つ選べ．

a 眼内炎
b 眼圧低下
c 視力低下
d Bruit聴取
e 眼球運動障害

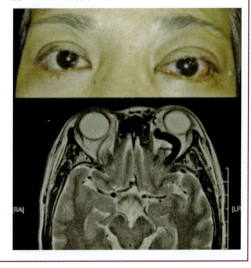

解説　左結膜充血があり，T2強調画像水平断において上眼静脈の著明な拡張を認めることから左頸動脈海綿静脈洞瘻（carotid-cavernous sinus fistulas；CCF）が最も考えられる（図 12 参照）．眼症状としては結膜血管の怒張，眼圧上昇，上眼瞼部の拍動性雑音聴取（bruit）である．

［模範解答］ d，e

［カコモン読解］ 第 26 回 臨床実地問題 43

22 歳の男性．右眼を殴られて複視と顔面のしびれを自覚して来院した．頭部 CT を図に示す．眼窩組織が脱出しているのはどこか．2 つ選べ．

a 上咽頭
b 篩骨洞
c 上顎洞
d 前頭洞
e 蝶形骨洞

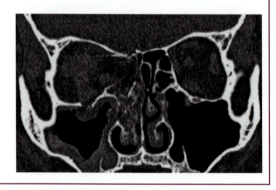

［解説］ 図は骨条件で撮影した眼窩部単純 CT 冠状断である．右眼窩内壁および下壁に骨折がみられ，眼窩脂肪が篩骨洞および上顎洞に脱出している．

［模範解答］ b，c

（橋本雅人）

文献

項目起始頁	文献番号	文献
		■ 眼の発生
2	1	溝口史郎：視覚器の発生. 大庭紀雄ら編. 眼科学大系 10A 眼の発生と遺伝. 東京：中山書店；1998. p.3-28.
2	2	Cook C, et al：Embryology. In：Wright KW, et al, editors. Pediatric Ophthalmology and Strabismus. 2nd ed. New York：Springer；2003. p.3-38.
2	3	東　範行：視覚器の発生と先天異常. 木下　茂ら編. 標準眼科学 第12版. 東京：医学書院；2013. p.216-230.
2	4	東　範行：眼の発生. 東　範行編. 小児眼科学. 東京：三輪書店；2015. p.87-94.
2	5	Graw J：The genetic and molecular basis of congenital eye defects. Nat Rev Genet 2003；4：876-888.
2	6	仁科幸子：小眼球. 東　範行編. 小児眼科学. 東京：三輪書店；2015. p.533-537.
2	7	Goldberg MF：Persistent fetal vasculature（PFV）：an integrated interpretation of signs and symptoms associated with persistent hyperplastic primary vitreous（PHPV）. Am J Ophthalmol 1997；124：587-626.
		■ 眼窩
22	i	矢部比呂夫：眼窩疾患と画像診断. 小口芳久編. 眼窩診療プラクティス 24 眼窩手術に必要な局所解剖. 東京：文光堂；1996. p.12-13.
22	ii	Rootman J, et al：Structure of the orbit. Rootman J, editor. Diseases of the orbit. 2nd ed. Philadelphia：Lippincott Williams & Wilkins；2003. p.1-34.
22	iii	奥島健太郎ら：眼窩手術に必要な基礎知識. 大鹿哲郎ら編. 眼手術学 1 総論・眼窩. 東京：文光堂；2014. p.204-211.
		■ 眼瞼
33	1	Kakizaki H, et al：The medial canthal tendon is composed of anterior and posterior lobes in Japanese eyes and fixes the eyelid complementarily with Horner's muscle. Jpn J Ophthalmol 2004；48：493-496.
33	2	Kakizaki H, et al：Direct insertion of the medial rectus capsulopalpebral fascia to the tarsus. Ophthal Plast Reconstr Surg 2008；24：126-130.
33	3	Kakizaki H, et al：Dynamic study of the medial and lateral recti capsulopalpebral fasciae using cine mode magnetic resonance imaging. Ophthalmology 2010；117：388-391.
33	4	Kakizaki H, et al：Microscopic findings of lateral tarsal fixation in Asians. Ophthal Plast Reconstr Surg 2008；24：131-135.
33	5	Kakizaki H, et al：Upper eyelid anatomy：an update. Ann Plast Surg 2009；63：336-343.
33	6	Kakizaki H, et al：Junctional variations of the levator palpebrae superioris muscle, the levator aponeurosis, and Müller muscle in Asian upper eyelid. Ophthal Plast Reconstr Surg 2011；27：380-383.
33	7	Kakizaki H, et al：Peripheral branching of levator superioris muscle and Müller muscle origin. Am J Ophthalmol 2009；148：800-803.
33	8	Kakizaki H, et al：Lower eyelid anatomy：an update. Ann Plast Surg 2009；63：344-351.

文献番号：アラビア数字（1, 2, 3…）は本文中に参照位置のある文献，ローマ数字（i, ii, iii…）は項目全体についての参考文献であることを示します．

項目起始頁	文献番号	文献
33 - 9		田邊吉彦：眼窩・眼瞼の解剖．添田周吾編．形成外科手術手技シリーズ　眼の形成外科．東京：克誠堂；1993．p.13．
■ 眼瞼の腺組織		
43 - 1		Knop E, et al：The international workshop on meibomian gland dysfunction：report of the subcommittee on anatomy, physiology, and pathophysiology of the meibomian gland. Invest Ophthalmol Vis Sci 2011；52：1938-1978.
43 - 2		Byun TH, et al：Timetable for upper eyelid development in staged human embryos and fetuses. Anat Rec (Hoboken) 2011；294：789-796.
43 - 3		Tapie R：Biomicroscopial study of Meibomian glands (in French). Ann Ocul (Paris) 1977；210：637-648.
43 - 4		Arita R, et al：Noncontact infrared meibography to document age-related changes of the meibomian glands in a normal population. Ophthalmology 2008；115：911-915.
43 - 5		Lemp MA, et al：Distribution of aqueous-deficient and evaporative dry eye in a clinic-based patient cohort：a retrospective study. Cornea 2012；31：472-478.
43 - 6		Arita R, et al：Proposed diagnostic criteria for obstructive meibomian gland dysfunction. Ophthalmology 2009；116：2058-2063.
43 - 7		Arita R, et al：Contact lens wear is associated with decrease of meibomian glands. Ophthalmology 2009；116：379-384.
43 - 8		Arita R, et al：Meibomian gland duct distortion in patients with perennial allergic conjunctivitis. Cornea 2010；29：858-860.
■ 瞬目（生理，反射）		
49 - 1		Monster AW, et al：Long-term trends in human eye blink rate. Biotelem Patient Monit 1978；5：206-222.
49 - 2		山口昌彦：流涙症 Q&A「瞬目と涙液の流れの関係について教えてください」．あたらしい眼科 2013；30：16-20．
49 - 3		Yamaguchi M, et al：New method for viewing Krehbiel flow by polymethylmethacrylate particles suspended in fluorescein solution. Acta Ophthalmol 2014；92：e676-680.
49 - 4		佐藤直樹ら：VDT 作業とドライアイの関係．あたらしい眼科 1992；9：2103-2106．
49 - 5		Doughty MJ：Consideration of three types of spontaneous eye blink activity in normal humans：during reading and video display terminal use, in primary gaze, and while in conversation. Optom Vis Sci 2001；78：712-725.
49 - 6		Tsubota K, et al：Effects of ocular surface area and blink rate on tear dynamics. Arch Ophthalmol 1995；113：155-158.
49 - 7		Nakamura S, et al：Lacrimal hypofunction as a new mechanism of dry eye in visual display terminal users. PLoS One 2010；5：e11119.
49 - 8		Latkany RL, et al：Nocturnal lagophthalmos：an overview and classification. Ocul Surf 2006；4：44-53.
49 - 9		Takagi M, et al：Reconsideration of Bell's phenomenon using a magnetic search coil method. Doc Ophthalmol 1992；80：343-352.
49 - 10		若倉雅登ら：眼瞼けいれん患者における 2006 年ドライアイ診断基準の適応．臨床眼科 2008；62：857-860．
49 - i		平岡満里：瞬目の生理．眼科診療プラクティス 17 眼科診療に必要な生理学．東京：文光堂；1995．p.10-13．

項目起始頁	文献番号	文献
49 – ii		森 麻子：瞬目. 眼科プラクティス 6 眼科臨床に必要な解剖生理. 東京：文光堂；2005. p.24-29.
49 – iii		鈴木幸久ら：瞬目の仕組み. 眼瞼手術に必要な基礎知識. 眼手術学. 東京：文光堂；2014. p.16-19.
49 – iv		山本紘子：瞬目. この無視されてきた重要問題. 薬剤性ジストニーと眼瞼痙攣. 神経眼科 2003；20：43-48.

■ 眼球運動の種類

項目起始頁	文献番号	文献
77 – i		日本視覚学会編：視覚情報処理ハンドブック. 東京：日本視覚学会・朝倉書店；2000.
77 – ii		鈴木康夫：眼球運動の種類と役割にはなにがある？ 若倉雅登ら編. 視覚と眼球運動のすべて. 第1版. 東京：メジカルビュー社；2007. p.172-179.

■ 涙腺と涙液分泌

項目起始頁	文献番号	文献
84 – 1		川北哲也：涙腺再生. 眼疾患の再生治療. 医学のあゆみ 2012；241：771-775.
84 – 2		伊藤正孝：涙腺の形態と機能. Frontiers in Dry Eye：涙液から見たオキュラーサーフェス 2012；7：34-43.
84 – 3		Knop N, et al：Regulation of the inflammatory component in chronic dry eye disease by the eye-associated lymphoid tissue（EALT）. Dev Ophthalmol 2010；45：23-39.
84 – 4		小幡博人：涙腺の解剖と涙液分泌. 眼表面. 眼科プラクティス 6 眼科臨床に必要な解剖生理. 東京：文光堂；2005. p.58-62.
84 – 5		土至田宏：ドライアイ 最近の考え方. 涙腺機能には神経が必要. あたらしい眼科 2008；25：1633-1638.
84 – 6		坪井洋人ら：疾患からみた細胞表面機能分子（第3回）. Sjögren症候群におけるM3ムスカリン作働性アセチルコリン受容体に対する自己免疫応答. 分子リウマチ治療 2015；8：49-54.
84 – 7		Inaba T, et al：Mice lacking inositol 1, 4, 5-trisphosphate receptors exhibit dry eye. PLoS One 2014；9：e99205.
84 – 8		鈴木 雅ら：アクアポリンの構造，機能，およびその多様性. 脊椎動物を中心として. 生化学 2014；86：41-53.
84 – 9		Kozono D, et al：Aquaporin water channels：atomic structure molecular dynamics meet clinical medicine. J Clin Invest 2002；109：1395-1399.
84 – 10		Tsubota K, et al：Defective cellular trafficking of lacrimal gland aquaporin-5 in Sjögren's syndrome. Lancet 2001；357：688-689.
84 – 11		Kuwana M, et al：Autoantibodies to the amino-terminal fragment of beta-fodrin expressed in glandular epithelial cells in patients with Sjögren's syndrome. J Immunol 2001；167：5449-5456.
84 – 12		Kamoi M, et al：Accumulation of secretory vesicles in the lacrimal gland epithelia is related to non-Sjögren's type dry eye in visual display terminal users. PLoS One 2012；7：e43688.
84 – 13		小川葉子ら：6 涙腺生検病理診断. 第3章 診断手技・手法. シェーグレン症候群の診断と治療マニュアル 改訂第2版. 東京：診断と治療社；2014.

■ 角膜前涙液層

項目起始頁	文献番号	文献
92 – 1		Berman ER：Tears. In：Biochemistry of the Eye. New York：Plenum Press；1991. p.63-84.
92 – 2		Danjo Y, et al：Ocular surface damage and tear lactoferrin in dry eye syndrome. Acta Ophthalmol 1994；72：433-437.
92 – 3		Holly FJ：Physical chemistry of the normal and disordered tear film. Trans Ophthalmol Soc UK 1985；104：374-380.

項目起始頁	文献番号	文献
92 - 4		Butovich IA：The Meibomian puzzle：combination pieces together. Prog Retin Eye Res 2009；28：483-498.
92 - 5		檀上幸孝：涙腺・涙液. 井上幸次ら編. 角膜クリニック 第2版. 東京：医学書院；2003. p.292-294.
92 - 6		Gipson IK, et al：Role of mucins in the function of the corneal and conjunctival epithelia. Int Rev Cytology 2003；231：1-49.
92 - 7		Danjo Y, et al：Alteration of mucin in human conjunctival epithelia in dry eye. Invest Ophthalmol Vis Sci 1998；39：2602-2609.
92 - 8		Argueso P, et al：Decreased levels of the goblet cell mucin MUC5AC in tear of patients with Sjögren syndrome. Invest Ophthalmol Vis Sci 2002；43：1004-1011.
92 - 9		Shimazaki-Den S, et al：Symptoms, visual function, and mucin expression of eyes with tear film instability. Cornea 2013；32：1211-1218.
■ 角膜上皮		
107 - 1		宮本和久ら：角膜の発生学. 井上幸次ら編. 角膜クリニック 第2版. 東京：医学書院；2003. p.306-309.
107 - 2		西田幸二：角膜上皮. 井上幸次ら編. 角膜クリニック 第2版. 東京：医学書院；2003. p.6-12.
107 - 3		林 竜平：角膜上皮幹細胞ニッチ. 臨床眼科 2012；66：327-330.
107 - 4		横尾誠一：角膜上皮培養法の進歩. 臨床眼科 2012；66：331-334.
107 - 5		中澤 満：角膜上皮創傷治癒. 臨床眼科 2012；66：250-253.
■ 角膜実質		
116 - 1		Maurice DM：The structure and transparency of the cornea. J Physiol 1957；136：263-286.
116 - 2		Goldman JN, et al：The relationship between morphology and transparency in the nonswelling corneal stroma of the shark. Invest Ophthalmol 1967；6：574-600.
116 - 3		Espana EM, et al：CD-34 expression by cultured human keratocytes is downregulated during myofibroblast differentiation induced by TGF-beta 1. Invest Ophthalmol Vis Sci 2004；45：2985-2991.
116 - 4		Toti P, et al：CD-34 stromal expression pattern in normal and altered human corneas. Ophthalmology 2002；109：1167-1171.
116 - 5		Pei Y, et al：Aldehyde dehydrogenase (ALDH) 3A1 expression by the human keratocyte and its repair phenotypes. Exp Eye Res 2006；83：1063-1073.
116 - 6		Tanaka T：Comparison of stromal remodeling and keratocyte response after corneal incision and photorefractive keratectomy. Jpn J Ophthalmol 2000；44：579-590.
116 - 7		Wilson SE, et al：Epithelial injury induces keratocyte apoptosis：hypothesized role for the interleukin-1 system in the modulation of corneal tissue organization and wound healing. Exp Eye Res 1996；62：325-327.
116 - 8		Kaur H, et al：Corneal myofibroblast viability：opposing effects of IL-1 and TGF beta 1. Exp Eye Res 2009；89：152-158.
116 - 9		Kenney MC, et al：Identification of cell types in human diseased corneas. Cornea 2001；20：309-316.
116 - 10		Nakamura T, et al：Characterization and distribution of bone marrow-derived cells in mouse cornea. Invest Ophthalmol Vis Sci 2005；46：497-503.

項目起始頁	文献番号	文献
116 - 11		Yamagami S, et al：Bone marrow-derived cells in normal human corneal stroma. Arch Ophthalmol 2006；124：62-69.
116 - 12		Yamagami S, et al：Bone marrow-derived cells in mouse and human cornea. Cornea 2005；24：S71-S74.
116 - 13		Morishige N, et al：Noninvasive corneal stromal collagen imaging using two-photon-generated second-harmonic signals. J Cataract Refract Surg 2006；32：1784-1791.
116 - 14		Morishige N, et al：Quantitative analysis of collagen lamellae in the normal and keratoconic human cornea by second harmonic generation imaging microscopy. Invest Ophthalmol Vis Sci 2014；55：8377-8385.
116 - 15		Morishige N, et al：Second-harmonic imaging microscopy of normal human and keratoconus cornea. Invest Ophthalmol Vis Sci 2007；48：1087-1094.
116 - 16		Muller LJ, et al：The specific architecture of the anterior stroma accounts for maintenance of corneal curvature. Br J Ophthalmol 2001；85：437-443.
116 - 17		Morishige N, et al：Three-dimensional analysis of collagen lamellae in the anterior stroma of the human cornea visualized by second harmonic generation imaging microscopy. Invest Ophthalmol Vis Sci 2011；52：911-915.

■ 角膜内皮細胞

項目起始頁	文献番号	文献
125 - 1		Waring GO, et al：Anterior chamber cleavage syndrome. A stepladder classification. Surv Ophthalmol 1975；20：2-27.
125 - 2		Freegard TJ：The physical basis of transparency of the normal cornea. Eye 1997；11：465-471.
125 - 3		Hatou S, et al：Mathematical projection model of visual loss due to Fuchs corneal dystrophy. Invest Ophthalmol Vis Sci 2011；52：7888-7893.

■ 結膜

項目起始頁	文献番号	文献
134 - 1		Korb DR, et al：Lid-wiper epitheliopathy and dry-eye symptoms in contact lens wearers. Clao J 2002；28：211-216.
134 - 2		Kessing SV：Mucous gland system of the conjunctiva. A quantitative normal anatomical study. Acta Ophthalmol 1968；Suppl 95：91＋.
134 - 3		Argueso P, et al：Association of cell surface mucins with galectin-3 contributes to the ocular surface epithelial barrier. J Biol Chem 2009；284：23037-23045.
134 - 4		海老原伸行：結膜組織の免疫．大橋裕一編．専門医のための眼科診療クオリファイ 2 結膜炎オールラウンド．東京：中山書店；2010. p.266-269.

■ 角結膜の創傷治癒

項目起始頁	文献番号	文献
144 - 1		西田輝夫：角膜テキスト．東京：エルゼビア・ジャパン；2010.
144 - 2		Thoft RA, et al：The X, Y, Z hypothesis of corneal epithelial maintenance. Invest Ophthalmol Vis Sci 1983；24：1442-1443.
144 - 3		小幡博人：角結膜の創傷治癒機序．大野重昭ら編．NEW MOOK 眼科 1 眼疾患と創傷治癒．東京：金原出版；2001. p.39-47.
144 - 4		外園千恵：角膜上皮創傷治癒の病態と治療．大野重昭ら編．NEW MOOK 眼科 1 眼疾患と創傷治癒．東京：金原出版；2001. p.48-58.
144 - 5		臼井智彦：角膜内皮創傷治癒の病態と治療．大野重昭ら編．NEW MOOK 眼科 1 眼疾患と創傷治癒．東京：金原出版；2001. p.67-72.
144 - 6		近間泰一郎：角膜屈折矯正手術の創傷治癒．眼科 2001；43：373-380.

項目起始頁	文献番号	文献
144	− 7	Li DQ, et al：Differential regulation of keratinocyte growth factor and hepatocyte growth factor/scatter factor by different cytokines in human corneal and limbal fibroblasts. J Cell Physiol 1997；172：361-372.
144	− 8	中澤　満：屈折矯正手術後の角膜創傷治癒．臨床眼科 2012；66：598-601.
144	− 9	木村泰朗：結膜の創傷治癒．眼科プラクティス 6 眼科臨床に必要な解剖生理．東京：文光堂；2005．p.104-110.
144	− 10	庄司　純：結膜における創傷治癒の病態とその制御．大野重昭ら編．NEW MOOK 眼科 1 眼疾患と創傷治癒．東京：金原出版；2001．p.80-89.
		■ 強膜
153	− i	Hogan MJ, et al：The Sclera. In：Hogan MJ, et al, editors. Histology of the Human Eye. An Atlas & Textbook. Philadelphia：WB Saunders；1971. p.183-201.
153	− ii	Fine BS, et al：The Sclera. In：Fine BS, et al, editors. Ocular Histology. A Text and Color Atlas. 2nd ed. Hagarstown：Harper & Row；1979. p.186-193.
153	− iii	Snell RS, et al：Sclera. In：Snell RS, et al, editors. Clinical Anatomy of the Eye. 2nd ed. Malden：Blackwell Science；1998. p.139-143.
153	− iv	Bron AJ, et al：The Sclera. In：Bron AJ, et al, editors. Wolff's Anatomy of the Eye and Orbit. 8th ed. London：Chapman & Hall；1997. p.271-278.
153	− v	小幡博人：輪部の解剖—3 つの定義．眼科 2004；46：315-318.
		■ 虹彩
160	− i	本田孔士ら：瞳孔．眼科学 第 2 版．東京：文光堂；2011．p.510-522.
160	− ii	吉冨健志：瞳孔運動．眼科プラクティス 6 眼科臨床に必要な解剖生理．東京：文光堂；2005．p.120-126.
		■ 瞳孔運動・反応
165	− 1	Miller NR：Walsh & Hoyt's Clinical Neuro-Ophthalmology. 6th ed. Philadelphia：Lippincott Williams & Wilkins；2005.
165	− 2	前久保知行ら：Horner 症候群のアイオピジン®点眼試験について教えてください（Q&A 特集）．神経眼科・弱視．眼の新しい検査法．あたらしい眼科 2010；27(増刊)：260-263.
165	− i	Burde RM, et al：Clinical decisions in Neuro-ophthalmology. 3rd ed. St. Louis：Mosby；2002.
165	− ii	加瀬　学ら編：眼科学大系 7 神経眼科．東京：中山書店；1995.
		■ 毛様体
186	− i	大鹿哲郎編：眼科学．東京：文光堂；2011.
186	− ii	大庭紀雄ら編：眼科学大系 10A 眼の発生と遺伝．東京：中山書店；1995.
186	− iii	Hogan M, et al：History of the Human Eye. An Atlas and Textbook. Philadelphia：WB Saunders；1971. p.305.
186	− iv	Rohen W：Scanning electron microscopic studies of the zonular apparatus in human and monkey eyes. Invest Ophthalmol Vis Sci 1979；18：133-144.
186	− v	Tamm S, et al：Age-related changes of the human ciliary muscle. A quantitative morphometric study. Mech Ageing Dev 1992；62：209-221.

項目起始頁	文献番号	文献
		■ 隅角
195	1	Luetjen-Drecoll E, et al：Morphology of aqueous outflow pathway in normal and glaucomatous eyes. In：Ritch R, et al, editors. The Glaucomas. 2nd ed. St. Louis：Mosby；1996. p.89-123.
195	2	Inomata H, et al：Unconventional route of aqueous humor outflow in Cynomolgus monkey (*Macaca irus*). Am J Ophthalmol 1972；73：893-907.
195	3	Gabelt BT, et al：Production and flow of aqueous humor. In：Adler's Physiology of the Eye. 11th ed. St Louis：Mosby；2011. p.274-307.
195	4	Tawara A, et al：Developmental immaturity of the trabecular meshwork in congenital glaucoma. Am J Ophthalmol 1981；92：508-525.
		■ OCTによる隅角構造の測定について教えてください
205	1	Foster P, et al：The definition and classification of glaucoma in prevalence surveys. Br J Ophthalmol 2002；86：238-242.
205	2	Nakamura Y, et al：Prevalence and causes of low vision and blindness in a rural Southwest Island of Japan：the Kumejima study. Ophthalmology 2010；117：2315-2321.
205	3	Sawaguchi S, et al：Prevalence of primary angle closure and primary angle-closure glaucoma in a southwestern rural population of Japan：the Kumejima Study. Ophthalmology 2012；119：1134-1142.
205	4	Li H, et al：Repeatability and reproducibility of anterior chamber angle measurement with anterior segment optical coherence tomography. Br J Ophthalmol 2007；91：1490-1492.
205	5	Sanchez-Parra L, et al：Diurnal intraocular pressure and the relationship with swept-source OCT-derived anterior chamber dimensions in angle closure：The IMPACT Study. Invest Ophthalmol Vis Sci 2015；56：2943-2949.
205	6	Ho SW, et al：Swept source optical coherence tomography measurement of the iris-trabecular contact (ITC) index：a new parameter for angle closure. Graefes Arch Clin Exp Ophthalmol 2013；251：1205-1211.
205	7	Liu JJ, et al：Architecture for angle closure glaucoma：novel methods for imaging, risk assessment and screening (AGAR). Invest Ophthalmol Vis Sci 2013：54；3575.
		■ 房水
209	1	高比良雅之ら：房水産生と調整機序．根木　昭ら編．眼科プラクティス 11 緑内障診療の進めかた．東京：文光堂；2008. p.388-391.
209	2	Nilsson SFE, et al：Physiology and neurophysiology of aqueous humor inflow and outflow. In：Kaufman PL, et al, editors. Textbook of Ophthalmology. Vol 7. Glaucoma. London：Mosby；1994. p.1-31.
209	3	Toris CB, et al：Uveoscleral outflow using different sized fluorescent tracers in normal and inflamed eyes. Exp Eye Res 1987；45：525-532.
209	4	Agarwal P, et al：Aqueous humor TGF-$\beta2$ levels in patients with open-angle glaucoma：A meta-analysis. Mol Vis 2015；21：612-620.
209	5	Borkenstein A, et al：Measurement of tumor necrosis factor-alpha, interleukin-6, Fas ligand, interleukin-1α, and interleukin-1β in the aqueous humor of patients with open angle glaucoma using multiplex bead analysis. Mol Vis 2013；19：2306-2311.
209	6	Kara S, et al：Matrix metalloproteinase-2, tissue inhibitor of matrix metalloproteinase-2, and transforming growth factor beta 1 in the aqueous humor and serum of patients with pseudoexfoliation syndrome. Clin Ophthalmol 2014；8：305-309.

項目起始頁	文献番号	文献
209 - 7		Dong N, et al：Study of 27 aqueous humor cytokines in patients with type 2 diabetes with or without retinopathy. Mol Vis 2013；19：1734-1746.
209 - 8		Dong N, et al：Study of 27 aqueous humor cytokines in type 2 diabetic patients with or without macular edema. PLoS One 2016；11：e0145768.
209 - 9		Feng J, et al：Differences in aqueous concentrations of cytokines in macular edema secondary to branch and central retinal vein occlusion. PLoS One 2013；8：e68149.
209 - 10		Jia Y, et al：Human aqueous humor levels of TGF-$\beta2$：relationship with axial length. Biomed Res Int 2014：2014；258591.
		■水晶体
220 - 1		Beebe DC：The lens. In：Kaufmann PL, et al, editors. Adler's Physiology of the Eye：Clinical Application. 11th ed. Chapter 5. St Louis：Mosby；2011.
220 - 2		American Academy of Ophthalmology：2014-2015 Basic and Clinical Science Course, Section 11：Lens and Cataract. San Francisco：American Academy of Ophthalmology；2014.
220 - 3		久保江理：水晶体のレドックス制御．IOL & RS 2011；25：162-165.
220 - 4		Michael R, et al：The ageing lens and cataract：a model of normal and pathological ageing. Philos Trans R Soc Lond B Biol Sci 2011；366：1278-1292.
220 - 5		佐々木 洋：加齢白内障のリスクファクター．日本白内障学会誌 2013；25：9-1.
220 - 6		Stewart FA, et al：ICRP Statement on tissue reactions/Early and late effects of radiation in normal tissues and organs—threshold doses for tissue reactions in a radiation protection context. ICRP Publication 118. Ann ICRP 2012；41(1/2).
		■Zinn小帯
241 - 1		Apple DJ, et al：Preparation and study of human eyes obtained postmortem with the Miyake posterior photographic technique. J Cataract Refract Surg 1991；17：71-74.
241 - 2		Sakabe I, et al：Anterior shift of zonular insertion onto the anterior surface of human crystalline lens with age. Ophthalmology 1998；105：295-299.
241 - 3		坂部功生ら：チン小帯の強度，張力測定の試み．日本眼科学会雑誌 1991；95：1037-1043.
241 - 4		坂部功生ら：家兎眼白内障手術後の水晶体支持組織の強度測定．日本眼科学会雑誌 1992；96：1099-1105.
		■硝子体
250 - 1		Akiya S, et al：Morphological study on glycosaminoglycans in the developing human vitreous. Ophthalmic Res 1984；16：145-149.
250 - 2		Sen A, et al：Ascorbic acid concentration in developing human fetal vitreous humor. Indian J Ophthalmol 1983；31：73-74.
250 - 3		Azuma N, et al：Glycosaminoglycan and collagen distribution in the developing human vitreous. Graefes Arch Clin Exp Ophthalmol 1998；236：679-687.
250 - 4		東 範行ら：発達期ヒト眼組織におけるヒアルロン酸分布に関する組織化学的研究．日本眼科学会雑誌 1986；90：1127-1134.
250 - 5		Azuma N, et al：Histochemical studies on hyaluronic acid in the developing human retina. Graefes Arch Clin Exp Ophthalmol 1990；228：158-160.
250 - 6		Bishop PN：The biochemical structure of mammalian vitreous. Eye 1996；10：664-670.
250 - 7		朝倉章子：硝子体におけるヒアルロン酸存在様式―組織学的研究―．日本眼科学会雑誌 1985；89：179-191.

項目起始頁	文献番号	文献
250	8	Itakura H, et al：Vitreous collagen metabolism before and after vitrectomy. Graefes Arch Clin Exp Ophthalmol 2005；243：994-998.
250	9	Itakura H, et al：Decreased vitreal hyaluronan levels with aging. Ophthalmologica 2009；223：32-35.
250	10	Kishi S, et al：Posterior precortical vitreous pocket. Arch Ophthalmol 1990；108：979-982.
250	11	Itakura H, et al：Observation of posterior precortical vitreous pocket using swept-source optical coherence tomography. Invest Ophthalmol Vis Sci 2013；54：3102-3107.
250	12	Yokoi T, et al：Development of a premacular vitreous pocket. JAMA Ophthalmol 2013；131：1095-1096.
250	13	Li D, et al：Posterior precortical vitreous pockets and connecting channels in children on swept-source optical coherence tomography. Invest Ophthalmol Vis Sci 2014；55：2412-2416.
250	14	Itakura H, et al：Evolution of vitreomacular detachment in normal subjects. JAMA Ophthalmol 2013；131：1348-1352.
250	15	Itakura H, et al：Vitreous changes in high myopia observed by swept-source optical coherence tomography. Invest Ophthalmol Vis Sci 2014；55：1447-1452.
		■ 網膜
262	i	猪俣　孟：眼の組織・病理アトラス．東京：医学書院；2001.
262	ii	石橋達朗：眼科プラクティス 8 いますぐ役立つ眼病理．東京：文光堂；2006.
262	iii	井上達也：眼の発生と疾患．仁科幸子編．専門医のための眼科診療クオリファイ 9 子どもの眼と疾患．東京：中山書店；2012.
		■ OCT 画像と網膜組織の対応
275	1	岩崎雅行ら：中心窩（黄斑）の構築．臨床眼科 1986；40：1248-1249.
275	2	Spaide RF, et al：Anatomical correlates to the bands seen in the outer retina by optical coherence tomography：literature review and model. Retina 2011；31：1609-1619.
275	3	Staurenghi G, et al：Proposed lexicon for anatomic landmarks in normal posterior segment spectral-domain optical coherence tomography：the IN・OCT consensus. International Nomenclature for Optical Coherence Tomography(IN・OCT)Panel. Ophthalmology 2014；121：1572-1578.
275	4	Ooto S, et al：Three-dimensional profile of macular retinal thickness in normal Japanese eyes. Invest Ophthalmol Vis Sci 2010；51：465-473.
275	5	Ooto S, et al：Effects of age, sex, and axial length on the three-dimensional profile of normal macular layer structures. Invest Ophthalmol Vis Sci 2011；52：8769-8779.
275	6	Hirakata A, et al：Vitrectomy without laser treatment or gas tamponade for macular detachment associated with an optic disc pit. Ophthalmology 2012；119：810-818.
275	7	Ooto S, et al：Vitrectomy with inner retinal fenestration for optic disc pit maculopathy. Ophthalmology 2014；121：1727-1733.
275	8	大音壮太郎：網膜の OCT を読む．あたらしい眼科 2014；31：1763-1770.
		■ 眼底自発蛍光の意義について教えてください
289	1	Bindewald A, et al：Classification of fundus autofluorescence patterns in early age-related macular disease. Invest Ophthalmol Vis Sci 2005；46：3309-3314.

項目起始頁	文献番号	文献
289 – 2		Schmitz-Valckenberg S, et al：Correlation between the area of increased autofluorescence surrounding geographic atrophy and disease progression in patients with AMD. Invest Ophthalmol Vis Sci 2006；47：2648-2654.
289 – 3		Ogura S, et al：Wide-field fundus autofluorescence imaging to evaluate retinal function in patients with retinitis pigmentosa. Am J Ophthalmol 2014；158：1093-1098.
289 – 4		Oishi A, et al：Wide-field fundus autofluorescence imaging of retinitis pigmentosa. Ophthalmology 2013；120：1827-1834.

■ 網膜神経線維層厚の定量について教えてください

項目起始頁	文献番号	文献
297 – 1		Weinreb RN, et al：Risk assessment in the management of patients with ocular hypertension. Am J Ophthalmol 2004；138：458-467.
297 – 2		Leite MT, et al：Comparison of the diagnostic accuracies of the Spectralis, Cirrus, and RTVue optical coherence tomography devices in glaucoma. Ophthalmology 2011；118：1334-1339.
297 – 3		Hwang YH, et al：Ability of cirrus high-definition spectral-domain optical coherence tomography clock-hour, deviation, and thickness maps in detecting photographic retinal nerve fiber layer abnormalities. Ophthalmology 2013；120：1380-1387.
297 – 4		Tan O, et al：Detection of macular ganglion cell loss in glaucoma by Fourier-domain optical coherence tomography. Ophthalmology 2009；116：2305-2314 e2301-2302.
297 – 5		Shoji T, et al：Impact of high myopia on the performance of SD-OCT parameters to detect glaucoma. Graefes Arch Clin Exp Ophthalmol 2012；250：1843-1849.
297 – 6		Shoji T, et al：Assessment of glaucomatous changes in subjects with high myopia using spectral domain optical coherence tomography. Invest Ophthalmol Vis Sci 2011；52：1098-1102.
297 – 7		Ohkubo S, et al：Focal relationship between structure and function within the central 10 degrees in glaucoma. Invest Ophthalmol Vis Sci 2014；55：5269-5277.
297 – 8		Yamada H, et al：Asymmetry analysis of macular inner retinal layers for glaucoma diagnosis. Am J Ophthalmol 2014；158：1318-1329 e1313.
297 – 9		Garway-Heath DF, et al：Latanoprost for open-angle glaucoma（UKGTS）：a randomised, multicentre, placebo-controlled trial. Lancet 2015；385：1295-1304.

■ 網膜と電気生理

項目起始頁	文献番号	文献
302 – 1		Kofuji P, et al：Genetic inactivation of an inwardly rectifying potassium channel（Kir4.1 subunit）in mice：phenotypic impact in retina. J Neurosci 2000；20：5733-5740.

■ 網膜の血管と血流

項目起始頁	文献番号	文献
319 – 1		Kumagai K, et al：Three-dimensional optical coherence tomography evaluation of vascular changes at arteriovenous crossings. Invest Ophthalmol Vis Sci 2014；55：1867-1875.
319 – 2		Novotny HR, et al：A method of photographing fluorescence in circulating blood in the human retina. Circulation 1961；24：82-86.
319 – 3		Yoshida A, et al：Reproducibility and clinical application of a newly developed stabilized retinal laser Doppler instrument. Am J Ophthalmol 2003；135：356-361.
319 – 4		Nagahara M, et al：*In vivo* measurement of blood velocity in human major retinal vessels using the laser speckle method. Invest Ophthalmol Vis Sci 2011；52：87-92.
319 – 5		Konduru RK, et al：Reproducibility of retinal blood flow measurements derived from semi-automated Doppler OCT analysis. Ophthalmic Surg Lasers Imaging 2012；43：25-31.
319 – 6		Spaide RF, et al：Retinal vascular layers imaged by fluorescein angiography and optical coherence tomography angiography. JAMA Ophthalmology 2015；133：45-50.

項目起始頁	文献番号	文献
319 – 7		Grunwald JE, et al：Laser Doppler velocimetry study of retinal circulation in diabetes mellitus. Arch Ophthalmol 1986；104：991-996.
319 – 8		Feke GT, et al：Retinal circulatory abnormalities in type 1 diabetes. Invest Ophthalmol Vis Sci 1994；35：2968-2975.
319 – 9		Konno S, et al：Retinal blood flow changes in type I diabetes. A long-term follow-up study. Invest Ophthalmol Vis Sci 1996；37：1140-1148.
319 – 10		Nagaoka T, et al：Impaired retinal circulation in patients with type 2 diabetes mellitus：retinal laser Doppler velocimetry study. Invest Ophthalmol Vis Sci 2010；51：6729-6734.
319 – 11		Nagaoka T, et al：Relationship between retinal blood flow and renal function in patients with type 2 diabetes and chronic kidney disease. Diabetes Care 2013；36：957-961.

■血液網膜関門

328 – 1		Cunha-Vats JG, et al：The active transport of fluorescein by the retinal vessels and the retina. J Physiol 1967；191：467-486.
328 – 2		Stewart PA, et al：Blood-eye barriers in the rat：correlation of ultrastructure with function. J Comp Neurol 1994；340：566-576.
328 – 3		Toda R, et al：Comparison of drug permeabilities across the blood-retinal barrier, blood-aqueous humor barrier, and blood-brain barrier. J Pharm Sci 2011；100：3904-3911.
328 – 4		Levin VA, et al：Relationship of octanol/water partition coefficient and molecular weight to rat brain capillary permeability. J Med Chem 1980；23：682-684.
328 – 5		Hosoya K, et al：Lipophilicity and transporter influence on blood-retinal barrier permeability：a comparison with blood-brain barrier permeability. Pharm Res 2010；27：2715-2724.

■網膜色素上皮

333 – 1		Chiba C, et al：The retinal pigment epithelium：an important player of retinal disorders and regeneration. Exp Eye Res 2014；123：107-114.
333 – 2		本田孔士ら：眼科診療プラクティス 17 眼科診療に必要な生理学．東京：文光堂；1995.
333 – 3		Cunha-Vaz J, et al：Blood-retinal barrier. Eur J Ophthalmol 2011；21(Suppl 6)：3-9.
333 – 4		Radu RA, et al：Light exposure stimulates formation of A2E oxiranes in a mouse model of Stargardt's macular degeneration. Proc Natl Acad Sci U S A 2004；101：5928-5933.
333 – 5		Sénéchal A, et al：Screening genes of the retinoid metabolism：novel LRAT mutation in Leber congenital amaurosis. Am J Ophthalmol 2006；142：702-704.
333 – 6		Marlhens F, et al：Mutations in RPE65 cause Leber's congenital amaurosis. Nat Genet 1997；17：139-141.
333 – 7		Blomhoff R, et al：Overview of retinoid metabolism and function. J Neurobiol 2006；66：606-630.
333 – 8		Gal A, et al：Mutations in MERTK, the human orthologue of the RCS rat retinal dystrophy gene, cause retinitis pigmentosa. Nat Genet 2000；26：270-271.
333 – 9		Kennedy CJ, et al：Lipofuscin of the retinal pigment epithelium：a review. Eye (Lond) 1995；9(Pt 6)：763-771.
333 – 10		Strauss O：The retinal pigment epithelium in visual function. Physiol Rev 2005；85：845-881. Review.
333 – 11		大路正人ら編：眼科診療プラクティス 65 網膜色素上皮：病態の解明と治療戦略．東京：文光堂；2000.

項目起始頁	文献番号	文献
333 - 12		Miyazaki M, et al：Simian lentiviral vector-mediated retinal gene transfer of pigment epithelium-derived factor protects retinal degeneration and electrical defect in Royal College of Surgeons rats. Gene Ther 2003；10：1503-1511.
333 - 13		Murakami Y, et al：Inhibition of nuclear translocation of apoptosis-inducing factor is an essential mechanism of the neuroprotective activity of pigment epithelium-derived factor in a rat model of retinal degeneration. Am J Pathol 2008；173：1326-1338.
333 - 14		Maeda T, et al：Retinal pigmented epithelial cells obtained from human induced pluripotent stem cells possess functional visual cycle enzymes *in vitro* and *in vivo*. J Biol Chem 2013；288：34484-34493.
333 - 15		Kamao H, et al：Characterization of human induced pluripotent stem cell-derived retinal pigment epithelium cell sheets aiming for clinical application. Stem Cell Reports 2014；2：205-218.
333 - 16		Marmor MF：Clinical electrophysiology of the retinal pigment epithelium. Doc Ophthalmol 1991；76：301-313.
■ 生体眼で脈絡膜はどこまで観察できますか？		
346 - 1		Spaide RF, et al：Enhanced depth imaging spectral-domain optical coherence tomography. Am J Ophthalmol 2008；146：496-500.
346 - 2		Ikuno Y, et al：Choroidal thickness in healthy Japanese subjects. Invest Ophthalmol Vis Sci 2010；51：2173-2176.
346 - 3		Margolis R, et al：A pilot study of enhanced depth imaging optical coherence tomography of the choroid in normal eyes. Am J Ophthalmol 2009；147：811-815.
346 - 4		Wei WB, et al：Subfoveal choroidal thickness：the Beijing Eye Study. Ophthalmology 2013；120：175-180.
346 - 5		Maruko I, et al：Subfoveal choroidal thickness in fellow eyes of patients with central serous chorioretinopathy. Retina 2011；31：1603-1608.
346 - 6		Maruko I, et al：Subfoveal choroidal thickness following treatment of Vogt-Koyanagi-Harada disease. Retina 2011；31：510-517.
346 - 7		Ikuno Y, et al：Retinal and choroidal biometry in highly myopic eyes with spectral-domain optical coherence tomography. Invest Ophthalmol Vis Sci 2009；50：3876-3880.
346 - 8		Fujiwara T, et al：Enhanced depth imaging optical coherence tomography of the choroid in highly myopic eyes. Am J Ophthalmol 2009；148：445-450.
346 - 9		Maruko I, et al：Morphologic analysis in pathologic myopia using high-penetration optical coherence tomography. Invest Ophthalmol Vis Sci 2012；53：3834-3838.
346 - 10		Maruko I, et al：Morphologic choroidal and scleral changes at the macula in tilted disc syndrome with staphyloma using optical coherence tomography. Invest Ophthalmol Vis Sci 2011；52：8763-8768.
■ 視神経		
352 - i		Bron AJ, et al：Optic nerve. Wolff's Anatomy of the Eye and Orbit. 8th ed. London：Chapman & Hall Medical；1997. p.489-535.
352 - ii		Hogan MJ, et al：Optic nerve. Histology of the Human Eye. Philadelphia：WB Saunders；1971. p.523-606.
352 - iii		本陣良平：視神経．小川和男ら編．人体組織学：感覚器．東京：朝倉書店；1984. p.81-92.
352 - iv		猪俣　孟監訳：視路．眼の臨床解剖学．東京：医学書院；1993. p.329-334.
352 - v		日本神経眼科学会編：神経眼科用語辞典．東京：メジカルビュー社；2003. p.254.

項目起始頁	文献番号	文献
		■ 視神経乳頭の形状解析について教えてください
361	1	Foster PJ, et al：The definition and classification of glaucoma in prevalence surveys. Br J Ophthalmol 2002；86：238-242.
361	2	Jonas JB, et al：Optic disc, cup and neuroretinal rim size, configuration and correlations in normal eyes. Invest Ophthalmol Vis Sci 1998；29：1151-1158.
361	3	Harizman N, et al：The ISNT rule and differentiation of normal from glaucomatous eyes. Arch Ophthalmol 2006；124：1579-1583.
361	4	Barkana Y, et al：Measurements of optic disk size with HRT II, Stratus OCT, and funduscopy are not interchangeable. Am J Ophthalmol 2006；142：375-380.
361	5	Lee KS, et al：Usefulness of macular thickness derived from spectral-domain optical coherence tomography in the detection of glaucoma progression. Invest Ophthalmol Vis Sci 2013；54：1941-1949.
		■ 視路
368	i	中馬秀樹：病巣診断のための視路の解剖．眼科プラクティス 15 視野．東京：文光堂；2007. p.180-187.
368	ii	松本長太：神経眼科病変における動的視野の価値．眼科プラクティス 5 これならわかる神経眼科．東京：文光堂；2005. p.84-87.
368	iii	不二門 尚：視野理解のための視路・大脳皮質解剖．眼科診療プラクティス 28 視野のすべて．東京：文光堂；1997. p.108-113.
368	iv	猪俣 孟監訳：眼の臨床解剖学．視路．東京：医学書院；1995. p.329-359.
368	v	金森章泰ら：視神経疾患における OCT のトピックス．Retina Medicine 2014；3：125-131.
		■ 中枢神経（III～VIII）
373	1	Miller NR, et al：Walsh and Hoyt's Clinical Neuro-Ophthalmology：The essentials. 2nd ed. Tokyo, Wolters Kluwer：Lippincott Williams & Wilkins；2008.
373	2	Schiefer U, et al, editors：Clinical Neuro-ophthalmology. Heidelberg：Springer-Verlag；2007.
373	3	Duus P（花北順哉訳）：神経局在診断―その解剖，生理，臨床―．東京：文光堂；1987.
373	4	中馬秀樹：脳神経の走行（III～VII）．大鹿哲郎編．眼科プラクティス 6 眼科臨床に必要な解剖生理．東京：文光堂；2005. p.280-292.
373	5	藤江和貴ら：眼の痛覚．大鹿哲郎編．眼科プラクティス 6 眼科臨床に必要な解剖生理．東京：文光堂；2005. p.300-304.
373	6	三村 治：神経眼科学を学ぶ人のために．東京：医学書院；2014.
373	7	Ksiazek S, et al：Fascicular arrangement in oculomotor paresis. Am J Ophthalmol 1994；118：97-103.
373	8	田口 朗：滑車神経麻痺に合併した RAPD．柏井 聡編．臨床神経眼科学．東京：金原出版；2008. p.207-209.
		■ 眼・心臓反射について教えてください
393	1	Blanc VF, et al：The oculocardiac reflex：a graphic and statistical analysis in infants and children. Can Anaesth Soc J 1983；30：360-369.
393	2	Apt L, et al：The oculocardiac reflex in strabismus surgery. Am J Ophthalmol 1973；76：533-536.
393	3	Planten JT：Clinical observation of the oculo-cardiac reflex. Ophthalmologica 1963；146：300-302.

項目起始頁	文献番号	文献
		■ 眼窩，頭蓋の画像所見
396 - 1		Bond JB, et al：Magnetic resonance imaging of orbital lymphangioma with and without gadolinium contrast enhancement. Ophthalmology 1992；99：1318-1324.
396 - 2		Ohtsuka K, et al：Serial dynamic magnetic resonance imaging of orbital cavernous hemangioma. Am J Ophthalmol 1997；123：396-398.
396 - 3		Imes R, et al：Magnetic resonance imaging of optic nerve glioma in NF1. Am J Ophthalmol 1991；111：729-734.
396 - 4		Lindblom B, et al：Optic nerve sheath meningioma. Definition of intraorbital, intracanalicular, and intracranial components with magnetic resonance imaging. Ophthalmology 1992；99：560-566.
396 - 5		Akiba H, et al：Assessment of dural arteriovenous fistulas of the cavernous sinus on 3D dynamic MR angiography. AJNR Am J Neuroradiol 2008；29：1652-1657.

索引

あ行

アイオピジン®	176, 177
アイプチ®	51
アクアポリン	88, 225
アクアポリン0	222
アクアポリン1	338
アクアポリン4	41
悪性黒色腫	157, 399
アクリル	124
顎上げ	80
顎下げ	80
浅い瞬目	50
朝顔症候群	14
アザン染色	155
アスコルビン酸	224, 231
アストロサイト	270, 359
アセチルコリン	182
アセチルコリン受容体	91
圧覚	381
圧迫性視神経症	411
アトピー性角結膜炎	148
アトピー性皮膚炎	233, 249
アドヘレンスジャンクション	108
アドレナリン	176, 179, 181, 215, 218
アドレナリン作動性	164
アトロピン	226, 237, 393, 395
アトロピン硫酸塩水和物	164
アナフィラキシーショック	323
アプラクロニジン	176, 177, 210, 218
アポクリン汗腺	43, 91
アポトーシス	89, 119, 146, 148
アポムチン	95
アマクリン細胞	9, 263, 264, 271, 303, 359
アマンタジン	131
アミオダロン	230, 239
アミオダロン角膜症	109
アミノグリコシド系	149
アミロイドP	193
アルカリ外傷	144, 150, 151
アルカリ化合物	231
アルコール中毒	229
アルシアンブルー染色	138
アルドース還元酵素	223, 232, 235, 240
アルブミン	84, 210
アルブミン尿	326
アレスチン	308
アレルギー性結膜炎	47
暗順応下	306
暗電流	315
アントシアニン	274
萎縮型加齢黄斑変性	290
萎縮型AMD	292
異常過蛍光リング	295
イソプロピルウノプロストン	164, 210
イノシトール三リン酸	88
インスリン様増殖因子	147
インスリン様増殖因子-1	110
陰性型の波形	311
インターフェロメトリー	92
インターロイキン	147
インテグリン	337
インテグリンα_6	110
インドシアニングリーン	296, 331
インプレッションサイトロジー	111
ウアバイン	128
ウインク	50
ウシ胎児血清	111
内よせ	78
うっ血乳頭	352
ウノプロストン	164, 210
エクリン汗腺	91
エラスチン	193
エラスチン様線維	199
円蓋部結膜	134, 136
塩基性線維芽細胞増殖因子	147
遠視化	178
遠視眼	206
延髄外側症候群	54, 176
円錐角膜	13, 121, 125, 126
円錐水晶体	226
円柱上皮	100
円柱状上皮配列	107
円板膜	269, 271, 272
黄斑	9, 17, 124, 153, 268
黄斑円孔	255, 265, 289, 350
黄斑回避	371
黄斑ジストロフィ	294, 310
黄斑上膜	255, 264, 286
黄斑低形成	12
黄斑部	276, 320
網膜浮腫	284
黄斑部網膜厚	281
黄斑部網膜層厚	280
大型弱視鏡	379
太田母斑	344

オカルト黄斑ジストロフィ	310, 314, 317
小口病	307, 308, 311, 317
オゾン	230
オゾン層	113
オテラシルカリウム	105
帯状の低蛍光	293
オプシン	270, 335
オリゴデンドロサイト	359
温痛覚	381

か行

外顆粒層	9, 264, 276, 278, 321
外眼角	33, 36
外眼筋	12, 58, 70, 398
外眼筋麻痺	91
外境界膜	123, 264, 268, 276, 277, 278, 321
開瞼困難	55
外頸動脈	38
外膠原線維層	342
開散	78, 79, 374
塊状細胞	161
外神経母細胞層	9, 20
外節	267, 269, 270, 272, 274, 278, 291, 333, 336
外節円板	316
回旋	60, 61, 66
回旋複視	379
外層半層円孔	287
外側眼瞼動脈	38
外側血液網膜関門	328, 330, 341
外側後脈絡叢動脈	370
外側膝状体	166, 184, 268, 368, 370, 372, 376, 380
外側膝状体小細胞経路	354
外側前頭動脈	38
外側翼突筋	42
外胎生核	221
外直筋	58, 61, 63, 65, 385, 397
外直筋腱膜	135
外転	61, 66, 78
外転神経	23, 24, 30, 71, 73, 377, 384, 400
外転神経核	73, 76, 384
外転神経麻痺	75, 76, 80, 385
外胚葉	2
外麦粒腫	43, 47
外方回旋	60, 61, 77

外方回旋作用	67	下直筋	58, 59, 63, 65, 373, 378, 389, 397	眼球牽引試験	63, 64
開放隅角緑内障	212	滑車	12, 23, 59, 60, 61, 68, 70	眼球鉄錆症	231
海綿状血管腫	399, 401, 407	滑車上神経	24, 381	眼球電図	339
海綿静脈洞	25, 26, 27, 31, 32, 72, 139, 356, 377, 381, 384, 388, 400	滑車上動脈	25, 357	ガングリオシドGQ1b抗体	75
		滑車神経	23, 24, 30, 71, 72, 377–380, 389, 400	眼茎	10
外網状層	9, 264, 321	滑車神経核	73, 380	眼瞼おくれ	41
顔まわし	80, 81	滑車神経麻痺	74, 175, 379, 390	眼瞼下垂	33, 39, 389, 390, 392, 403
化学外傷	149	滑性眼球運動	374	還元型グルタチオン	128, 224, 235, 239
下顎神経	381, 384	活性酸素	224	眼原基	2
下眼窩裂	23, 28, 31, 32	滑動性追従眼球運動	78, 79	眼瞼挙筋	397
下眼瞼	37	下転	60, 66, 77, 379	眼瞼けいれん	53, 54, 55
下眼瞼外反	39	下転障害	390	眼瞼結膜上皮	163
下眼瞼牽引筋腱膜群	135	下転作用	63	眼瞼原基	33
下眼静脈	26, 32	仮道	100, 104	眼瞼後退	33
下丘	73, 378, 380	カフェオレ斑	344	眼瞼ジストニア	53
蝸牛神経	386	下複視	379	眼瞼上縁動脈弓	38
蝸牛神経核	382	噛み合わせ構造	333	眼瞼振戦	55
角化細胞増殖因子	147	可溶性ムチン	96	眼瞼チック	55
顎下リンパ節	139, 140	ガラクトース血症	232, 235	眼瞼の前葉	42
角強膜線維柱帯	214	カリウム	88	眼瞼部涙腺	85
角強膜網	195, 214	カリウムチャネル	314	眼瞼縫合	33
核性近視	228, 237	顆粒層	264, 271, 275, 276	眼瞼ミオキミア	55
顎動脈	26	カルシウム	88, 229, 232	眼溝	2
核白内障	223, 224, 227, 229, 230, 236	カルテオロール	210	幹細胞	145
角膜	5, 124	加齢	122	肝細胞増殖因子	84, 147
角膜屈折力	124	加齢黄斑変性	272, 289–291, 336, 337	幹細胞疲弊症	111, 114
角膜径	124	カロチン	274	眼軸長	124, 213
角膜ジストロフィ	13	カロテノイド	296	眼小窩	2
角膜実質	17, 125	カロテノイド色素	274	眼振	81, 82
角膜実質細胞	107, 116, 118	眼圧	129	眼神経	161, 381
角膜皺襞	130	眼位	78	眼・心臓反射	393
角膜上皮	17, 125, 144, 163	眼窩	22, 59	間接反応	372
角膜上皮幹細胞疲弊症	111	眼窩壁骨折	29	間接対光反射	166
角膜上皮細胞	107	眼外法	192	完全型停在性夜盲	309
角膜上皮障害	105	眼窩下管	25	完全後部硝子体剥離	259
角膜上皮の再生	144	眼窩隔膜	36, 38, 40	完全PVD	256, 257, 259
角膜内皮	17, 125	眼窩下孔	23, 25	杆体	268, 270, 304, 316
角膜内皮細胞	107, 125	眼窩下溝	23, 25, 32, 102	杆体応答	302, 304, 305, 318
角膜内皮細胞密度	123, 131	眼窩下静脈	26, 32	杆体細胞	9
角膜の屈折率	122	眼窩下神経	23, 25, 32, 139, 140	杆体-錐体混合応答	302, 304, 309
角膜白斑	119, 126	眼窩下動脈	31, 32, 38	杆体錐体層	264
角膜反射	385, 386	眼窩下壁の吹き抜け骨折	25	杆体1色覚	308, 318
角膜ヘルペス	149	眼角動脈	26, 38, 358	眼底自発蛍光	289, 310
角膜輪部	110, 144, 153	感覚網膜	15	眼動脈	25, 30, 31, 32, 356, 359, 397
角膜輪部疲弊症	136	眼窩上孔	359	眼内視神経	352
下瞼板	37	眼窩上神経	24, 381	眼内法	192
下瞼板動脈弓	38	眼窩上切痕	23, 25, 359	眼内レンズ	124, 192, 244
過誤腫	407	眼窩上動脈	25, 357, 359	間脳	3
下鼻甲介	104	眼窩静脈瘤	399	眼杯	2, 3, 6, 15, 33, 262
下斜筋	23, 32, 33, 59, 61, 63, 65, 373, 378, 389, 397	眼窩先端部	378, 383	眼杯外板	3, 4, 7, 9, 15, 250
下斜筋過動症	68	眼窩底骨折	63, 64, 400	眼杯茎	16, 262
下斜筋減弱術	64	眼窩内血腫	394	眼杯茎裂	4
過熟白内障	233, 237, 238	眼窩内視神経	352	眼杯前縁	8
渦静脈	10, 26, 155, 194, 196, 343	眼窩部眼輪筋	34	眼杯内板	3, 4, 7, 9, 15, 186, 250
下垂体	402, 410	眼窩吹き抜け骨折	410	眼杯裂	4, 262
カスパーゼ3	89	眼窩部腫瘍	399, 401	眼白皮症	10
家族性滲出性硝子体網膜症	317	眼窩部涙腺	84	眼表面涙液層	93
カタラーゼ	224	眼球運動	70	眼胞	2, 14, 15
		眼球陥凹	375, 392	眼胞茎	3
				顔面けいれん	53

顔面神経	23, 39, 52, 382, 385	強膜実質	156	頸部リンパ節	39
顔面神経核	384	強膜内陥手術	64	経 Schlemm 管房水流出路	197
顔面神経麻痺	39, 54, 73, 75, 386	強膜岬	154, 189, 200−202, 204, 207	経 Schlemm 管流出路	210, 213, 214
顔面動脈	26, 38	挙筋腱膜	35	血液眼関門	328
間葉	263	局所 ERG	310	血液脳関門	328
間葉系細胞	116	極小眼球	14	血液房水関門	328
間葉細胞	3, 6, 15	極大散瞳	390	血液房水柵	249
眼輪筋	23, 33, 39, 42, 44, 52, 54, 99, 386	棘突起	221	血液網膜関門	328
		虚血	306	血液網膜柵	322
眼輪筋下脂肪線維層	36	虚血性視神経症	183, 357	血管内皮細胞	329
眼類天疱瘡	109, 111, 112, 149, 150	挙筋腱膜	40	血管内皮増殖因子	240, 331, 337
偽黄斑円孔	286	鋸状縁	192, 253, 260, 263, 333	血小板由来増殖因子	147
期外収縮	393	巨大乳頭	148	結節性硬化症	162, 344
機械的斜視	64	筋緊張性ジストロフィ	232, 238	血糖値	97
疑核	393	近紫外線	231	結膜	115, 134, 152
キサントフィル	274, 289, 296	筋上皮細胞	85	結膜関連リンパ組織	140
岸ポケット	253−256	近赤外光眼底自発蛍光	291	結膜結石	136
キシロカイン®	395	近赤外自発蛍光	296	結膜固有層	138
喫煙	237, 239	近接性輻湊	79	結膜上皮細胞	48
菊花状	230	緊張性輻湊	79	結膜嚢	93, 134, 142
拮抗筋	62, 63	グアニル酸シクラーゼ	270	結膜杯細胞	48, 138
基底外方プリズム	81	隅角	6, 7, 17	ケラタン硫酸プロテオグリカン	193
基底細胞	107	隅角解離	200	ケラチン	109, 110
基底細胞神経叢	111	隅角陥凹	197	ゲル形成ムチン	96
基底膜	10, 107, 144	隅角結節	197, 203	限外濾過	209
キヌレニン誘導体	231	隅角線維柱帯	189, 195	瞼結膜	115, 134, 136, 139
ギメラシル	105	隅角底面積	207	原始眼胞	262
脚間窩	374	隅角閉塞の水晶体因子	206	原始上皮性乳頭	10, 16
ギャップ結合（→gap junction）	190, 209, 221	隅角離開	203	原始線条	2
		屈折率	124	原始脳胞	262
牛眼	157, 198, 344	屈折力	220	捲縮輪	160
球結膜	115, 134, 136, 139	くも膜	354	原腸	2
球後視神経炎	313, 413	くも膜下腔	354, 374, 377, 388, 396	原発開放隅角緑内障	205
球後麻酔	392, 393, 395	くも膜表層細胞	354	原発性虹彩萎縮	162
嗅索	354	くも膜梁	354	原発閉塞隅角緑内障	205
球状水晶体	238	クラスタリン	193	瞼板	33, 34, 135
弓状線維	368	グリア細胞	264, 271, 355	瞼板下溝	136, 137
弓状帯	221, 230	グリオーマ	385	瞼板筋	52
吸水圧	129	グリコーゲン	108	瞼板上縁	36
急性後部多発性斑状色素上皮症	332	グリコサミノグリカン	129, 146, 193, 196	瞼板腺（→マイボーム腺）	11, 33, 44
急性帯状潜在性網膜外層症	310, 313	クリスタリン	222, 224	瞼板前部眼輪筋	34
急性網膜壊死	162	グリセリン	210	瞼板動脈弓	39
急性緑内障	162	グリセロール	215	瞼裂高	33
急性緑内障発作	394	グルコース	223, 231, 343	瞼裂幅	33
橋	52, 73, 75, 184, 381, 384	グルタチオン	128, 224, 235, 239	抗アクアポリン 4 抗体	41
強角膜輪部	125	グルタチオンペルオキシダーゼ	224	抗アクアポリン 4 抗体視神経炎	41
頬骨	22, 102	グルタミン酸	268, 270, 273, 316	抗アクアポリン 4 抗体陽性視神経炎	397, 399
頬骨顔面神経	384	クレアチニン	325	口蓋骨	22, 102
頬骨神経	25, 384	グレーゾーン	154	効果層	141
頬骨側頭神経	381, 384, 386	クロルプロマジン	230	抗癌剤	105
共焦点顕微鏡	131	経口抗癌剤	105	交感神経	25, 39, 52, 161, 165, 377, 383
共同筋	78	形質細胞	141		
共同性眼球運動	78	形質転換増殖因子	147	交感神経 α_1 受容体	179
強度近視	237, 249, 258, 259, 300, 349, 350	傾斜乳頭	14	交感神経作動薬	174
		経上皮電位	338	交感神経節前線維	164
橋被蓋	385	頸動脈海綿静脈洞瘻	385, 403, 413	交感性眼炎	162
強膜	15, 125, 153, 265, 342	茎乳突孔	23, 385	咬筋	381
強膜化角膜	111	経ぶどう膜強膜房水流出路	195, 196	高血圧網膜症	332, 364
強膜褐色板	156	経ぶどう膜強膜流出路	192, 210, 213, 214	後結膜動脈	138, 139
強膜厚	194			抗原特異的 IgA	141
強膜孔	352				

後交通動脈	72, 378	孤束核	382	視蓋前域	166, 184, 369, 379
後交連	166	骨形成蛋白質	84	視蓋前域核	376
後交連核	373, 388	骨形成不全症	158	自家口腔粘膜	111
抗コリンエステラーゼ薬	181, 184, 230	骨小体様色素沈着	311	色素散布症候群	202
		骨性鼻涙管	100, 102–104	色素上皮由来因子	339
抗コリン薬	164	骨 Paget 病	27	色素性緑内障	200
虹彩	6, 7, 187, 206	コラーゲン	116, 123, 131, 145, 151, 152, 154–156, 195, 196, 199, 251, 252, 258, 350	色素沈着	202
虹彩悪性黒色腫	162			糸球体濾過量	326
虹彩隅角異常	126			軸性近視	227
虹彩隅角形成異常	13	コラーゲン原線維	117, 118	視交叉	10, 368, 400, 402
虹彩結節	162	コラーゲン線維	117, 118	自己角膜上皮シート	111
虹彩後癒着	162	コラーゲン線維束	117, 118, 120, 121	自己固有知覚	381
虹彩コロボーマ	126, 162	コラゲナーゼ	146, 150	篩骨	22, 29, 102
虹彩色素上皮	160, 163	コリン作動性	164	篩骨洞	29
虹彩実質	7, 125, 160	コリン作動薬	53	視細胞	263, 264, 267, 269, 303
虹彩硝子体血管	14	ゴルジ体	127	視細胞外節	9
虹彩上皮	7, 125, 160, 263	コレステロール	230	視細胞外節先端	288
虹彩振盪	230	コレステロールエステル	94	視細胞内節外節接合部	276, 279, 288
虹彩脱出	162	コロボーマ	13, 14, 18	視索	368, 369, 400
虹彩嚢腫	162	コンタクトレンズ	131	視索症候群	372
虹彩母斑	162	コンタクトレンズ装用	46, 47	視床下部	175
虹彩毛様体炎	162	コンドロイチン	251	指状突起	221
虹彩離断	162	コンドロイチン硫酸プロテオグリカン	193	篩状板	10, 154, 155, 352, 368
交叉線維	168			篩状板部	352
抗酸化酵素	224	コンプレッション法	244	視神経	23, 28, 30, 32, 166, 352, 368
光視	392			視神経炎	399
後篩骨孔	23	**さ行**		視神経管	23, 28–30, 32
後篩骨動脈	25, 357, 359	サークルスキャン	299, 300	視神経管骨折	400, 406
後篩状板部	352	サイトメガロウイルス虹彩毛様体炎	162	視神経管内視神経	354
甲状腺眼症	41, 63, 396, 405, 411			視神経膠腫	399, 401, 407
抗精神病薬	131, 230	再発性角膜びらん	108	視神経コロボーマ	14
向精神薬	230	細胞外マトリックス	116, 117, 145, 151, 214	視神経鞘	354
硬性ドルーゼン	340			視神経鞘髄膜腫	399, 401, 407, 408
硬性白斑	282, 289, 291	細胞障害性サイトカイン	148	視神経線維束	23
高速グラジエントエコー法	400	サブスタンス P	111, 147–149	視神経乳頭	153, 352
交代性上斜位	64	皿状陥凹	367	視神経乳頭形状	361
高炭酸ガス血症	394	サリン	184	視神経乳頭ピット黄斑症候群	14, 287
好中球	151	サルコイドーシス	162	ジスキネジア	53
高張浸透圧薬	210	酸化型グルタチオン	224	ジストニア	53
後天（性）眼振	81, 82	酸化ストレス	224	シスプラチン	105
後頭葉視皮質	371	三叉神経	23, 39, 87, 148, 345, 377, 380, 382, 393	ジスルフィド結合	224
後頭葉動脈	371			脂腺癌	112
後嚢下白内障	229, 237, 239	三叉神経主知覚核	382	耳前リンパ節	39, 139, 140
後部円錐角膜	126	三叉神経脊髄路核	382	下掘れ	366
後部硝子体剥離	224, 256–260, 288	三叉神経節	381, 382	膝神経節	381, 385, 386
後部硝子体皮質	253–255	三叉神経第 1 枝	24, 31, 50, 111, 139, 161, 381, 396, 398	実瞳孔	164
後部硝子体皮質前ポケット	253, 255			自発蛍光	289
抗不整脈薬	230	三叉神経第 2 枝	23, 25, 28, 32, 381	自発瞬目	385
後部胎生環	126, 203	三叉神経第 3 枝	381	ジピベフリン	179, 215
後部 Zinn 小帯	241	三叉神経知覚核	393	自閉症	53
硬膜	155, 354, 377, 411	三叉神経中脳路核	382	脂肪腫	399
後毛様体動脈	357	三叉神経鼻毛様神経枝	161	視放線	368, 370, 371
膠様滴状角膜ジストロフィ	111	散瞳	74, 162, 164, 165, 179, 206, 392	脂肪抑制併用	410
抗緑内障薬	150, 216	霰粒腫	44, 46	脂肪抑制併用の T2 強調画像	396
後涙嚢稜	34, 36	シアル酸	95	脂肪抑制 T1 強調画像	410
抗 GQ$_{1b}$ 抗体	41	シーソー眼振	391	視野狭窄	295
抗 VEGF 薬	339	視運動性眼振	80, 374	若年性特発性関節炎	162
コカイン	164, 173, 177, 179	視運動性反射	78, 79	若年網膜分離症	287, 311, 315
国際放射線防護委員会	230	視蓋延髄路	386	車軸様	287
国際臨床視覚電気生理学会	302	紫外線	113, 230, 231, 234, 237, 239	斜走筋	192, 193
固視微動	78, 80			斜走筋線維	187

シャペロン機能	223	硝子体原線維	250	滲出型加齢黄斑変性	278, 284, 291
斜偏位	176, 375, 388, 391	硝子体細胞	259	滲出性網膜剥離	311
周期性瞬目	49	硝子体手術	237, 286	深錐体神経	381
周期性方向交代性眼振	82	硝子体出血	192	新生児	124
重症筋無力症	91, 389	硝子体注射	192, 194	真性小眼球	14
修正衝動性眼球運動	79	硝子体動脈	14	随意性瞬目	49
縦走筋	186, 189, 192, 193	硝子体皮質	253	水晶体	124, 125, 220, 243
重層扁平上皮	6, 98, 115	硝子体フルオロフォトメトリー法	331	水晶体亜脱臼	230, 238
終脳	3	硝子体網膜界面	254, 255	水晶体窩	3, 4, 7
周皮細胞	329	上斜筋	59, 61, 63, 65, 378, 397	水晶体核	221
周辺虹彩前癒着	161, 197, 203	上斜筋腱	60	水晶体過敏性緑内障	233, 238
羞明	53, 55	上斜筋麻痺	379, 387	水晶体起因性緑内障	233
縮瞳	72, 91, 164, 165, 180, 182, 184, 206, 391	上斜視	379, 387	水晶体偽落屑	232
		小水晶体症	226, 238	水晶体屈折力	236
縮瞳薬	230	上髄帆	378	水晶体厚	192
主知覚核	381	上唾液核	386	水晶体コロボーマ	226
受動拡散	330	上直筋	58, 59, 61, 63, 65, 373, 378, 389, 397	水晶体上皮細胞	163, 221
受動輸送	225			水晶体小胞	262
腫瘍壊死因子	147	上直筋 Faden 手術	64	水晶体振盪	230
受容体型チロシンキナーゼ	337	上転	60, 66, 77	水晶体線維	221, 224, 236, 239
主涙腺	84	小導管	43	水晶体前嚢	244
春季カタル	148	衝動性眼球運動	78, 79, 374	水晶体前面曲率半径	248
瞬膜	134	衝動性抑制	79	水晶体損傷	192, 194
瞬目	49, 392	小児白内障	227	水晶体脱臼	230
瞬目過多	53, 55	小乳頭	362	水晶体嚢	8, 193, 220, 221, 234
瞬目減少	53	小脳	82	水晶体の曲率半径	220
瞬目反射	385	小脳橋角部	385	水晶体の屈折力	220, 234
瞬目不全	52	小脳テント	73	水晶体板	3, 4, 226
漿液性色素上皮剥離	282	小脳テント縁	377	水晶体偏位	227, 230, 233
漿液性網膜剥離	277, 278, 284, 287, 292, 293, 349	蒸発亢進型ドライアイ	51	水晶体胞	3, 4, 7, 14, 126
		上皮索	43	髄鞘の形成	10
上顎骨	22, 102	上皮成長因子	84, 109	錐体	268, 270, 281, 304
上顎神経	28, 39, 381, 384	上皮増殖因子	147	錐体応答	302, 304, 305, 308, 318
上顎神経節	161	小胞体	127	錐体-杆体ジストロフィ	308
上顎洞	29	上方注視麻痺	76, 375, 388	錐体細胞	9, 264
小角膜	227	睫毛	33	錐体細胞外節先端	276
上眼窩動脈	359	上腕神経叢麻痺	176, 178	錐体視細胞外節先端部	310
上眼窩裂	23, 24, 30−32, 72, 377, 385	初期神経胚	2	錐体ジストロフィ	183, 308, 315, 318
		触覚	381	水平注視麻痺	391
小眼球	14, 126	シリコーン	124	垂直注視障害	391
上眼瞼	35	シリコーンオイル眼	318	垂直注視中枢	388
上眼瞼縁・角膜反射間距離	42	神経外胚葉	5, 19, 125, 263	推定糸球体濾過量	326
上眼瞼挙筋	12, 33−35, 39, 41, 44, 52, 59, 134, 373, 378, 389, 390	神経管	2, 262	髄内線維	374
		神経筋接合部	35	水平眼球運動	73
上眼瞼挙筋腱膜	36	神経筋接合部障害	64	水平細胞	9, 263, 264, 270, 271
上眼瞼後退	375, 388	神経溝	2, 262	水平注視	389
上眼瞼部の拍動性雑音	414	神経細胞	264	水平注視麻痺	73
上眼静脈	26, 397, 411, 413	神経腫	133	水疱性角膜症	121, 129, 132
上丘	72, 373, 380, 391	神経成長因子	110	髄膜上皮細胞	354
小球状水晶体	226, 227	神経節細胞	9, 263, 264	スーパーオキシドジスムターゼ	224
上強膜	156	神経節細胞層	264, 276, 321	頭蓋骨早期融合障害	27
上強膜静脈圧	197	神経線維	354	頭蓋内視神経	354
上頚神経節	164, 383	神経線維腫	344	スタチン	230
上頚神経節ブロック	176	神経線維層	264, 275	ステロイド	150, 229, 232, 238, 239, 405
上下複視	375, 388	神経堤	5, 18−20, 107, 116, 186, 343		
上瞼板動脈弓	38	神経堤細胞	4−6, 17, 125, 126, 263	ステロイドパルス療法	411, 413
小膠細胞	356	神経梅毒	171, 178, 181	ストレプトゾトシン	331
小虹彩輪	160	神経板	2	ストロメライシン	146
硝子体	8, 124, 250	神経麻痺性角膜症	111	スパイク電流	316
硝子体黄斑牽引症候群	255	信号対雑音比	407	スピンエコー法	400
硝子体基底部	253, 260	腎コロボーマ症候群	13	スフィンゴ糖脂質	109

索引 433

項目	ページ
スペキュラーマイクロスコープ	130, 132
ゼアキサンチン	274, 296
成熟白内障	232-234
正常眼圧緑内障	366
星状グリア細胞	10, 16
星状膠細胞	264, 353, 355, 356
星状混濁	230
星状神経節ブロック	176
青色強膜	158, 227
成人核	221, 222
成人型卵黄様黄斑ジストロフィ	289
成人発症卵黄様黄斑ジストロフィ	295
青錐体	315
青錐体過剰症候群	315
生理的外反	160
生理的瞳孔不同	175
赤外線	231
赤核	166
脊索	2
赤色筋	52
脊髄路核	381
赤道部 Zinn 小帯	241
舌下神経前位置核	375
雪眼炎	113
赤血球	115
節後神経	378
節後性 Horner 症候群	176, 177
節後線維	164, 389, 390
接触抑制	127
節前神経	391
節前性 Horner 症候群	176, 177
絶対的瞳孔強直	181
接着結合	108
接着帯	190
接着斑	190
ゼラチナーゼ	146
セリン-スレオニン蛋白リン酸化酵素	211
線維芽細胞	90, 118, 146, 151, 152, 161
線維芽細胞増殖因子	84
線維柱間隙	196
線維性色素上皮剝離	284
線維柱帯	154, 214, 216, 233
線維柱帯虹彩角	207
線維柱帯虹彩表面積	207
前眼部形成不全	13
前眼部 OCT	205
前境界層	160
前結膜動脈	138, 139
前篩骨孔	23
前篩骨動脈	25, 357, 359
前篩状板部	352
全視野 ERG	302
浅側頭動脈	26, 38
前庭蝸牛神経	386
前庭眼反射	79, 386, 387
前庭神経	386
前庭神経核	82, 382
前庭眼反射	78
先天角膜内皮ジストロフィ	17
先天眼振	82
先天性上斜筋麻痺	379
先天性銅代謝異常症	232
先天性囊胞眼	14
先天性無虹彩	150
先天性無虹彩症	162
先天停在性夜盲	308, 315, 318
先天白内障	8, 17, 227
先天網膜分離(症)	287, 309
先天緑内障	17
前頭筋	33
前頭骨	22
前頭神経	24, 27, 28, 39, 139, 140, 381, 396, 397
前脳	2, 3
前部 Zinn 小帯	241
潜伏眼振	81
前部硝子体皮質	253
腺房	43
前房隅角	198
前房深度	191
前脈絡叢動脈	370
前面曲率半径	229
前毛様静脈	189
前毛様(体)動脈	25, 31, 58, 67, 139, 155, 189, 209, 327, 343, 359
双極細胞	9, 263, 264, 271, 303, 308, 309, 311, 368
早期緑内障	363
総腱輪	24, 30, 32, 34, 59, 62, 63, 65, 67, 68, 70, 353
増殖硝子体網膜症	265, 334, 335
相対的瞳孔求心路障害	166, 370, 372, 379, 412
相対的瞳孔入力路障害	168, 183
相対的瞳孔ブロック	206
総涙小管	98, 99, 100
側頭下窩	384
側頭骨乳様部錐体	380
速度減衰型眼振	81
続発閉塞隅角緑内障	227
側方突進	176
咀嚼筋	380
外よせ	78
ソルビトール経路	223, 235

た行

項目	ページ
大虹彩動脈輪	25, 31, 188, 209, 327, 359
大虹彩輪	160
対光反射	72, 165, 184
対光反応	206, 372
対光反射近見反応解離(対光-近見解離)	172, 179-181, 375, 388, 391
対光反射経路	376
大細胞	161
帯状視神経乳頭	372
代償頭位	79, 81
大錐体神経	87
胎生核	7, 222
胎生環	126
胎生血管(系)遺残	14, 18
胎生裂	3, 4, 16, 20
胎生裂(の)閉鎖不全	14, 17
大浅錐体神経	381, 386
タイトジャンクション	86, 107, 111, 127, 161, 322, 329, 333, 334, 337, 339, 341
ダイナミック造影 MRI	401
大脳基底核	53
大脳脚	390
体表外胚葉(→表層外胚葉, →表皮外胚葉)	263
第1眼位	64, 78
第1鰓弓	133
第1次眼胞	3, 262
第1次実質	116
第1次硝子体	8, 16, 250
第1次硝子体過形成遺残	14
第1次水晶体線維	20
第1波	125
第2眼位	64, 77, 78
第2鰓弓	133
第2次眼胞	3, 262
第2次実質	116
第2次硝子体	8, 250
第2次水晶体線維	7, 17
第II脳神経	352
第2波	125
第3眼位	64, 78
第3次硝子体	8, 16
第III脳神経	71, 166
第四脳室	73, 380
第四脳室底	384, 393
第IV脳神経	72
第VI脳神経	73
第VIII脳神経	386, 388
唾液分泌	385
他家角膜上皮シート	111
多局所 ERG	302, 310, 313
脱臼水晶体	233
脱神経過敏	172, 178, 180
脱髄斑	402, 413
脱分極	315
多発異骨症	27
多発性硬化症	82, 171, 181, 352, 397, 402, 404, 413
タフルプロスト	210, 217
多列円柱上皮	104
単眼複視	228, 229
短後毛様神経	184
短後毛様(体)動脈	25, 155, 156, 327, 343, 357-359
短鎖型脱水素/還元酵素	336
炭酸脱水酵素阻害薬	210, 216, 218
単純 X 線撮影法	410
弾性線維	193, 195, 274
弾性線維板	342
タンデム配列	96
蛋白糖化最終産物	232, 240

短毛様（体）神経	24, 161, 164, 189, 378, 382, 389, 390, 393	
小さなCCC	249	
チオレドキシン	224	
知覚麻痺	25	
地図状萎縮	290, 292	
チック	53, 55	
遅発性ジスキネジア	53	
チモロール	210	
チモロールマレイン酸塩	217, 218	
中間筋	52	
中間神経	382	
注視麻痺	75	
中心暗点	412	
中心窩	17, 268, 278, 287	
中心窩下脈絡膜厚	347	
中心角膜厚	124	
中心小窩	268, 273	
中心性漿液性脈絡網膜症	278, 284, 292, 293, 332, 346, 348, 350	
中心無血管領域	320	
中大脳動脈	371	
中毒性角膜症	150	
中脳	71-73, 373	
中脳近見反応細胞	391	
中脳水道周囲の腫瘍	171, 181	
中脳水道症候群	54	
中脳赤核	54	
中脳背側	380	
中脳背側症候群	54, 76, 170, 388, 391	
中脳路核	381	
中胚葉	2, 5, 19, 134	
超音波生体顕微鏡	187, 200, 205	
鳥距溝	371, 400, 402	
蝶形骨	22, 377	
蝶形骨小翼	22, 28, 30, 34	
蝶形骨大翼	102	
蝶形骨洞	72	
長後毛様神経	153	
長後毛様（体）動脈	7, 25, 31, 139, 153, 155, 189, 209, 327, 343, 357, 359	
聴神経	386, 388	
調節	248	
調節性内斜視	79	
調節性輻湊	79	
調節性輻湊過多	79	
長毛様（体）神経	25, 31, 382, 389, 393	
跳躍伝導	360	
直接対光反射	166	
直接反応	372	
チラミン	176, 177	
チローのらせん	58	
ティーエスワン®	105	
低カルシウム血症	232, 238	
低眼圧黄斑症	211, 212	
抵抗血管	322	
停在性夜盲	309	
低酸素血症	394	
テガフール	105	

テガフール・ギメラシル・オテラシルカリウム配合剤	104	
滴状角膜	130	
デスモソーム	86, 108	
鉄輸送蛋白質	95	
テネイシン	116, 117	
デルマタン硫酸	251	
デルマタン硫酸プロテオグリカン	193	
デルモイド	399	
電気眼振図	81	
電気性眼炎	113	
電撃症	231	
電子瞳孔計	167	
電車軌道様所見	399, 401, 407	
点状表層角膜症	109, 113	
電離放射線	230	
糖衣	92, 95, 136	
頭位傾斜	390	
頭蓋骨早期融合障害	27	
頭蓋内視神経	354	
動眼神経	23, 28, 30, 32, 39, 52, 71, 161, 166, 180, 226, 373, 380, 400, 402	
動眼神経核	72	
動眼神経上枝麻痺	389	
動眼神経単独麻痺	388	
動眼神経部分麻痺	375	
動眼神経麻痺	39, 74, 76, 172, 182, 378	
瞳孔	165	
瞳孔括約筋	7, 24, 91, 160, 161, 165, 171, 184, 263, 374, 378, 389, 390	
瞳孔緊張症	172, 173, 180, 183	
瞳孔径	182	
瞳孔散大筋	7, 91, 160, 161, 165, 171, 175, 179, 181, 263, 382	
統合失調症	53	
瞳孔不同	171, 175, 182	
瞳孔ブロック	227, 233, 238	
瞳孔膜	7, 8	
瞳孔膜遺残	14, 162	
銅症	231	
動静脈交叉部	319, 321	
洞性徐脈	393	
銅代謝異常	122	
糖尿病	53, 54, 74, 131, 133, 149, 150, 162, 171, 181, 229, 232, 235, 240, 249, 264, 311	
糖尿病角膜症	150	
糖尿病網膜症	213, 240, 265, 307, 318, 322, 325, 331, 332, 339, 364	
動脈弓	39	
動脈瘤	378	
同名下1/4盲	370	
同名上1/4盲	370	
同名半盲	370, 371	
倒乱視化	122	
倒立網膜	266	
トーヌス	188	
兎眼	39, 104, 149	
特発性黄斑上膜	259	
特発性視神経炎	399	
ともむき筋	62, 63, 66, 78	

ドライアイ	45, 51, 53, 55, 87, 88, 94, 95, 97, 113, 143, 148, 150	
ドライシンドローム	88	
トラコーマ	111	
トラボプロスト	210	
トランケーションアーチファクト	396, 398	
トランスフェリン	216	
トランスポーター	330	
トリパンブルー	328	
ドリフト	80	
トリプトファン	231	
ドルーゼン	269, 272, 282, 290, 292, 337, 341, 343	
トルコ鞍	400	
ドルゾラミド	210, 215, 218	
トレモア	80	
トロピカミド	164, 248	
トロポエラスチン	193	
トロンビン	333	

な行

内顆粒層	9, 264, 276, 321	
内眼角	33	
内眼角腱	34	
内境界膜	123, 264, 266, 275, 321	
内頸動脈	31, 38, 72, 356, 377, 381, 400, 402	
内頸動脈後交通動脈分岐部	388	
内頸動脈-後交通動脈分岐部動脈瘤	74, 404	
内頸動脈壁神経叢	25, 31	
内膠原線維層	342	
内耳神経	386	
内斜視	80	
内神経母細胞層	9, 20	
内節	267, 268, 270	
内旋	379	
内総涙点	100, 102	
内側眼瞼靭帯	99, 100	
内側眼瞼動脈	38, 357	
内側血液網膜関門	328, 330, 341	
内側縦束	73, 75, 373, 387	
内側縦束吻側間質核	373, 388	
内側前頭動脈	38	
内胎生核	221	
内直筋	58, 61, 63, 65, 373, 378, 389, 397	
内転	60, 61, 66, 77	
内胚葉	2	
内麦粒腫	43, 45, 48	
内方回旋	60, 61, 76, 77	
内方回旋作用	67	
内網状層	9, 264, 276, 321, 366	
外網状層	276	
軟性ドルーゼン	282, 290, 291	
軟性白斑	272, 282, 340	
難聴	54, 317	
軟膜	354	
軟膜血管叢	358	

軟膜中隔	354, 356	肥厚性硬膜炎	411	不随意性瞬目	49
肉芽腫	46	鼻硬性内視鏡	104	不整脈	394
肉芽腫性ぶどう膜炎	162	皮質白内障	230–232	不全型の停在性夜盲	309
日光網膜症	274	微絨毛	95, 136, 334	ぶどう膜	153, 187
ニプラジロール	210	非進行性夜盲症	308	ぶどう膜悪性黒色腫	157
乳児眼振症候群	81	ヒスタチン様ドメイン	96	ぶどう膜炎	162, 232, 249, 330–332
入射瞳	164	ヒスタミン	328	ぶどう膜欠損	17
乳頭	10, 143	額のしわ寄せ	386	ぶどう膜網	195, 214
乳頭黄斑線維束	368	ビタミンA	111, 274	ブナゾシン	217
乳頭陥凹	352, 362	ビタミンA欠乏症	307, 317	フラッシュ最大応答	318
乳頭周囲網膜神経線維	369	ビタミンAサイクル	335	プラトー虹彩	203, 208
乳頭増殖	142	ビタミンE	224	フラボノイド	274
乳幼児核	221, 222	ヒドロキシフェニルエチルアミン	179	プリー	61
人形の目現象	387	ビトロネクチン	193	フリーエア	406
粘膜関連リンパ組織	140	非肉芽腫性ぶどう膜炎	162	振子眼振	82
脳圧亢進	76	鼻背動脈	25, 38	フリッカ応答	303, 305, 308, 318
脳幹	400	皮膚知覚	384	フリック座標系	77
脳梗塞	386, 400, 403	皮膚粘膜移行部	135–137	ブリモニジン	210
脳腫瘍	400	皮膚Paget病	27	ブリンゾラミド	210, 217, 218
脳底動脈瘤	72	皮質白内障	226, 229, 231	フルオレセイン	331
能動輸送	225, 330	ビマトプロスト	210, 218	フルオロウラシル	149
脳胞	262	ひまわり状白内障	231, 232, 238	プレアルブミン	95
嚢胞様黄斑浮腫	272, 284, 341	肥満細胞（→マスト細胞）	143	フレック	315
ノルアドレナリン	174, 176, 179	ビメンチン	119	プロービング	100
		眉毛	33	プロコラーゲン	252
は行		眉毛下垂	39	プロスタグランジン	301, 332
パーキンソン病	53	鼻毛様（体）神経	24, 25, 27, 28, 31, 39, 139, 140, 382, 389	プロスタグランジン関連薬	216, 218
ハードコンタクトレンズ	46	表在性神経線維層	352	プロスタグランジン$F_{2\alpha}$誘導体	164, 210
胚核	221, 222	表層外胚	19	プロストン	210
杯細胞	19, 86, 87, 95, 111, 115, 134, 137, 138, 141	表層外胚葉	3, 5, 7, 11, 17, 134	プロテオグリカン	116, 121, 145, 146, 151, 193, 296
胚細胞	100, 163	表層細胞	107, 144	分泌型ムチン	87, 92, 95, 96, 139, 141
肺尖部	164, 183	表皮外胚葉	107, 125	分泌型IgA	84, 90, 142
胚中心	140	鼻涙管	98, 100, 101, 104	分泌顆粒	87
培養上皮シート	111	鼻涙管下部開口部	101, 104	分泌上皮細胞	85
白色筋	52	ピロカルピン	164, 172, 174, 178–181, 183, 185, 210, 217, 218, 226	閉瞼不全	51, 52
白点状眼底	307, 308, 317	フィーダー細胞	111	閉鎖帯	190
白内障	13, 114, 183, 223	フィブリン	116, 146, 162, 284	閉塞隅角緑内障	233, 238, 249
白内障（手）術	244, 249	フィブリン糊	111	壁細胞	320
白皮症	372	フィブリリン1	193, 227	ヘキソキナーゼ	223
剝げかけた金箔様	308	フィブリリン2	193	ベストロフィン	311
バセドウ病	53	フィブロネクチン	116, 117, 144, 146, 151, 193	ベタキソロール	218
バソプレッシン	400	フィレンシン	222	ヘパラン硫酸プロテオグリカン	193
白血球遊走阻止因子	147	フェニルアラニン-グリシン-ロイシン-メチオニン	148	ヘミデスモソーム	107, 136
発達緑内障	7, 126, 198, 203	フェニレフリン	164, 179	ペリサイト	320
バリア機能	125, 128	フェノチアジン	230	ヘリング等量神経支配の法則	78
ハリケーン角膜症	109, 110	フェノチアジン系抗精神病薬	394	ペルオキシレドキシン6	224
ハロタン	394	フォドリン	88	片顔顔面けいれん	55
半月神経節	393	副交感神経	161, 165	変動係数	131–133
反射性瞬目	49	副交感神経拮抗薬	174	ペントースリン酸回路	223
反射性涙液分泌	50, 90	副交感神経作動薬	216	片麻痺	54, 73, 344, 391
バンド状視神経乳頭	372	複視	79, 91, 178, 180, 379, 403, 404, 407	ヘンレ線維層	268, 269, 277, 278
反復配列	96	副腎皮質ステロイド	229	房室ブロック	393
ヒアルロン酸	193, 251, 252, 259	輻湊	78, 79, 220, 374, 391	放射状筋	193
非角化重層扁平上皮	163	輻湊後退眼振	54, 170, 375, 388	放射状線維	368
皮下穿通枝	36	腹側眼動脈	8	放射状乳頭周囲毛細血管	321, 324
尾芽胚	2	副涙腺	43, 84, 134	放射状毛細血管網	322
ひき運動	77, 373			放射線	230
非極性脂質	92			放射線角膜症	111, 112, 114
非交叉線維	167			膨潤圧	129

房水	209	
房水産生	209	
房水産生量	191	
房水の屈折率	218	
傍正中橋網様体	73, 75, 375, 385, 389	
傍中心暗点	371	
傍中心窩 PVD	256, 257	
乏突起膠細胞	352, 355	
膨隆虹彩	162	
ホーミング	141, 142	
傍 Schlemm 管結合組織	195, 214, 217	
ぼけ	79	
ホスホジエステラーゼ	335, 338	
ボツリヌス毒素	164	
ホモシスチン尿症	227, 238	
ポリオール	232	
ポリオール経路	240	
ポリープ状脈絡膜血管症	279	
本態性眼瞼けいれん	53, 55	
ポンプ機能	125, 128	

ま 行

マイクロサッカード	80	
マイクロ波	231	
マイトマイシン C	119, 149, 152	
マイボーム腺	11, 33, 34, 43, 44, 48, 85, 86, 91, 135, 137, 263	
マイボーム腺機能不全	45, 46, 149	
マイボグラフィー	45	
マウス 3T3 フィーダー細胞	111	
膜型ムチン	87, 92, 95, 96, 107, 112, 139, 141	
膜貫通ドメイン	96	
膜性鼻涙管	100, 101, 103	
マクロファージ	89, 151, 334	
マスト細胞	89, 143, 161	
まつわり距離	68	
窓構造	161	
マトリックスメタロプロテアーゼ	146	
麻痺性斜視	74, 79, 80	
マレイン酸チモロール	215	
慢性進行性外眼筋麻痺	75	
ミオキミア	55	
味覚	385	
未熟児網膜症	263	
水尾-中村現象	308	
ミトコンドリア	127	
ミトコンドリア病	75	
脈絡膜	10, 15, 187, 265, 342, 346	
脈絡膜血管腫	344	
脈絡膜厚	347	
脈絡膜色素細胞	10	
脈絡膜静脈	189	
脈絡膜新生血管	279, 283, 292, 337, 341	
脈絡膜毛細血管基底板	274	
脈絡膜毛細血管板	10, 330, 342, 350	
脈絡毛細管板	345	
無眼球	14	
むき運動	78, 373	
無虹彩	10, 12, 126	
無虹彩症	111	
ムコ多糖症	27	
霧視	412	
無色素性網膜色素変性	311	
無水晶体	14, 126	
無水晶体症	226	
ムスカリン受容体	165	
ムスカリン M_3 受容体	164	
ムチン	84, 87, 93, 95, 107, 134, 136, 138, 139	
ムチン層	43	
明順応下	306	
迷走神経	393	
迷走神経内臓運動核	393	
メニスカス	49	
メラニン	190, 191, 291, 296	
メラノサイト	161	
免疫グロブリン	134	
毛様体ひだ部	260	
毛原基	43	
網状層	264, 271, 275, 276	
網膜外層	267	
網膜外層障害	278	
網膜過誤腫	344	
網膜下出血	282, 289	
網膜血液関門	335	
網膜虹彩部	262	
網膜小型神経節細胞	354	
網膜細動脈瘤	323	
網膜色素上皮	9, 15, 163, 267, 275, 276, 279, 289, 310, 321, 333, 342	
網膜色素上皮細胞	274	
網膜色素上皮層	263, 264, 278	
網膜色素上皮剥離	332, 349	
網膜色素上皮裂孔	289	
網膜色素変性	249, 289, 294, 295, 311, 317, 334	
網膜ジストロフィ	13	
網膜静脈分枝閉塞症	213, 284, 319, 323	
網膜静脈閉塞症	193, 332, 339	
網膜神経節細胞層	366	
網膜神経線維層	276, 361, 364	
網膜神経線維層厚	297	
網膜振盪	273	
網膜像のぼけ	79	
網膜中心静脈	26, 319	
網膜中心静脈閉塞	213, 284, 307, 364	
網膜中心動静脈	15	
網膜中心動脈	25, 31, 319, 357	
網膜中心動脈閉塞症	306, 310, 312	
網膜電図	302, 338	
網膜動脈瘤	332	
網膜剥離	335	
網膜ひだ	14, 18	
網膜分離	287	
網膜毛様体部	262	
網脈絡膜萎縮	349	
網脈絡膜コロボーマ	18	
毛様溝縫着	192	
毛様小帯	188, 189, 193	
毛様体	6, 7, 154, 186, 187, 241	
毛様体筋	374	
網様体	393	
毛様体解離	200, 212	
毛様体筋	24, 91, 191-193, 225, 389, 390	
毛様体厚	188	
毛様体皺襞部	7, 186, 194	
毛様体上皮	190, 209, 263	
毛様(体)神経節	24, 25, 161, 164, 166, 172, 178, 179, 184, 374, 376, 378, 380, 382, 389, 390, 393	
毛様体帯	204	
毛様体長	188	
毛様体突起	14, 186, 189, 206, 209	
毛様体突起部	233	
毛様体ひだ部 (→毛様体皺襞部)	241	
毛様体扁平部	7, 186, 192, 194, 241, 260	
毛様体無色素上皮	7	
毛様体突起	241	
毛様動脈	319	
模型眼	114	
モルヒネ	164	

や 行

夜間兎眼	51	
薬剤性角膜障害	110	
薬剤性角膜上皮障害	111	
薬物トランスポーター	330	
夜盲	295, 309	
有機リン	164	
有機リン中毒	182	
有髄神経線維	360	
融像性輻湊	79	
誘導層	141	
輸送担体	330	
癒着性斜視	63	
溶接作業	113	
羊膜	111	
翼口蓋神経節	25, 87, 91, 381, 386	
翼細胞	107, 144	
翼突筋静脈叢	26	
よせ運動	78, 79	

ら 行

落屑症候群	133, 193, 202, 213, 249	
落屑物質	193	
落屑緑内障	200	
ラクチトール	232	
ラクトフェリン	84, 95, 97, 134	
ラスタースキャン	299, 300	
ラタノプロスト	210, 215, 218	
ラミニン	193	
卵円孔	384	
卵黄状黄斑ジストロフィ	311	
リアルタイム PCR	97	
リスティング面	61, 62, 77	

リソソーム	269, 337
リゾチーム	84, 95, 97, 134
律動眼振	82
律動様小波	304, 307, 311, 312
リドカイン	395
リパスジル	210
リポカリン	84
リボゾーム	127
リポフスチン	289, 295, 296, 310, 311, 337
両眼共同運動	78
両眼視差	79
両眼離反運動	78, 79
両親媒性脂質	92
緑内障	13, 197, 202, 203, 212, 216, 227, 233, 238, 275, 297, 344, 361
緑内障治療薬	110
リン脂質	94
輪状筋	189, 192, 193, 226
輪状筋線維	187
リンパ管腫	401
リンパ球	161
輪部	153
輪部結膜	136, 138
輪部デルモイド	133
輪動脈係蹄	139
涙液	84, 92, 112, 385
涙液層	92
涙液層破壊時間	50
涙液分泌	385
涙液メニスカス	49, 92, 93
涙器	11
涙骨	22, 102
涙小管	98, 99
涙小管狭窄部	98
涙小管乳頭部	98
涙小管閉鎖	104
涙腺	25, 84, 397
涙腺窩	23
涙腺神経	24, 27, 39, 87, 139, 140, 381, 386
涙腺動脈	25, 31, 38, 357
涙点	98, 99
涙点閉鎖	104
涙道	98
涙道障害	104
涙嚢	11, 98, 100, 101, 104
涙嚢窩	23
ルテイン	274, 296
レーザー虹彩切開術	131
レーザースペックルフローグラフィー	323
レーザードップラ速度計	323
レーザー光凝固	318
レクチン	140
レシチン:レチノールアシルトランスフェラーゼ	336
レチナール	274, 289, 296, 335
レチノイドサイクル	335
レチノール	110, 111
レチノール脱水素酵素	336
老人環	122
濾過胞	152
六角形細胞出現率	131, 133
ロドプシン	316
ロドプシンキナーゼ	308
濾胞	143
濾胞形成	141

わ行

ワックスエステル	94

数字

1次間葉細胞	5
1次実質	107
1次水晶体線維	7
1次無水晶体	226
I型コラーゲン	116, 117, 146
2次間葉細胞	3, 5
2次無水晶体	226
II型コラーゲン	251, 252, 258, 259, 260
2,4-dinitrophenol	129
三環系抗うつ薬	164
三本鎖コラーゲン分子	118
III型コラーゲン	116, 146, 251
IV型コラーゲン	27, 117, 123, 220, 234
5-FU	105, 149, 152
5-フルオロウラシル	105
V/XI型コラーゲン	252, 258
IX型コラーゲン	251, 252, 258
9方向眼位	379

ギリシャ文字

α-クリスタリン	222, 237, 239
α受容体	165
α-フォドリン	89
$α_1$受容体	177
$α_2$作動薬	210, 216
$α_2$受容体	176
β-クリスタリン	222
βグロブリン	210
β遮断薬	210, 216, 394
β-フォドリン	89
γ-amino butyric acid	53
γ-アミノ酪酸	53
γ-クリスタリン	222

A−E

A型斜視	80
A型ボツリヌス毒素	53, 54
A-スキャン	299
a波	304, 310, 311, 312, 338
ABCトランスポーター	330
ABCA4	310
ABCR	336
abduction	78
*Ab externo*法	192
*Ab interno*法	192
ACA	155
accommodative	79
acquired pit	366
acquired pit of the optic nerve	366
acute posterior multifocal placoid pigment epitheliopathy	332
acute zonal occult outer retinopathy	310
ADCマップ	402
adduction	77
adenoid layer	138
adherens junction	108
Adie症候群	172, 178−183, 185
adult nucleus	221, 222
advanced glycation end products	232, 240
AF	289
afferent arm	141
AF ring	295
AGAR	208
age-related macular degeneration	291, 336
AGEs	232, 240
AIPL1	13
aldehyde dehydrogenase	119
ALDH	119
aldose reductase	223
Alport症候群	27, 226, 227
amacrine cell	264
AMD	291, 336, 339
anchoring fibril	107
anchoring filament	108
angle opening distance	207
angle recess area	207
antagonist muscle	62
anterior capsular zonular free zone	247
anterior ciliary artery	58, 155
anterior knee of von Wilbrand	369
anterior vitreous cortex	253
anterior zonule	241
AOD	207
Apert症候群	22, 27
APMPPE	332
APON	366
apparent diffusion coefficient	402
AQP	88, 225
aquaporin	88, 225
AR	223, 232, 240
ARA	207
Argyll Robertson瞳孔	171, 178−181, 184
Aschner試験	394
astrocyte	10, 264, 355
ATP結合カセット輸送体	336
ATP binding cassetteトランスポーター	330
ATP-binding cassette transporter	336
atrophic tract	293

autofluorescence	289	
autofluorescent ring	295	
Axenfeld 異常	126	
Axenfeld-Rieger 異常	6	
AZOOR	310, 313	
Aδ 線維	111	
A2E	289, 291, 296, 310	
A2PE	291	
B 細胞	89	
B スキャン	324	
b 波	304, 311, 312, 338	
BAB	328	
basal cell	107	
basal infolding	161	
Basedow 病	53	
basic fibroblast growth factor	147, 213	
Batten 病	27	
bayonetting	366, 367	
BBB	328	
BBG	266	
Behçet 病	162, 203	
Bell 現象	52	
Bell 麻痺	52	
Benedikt 症候群	54	
Berger 腔	247	
Bergmeister 乳頭	10, 14, 16	
Best 病	289, 295, 311	
Best1	311	
bFGF	147, 213	
Bielschowsky 頭位傾斜試験	79, 386	
bipolar cell	264	
BK チャネル	210	
blood-aqueous barrier	328	
blood-brain barrier	328	
blood-ocular barrier	328	
blood-retinal barrier	322, 328	
blue sclera	158	
BMP	84	
BOB	328	
bone morphogenic protein	84	
Bowman 層	144, 154	
Bowman 膜	6, 107, 111, 121, 123, 125	
bow region	221	
BRB	322, 328	
brilliant blue G	266	
Brown 症候群	81	
Bruch 膜	10, 15, 123, 189, 263, 265, 267, 274, 279, 280, 282, 285, 329, 330, 333–335, 337, 342, 350, 352	
Brücke 筋	188, 189, 192, 193	
bruit	414	
Budge 毛様脊髄中枢	383	
Budge 毛様中枢	175	
bulbar conjunctiva	134	
bull's eye	157	
buphthalmos	157	
Busacca 結節	162	
BUT	50, 51	
BUT 短縮型ドライアイ	113	
C 線維	111	
c 波	338	
C-プロペプチド	251	
Ca イオン	128	
Ca^{2+} イオン	270	
Ca^{2+}-ATPase	225, 240	
CACNA1F	309	
Cajal 間質核	373, 375, 388	
Caldwell 法	410	
CALT	140, 142	
capillary free zone	320	
capsule	85	
capsulopalpebral fascia	37	
capsulopalpebral head	37	
carotid-cavernous sinus fistulas	403, 413	
catch-up saccade	79	
CCC	245, 249	
CCF	403, 414	
C/D 比	362	
CD34	119	
CD34 陽性線維芽細胞	90	
CD36	337	
CD45	120	
CDDP	105	
C/D ratio	361	
central retinal artery	357	
central serous chorioretinopathy	284, 293, 346	
Chandler 症候群	133, 162	
Chievitz 層	9	
choroidal neovascularization	283, 292	
chronic kidney disease	326	
chronic progressive external ophthalmoplegia	75	
CHX10	13	
circumpapillary retinal nerve fiber layer	369	
circumpapillary retinal nerve fiber layer thickness	299	
CKD	326	
Cl イオン	210	
Cl^- チャネル	88	
Cl チャネル	311	
cleral spur	154	
Cloquet 管	8, 16, 250, 251, 253–255	
clump cell	161	
c-*mer* proto-oncogene tyrosine kinase	337	
CNV	283	
Coats 病	311	
coefficient of variation	132, 133	
Cogan-Reese 症候群	162	
collagen fiber	117, 118	
collagen fibrils	117, 118	
collagen lamellae	117, 118	
Collier 徴候	375, 388	
combined responses to stronger flash	302	
combined rod-cone response	302, 304	
complete PVD	256, 257	
cone outer segment tip	279	
cone response	302, 304	
cone sheath	280	
conjunctiva-associated lymphoreticular tissue	140, 142	
connexin	225	
contact cylinder	280	
contact inhibition	127	
continuous curvilinear capsulorrhexis	245	
convergence	78	
corneal crystallin	119	
corneoscleral meshwork	195	
coronary cataract	228	
correction saccade	79	
COST	276, 279	
COST line	288	
CPEO	75	
CPF	37	
CPH	37	
cpRNFL	299, 300, 369	
cpRNFL thickness	299	
CRB1	13	
Crouzon 病	22, 27	
CRX	13	
CRYAA	13	
CRYAB	13	
CRYBA1	13	
CRYBB2	13	
CRYGA-F	13	
Crypt of Henle	136	
CSC	284, 293, 346, 348	
cup diameter/disc diameter ratio	361	
cup/disc area ratio	366	
cup/disc ratio	361, 363	
CV 値	132, 133	
D ドメイン	96	
D-マンニトール	210	
dark area	130	
dark choroid	295	
Darkschewitsch 核	373	
D-CALT	140, 142	
decorin	116	
delayed staining	110, 111	
deorsumduction	77	
Descemet 膜	6, 123, 125, 146, 154, 197, 204	
Descemet 膜皺襞	122	
desmosome	108	
diffuse CALT	140	
diffusion-weighted image	400	
dinitrophenol	129	
disc area	361, 362	
divergence	78	
dome-shaped macula	349	
double elevator palsy	376	
double ring sign	367	
downward kinking	399, 401, 407	
DR-1	92	
drift	80	
Duane 症候群	75, 76, 81, 385	
duction	77	
DWI	400	

ECM	145	
ECP	148	
EDI	347	
Edinger-Westphal 核	71, 72, 161, 164, 166, 170, 184, 373	
EDS	227	
efferent arm	141	
EGF	84, 110, 111	
eGFR	326	
Ehlers-Danlos 症候群	158, 227	
electro-oculogram	339	
electroretinogram	302, 338	
ELISA	97, 212, 252	
ellipsoid zone	280, 285, 288, 310	
ELM	276	
Elschnig の境界組織	355	
Elschnig の挿入組織	355	
Elschnig の内境界膜	355	
embryonic nucleus	221, 222	
enhanced depth imaging	347	
enhanced S-cone syndrome	315	
enzyme-linked immunosorbent assay	97, 212, 252	
EOG	339	
eosinophil cationic protein	148	
epidermal growth factor	84, 147	
episclera	156	
epithelial crack line	109, 110	
epithelial growth factor	109	
equatorial zonule	241	
ERG	302, 338	
ES 細胞	339	
estimated glomerular filtration rate	326	
E-W 核	71, 72, 161, 164, 166, 170, 184, 373	
external limiting membrane	276	
extorsion	77	
extracellular matrix	145	
EZ	280	

F-J

Fabry 病	109
Faden 手術	64
FAF	289, 293
Fas/Fas リガンド	89
FAZ	320
FBN1	227
Felderstruktur	62
fenestra	161
fenestration	330
fetal nucleus	222
FGF10	84
FGLM	148
fiber folds	228
Fibrillenstruktur	62
fibrillin	116
fibrillin-1	227
fibroblast growth factor 10	84
fibronectin	116
Fick	62
Fick の座標軸	60
first wave	116
Fisher 症候群	41, 75, 238
FLAIR	402, 404, 412
flow void	400
fluid attenuated inversion recovery	402, 404
focal dots	228
forced duction test	64
fornical conjunctiva	134
foveal avascular zone	320
Foville 症候群	52, 54, 73, 75, 386
FOXC1	13
FOXE3	13
Frick system	77
Fuchs 角膜内皮ジストロフィ	131
Fuchs 虹彩異色性虹彩毛様体炎	162, 202, 232
fundus autofluorescence	289
fusional	79
G 蛋白	316
GA	292
GABA	53
GABA 受容体作動薬	53
galectin-3	140
ganglion cell	264
ganglion cell complex	299
ganglion cell layer	264, 276, 366
gap junction（→ギャップ結合）	128, 161
GCC	299, 300
GCL	276, 366
geographic atrophy	292
germinal center	140
gimeracil	106
GJA1	13
GJA3	13
GJA8	13
glial column	10
glial mantle	355
glycocalyx	92, 95, 136
goblet cell	48, 86, 95, 138
Goldenhar 症候群	133
Goldmann-Favre 病	315
Golgi body	127
GPx	224
GRK1	308
Grüber 靱帯	385
GUCY2D	13
Gullstrand 模型眼	114
guttata	130
halothane	394
hammered silver appearance	133
HCO_3^-	128
HCO_3^-/Cl^- 交換輸送体	338
Helmholtz の弛緩学説	189
hemidesmosome	107
Henle 線維層	268, 269, 277, 278
Henle 層	272, 282
Henle の陰窩	44, 136, 137
Henle の偽腺	136
hepatocyte growth factor	84, 147
Hering's law of innervation	78
Hess チャート	379
HGF	84, 147
holding fiber	190
homing	141
horizontal cell	264
Horner 筋	34, 99
Horner 症候群	42, 52, 54, 162, 173, 175, 178, 180-184, 385, 392
HSV 虹彩毛様体炎	162
Hurler 症候群	22, 27
hyalocyte	259
hyperpigmentation	282
IC	72
ICE 症候群	131, 133, 162
ICG	331
IC-PC 動脈瘤	74
ICRP	230
IgA	90, 97, 141, 142
IGF-1	110, 111, 147
IgG4 関連眼疾患	396
IgM	97
IL-1β	147, 213
IL-6	110, 148, 212, 213
IL-8	213
imbibition pressure	129
indocyanine green	331
infantile nucleus	221, 222
inferior rectus	58
infraduction	77
infrared fundus autofluorescence	291
ink blot	283
INL	276
inner blood-retinal barrier	328
inner BRB	328-330
inner fetal nucleus	221
inner limiting membrane	264
inner nuclear layer	264, 276
inner plexiform layer	264, 276, 366
Insulin-like growth factor	147
insulin-like growth factor-1	110
interdigitation	221, 333
interdigitation zone	276, 280, 288, 310
interferon-γ inducible protein-10	213
interleukin	147
interleukin-1 beta	213
intermediate fast-twitch	52
intermusculer transverse ligament	34
internal carotid artery	72
International Commission on Radiological Protection	230
International Society for Clinical Electrophysiology of Vision	302
International Society of Geographical and Epidemiological Ophthalmology（ISGEO）診断基準	361
intertrabecular space	196
intorsion	77

intracanalicular optic nerve	354	
intracranial optic nerve	354	
intraocular lens	244	
intraocular optic nerve	352	
intraorbital optic nerve	352	
IOL 挿入	244	
IOP	129	
IP	129	
IP-10	213	
IP3	88	
IPL	276, 366	
iPS 細胞	339	
IR	58	
IR-AF	291, 296	
iridocorneal endothelial syndrome		162
irido-trabecular contact	208	
iris bombé	162	
ISCEV	302	
ISNT	363	
IS/OS	276, 279, 317	
IS/OS line	275, 285, 288	
ITC	208	
ITC index	208	
ITL	34	
IZ	276, 280	
Jacoby の境界組織	355	
Jensen 法	81	
juxtacanalicular connective tissue	195	

K–O

Kayser-Fleischer 角膜輪	232	
Kearns-Sayre 症候群	75	
keratinocyte growth factor	147	
keratocan	116	
Kestenbaum 法	81	
Keyser-Fleischer 輪	122	
KGF	147	
Kir 4.1	314	
Köppe 結節	162	
Krause 腺	43, 44, 47, 84, 91, 134, 136, 142	
Krehbiel flow	50, 51	
Krönlein 法	23, 28	
Kuhnt の中間グリア組織	355	
Kuhnt の中心陥凹	355	
lactoferrin	95, 97	
lamina cribrosa	154, 352	
lamina fusca	156	
lamina propria	138	
laminar portion	352	
laminin	123	
Langerhans 細胞	110, 143	
large cup	363	
laser Doppler velocimeter	323	
laser in situ keratomileusis	53	
laser speckle flowgraphy	324	
LASIK	53, 54	
latent TGF-β binding protein	193	
lateral rectus	58	
lateropulsion	176	
lattice theory	117	
LDV	323	
Leber 遺伝性視神経症	183	
Leber 先天黒内障	13	
Leber 先天盲	336	
lecithin：retinol acyltransferase	336	
Leisch nodule	344	
LERs	33, 37, 38	
leukemia inhibitory factor	147	
levator palpebrae muscle	52	
lid-wiper	135	
LIF	147	
LIM2	13	
Lisch 結節	162, 202	
Listing 平面	61, 62	
Listing's plane	77	
Lockwood 靱帯	37, 59–61, 67, 69	
long posterior ciliary artery	155	
Lowe 症候群	227, 238	
lower eyelid retractors	33, 37, 38, 135	
LOXL1	193	
LPCA	155	
LR	58	
LRAT	336	
LSFG	324	
LTBP-1	193	
LTBP-2	193	
lumican	116	
lymphocyte	161	
lymphoid layer	138	
lysozyme	95, 97	
lysyl oxidase-like protein	193	
M3 ムスカリン作働性アセチルコリン受容体	88	
M3R	88	
M3R 反応性 T 細胞	88	
macrophage	161	
macula occludens	127	
MAF	13	
magnetic resonance angiography	404	
MAGP-1	193	
major basic protein	148	
major intrinsic protein	222, 225	
MALT	140	
Marcus Gunn 症候群	41	
Marfan 症候群	158, 227, 238	
margin reflex distance	33	
Martegiani 腔	250, 251	
Marx's line	135	
mast cell	161	
matrix metalloprotease-2	213	
Maxi-K チャネル	210	
Mayer 法	410	
MBP	148	
MCP-1	213	
mean cup depth	366	
mean RNFL thickness	366	
Meckel 腔	381	
medial longitudinal fasciculus	73, 184, 373	
medial rectus	58	
medial rectus capsulopalpebral fascia	34	
Meibom 腺（→マイボーム腺）	47	
meibum	43	
Meige 症候群	53, 55	
membrane-associated mucins	95	
MEN 症候群	133	
MERTK	337	
mesoderm	263	
Meyer's loop	370, 371	
microfibril	241	
microfibril-associated glycoprotein		193
microglia	356	
microphakia	226	
microplicae	92, 95	
micropore	330	
microsaccade	80	
microvilli	95, 107, 136	
midget 細胞	354	
Millard-Gubler 症候群	52, 54, 75, 386	
MIP	13, 222	
MIP26	225	
MITF	13	
Mittendorf 斑	14	
Miyake-Apple view	241–243, 246	
MLF	73, 373, 387	
MLF 症候群	73, 184	
MMP-2	213	
Möbius 症候群	75, 80, 385	
Moll 腺	5, 11, 43, 44, 47, 91	
monocyte chemoattractant protein-1	213	
Morgagni 白内障	229, 233	
MR	58	
MR アンギオグラフィー	400	
MRA	404	
mrCPF	34	
MRD	33, 42	
mRNFL	299	
MRP	331	
MS plaque	402	
MUC1	107, 140	
MUC4	140	
MUC5AC	95	
MUC7	84	
MUC16	107, 140	
mucocele	399	
mucocutaneous junction	135	
mucosa-associated lymphoid tissue		84
mucosa-associated lymphoreticular tissue	140	
Müller 筋	35, 36, 39, 40, 52, 181, 188, 189, 192, 193, 226	
Müller 筋機能	389	
Müller 細胞	9, 251, 263, 264, 266, 267, 270, 271, 273, 277, 314, 330, 339, 355, 359	

multidrug resistance associated protein	331	
multiplex bead-based immunoassay	212	
N-カドヘリン	110	
N-プロペプチド	252	
Na$^+$チャネル	270, 316	
Na$^+$ポンプ	225	
Na$^+$/HCO$_3^-$共輸送体	338	
Na$^+$/H$^+$-exchanger	128	
Na$^+$/K$^+$/2Cl$^-$共輸送体	338	
Na$^+$/K$^+$-ATPase	128, 225, 240, 338	
Nd-YAG レーザー	249	
nerve fiber layer	264, 276	
nerve fiber layer defect	297	
nerve growth factor	110	
neural crest	343	
neural crest cells	263	
neuroectoderm	263	
neurofibromatosis type 1	399, 401, 407	
NFL	275, 276	
NFLD	297, 300	
NGF	110	
nidogen	123	
nocturnal lagophthalmos	51	
normal-tension glaucoma	366	
N-retinylidene-N-retinylethanolamine	289, 296	
NTG	366	
NYX	309	
O-グリカン	95	
OATP	331	
O-CALT	140, 142	
Occult CNV	293	
occult macular dystrophy	313	
OCT	205, 254, 275, 299, 324, 346, 369	
OCT angiography	324, 325	
OCTN	331	
off 型双極細胞	304	
off bipolar cell	304	
oil red O 染色	45	
oligodendrocyte	355	
on 型双極細胞	304, 314	
on bipolar cell	304	
one-and-a-half 症候群	74	
ONL	276	
ophthalmic artery	356	
OPL	276	
Ops	304	
optic disc	352	
optic nerve	352	
optic nerve head	352	
optic nerve sheath	354	
optic papilla	352	
optic vesicle	262	
opto-ciliary shunt vessel	408	
optokinetic nystagmus	80	
optokinetic reflex	78	
orbicularis oculi muscle	52	

organic anion transporting polypeptide	331	
organic cation transporters	331	
organized CALT	140	
oscillatory potential	304	
osteogenesis imperfecta	158	
oteracil potassium	106	
ouabain	128	
outer blood-retinal barrier	328	
outer BRB	328-330	
outer fetal nucleus	221	
outer limiting membrane	264	
outer nuclear layer	264, 276	
outer plexiform layer	264, 276	
overpass cupping	367	
overpassing	367	

P—T

P 系	355	
p63	110	
PACG	205	
Paget 病	27	
pale fast-twitch	52	
palisades of Vogt	110, 112, 136, 151	
palpebral conjunctiva	134	
Pancoast 腫瘍	176, 178	
paramacular PVD	256, 257	
paramedian pontine reticular formation	73, 385, 389	
Parinaud 症候群	54, 76, 170, 388, 391	
pars plana	189, 241	
pars plicata	189, 241	
PAS	161, 197, 200, 203, 343	
PAS 染色	137, 138	
PAX2	12, 13	
PAX6	12, 13	
PC	72	
pCOL-II-C	251	
PDE	316	
PDGF-β	147	
PEA	244, 245	
PEDF	339	
perifoveal PVD	256, 257	
periodic acid-Schiff	137, 138, 343	
peripheral anterior synechia	161, 197	
persistant hyperplastic primary vitreous	14	
persistent fetal vasculature	14	
Peters 異常	6, 12, 125, 226, 227	
PEX	232	
PEX 症候群	232	
PFV	14	
P-glycoprotein	331	
P-gp	331	
phacoemulsification and aspiration	244, 245	
PhNR	305	
phosphatidyl-prydinium bis-retinoid	291	
phosphodiesterase	316	

photoelectric multiplier	331	
photopic hill 現象	306	
photopic negative response	305	
photoreceptor cell	264	
PHPV	14	
pigment epithelium-derived factor	339	
PITX2	13	
PITX3	13	
platelet-derived growth factor	147	
PMMA	124	
POAG	205	
polymerase chain reaction	97	
polymethylmethacrylate	124	
polymethylmethacrylate particles suspended in fluorescein solution	51	
polyvinylidene difluoride	111	
pons	52	
pontine pupil	184	
Posner-Schlossman 症候群	162, 202	
posterior ciliary artery	357	
posterior communicating artery	72	
posterior knee of von Wilbrand	369	
posterior video analysis 法	242	
posterior vitreous cortex	253	
posterior vitreous detachment	256, 257	
posterior zonule	241	
POV	110, 112, 136, 151	
PPF	51	
PPG	297	
PPRF	73, 75, 375, 385, 389	
Prdx6	224	
prealbumin	95	
prelaminar portion	352	
preperimetric glaucoma	297	
primary angle closure glaucoma	205	
primary open-angle glaucoma	205	
proximal	79	
pseudocrypt of Henle	136	
pseudoexfoliation	232	
pseudogland of Henle	136	
pulley	36, 59, 61, 62	
PVD	256, 257	
PVDF 膜	111	
Rab3D	89	
radial peripapillary capillaries	321, 322, 324	
rail-road sign	399	
RAPD	166, 168, 183, 370, 372, 379	
raphe	275	
Rathke 囊胞	410	
RCS ラット	337	
RDH	336	
RDH5	308	
relative afferent pupillary defect	166, 168, 183, 370, 379	
reticular pseudodrusen	282	
retinal nerve fiber layer	361	
retinal nerve fiber layer thickness	362	

retinal pigment epithelium	264, 276, 278, 289, 310	
retinitis pigmentosa	334	
retinol dehydrogenase	336	
retrodots	228	
retrolaminar portion	352	
reverse ptosis	42	
Rho	211	
Rho キナーゼ	211	
Rho-associated protein kinase	211	
ridocorneal endothelial syndrome	131	
Rieger 異常	13, 126	
rim	361	
rim area	366	
rim/disc ratio	361	
riMLF	373, 375, 388	
Riolan 筋	34	
RNFL	299, 361	
ROCK	211	
ROCK 阻害薬	210	
rod and cone layer	264	
rod response	304	
rod response D	302	
rosette	230	
rostral interstitial medial longitudinal fasciculus	373	
RP	334, 336	
RP1L1	310	
RPCs	321, 322, 324	
RPE	276, 279, 289, 310	
RPE65	13, 336, 339	
RPE/Bruch's complex	280, 282, 288	
RPGRIP1	13	
RS1	309	
RX	12, 13	
SAA	213	
saccadic eye movement	78	
saccadic suppression	79	
SAG	308	
Sampaolesi line	202	
saucerization	367	
Schirmer テスト I 法	51	
Schlemm 管	7, 17, 154, 188, 195, 198, 207, 210, 214, 217	
Schuller 法	410	
Schwalbe 線	122, 126, 195, 204	
Schwann 細胞	5, 16, 18, 355, 359	
sclera	153	
scleral canal	352	
scleral stroma	156	
SD-OCT	298, 299, 362, 365, 366	
SDR	336	
second wave	116	
secreted mucins	95	
septo-optic dysplasia	352	
serous retinal detachment	284, 293	
serum amyloid A	213	
sheath	280	
Sheimpflug slit-lamp photogragh	248	
SHH	12, 13	
short-chain dehydrogenase/reductase	336
short posterior ciliary artery	155
short-tau inversion recovery	396, 398
signal to noise ratio	407
Sjögren 症候群	88, 90, 91, 149, 150
skew deviation	176
SLC トランスポーター	330
slow flow enhancement	399
slow tonic fiber	62
slow-twitch	52
smooth pursuit eye movement	78
S/N	407
SOD	224
solute carrier（SLC）トランスポーター	330
sonic hedgehog 遺伝子	84
SOX2	13
SP	129
SPCA	155
spectral-domain OCT	275, 277, 279, 299, 361, 366
SPK	51, 109, 113
spoiled gradient echo 法	400, 402, 411
spoke-wheel	287
SR	58
SRD	284, 293
SR-LR band	396, 397
SS	88
SS-OCT	255, 346
Stargardt-黄色斑眼底（群）	310, 315, 317
Stargardt 病	289, 295, 307, 311, 336
statin	230
Stellwag 徴候	54
Stevens-Johnson 症候群	111, 133, 149, 150
Stickler 症候群	251
STIR（法）	398, 396
Sturge-Weber 症候群	238, 344, 345
substantia propria	138
sunflower cataract	231, 238
superficial cell	107
superficial nerve fiber layer	352
superficial punctate keratopathy	51, 109
superior rectus	58
supraduction	77
surface ectoderm	263
sursumduction	77
swelling pressure	129
swept-source OCT	254, 346
T 細胞	88, 89, 141
TA	108
TA cell	144, 145
target membrane soluble NSF attachment protein receptor	89
tear film	92
tear film breakup time	50, 51, 113
tegafur	106
temperature reversal 現象	128
tenascin	116
Tenon 嚢	67, 156, 158
tension fiber	190
TEP	338
TGF スーパーファミリー	12
TGF-α	147
TGF-β	127, 211, 213, 216
TGF-β1	147
TGF-β2	147, 212
The IN OCT Consensus	279
The United Kingdom Glaucoma Treatment Study	301
Thoft の *XYZ* 理論	109, 145
TIA	207
tight junction	86, 107, 127, 161, 329, 333, 334, 337, 339, 341
Tillaux のらせん	58
time-domain OCT	275, 277, 299
TISA	207
tonic	79
tonic fiber	62
Towne 法	410
trabecular iris angle	207
trabecular iris surface area	207
trabecular meshwork	195
tram-track sign	399, 401
transepithelial potential	338
transforming growth factor	147
transforming growth factor beta 2	212
transient amplifying cell	108, 144, 145
tremor	80
TS-1	104, 106
t-SNARE	89
TULP1	13
tumor necrosis factor	147
Type 2 CNV	289, 291, 292
T2 shine-through	402

U-Z

UBM	187, 200, 205
UKGTS	301
ultrasound biomicroscope	187, 200, 205
Usher 症候群	317
UV-A	113, 230, 231
UV-B	113, 229-231
UV-C	113, 230, 231
uveal meshwork	195
V 型斜視	80
vacuoles	228
VAMP8	89
vascular endothelial growth factor	211, 240, 331, 337
VDT	50
VEGF	211, 213, 240, 331, 337, 339
vergence	78
version	78
vesicle-soluble NSF attachment protein receptor	89
vestibulo-ocular reflex	78

vimentin 119	Waardenburg 症候群 13, 162	winking 50
visual display terminals 50	Walfring 腺 136	Wolfring 腺 43, 44, 47, 84, 91, 134, 142
vitreofoveal separation 256, 257	Wallenberg 症候群 54, 176, 182	*XYZ* 理論 109, 145
vitreoretinal interface 254, 255	wall-eyed bilateral internuclear ophthalmoplegia 74	Y 字縫合 222
vitreous base 253, 260	water clefts 228	YAG レーザー後嚢切開術 233
vitreous cortex 253	Waters 法 410	yoke muscle 62, 66, 78
Vogt-小柳-原田病 162, 348, 350	WEBINO 症候群 74	Zeis 腺 5, 11, 43, 44, 47
von Helmholtz の弛緩学説 189, 226, 248	Weill-Marchesani 症候群 226, 227, 238	Zinn 小帯 7, 8, 16, 189, 202, 220, 225, 226, 233, 241
von Hippel-Lindau 病 344	Weiss 環 260	Zinn 小帯の脆弱 249
von Recklinghausen 病 162, 344	Werner 症候群 238	Zinn 靱帯 378
vortex pattern 109	Whitnall 靱帯 69, 34-36, 59, 60	Zinn の総腱輪 34
vortex vein 155	Wieger 靱帯 69, 247, 250, 251, 253, 258	Zinn-Haller 動脈輪 327, 357
Vossius ring 230	Wilson 病 122, 232, 238	ZO-1 339
v-SNARE 89	wing cell 107	zonula occludens 127
VSX1 13		zonules of Zinn 241
VZV 虹彩毛様体炎 162		

中山書店の出版物に関する情報は，小社サポートページをご覧ください．
http://www.nakayamashoten.co.jp/bookss/define/support/support.html

専門医のための眼科診療クオリファイ　30
眼の発生と解剖・機能

2016年5月27日　初版第1刷発行 ©〔検印省略〕

シリーズ総編集………大鹿哲郎
　　　　　　　　　　大橋裕一

編集………………大鹿哲郎

発行者…………平田　直

発行所…………株式会社　中山書店
　　　　　　　〒112-0006　東京都文京区小日向 4-2-6
　　　　　　　TEL 03-3813-1100（代表）　振替 00130-5-196565
　　　　　　　http://www.nakayamashoten.co.jp/

本文デザイン・装丁……藤岡雅史（プロジェクト・エス）

印刷・製本………中央印刷株式会社

ISBN 978-4-521-73927-4
Published by Nakayama Shoten Co., Ltd.　　　　　　　　Printed in Japan
落丁・乱丁の場合はお取り替えいたします

・本書の複製権・上映権・譲渡権・公衆送信権（送信可能化権を含む）は株式会社中山書店が保有します．

・JCOPY ＜(社)出版者著作権管理機構　委託出版物＞
本書の無断複写は著作権法上での例外を除き禁じられています．複写される場合は，そのつど事前に，(社)出版者著作権管理機構（電話 03-3513-6969, FAX 03-3513-6979, e-mail: info@jcopy.or.jp）の許諾を得てください．

本書をスキャン・デジタルデータ化するなどの複製を無許諾で行う行為は，著作権法上での限られた例外（「私的使用のための複製」など）を除き著作権法違反となります．なお，大学・病院・企業などにおいて，内部的に業務上使用する目的で上記の行為を行うことは，私的使用には該当せず違法です．また私的使用のためであっても，代行業者等の第三者に依頼して使用する本人以外の者が上記の行為を行うことは違法です．

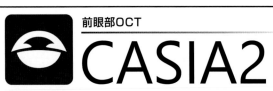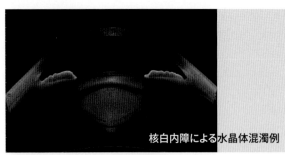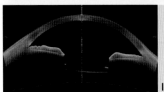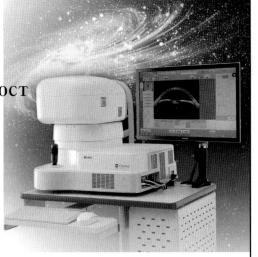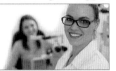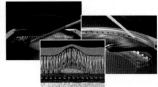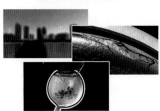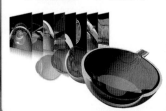